Stürmer · So heilt Asien

Ernst Stürmer

So heilt

Ratgeber zur
Selbsthilfe **Asien**

VERITAS

CIP-Kurztitelaufnahme der Deutschen Bibliothek

Stürmer, Ernst:
So heilt Asien: Ratgeber zur Selbsthilfe von Asthma bis Zahnweh/
Ernst Stürmer. — Linz: Veritas Verl., 1988
ISBN 3-85329-663-7

ISBN 3-85329-663-7

Inhalt

Sinne

Vorzeitiges Altern

Vorwort

Unsere Medizin ist selbst zum Patienten geworden. Wer weiß das noch nicht?! Sie hat grandiose Durchbrüche und Erfolge erzielt, gewiß. Bei allen Siegen und Triumphen ist sie aber krank.

Diagnose: Technische Vereinseitigung und Vernachlässigung der Selbstheilungskraft des Körpers.

Therapie: Auf die schöpferische Leistung des Organismus bauen. Das tut die Ganzheitsmedizin des Ostens mit Erfolg seit Jahrtausenden.

Das Geheimnis der Gesundheit besteht nämlich nicht darin, die verteufelten Viren, Keime und anderen Krankheitserreger aufzuspüren und zu zerstören — sagt die altasiatische Medizin. Nach der mehrtausendjährigen Erfahrungs- und Naturheilkunde des Ostens liegt das Geheimnis der Gesundheit vielmehr in der Weckung der Lebensenergie, jener Abwehr-, Widerstands- und Regenerationskraft der Natur, die die Selbstheilung des Körpers bewirkt bzw. den allgegenwärtigen Mikroben, Bazillen und Konsorten keine Chance gibt, Unheil zu stiften.

Der Praxisteil (Teil II) dieses Buches führt daher im ersten Abschnitt in die Kunst der Energiegewinnung ein und zeigt die Methoden und die Lebensweise auf, die uns instandsetzen, eine stabile lebenslange Gesundheit aufzubauen.

Erst in zweiter Linie geht es in der altasiatischen Heilkunde darum, Schnupfen, Durchfall, Nackenschmerzen oder Rheuma usw. zu bekämpfen.

Der zweite Abschnitt des Praxisteils zeigt auf einen Blick, was die verschiedenen Heilsysteme des Ostens an Hilfen für Hausgebrauch und Heimbehandlung anzubieten haben, wenn Sie unter „Hoher Blutdruck", „Verstopfung", „Nierenleiden", „Wetterfühligkeit", „Schlafstörungen", „Bandscheibenschäden", „Hexenschuß", „Reizblase", „Menstruationsbeschwerden", „Fehlsichtigkeit", „Ohrensausen", „Vorzeitiges Altern" oder einem anderen der über fünfzig Stichworte nachschlagen.

Die menschengemachte Medizin braucht die natürliche Medizin.

Der I. Teil unseres Gesundheitswerkes durchleuchtet die Hintergründe der uralten Naturheilkunde Asiens, ihre Geschichte sowie ihre Lebens- und Weltweisheit. Wir kundschaften die Entstehung und Entfaltung der „grünen Medizin" des Ostens aus und durchforschen die Weltanschauungen, die die Entwicklung der Heilkunst Chinas, Japans, Koreas, Indiens, Tibets, des Vorderen Orients und des Hunzavolkes gelenkt und geleitet haben.

I. Das Hintergrundwissen

Abschnitt 1:

Die Schlüssel zur Heilkunst

(1) Wissenschaft gegen Weisheit?

Die heutigen Chinesen glauben nicht, auf die naturwissenschaftliche Medizin des Westens verzichten zu können, obwohl sie eine in fünftausendjähriger Heiltradition gewachsene Spitzenmedizin von verblüffender Effektivität geerbt haben.

Wir wollen nicht chinesischer sein als die Chinesen: die fernöstliche Heilkunst kann unsere Schulmedizin nicht ersetzen, wohl aber unterstützen — und ergänzen.

Die Chinesen wissen die modernen Errungenschaften der naturwissenschaftlichen Medizin Europas und Amerikas zu schätzen und bedienen sich ihrer. Sie übernehmen Antibiotika, Skalpell, Röntgenstrahlen, Narkosemittel (trotz bewährter eigener Nadelstichanalgesie), Impfstoffe gegen Infektionskrankheiten, Hormonbehandlung usw.

In der Volksrepublik China gehen die herkömmliche Medizin und die westliche Medizinwissenschaft Hand in Hand — zum Wohle der Patienten. Die beiden Systeme werden miteinander verknüpft.

Umgekehrt zögert unsere Schulmedizin, sich das Heilwissen des Ostens nutzbar zu machen — zum Schaden der Patienten.

Es kommt vor, daß die östliche Medizin in Bausch und Bogen noch als Hokuspokus, Humbug, Scharlatanerie, abergläubisches Volksbrauchtum, Magie, Okkultismus und obskure Bader-„Chinoiserie" abgetan wird. Das ist aber leicht zu durchschauen als ein auf Arroganz oder Ignoranz beruhendes Vorurteil.

In unseren Breiten ist „unwissenschaftlich" ein vernichtendes Wort. Was von der sogenannten „exakten Wissenschaft" nicht abgesegnet ist, ist „aufgeklärten" und „fortschrittlichen" Menschen verdächtig als zweifelhafte Pseudowissenschaft. So könnte die orientalische Heilkunde in das schiefe Licht einer minderwertigen Primitivmedizin geraten, wenn gelegentlich vom hohen akademischen Podest herab die östliche Heilkunde wie eine Quacksalberei und Kurpfuscherei als „unwissenschaftlich" oder „vorwissenschaftlich" abgekanzelt und dem Bereich der Wundergläubigkeit oder der Taschenspielertricks zugeordnet wird.

Um den wahren Wert der gewiß nicht naturwissenschaftlich orientierten Heilkunst des Ostens ermessen zu können, sollten wir also zunächst unsere Wissenschaftsgläubigkeit aus den Angeln heben.

Es geht uns dabei überhaupt nicht darum, das Vertrauen in die Schulmedizin zu zerstören oder das vorhandene Unbehagen an ihr zu nähren. Wir wollen nicht mit unserer Medizin „abrechnen".

Die Großtaten und Triumphe der auf die Naturwissenschaften gestützten Medizin sollen nicht geleugnet oder bagatellisiert werden. Bewunderung gebührt der modernen Medizin mit ihren Intensivstationen und Organtransplantationszentren, mit ihrer kunstfertigen Chirurgie, die sogar imstande ist, Knochen und Gewebe durch Plastik zu ersetzen, mit ihrer Hochtechnologie, die über Herzschrittmacher, künstliche Herzen, Nierendialyse,

EKG und EEG, Computertomographie, Magnetresonanztomographie, Video-Endosko-
pie bis zu Ausrüstungen für Amnioskopie (Fruchtblasenschau), Nierensteinzertrümme-
rer und computergesteuerte Blutsenkungsgeräte verfügt, mit ihrer Forschung, die die
Vitamine, das Insulin und die Blutgruppen (die Grundlage für Bluttransfusionen) entdeckte, und schließlich mit ihrer spektakulären Chemotherapie und ihren revolutionären
Pharmaspezialitäten (von den Penizillinen, Sulfonamiden, Cortisonen über die Psychopharmaka bis zu den Impfstoffen gegen Typhus, Tetanus und Diphterie reichend).
Damit verglichen ist die orientalische Heilkunde eine kümmerliche Medizin.
Daß die westliche Medizinwissenschaft Glanzleistungen erbrachte, ist fraglos. Fragwür-
dig aber ist, ob sie allein weiß oder allein bestimmen kann, was der Gesundheit dient,
konkret: was die asiatische Heilkunst taugt.
Ist die Wissenschaft (in unserem Fall die Medizinwissenschaft) die unantastbare Autorität, als die sie sich ausgibt oder ausgegeben wird?
Die Wissenschaftsgläubigkeit ist zwar erschüttert worden, aber sie behauptet sich nach
wie vor in unserer Gesellschaft. Der Wissenschaftler hat noch etwas vom Nimbus eines
unfehlbaren und allmächtigen Hohepriesters, der Dogmen verkündet und den alleinse-
ligmachenden Weg weist. Der Professor der medizinischen Fakultät und der Primarius
der Klinik bestimmen also letztlich, was wissenschaftlich abgesicherte Heilkunde ist und
wer ein Heil-Kundiger ist. Heilwissen ist aber nicht an die höheren akademischen Weihen
und an Diplome gebunden.
Wissenschaftshörigen Menschen muß es im Grunde ein Dorn im Auge sein, wenn ein
Hunza in der Bergwelt des Karakorum ohne die neuen Erkenntnisse der Gereontologie
und die modernen Segnungen der Geriatrie über hundert Jahre alt wird, noch dazu in
unverschämter Weise ohne Gebrechlichkeit.
Und ein indischer oder chinesischer „Meister des langen Lebens", der aus dem Geheimnis
des Atems Glück, Spannkraft, Leistungsfähigkeit, Jugendlichkeit und Kreativität
schöpft, könnte einem, im Licht der hochwissenschaftlichen Medizin besehen, direkt leid
tun, der Arme, denn er kennt zum Beispiel nicht seinen Respirationsquotienten (der
Quotient aus Kohlendioxidabgabe und Sauerstoffaufnahme) und er weiß nichts von der
Endorphin genannten Substanz, die bei Tiefatmung im Blut auftritt und via Großhirnrinde bestimmte Körperfunktionen günstig beeinflußt und Angstgefühle nimmt.
Also: Medizinwissenschaft ist eine Sache, und Gesundheitspflege eine andere. Unsere
Medizin hat die Gesundheit nicht erfunden.
Wir haben es im allgemeinen nicht mit der „Wissenschaft an sich" zu tun, sondern mit
herrschenden Lehrmeinungen, aber selbst die Wissenschaft als solche ist nicht unabhängig. Was sie von sich gibt, ist nicht das Objektive schlechthin. Sie ist natürlich jeweils
zeitbedingt und gesellschaftsgebunden. In der modernen Industriegesellschaft heißt das
für die Medizinwissenschaft, daß sie zum Beispiel auf die Pharmaindustrie angewiesen
ist. Sie wird gesteuert von transnationalen Pharmakonzernen, von mächtigen, der Hochtechnologie verpflichteten Apparatebau-Firmen, die alle handfeste wirtschaftliche Inter-
essen haben, und überhaupt vom bürokratischen Gesundheitswesen. In den USA ist das
Gesundheitswesen heutzutage die drittgrößte Industrie.
Unsere etablierte Medizin versteht sich als Naturwissenschaft. Doch deren mechanisti-
sches Weltbild ist an der Schwelle ins dritte Jahrtausend längst auf den Dachboden der
Geschichte zum alten Gerümpel gestellt worden, und zwar von den Bahnbrechern der

sogenannten Neuen Physik selber. Die Pioniere der Quantenmechanik (Elementarteilchenphysik) und der Relativitätstheorie, wie Max Planck, Werner Heisenberg, Niels Bohr und Albert Einstein, haben die Bewegungsgesetze Newtons, die bisher das Fundament der modernen Physik bildeten, in ihrer Allgemeingültigkeit entwertet. Die Physik Newtons gilt nicht im subatomaren Reich. Im Submikrokosmos zeigt sich, daß die Welt anders ist. Nicht so, wie der Physiker Newton und der Philosoph Descartes, die Wegbereiter der modernen Wissenschaft, sie gesehen haben.

Die Neue Physik entzieht dem Logik-Kult und der sogenannten „wissenschaftlichen Objektivität", auf die die westliche Wissenschaft sich so viel einbildet, den Boden. Objektiv zu sein, ist nach den Erkenntnissen der Neuen Physik ein Vorurteil. Denn im Gegensatz zur modernen Physik behauptet die Neue Physik — was die Meister des Yoga, des Dao und des Zen im Osten seit je getan haben —, daß es keine von uns, das heißt vom Ich *getrennte* äußere Welt gibt. Nicht der Beobachter, sondern der Teilnehmer an den Weltvorgängen kommt an das Weltgeheimnis heran: Das sagen uns heute die Neuen Physiker und sagten uns vorvorgestern schon die Mystiker.

Zum Thema Logik: Erstens ist die Betrachtungsweise der alten Chinesen nicht „antilogisch", sondern, wie der Sinologe R. Wilhelm treffend sagte, „überlogisch", und überhaupt . . . „Rein logisches Denken", erklärt der Physiknobelpreisträger Einstein, „verschafft uns keine Erkenntnis über die wirkliche Welt: Alle Erkenntnis des Wirklichen beginnt mit der Erfahrung und endet mit ihr. Alle Aussagen, zu denen man auf rein logischem Wege kommt, sind, was die Realität angeht, vollkommen leer."

Wer hätte das gedacht, daß einmal Naturwissenschaftler des Westens wie spirituelle Meister des Ostens sprechen würden!

Ein anderer Physiknobelpreisträger, Werner Heisenberg, Mitbegründer der Quantenphysik, ergänzt: „Die alte Einteilung der Welt in einen objektiven Ablauf der Welt in Raum und Zeit auf der einen Seite, und die Seele, in der sich dieser Ablauf spiegelt, auf der anderen Seite, also die cartesianische Unterscheidung von res cogitans und res extensa, eignet sich nicht mehr als Ausgangspunkt zum Verständnis der modernen Naturwissenschaft . . . Die Naturwissenschaft steht nicht mehr als Beschauer vor der Natur, sondern erkennt sich selbst als Teil dieses Wechselspiels zwischen Mensch und Natur . . . Die wissenschaftliche Methode des Aussonderns, Erklärens, Ordnens, wird sich der Grenzen bewußt, die ihr dadurch gesetzt sind, daß der Zugriff der Methode ihren Gegenstand verändert und umgestaltet, daß sich die Methode also nicht mehr vom Gegenstand distanzieren kann. Das naturwissenschaftliche Weltbild hört damit auf, ein eigentlich naturwissenschaftliches zu sein."

Wenn sich also die Methode nicht mehr vom Gegenstand distanzieren kann, ist alle „Objektivität" ein leerer Wahn.

Hierarchen der Schulmedizin, die sich in der causa Gesundheit eine letzte Richterrolle anmaßen, handeln zumindest anachronistisch.

Die Zertrümmerung des mechanistischen Weltbildes durch die Neue Physik erschüttert die Schulmedizin in ihren Grundfesten. Das müßte unsere Schulmedizin zu der Einsicht bewegen, daß sie nicht allgemeingültig ist, sondern nur auf einem begrenzten Feld gilt. Mit anderen Worten: daß sie ergänzungsbedürftig ist. Damit kehren wir zu unserem Ausgangspunkt zurück, nämlich zur Empfehlung, daß sich die Schulmedizin befruchten und bereichern läßt vom Heilwissen des Ostens.

Ein Experte von Professorenrang, als Manfred Porkert im Westen und als Man Xibo in China bekannt, stellte fest, daß die westliche und die chinesische Medizin grundsätzlich keine Konkurrenten in dem Sinne sind, daß „die eine siegen und die andere verschwinden muß. Tatsächlich können beide Arten der Heilkunde ausgezeichnet koexistieren. Zusammen bringen sie kranken Menschen mehr Gesundheit, als dies eine Art der Medizin allein kann."

Der Osten hat seit jeher eine andere Weltbetrachtung bzw. Menschen- und Naturerkenntnis, nicht eine kausalanalytische wie der Westen, sondern eine induktivsynthetische. Das durch die induktivsynthetische Methode gewonnene Weltbild des Ostens (dem auch die fernöstliche Heilkunst entstammt) ist also neuerdings von der Neuen Physik des Westens aufgewertet worden.

Wie eine Bekehrung vom westlichen zum östlichen Denken klingt es, wenn David Bohm, Professor für Physik an der Londoner Universität, fordert: „Wir müssen die Physik umkehren. Anstatt mit Teilen zu beginnen und dann zu zeigen, wie sie zusammengehören (die kartesianische Reihenfolge), setzen wir beim Ganzen an."

Autoren wie der Physiker Fritjof Capra („Der kosmische Reigen, Physik und östliche Mystik — ein zeitgemäßes Weltbild") oder Gary Zukav („Die tanzenden Wu Li Meister, Der östliche Pfad zum Verständnis der modernen Physik . . .") haben in frappierender Weise aufgezeigt, daß die Erleuchtungserfahrungen der östlichen Meister des Dao und des Zen und die Erkenntnisse der Neuen Physik sehr gut zusammenpassen. Die spirituellen Meister des Ostens und die Bahnbrecher der Neuen Physik sprechen eine zum Verwechseln ähnliche Sprache, sofern die einen wie die anderen nicht überhaupt „sprachlos" werden in der kosmischen Schau. Beide erfassen die Realität und den Kosmos als Einheit, und in der Neuen Physik verbinden sich wie in der östlichen Philosophie das Rationale und das Irrationale unseres Geistes.

Die Medizin in Ost und West wurzelt jeweils im entsprechenden Universalkonzept: sie ist also im Westen letztlich das Werk von „Mechanisten" und im Osten das Werk von „Mystikern", im Westen das Werk von Wissenschaftlern und im Osten das Werk von Weisen.

Die alten Chinesen, Tibeter, Japaner, Inder usw. haben von Jahrhundert zu Jahrhundert fühlige Weise hervorgebracht, die eine aus meisterhafter Naturbeobachtung schöpfende Heilkunst entfalteten. Jene Heiler waren mit instinktiver Sensibilität begabt. Sie erwarben ein tiefes intuitives Wissen vom Wesen der Natur, von der Verbundenheit des Menschen mit der Natur, mit den Vögeln und Fischen, den Pflanzen und Steinen, und vom Zusammenspiel des Körpers, des Geistes und der Seele des Menschen.

Die westliche wie die östliche Medizin — beide sind einseitig. Beide haben Mängel. Beide haben Vor- und Nachteile. Die westliche, die punktuelle und spezialisierte, läuft Gefahr, vor lauter Bäumen den Wald nicht zu sehen, und die östliche, die ganzheitliche, läuft Gefahr, vor lauter Wald die Bäume nicht zu sehen.

Unsere Schulmedizin ist unschlagbar beispielsweise in der Unfallchirurgie, bei Verbrennungen, bei akuten Infektionen und Entzündungen (denn die Naturmedizin erzielt in der Regel keine Sofortwirkung), bei Frühgeburten oder Hormonstörungen und Drüsenkrankheiten. Wo es auf die Kenntnisse der Anatomie, der Physiologie und der physikalisch-chemischen Vorgänge im Körper ankommt, stellt die moderne Schulmedizin die traditionelle Heilkunst des Ostens in den Schatten. Und keiner anderen als der westlichen

Medizin gebührt der historische Ruhm, die Ernährungskrankheiten Rachitis und Skorbut und vor allem die Menschheitsgeißeln Pest, Pocken, Malaria, Cholera, Typhus, Tuberkulose, Diphterie und Scharlach eingedämmt zu haben. Die Seuchenkontrolle ist eine Großtat der naturwissenschaftlichen Medizin.

Anderseits entgehen der westlichen naturwissenschaftlichen Medizin (aufgrund ihrer mechanistischen Naturbetrachtung) das Dynamische und Funktionelle im Organismus, also das Lebendige, und zudem die seelisch-geistige sowie die biographische Komponente (Lebensumstände und Gewohnheiten) der Krankheit.

Die naturwissenschaftliche Schulmedizin ist daher ziemlich ratlos und hilflos gegenüber den überhandnehmenden Zivilisationskrankheiten, den Entartungskrankheiten und Abbauprozessen und den psychosomatischen Krankheiten überhaupt. Die Schulmedizin ist mit ihrem Latein mehr oder weniger am Ende beispielsweise bei Arterienverkalkung, Bluthochdruck ohne erkennbare organische Ursache, Herzklopfen, Ohrensausen, Hämorrhoiden, Schwindelgefühl, Schlaflosigkeit, nervöser Erschöpfung, allgemeiner Schwäche, Übererregbarkeit, Kurzatmigkeit, Depression, Neurosen, Wetterfühligkeit, Migräne, Allergien, vegetativer Dystonie, Erkältungsanfälligkeit, Magen- und Zwölffingerdarmgeschwüren, Magensenkung, chronischer Verstopfung, Diabetes, Fettleibigkeit, Bronchitis, Asthma, Erkrankungen des Bewegungsapparates, Rheuma, bei durch Dauerstreß oder Bewegungsmangel hervorgerufenen Kreislauf- und Verdauungsstörungen. Die chronischen und degenerativen Krankheiten nehmen daher in alarmierender Geschwindigkeit zu.

(2) Wer heilt hat recht

Es fällt auf, daß die Stärke der östlichen Erfahrungsheilkunde im allgemeinen dort liegt, wo die Schwäche der westlichen naturwissenschaftlichen Medizin liegt, und umgekehrt. Was ihr Zusammenspiel im Interesse der Patienten zu einem Gebot der Stunde macht.

In folgenden Punkten liegt die Stärke der Heilkunde des Ostens:

• Die östliche Heilkunde weiß aus Erfahrung, daß der Mensch (und der Kosmos) nicht nur die Summe seiner Teile ist. Die Mystiker haben erfahren, „was die Welt im Innersten zusammenhält", und darauf baut ihr Konzept von Mensch und Welt auf. In der im Einklang mit den Einsichten der Neuen Physik des Westens stehenden Weltbetrachtung der Weisen des Ostens ist das Universum eine unteilbare Einheit, durchpulst von Energie. Der Mensch wird also nur im Zusammenhang mit Erde und Himmel gesehen, und im Menschen interessiert sich die Heilkunst des Ostens in erster Linie nicht für Organe und Zellen und Moleküle, sondern für das energetische Kräftespiel des Gesamtorganismus: für die Vitalfunktionen.

Die westliche naturwissenschaftliche Medizin baut nach wie vor auf der überholten, im kartesianischen und newtonschen Denken verankerten mechanistischen Vorstellung auf, daß der Mensch eine komplizierte Körpermaschine sei, die einfach gewartet werden muß. Die Medizinwissenschaft beruht unglaublicherweise immer noch „auf der Ansicht, der Körper sei eine Maschine, Krankheit sei die Folge einer Panne in dieser Maschine, und die Aufgabe des Arztes sei es, die Maschine zu reparieren" (George Engel). Das begründet die Rolle des Arztes als Triumphator über die Krankheit.

Die Erlebnisse der Patienten in den Kliniken sind entsprechend:

Der Mensch wird vielfach behandelt wie ein Motor oder ein Automobil beim Service oder bei der Generalüberholung, und er wird allenfalls vom Mechaniker mit Ersatzteilen ausgestattet.

Der konservative naturwissenschaftliche Mediziner weiß offensichtlich nicht, daß die Gesundheit nicht allein vom reibungslosen Funktionieren der Maschinenteile, sprich Körperteile, abhängt. Die biologischen Mechanismen, die der Maschinist, sprich Arzt, durch physikalisch-chemische Eingriffe in Gang hält, sind nicht alles. Die westliche Medizin hat sich angesichts der Vorstellung, der kranke Mensch sei eine störungsanfällige und reparaturbedürftige Maschine, zu einer Ingenieurwissenschaft entwickelt.

• Die östliche Heilkunde geht davon aus, daß die Heilkraft dem Menschen innewohnt. Das unterscheidet den Menschen unter anderem von der Maschine, die keine regenerativen Kräfte besitzt. Die Maschine kann Betriebsstörungen nicht selber bereinigen. Der Heilkundige des Ostens ist sich dessen bewußt, daß nicht der Arzt heilt, sondern die Natur. Die Natur wird mit der Krankheit fertig. Heilung ist eine schöpferische Leistung des Organismus. Hippokrates (um 400 vor Christus), der Vater unserer Medizin, hat das noch gewußt. Für ihn war der Arzt nur der Diener der Natur (wenngleich der Arzt das Honorar kassierte). Ebenso war für Paracelsus (1493 bis 1541) noch die Heilung das Werk der Lebenskraft, und nicht das Werk der Arznei, die die Lebenskraft nur unterstützen kann. Die östliche Medizin aktiviert und mobilisiert die Selbstheilungskraft des Organismus.

• Die östliche Heilkunde sieht die Krankheit positiv, nämlich als Versuch der Natur, die Gesundheit wiederherzustellen, während die moderne Schulmedizin die Krankheit als den Erzfeind betrachtet. Dem östlichen Heilkundigen zeigen die Krankheitssymptome an, daß der Prozeß der Selbstheilung bereits vor sich geht.

„So gesehen", schreibt Sheikh Hakim abu Abdullah Moinuddin al Chishtiyya in einem Buch über die Heilkunst der islamischen Sufis, „sind ein Grippeanfall, eine Erkältung, eine Durchfallerkrankung und auch bestimmte Erkrankungen, die mit großen Schmerzen verbunden sind, unsere Freunde, die es unserem Körper ermöglichen, sich von unerwünschten und schädlichen giftigen Nebenprodukten des Stoffwechsels zu befreien."

Jede natürliche Funktion des menschlichen Körpers — wie Brechreiz, Durchfall, Fieber usw. — hat ihre eigene Weisheit, einen Mechanismus, der es dem Körper erlaubt, sich selbst zu heilen, betont Moinuddin.

• Die östliche Heilkunde erkennt in jedweder Krankheit die Disharmonie des Gesamtorganismus, während die westliche Medizin gebannt auf Bakterien und Viren als Krankheitserreger starrt. So segensreich die Entdeckung der Erreger einerseits war, so hat sie anderseits in der Folge den medizinwissenschaftlichen Blick verengt und bewirkt, daß die Krankheitsursache nur mehr außen gesucht wurde, nicht mehr im Menschen selbst.

Die westliche Medizin stellt seit Louis Pasteur und Robert Koch allen Forschergeist und alle Schöpferkraft in den Kampf gegen die Bakterien. So wurde der Patient zum Schlachtfeld einer chemischen Kriegsführung, bei der die aus dem Medizinarsenal aufgebotenen Waffen (Wirkstoffe) die Bazillen und Viren bezwingen sollen. Unermüdlich ist unsere Medizin am Forschen, um gegen neu auftretende resistente Stämme neue Gegenmittel zu entwickeln und einzusetzen.

Völlig außer acht gelassen wird dabei, daß die Mikroben erst zum Schlag ausholen können, wenn die Abwehrkräfte des Menschen geschwächt sind. Der orientalische Heilkünstler interessiert sich nicht sonderlich für Viren oder Bakterien und für chemische Gegenmittel, denn er weiß, daß an einer Krankheit Energieschwäche schuld ist, die den allgegenwärtigen Krankheitserregern erst das Gedeihen ermöglicht.

• Die östliche Heilkunde ist daher primär ausgerichtet auf Krankheitsverhütung und nicht erst auf Heilung. Gesundheitsbewahrung ist der Gipfel der Medizin in den alten östlichen Kulturen. Vorbeugung ist die eigentliche Kunst des Arztes.

Im alten China war ein Arzt, der Krankheiten bekämpfte, lächerlich wie ein Krieger, der erst Waffen schmiedete, wenn die Schlacht schon begonnen hatte. Es ist unklug, einen Brunnen erst zu bohren, wenn wir schon am Verdursten sind.

Der gute Arzt ist ein Lebensberater, der für die Gesunderhaltung sorgt. Der altchinesische Arzt wurde bezahlt, um Krankheiten zu verhüten. Er verlor das Anrecht auf Entgelt, sobald sein Schützling krank wurde, also in seiner Abwehrlage geschwächt war. Kurzum: die östliche Medizin bemüht sich Gesundheit zu speichern, das heißt einen Vorrat an Gesundheit anzulegen.

• Die östliche Heilkunde setzt also bei der Gesundheit als Normalzustand an. Für sie ist die Gesundheit natürlich. Die westliche Medizin ist ausgefüllt mit der Krankheit, dem Anormalen. Sie weiß mehr über zerlegte Menschenleichen als über das Leben. Ayurveda, Indiens traditionelle Heilkunst, heißt „Wissenschaft vom Leben".

• Die östliche Heilkunde baut auf Heiler, die selber ein gesundes, ausgeglichenes, langes, zufriedenes, erfülltes Leben führen, in Harmonie mit der Umwelt. Unsere Ärzte leben vielfach ungesund und hektisch. Die Lebenserwartung eines westlichen Arztes liegt heutzutage rund 13 Jahre unter der des allgemeinen Bevölkerungsdurchschnittes!

• Die östliche Heilkunde beschäftigt sich mit einem Individuum und nicht mit einem fiktiven „Normmenschen", wie es die westliche Medizin tut. Bei uns hat der Mensch der Tabelle entsprechend soundso schwer zu sein und einen systolischen Blutdruck von 100 plus Lebensalter zu haben, höchstens aber 160. Seine weißen und roten Blutkörperchen werden gezählt und mit der Norm verglichen usw.
Die östliche Heilkunde wird hingegen dem Menschen in seiner Einmaligkeit gerecht. Die Lebensumstände des Einzelmenschen, seine Gewohnheiten, Neigungen, Konflikte, sein Verhalten, seine Lebensführung, seine Grundstimmung, seine Wertmaßstäbe, seine Ernährung, seine persönliche Konstitution und die Gesamtfunktion seines Organismus werden berücksichtigt. Es entgeht dem Arzt nicht, ob der Patient lustlos, antriebsschwach, ziellos, neidisch, habgierig, eifersüchtig, zappelig, sprunghaft, furchtsam oder grausam ist, alles Krankheitszeichen, die der Kundige zu deuten versteht. Geprüft und bewertet werden unter anderem: Sprechtempo, Stimme (deren „Farbe", Höhe, Stärke, Fülle, Tempo und Rhythmus), Atemgeräusch, Hautfarbe, Körperhaltung, Gang, Ausdünstung, Mundgeruch, Geruch der Ausscheidungen und sogar der der Krankenstube . . . Der Patient wird befragt über Appetit, Verdauung, Schlaf. Eine dominierende Rolle spielt im Osten die Pulsdiagnose.

• In der östlichen Heilkunde trägt der Patient selber die Verantwortung für seine Gesundheit. In der westlichen Medizin wird die Verantwortung auf die sachverständige Zunft der Weißkittel abgewälzt.

• Die östliche Heilkunde ist eine patientennahe und menschliche. Sie beschäftigt sich mit der ganzen Person. Der Arzt untersucht den Patienten insgesamt. Bei uns kann es geschehen, daß in Labors nur der Harn oder das Blut des Patienten untersucht wird, wenn man dem automatisierten Zugriff einer unpersönlichen seelenlosen Fließbandmedizin ausgeliefert ist. Patienten fühlen sich verloren im „Milchstraßensystem der Apparatemedizin" (Porkert).

• Die östliche Heilkunde betreibt keine Symptomkosmetik, sie setzt beim Krankheitsherd an: den Störungen des Energieflusses.
Werden nur Symptome bekämpft, verlagern sich die Krankheitszeichen. Sie äußern sich auf andere Weise. Wer die Krankheit nur unterdrückt oder verdrängt, heilt nicht.

• Die östliche Heilkunde ist frei von schädlichen und gefährlichen Nebenwirkungen. Wenn der westliche Mediziner glaubt, die Krankheit nur an einem bestimmten Punkt bekämpfen zu können beziehungsweise zu müssen, so beweisen ihm die Nebenwirkungen der diversen Tabletten und Tropfen, daß er irrt. Denn die Medikamente greifen doch — freilich häufig in unerwünschter Weise — andere Organe und mithin den ganzen Menschen an.
Für die Heilkundigen des Ostens ist es undenkbar, im Zuge einer Heilung Schädigungen der Gesundheit in Kauf zu nehmen. „Krankheit durch Medikamentenkonsum", „Der Arzt als Krankheitsursache" sind Schlagworte, die die Alarmsirene auslösen sollten.

Sogenannte „iatrogene Krankheiten" (Krankheiten, die durch medizinische Behandlungen selbst hervorgerufen werden) können nur auf dem Boden einer schwerkranken Medizin gedeihen, nicht im Bereich der östlichen Heilkunde. Ivan Illich gibt an, daß sich schätzungsweise 20 Prozent der Patienten „in einer typischen Forschungsklinik" eine iatrogene Krankheit zuziehen.

• Die östliche Heilkunde ist unabhängig von kostspieligen Geräten, Apparaten und Instrumenten, während die Kosten des westlichen, technisch vereinseitigten Medizinalwesens ins Gigantische explodieren. Das Verhältnis zwischen Kosten und Nutzen der Behandlung ist sehr viel günstiger in der östlichen Heilkunde.

• Und last not least: Die östliche Heilkunde ist eine existentielle Praxis. Die Theorie ist nicht das Wichtigste. Was nicht heißt, daß die östliche Heilkunde nur eine reine Erfahrungsheilkunde ist. Sie hat durchaus eine rationale Theorie.
Akupunktur beispielsweise wurde in China schon erfolgreich ausgeübt, als noch die Medizinmagie herrschte und die Heilpraktiker annahmen, durch das Nadelverfahren die Krankheitsdämonen auszutreiben. Trotz der abergläubischen Theorie hat die Akupunktur aber gewirkt. Die naturphilosophische Erklärung wurde der Akupunktur erst später zugrunde gelegt.
Bezeichnend für die pragmatische Heilkunde des Ostens ist, was die Ärztin Dr. Veronica Carstens (die Gattin des früheren deutschen Bundespräsidenten) in einem Leserbrief an das deutsche Nachrichtenmagazin „Der Spiegel" schrieb: „Kürzlich antwortete in China ein Klinikchef einem deutschen Professor, der anläßlich einer Studienreise sich die Akupunktur vorführen ließ und nach deren wissenschaftlicher Begründung fragte: ,Ich will gern versuchen, Ihnen diese zu erklären — aber ich muß Ihnen sagen, uns interessiert diese Frage überhaupt nicht. Uns genügt es, daß die Methode seit 2500 Jahren wirkt.'"
Für Sie, liebe Leser oder Patienten, ist ein so pragmatischer Standpunkt beruhigend. Sie brauchen sich, um sich ein Urteil über diese oder jene Medizin zu bilden, in der Tat nicht unbedingt herumschlagen mit der Newtonschen Weltmaschine, Sie brauchen nicht bis in den Submikrokosmos vordringen und nicht für ein Diplom in der Elementarteilchenphysik büffeln, ebensowenig müssen Sie die kausalanalytische und die induktivsynthetische Methode wissenschaftlich überprüfen oder gar sich emporschwingen in mystische Höhen, um der kosmischen Schau und des Ganzheitserlebnisses der Erleuchteten teilhaftig zu werden.
Sie brauchen einzig und allein den Rat Mao Zedongs beherzigen, der da lautet: „Wer wissen will, wie eine Birne schmeckt, soll hineinbeißen und sie kosten." Mit anderen Worten: Probieren geht über Studieren. Recht hat, wer heilt.

(3) Ein Name statt 35.000 Namen

Wer ist gesund, wer ist krank?

Wer „o.B." ist, also ohne Befund, ist nach dem Maßstab des Westens gesund. In der mechanisierten und automatisierten Schulmedizin spucken Computer die Diagnose aus. Es entscheiden Laborkurven, Röntgenbilder, Blutzuckerwerte und Blutsenkungen. Wenn der Mensch nicht das „Opfer" eindringender Krankheitskeime, der Erzbösewichter in der Schulmedizin, geworden ist, wenn die Körperchemie stimmt und keine anatomischen Veränderungen in Organen und Zellen feststellbar sind, gilt der Mensch als gesund.

Ist das die Gesundheit, die wir meinen, wenn wir uns Gesundheit zuprosten und wünschen? Eine Gesundheit, die im Reagenzglas nachzuweisen ist.

Selbst Molières „Malade imaginaire" („Der eingebildete Kranke", richtig: Der in seiner Einbildung Kranke) gilt in der Schulmedizin als gesund. Gewiß gibt es vereinzelt anderslautende Beurteilungen wie die des Nervenarztes Viktor von Weizsäcker, eines Mitbegründers der Psychosomatik: „Das wirkliche Wesen des Krankseins", schreibt Weizsäcker, „ist eine Not und sie äußert sich als Bitte um Hilfe. Ich nenne den krank, der mich als Arzt anruft und in dem ich als Arzt die Not erkenne."

Im Licht der östlichen Heilkunde ist ein Hypochonder, der sich einbildet, krank zu sein, obwohl der Arzt nichts findet, natürlich kein Scheinkranker. Er wird nicht als Simulant links liegen gelassen. Wer nicht beglückendes Wohlergehen verspürt, kann nicht gesund sein.

Die traditionelle Heilkunde des Ostens prüft den Menschen nicht nur „auf Herz und Nieren". Sie hat einen umfassenden Gesundheitsbegriff, einen allumfassenden, der die Harmonie aller Lebensäußerungen eines Menschen einschließt, von der Körperhaltung über den Klang der Stimme bis zum „gesunden" Selbstvertrauen. Der die Ausgeglichenheit des Physischen, Mentalen, Emotionalen und Spirituellen umfaßt. Und der geordnete Beziehungen zur sozialen und ökologischen Umwelt voraussetzt.

Wer erstens nie schlapp und matt ist, wer zweitens tief schläft wie ein Murmeltier und morgens (nach sechs Stunden Schlaf) wie neugeboren erwacht, wer drittens einen guten Appetit hat (nicht zu verwechseln mit Genäschigkeit oder Gefräßigkeit), wer viertens immer, selbst in unangenehmen Situationen, gut aufgelegt ist, wer fünftens nicht vergeßlich ist und wer sechstens reaktionsschnell und geistesgegenwärtig ist, ist — nach chinesischer Medizin — gesund. Denn dann steht er in Einklang mit der Natur.

Wer sich aber nicht in einem körperlichen und geistigen Gleichgewicht befindet, mit anderen Worten: wer rasch ermüdet, wer nur seicht und unruhig schläft, wer appetitlos ist, wer oft bedrückt und geknickt ist, wessen Erinnerungsvermögen beziehungsweise Merkfähigkeit zu wünschen übrig läßt, und wer ein Zögerer und Zauderer ist, der ist — nach chinesischer Medizin — krank, selbst wenn ihm westliche Labortests bescheinigen, daß ihm nichts fehlt.

Wer seinen Alltag nicht wie einen Spaziergang auf einer blühenden bunten Blumenwiese an einem strahlenden Frühlingsmorgen erlebt, ist krank, sagen uns die alten Heilkünstler des Ostens. Und krank ist, wer im Winter den Frühling herbeisehnt.

Denn zur Gesundheit gehören beispielsweise ein Anpassungsvermögen (auch an die jeweilige Jahreszeit) sowie eine sprudelnde Lebensfreude, die die Arbeit zum Fest macht. Nach den Heilkundigen des Ostens ist der Gesunde entspannt und kraftgeladen. Er hat ein ruhiges Grundgefühl und hat nicht in einem fort etwas zu erledigen. Er fühlt sich stark und frisch und ist zuversichtlich und offen.

Krank ist, wer knurrig, starr, stur, unzugänglich, frustriert, egoistisch, furchtsam, traurig, unsicher, gierig oder zornig ist und Vorurteile hat.

Eindeutige Symptome fehlender Gesundheit sind ferner, wenn das Wohlbefinden, die Energie, die Elastizität, die Geschmeidigkeit und Spontaneität eines Menschen zu wünschen übrig lassen, und wenn er stumpf, steif, verkrampft und verbarrikadiert ist und wenn in seinem Kopf negative Ideen herumschwirren.

Krank ist ein Schreihals oder ein arroganter oder von Willkür und Laune getriebener Mensch. Krank ist, wer sich an Reichtum klammert, wer eine weinerliche Stimme hat, wer mit seinem Schicksal hadert und wer leicht verletzbar ist.

Der Gesunde geht ganz in seiner Arbeit auf, aber er ist nicht von ihr besessen. Nicht kümmert ihn das Vergangene oder Zukünftige, er ist dem Gegenwärtigen hingegeben. Er kostet das Hier und Heute aus.

Der Gesunde ist ferner in hohem Maße unstörbar, in ihm bewahrheitet sich das Sprichwort: „Die Stille ist nicht auf den Gipfeln der Berge und der Lärm ist nicht auf den Marktplätzen der Städte: beides ist in dir".

Und der Gesunde ist wunschlos glücklich, gemäß dem Lied des Zen-Dichters:

„Wie erstaunlich und voller Wunder dies ist!
Ich schöpfe Wasser, ich trage Brennholz!
Im Frühling die Blumen und im Herbst der Mond,
Im Sommer ein erfrischender Luftzug und im Winter der Schnee,
Was brauche ich darüber hinaus."

Die Gesundheit, die die traditionelle Heilkunde des Ostens anstrebt, zeichnet sich durch eine von innen kommende Schönheit und Frische aus. Die zur Gesundheit gehörende Schönheit ist nicht das Werk von Schönheitschirurgen und von Visagistinnen, von Beauty parliours und von Kosmetikfirmen. Sie hat nichts zu tun mit der geschminkten Schönheit, die über Nacht welkt, nichts mit Facelifting, Lidschatten, Nagellack für Finger und Zehen, Haarfärbemittel, Sprays, Desodorantien und Crèmes. Die östliche Heilkunde bietet eine Schönheit, die tiefer geht als die Haut. Echte Schönheit ist eine Tochter der Gesundheit, und nicht der Chemie. Wie die Gesundheit nicht aus der Apotheke kommt, so kommt die Schönheit nicht aus der Drogerie.

Selbst wenn die Haare grau oder schütter werden und die Falten sich vertiefen, der Gesunde gerät nicht in Panik beim Blick in den Spiegel. Er weiß, daß die Dinge ihren Lauf nehmen. Er ist gelassen noch angesichts des Todes. Denn die Kunst des Lebens schließt die Kunst des Sterbens mit ein. Der Gesunde schickt sich ruhig ins Unvermeidliche und Unausweichliche. Er verdrängt nicht Alter, Abschied und Absterben.

Überhaupt bleibt er kaltblütig in der Gefahr.

Wenn er niedergedrückt oder -gestoßen wird, erhebt er sich wieder — gleich einem Stehaufmännchen. Die Japaner haben ein volkstümliches Spielzeug aus Papiermaché: das Daruma-Stehaufmännchen. Daruma ist der japanische Name für Bodhidharma, der als Stifter des Zen-Buddhismus gilt. Er hatte seine Mitte gefunden und gilt deshalb als das Symbol der Standhaftigkeit. „Siebenmal hinunter, aber beim achten Mal hinauf", heißt eine japanische Redensart, die mit dem Blick auf das Stehaufmännchen ermuntert, nie aufzugeben, wenn man schwankt und strauchelt und über die Stolpersteine des Lebens fällt. Der Gesunde läßt sich nicht aus dem Gleichgewicht bringen, nicht von Schicksalsschlägen und nicht von Bazillen. Das Gleichgewicht ist der Kern der Gesundheit.

Es ist dies alles in allem eine Gesundheit, die nicht verordnet werden kann mit Rezeptblock und Überweisungs- oder Einweisungsschein, eine Gesundheit, die nicht allein durch Vitamine und Spurenelemente gesichert werden kann, noch dadurch, daß der Arzt mit schwerkalibrigen Gegenmitteln auf die unerbittlichen Feinde, die Viren und Keime, ballert. Medizin ist im Osten nicht eine Art Schädlingsbekämpfung durch Chemie. Eine nicht nur vordergründige Gesundheit erfordert eine umfassende Gesundheitspflege, die sich nicht nur auf den Konsum von Pharmazeutika stützt.

Der schmalbrüstigen Gesundheit unserer Schulmedizin steht die Vollgesundheit der orientalischen Heilkunde gegenüber.

Gesund sein heißt im Osten heil sein. Heilung kann nicht von Heil getrennt werden. Wohl und Heil sind siamesische Zwillinge.

Deshalb wurzelt die klassische Medizin des Ostens nicht in der Naturwissenschaft, sondern in der Philosophie, der Religion, der Spiritualität und der Mystik. Übrigens auch bei den Afrikanern und Indianern.

Es ist bezeichnend, daß im angeblich unreligiösen Japan die sogenannten Neuen Religionen aufblühen und einen unvorstellbaren Zulauf verzeichnen, weil sie das Heilen in den Mittelpunkt stellen. Dasselbe gilt für die afro-brasilianischen Neureligionen in Südamerika.

Was dem Heil dient, weiß die Religion besser als die von der Religion abgelöste Medizin. Der Buddhismus z. B. ist letztlich nichts anderes als eine „Gesundheitsreligion", eine Heilslehre im Sinne ganzheitlicher Gesundung. Sein Ausgangspunkt ist die Erfahrung des Leids im umfassenden Sinn (Krankheit, Schmerz, Alter, Verzweiflung . . .). Der Buddhismus versteht sich als Befreiung von Duhkha (Leid) und als Heilsweg zu Sukha (Glückseligkeit). Die Krankheitskeime schlechthin sind in buddhistischer Sicht die drei „Gifte" Gier, Haß und Ichwahn. Das größte Heilmittel ist — nicht nur im Buddhismus, ebenso im Hinduismus und Daoismus — die Meditation, die Geist und Seele entstört.

Daß Meditation und Medizin etwas miteinander zu tun haben, kommt einem gelernten Abendländer nicht in den Sinn. Meditation ist aber Medizin auf höherer Stufe. Etymologen, also Fachleute der Wortbildungslehre, wissen allenfalls noch, daß Meditation und Medizin dieselbe Sprachwurzel haben.

Meditation ist eine Kardinalarznei im Osten. In der Meditation kommt der Mensch zu sich.

Auf das rechte Denken vergessen unsere Chemotherapeuten ganz.

Umdenken und Einstellungsänderung sind vonnöten, wenn wir uns verrannt haben. Das positive Denken ist in den asiatischen und indianischen Heilsystemen ein Schlüssel zur Gesundheit.

Indianische Medizin ist immer verbunden mit der „Vision" und östliche Medizin immer mit der Meditation. Beides bedeutet Sammlung des Geistes und Innenschau.

Heilmeditation heißt sich befreien von selbstzerstörerischen oder „kränkenden" Gedanken und neurotischen Bildern, die in unserem Kopf flimmern. Der große Heiler der indianischen Cherokee-Stämme, Rolling Thunder, nennt schlechte Gedanken „Umweltverschmutzung im Bewußtsein des Menschen". Was nützt es zum Beispiel, stets und ständig in Selbstbedauern über unsere verpfuschte Vergangenheit zu grübeln!

Die spirituelle Komponente der Gesundheit ist überhaupt nicht im Blickfeld der naturwissenschaftlichen Medizin — sehr zum Nachteil der Patienten, die nie erfahren, daß die Lebenseinstellung und die innere Haltung entscheidend sind. Daß Gesundung nur über Wandlung erreicht wird.

Heilheit ist Ganzheit. Ganz sein heißt eins sein (im Einklang stehen) mit Gott, mit dem Mitmenschen, mit sich selbst, mit der Natur und mit dem Augenblick. Krank wird der, der aus dieser Ganzheit herausfällt. Mithin ist der selbstverwirklichte, der voll entfaltete Mensch der gesunde Mensch.

Unsere westliche Medizinwissenschaft hat mittlerweile an die 35.000 Namen für den Todfeind Krankheit gefunden. Sie führt also einen Vielfrontenkrieg, gleichsam einen 35.000-Fronten-Krieg. Die östliche Heilkunst kennt im Grunde nur einen einzigen Namen für Krankheit: Gleichgewichtsstörung im Energiehaushalt.

(4) Blumen im Schnee

Drei Schlüssel sind nötig, um die Schatzkammer der traditionellen Heilkunst Asiens zu öffnen.

Tresorschlüssel Nummer eins ist das Erfahrungswissen, daß es die dem Leben zugrunde liegende Energie ist, die heilt. Nicht der Arzt oder der Apotheker, und nicht ein Medikament oder eine Behandlung.

„Wenn das Qi frei und üppig kreist", sagen die Chinesen, „dann werden im Schnee die Blumen blühen." Das heißt: Vitalität, Frische, Leichtigkeit, Geschmeidigkeit, Schwung und Dynamik gedeihen nicht nur im Frühling des Lebens — in der Jugend —, sondern ebenso im Winter des Lebens — im hohen Alter —, falls die Lebenskraft ungehindert fließen kann, falls der Kreislauf der Energie nicht behindert oder blockiert ist.

Die Lebensenergie ist *der* Schlüsselbegriff der östlichen Heilkunst. Sie wird umschrieben unter anderem mit Ursprungskraft, Universalkraft, Weltenatem, Lebenshauch, Urenergie, Primärenergie . . .

Wir Menschen sind wie die ganze Schöpfung von der Lebensenergie durchpulst, gleichsam von göttlichem Odem. Die lebenspendende Energie ist allgegenwärtig, sie durchwaltet den Mikro- und den Makrokosmos. Sie ist die Keimkraft des Lebens. Sie regt alles Wachsen, Knospen, Blühen und Reifen an. Sie läßt den Saft im Baum sinken und hochsteigen. Sie löst die Entstehung und die Bewegung der Myriaden Himmelskörper aus, und den Wechsel von Tag und Nacht. Sie nährt den Kosmos. Sie ist die Triebkraft aller Erscheinungen wie die des Aufbaus und Abbaus der Organismen oder des Aufstiegs und Niedergangs der Welten. Die Lebensenergie läßt die Erde erbeben und Sterne explodieren. Sie bildet den Tautropfen, den Sonnenstrahl und die Meeresbrise. Sie hält unser Sonnensystem und die Welt zusammen.

Jene allwirksame, weltengebärende und alles Leben tragende Energie, die uns bis in die Zellen durchdringt, nennen die Chinesen Qi (Ch'i), die Japaner Ki, die Koreaner Gi, die Tibeter Tummo beziehungsweise rLung, die Inder Prana beziehungsweise Kundalini. Selbst die in der altindischen Heilkunde, dem Ayurveda, als die Grundelemente angesehenen Tri Dosa, nämlich Vata, Pitta und Kapha, können als Energiequalitäten beziehungsweise Komponenten der Urkraft erklärt werden, wenngleich die eigentliche indische Entsprechung des chinesischen Qi das Prana ist.

Doch Birgit Heyn, die Ayurveda an der Hindu-Universität in Benares studiert hat und die indische Naturheilkunde praktiziert, sagt über die Essenzen Altindiens: „. . . diese drei Kräfte oder Prinzipien, die Tri Dosa, sind eine Widerspiegelung kosmischer Kräfte im Mikrokosmos Mensch."

Die konkreten Vorstellungen der alten östlichen Kulturen darüber, wie die Energie im Menschen kreist, werden wir erst in den Kapiteln über die Medizintheorie behandeln. Schon jetzt sei aber festgehalten:

Die Chinesen unterscheiden zwei Qualitäten der Lebensenergie: Yin mit negativer Ladung und Yang mit positiver Ladung. Die beiden polaren Kräfte ergänzen einander. Ihr Zusammenspiel hält alles in Fluß.

Der in der westlichen Fachwelt als H.S. Ch'ien bekannte Atomphysiker Qian Xue-seng nennt Qi als Naturwissenschaftler eine „Naturkraft, deren Wirkung wir wahrnehmen, deren Wesen wir jedoch nicht kennen."

Die erfahrbare, aber nicht meßbare Lebensenergie, die nicht mit den bekannten physikalischen Gesetzen erklärt werden kann, beschäftigt auch die moderne Forschung im Westen und in der Sowjetunion. In der Sowjetunion ist die Erforschung unerklärlicher Energiephänomene besonders fortgeschritten.

Die Pioniere der Neuen Physik sind angetreten, den „allerletzten Stoff", das heißt die kleinsten unteilbaren Bausteine des Weltalls, zu entdecken. Sie fanden aber heraus: Es gibt sie nicht, die materiellen Partikelchen. Es gibt nur „ein Stückchen Aktion": Energie. Dazu kommt, daß die subatomaren Teilchen eine positive und eine negative Ladung haben.

Gary Zukav faßt die Erkenntnisse der Neuen Physik so zusammen: „Der Elementarteilchenphysik zufolge besteht die Welt grundsätzlich aus tanzender Energie . . ."

Es mußte eine Kapazität wie Einstein kommen und die Gleichung $E=mc^2$ aufstellen, damit wir erkennen, daß es ein Zeichen der Genialität und nicht der Rückständigkeit oder Primitivität der Chinesen ist, wenn sie für Materie und Energie nur ein Schriftzeichen haben, nämlich Wu.

Der Physiker Capra stellt fest, daß der chinesische Begriff Qi (Ch'i) eine „auffallende Ähnlichkeit mit dem Begriff des Quantenfelds in der modernen Physik" aufweist. „Wie das Quantenfeld wird Ch'i als dünne, nicht wahrnehmbare Form von Materie aufgefaßt, die im gesamten Raum vorhanden ist und sich zu festen materiellen Objekten verdichten kann."

Ein neuer Forschungszweig, Psychotronik genannt, spürt der unbekannten X-Energie wissenschaftlich nach und bemüht sich, deren „wahre Natur" aufzudecken. Die nicht mit Elektrizität, Magnetismus und Gravitation (Schwerkraft) zusammenfallende X-Energie — ist sie nicht das Qi der Chinesen und das Prana der Inder? Die Psychotronik stützt sich unter anderem auf die subatomare Physik, die Astrophysik und die Physik der Radiästhesie (Studium der Strahlungen und Schwingungen) mit ihren Wünschelruten und Pendeln.

„Es gibt eine unbekannte Kraft", stellte der Vorsitzende einer Studienkommission des „American Institute of Electronic Engineers", Rexford Daniels, fest, „die alles durchdringt, mit konventionellen Instrumenten normalerweise nicht meßbar ist, nicht gemäß der anerkannten Formeln mit der Entfernung abnimmt und über unglaubliche Distanzen augenblickliche Reaktionen auslösen kann."

1964 ließ eine Fotografie die westliche Welt aufhorchen, die sogenannte Kirlian-Fotografie. Der russische Elektrotechniker Semjon Davidowitsch Kirlian hatte eine spezielle Fototechnik entwickelt, die es erlaubte, ein Lichtbild des Strahlenkranzes, der Lebewesen umgibt, aufzunehmen. War das die Bestätigung, daß die alten Inder und Tibeter recht haben, wenn sie behaupten, daß die Menschen zusätzlich zu ihrem sichtbaren Körper noch einen unsichtbaren Doppelkörper, einen Astral- oder Ätherleib, besitzen, bestehend aus feinstofflicher Energie? Nicht nur die Gurus und Lamas im Osten kannten übrigens die „Aura" des Menschen, sein Energiefell. Auch in unserem Kulturkreis gab es und gibt es immer wieder hellsichtige Menschen, die angaben bzw. angeben, die schimmernde Aura von Menschen, Tieren und Pflanzen, ihre „Ausstrahlung" also, zu spüren und zu sehen und aus der momentanen Beschaffenheit des Energiekörpers den Gesundheitszustand einer Person ablesen zu können.

Wir können uns nicht allzu lange bei der westlichen Energieforschung aufhalten, verweisen aber auf Stephano Sabetti („Lebensenergie"), der die alten und die modernen Konzepte des Ostens und des Westens über die „vitalistische Naturkraft" untersucht hat.

Die Völker Asiens warten nicht, bis die westliche Psychotronik oder eine andere moderne Wissenschaft geklärt hat, was die Lebensenergie ist. Sie wenden die Lebensenergie im Alltag einfach an, zum Beispiel in den Kampfkünsten.
Alle Kampfkünste des Ostens, von Kendo, Judo, Karate, Bogenschießen, Aikido über Taekwon-Do bis Gongfu oder Schattenboxen, bestehen im Grunde darin, das Qi einzusetzen.
Wenn etwa ein Meister des Kyudo mit gelockerten Armmuskeln einen Bogen spannt, den ein starker Mann nicht einmal mit letzter Muskelkraft spannen kann, weiß der Eingeweihte: Der Meister beherrscht das Qi. Was rohe Gewalt nicht schafft, Qi schafft es.
Wer das Qi im Dantian — der Energiezentrale des Menschen in der Bauchgegend — gesammelt hat, befindet sich im dynamischen Gleichgewicht, das heißt, er kann das Gleichgewicht in jeder Position beibehalten. Er gleicht jederzeit einer „ausbalanzierten Waage". Wenn ein Kampfkünstler so weit ist, kann er, wie eine klassische Schrift des chinesischen Schattenboxens es ausdrückt, „die Wucht von 1000 Pfund durch die Kraft von vier Unzen ablenken". Er kann nämlich die von außen gegen ihn gerichtete Kraft durch Nachgeben in angreifende Energie umwandeln. Das ist das letzte Geheimnis der Kampfkünste.
Ein im Dantian, der „Wurzel" des Menschen, zentrierter Kampfkünstler erkennt nämlich die Bewegung seines Gegners schon im Ansatz. Er kann also ausweichen, so daß die Kraft und die Geschwindigkeit seines Gegners ins Leere laufen beziehungsweise sich gegen den Angreifer selbst richten. Der aus dem Gleichgewicht geratene Gegner fügt sich selbst die Niederlage zu.
Die östliche Kampfkunst besteht also darin, sich die Kraft des Gegners auszuleihen. Der Verstand wird dabei nicht gebraucht. Das freigesetzte Qi, die Kraft des Himmels und der Erde, bewegt den Körper des „ichlos" gewordenen, sich selbst aufgebenden Kämpfers.

Die in allen Geschöpfen strömende Grundenergie des Universums ist es auch, die heilt. Das ist jener Aspekt des Qi, der uns in erster Linie interessiert. Die Lebensenergie ist jene Heilenergie, auf die die östliche Heilkunst baut. Die Heilenergie sorgt dafür, daß sich der Körper selber repariert.
„Wenn man sich in den Finger schneidet", erklärt Moinuddin vom Standpunkt der islamischen Sufiheilkunst, „so ist es nicht der Verband und sind es nicht die Heftstiche oder das Jod, was die Heilung hervorbringt. Es ist die Haut selbst, die dieses Wunder wirkt."
Der Körper, der von Natur aus nach Gesundheit strebt, weiß, wie er sich selbst heilen kann oder wie er sich wehren muß gegen in das Auge oder in die Luftröhre eindringende Fremdstoffe. Das natürliche Selbstheilungssystem gilt es zu stärken und zu stützen. Arzt und Patient müssen dafür sorgen, daß die Selbstheilungskraft ungestört sich entfalten und wirken kann. Die Medizin ist nur Handlanger der Selbstheilungskraft. Und der beste Arzt ist jener, der dem den Patienten innewohnenden Arzt, der Naturkraft, die Hindernisse aus dem Weg räumt, die die Energie blockieren.
Was der chinesische, japanische, indische, tibetische oder altarabische Naturheiler tut, ist demnach nichts anderes, als Verknotungen und Stauungen der Energie aufzulösen

beziehungsweise den geschwächten Organismus energetisch aufzuladen, kurzum, den Patienten in einen energievollen Zustand zu bringen. Sei es durch Heilgymnastik, Massage, Atemtherapie, Heilkräuter, Diät oder Meditation.

„Gesundwerden heißt: nicht-durchgängige Leitbahnen öffnen, frisches, mit hoher Energie ‚geladenes' Qi heranführen, altes verbrauchtes Qi abtransportieren und ausscheiden", schreibt die Berliner Ärztin Josephine Zöller, die viele Jahre in China studiert und praktiziert hat.

Ein mit der westlichen wie mit der chinesischen Medizin vertrauter Fachmann, Professor Porkert, urteilt: „Wir können den Unterschied zwischen westlicher und chinesischer Medizin auf ein Schlagwort reduzieren: Abtöten von Erregern gegenüber der Stützung von vitalen Funktionen."

Selbst im Westen gibt es aber schon Beispiele einer Einbeziehung der Lebensenergie in die Medizin. Ein Anatom stellte fest: „Der Heiler in unserem Innern ist das weiseste, komplexeste und integrierteste Wesen im Universum."

Und der amerikanische Arzt Rick Ingrassi erklärte: „Es ist so, als ob es eine Lebenskraft oder ein Ordnungsprinzip gäbe, das bereitsteht, unseren natürlichen Zustand der Ganzheit und Gesundheit wiederherzustellen, sobald es uns gelingt, die Barrieren der negativen Erwartungen niederzureissen."

Nicht vergessen darf werden, daß die Homöopathie, ein Heilverfahren nach Hahnemann, von der heilenden Lebenskraft ausgeht.

In die moderne Psychotherapie bezog Wilhelm Reich die kosmische Urenergie ein, die er „Orgon" nannte. Darauf baute Alexander Lowen seine Bioenergetik auf, die vieles gemeinsam hat mit Yoga oder Taiji. Es geht in der Bioenergetik um die Lockerung des „Muskelpanzers", der den Energiefluß blockiert.

Und Stephano Sabetti, den wir als Autor des Buches „Lebensenergie" schon erwähnt haben, ein Psychologe und Psychologiedozent in München, hat die sogenannte L.E.T. (Life-Energy-Therapie) geschaffen, die ebenfalls die Heilenergie nutzt.

Nach östlicher Lehre setzt sich unsere Lebensenergie aus der Erbenergie, der Nährenergie und der Atemenergie zusammen.

Das ererbte Energiepotential, die pränatale Energie, besitzen wir schon, wenn wir das Licht der Welt erblicken. Dabei gibt es so etwas wie eine angeborene Energieschwäche. Mit dem pränatalen, konstitutionellen Energiepotential müssen wir besonders haushalten. Es ist, wenn es sich erschöpft, nicht mehr auffüllbar.

Und die postnatale Energie führen wir hauptsächlich mit der Nahrung und Atmung (über Nase und Haut) zu. Die Nahrung lädt uns mit „Erdkraft" und die Luft mit „Himmelskraft" auf. Das erklärt, warum Ernährung und Atmung in der östlichen Heilkunde eine so überragende Rolle spielen — ganz im Gegensatz zu unserer Schulmedizin.

Daß wir ausreichend Lebensenergie tanken, ist die eine Seite der Gesundheit, und daß wir die ererbte und erworbene Lebensenergie in Fluß halten, die andere Seite.

Vielerlei blockiert nämlich den Energiefluß: Giftablagerungen, Streß, Angst, Verkrampfung und Verklemmung, angespannte Muskelschichten ebenso wie Einstellungsverhärtungen. Der moderne Mensch ist ein „gepanzerter" Mensch. Nicht einmal mehr im Schlaf legt er seine chronische Panzerung ab. Erlittene Kränkungen hemmen gleichfalls den Energiefluß. Verzeihen ist also ein Gesundheitsgebot!

Unter den Ursachen, die Blockaden der lebensaktivierenden Kraft hervorrufen, finden sich ferner Sorgen, psycho-soziale Spannungen, ungünstige Lebensbedingungen, Unsicherheitsgefühl, Frustration, geistige Unruhe, übertriebener Stolz, Überanstrengung, exzessives Sexualleben, Schlafmangel und unausgewogene sowie unregelmäßige Ernährung. Ebenso schwächen Verletzungen und Operationen den Energiestrom.

Die Unordnung im Energiehaushalt kann bestehen erstens in einem krankhaften Überschuß an Energie in einem Funktionskreis, zweitens in einem krankhaften Mangel an Energie in einem anderen Funktionskreis, drittens in der Stockung, Stauung und Stagnierung des Energiestromes, viertens im Sichverschließen der die Weltenkraft assimilierenden Energiezentren und fünftens in einer Fehlsteuerung der Energie.

Je nachdem gilt es entweder (1.) in einer übermäßig aufgeladenen Körperzone die Energie abzuleiten beziehungsweise umzuleiten, zu dämpfen und zu drosseln oder (2.) in einer unterversorgten Körperzone Energie zu ergänzen, zuzuführen, zu stärken und Energiereserven freizusetzen, oder (3.) bei Hemmungen, wenn die „Treibstoff-Pipeline" verstopft ist, die Transportwege durchgängig zu machen und die zusammengeballte festsitzende Energie zu bewegen, zu zerstreuen und zu zerteilen und verhärtete Energie auszuscheiden, oder (4.) die „dichten" Energiezentren aufzubrechen und die „Antennen" durchlässig zu machen oder schließlich (5.) die Energie im Dantian in der Nähe des Nabels neu zu zentrieren, damit sich das Fließgleichgewicht der Energie regeln kann.

Fassen wir das Kapitel zusammen mit einem Zitat des großen chinesischen „Unsterblichen" Gehong (284 bis 364), der auch ein bedeutender Arzt war: „Der Mensch ist in Qi und Qi ist innerhalb des Menschen. Himmel und Erde und die Zehntausend Wesen, alle benötigen sie das Qi, um am Leben zu bleiben. Der Mensch, der sich darauf versteht, sein Qi zirkulieren zu lassen, erhält seine Person und bannt Übel, die ihm schaden könnten."

So dreht sich alle östliche Heilkunde um die Lebensenergie. Und sämtliche Tips unseres Buches im praktischen Teil, von Massage bis zu Meditation, sind Techniken, Handgriffe, Methoden und Rezepte, die die Lebensenergie mobilisieren, vermehren oder leiten und damit die Selbstheilung und den Selbstschutz des Körpers zulassen und anregen.

(5) Der zerstückelte Mensch

Zur Entschlüsselung des Medizingeheimnisses des Orients ist aber noch mehr erforderlich als nur das Wissen, daß jeder Kranke den Arzt — sprich die Selbstheilungskraft — in sich trägt.

Der zweite von den insgesamt drei Schlüsseln, die uns Zugang zur Schatzkammer der klassischen Heilkunst Asiens verschaffen, ist das Erfahrungswissen, daß der Mensch unteilbar ist.

Teile und Teile von Teilen beschäftigen die Wissenschaft des Westens. Noch das Atom spaltet sie. Und die Medizin seziert und seziert. Nicht nur, daß sie die Krankheit, wie wir wissen, in 35.000 Krankheiten zerteilt, sie zerteilt den Menschen in Körper, Seele und Geist, und den Körper wiederum in Skelett, Muskeln und Sehnen, Organe, Haut, Nerven, Adern, Blut, Hormone usw. Der Mensch wird zerlegt „zu einem Puzzlespiel der Medizin" (Dr. Asshauer). Die Bruchstücke werden feinsäuberlich etikettiert und in das Schubladensystem der Medizin eingeordnet. Herz, Lunge, Leber, Nieren, Magen, Milz, Darm usw. führen ein Sonderdasein in unserer Schulmedizin.

Damit nicht genug. Selbst das Organ wird nochmals zerlegt: in Gewebsverbände. Die Gewebsverbände werden zergliedert in das Gewebe, und das Gewebe in Zellgruppen, und die Zellgruppen in Zellen. Das Bauelement Zelle ist die kleinste Einheit des Lebens. Das schützt sie aber nicht davor, nochmals tranchiert zu werden: in Zellteile. Und die Zellteile werden zerstückelt in Moleküle. Das Leben wird dadurch beschränkt auf die Mechanismen und Phänomene der Zellen und Moleküle.

Dem Zerschneiden der Natur und des Menschen entspricht die Spezialisierung der Medizinwissenschaft.

Wer Schmerzen im linken Nasenflügel hat, sollte keinen Spezialisten für den rechten Nasenflügel aufsuchen, spöttelte ein Witzbold. Der Spezialist pflegt sich auf seinen Teilaspekt zu konzentrieren und nicht nach links oder rechts zu schauen. Die Überspezialisierung unserer Schulmedizin kann „Gesundheitsfachleute" mit Scheuklappen hervorbringen.

Es gibt hochspezialisierte Experten, die für ein Organfach oder einen Körperteil zuständig sind, wie Kardiologen, Urologen, Dermatologen, Histologen usw. Es gibt Fachgrößen für Überempfindlichkeiten, Allergologen genannt. Es gibt Kinderärzte und Frauenärzte. Und es gibt für engumgrenzte Spezialgebiete den Anästhesisten, der betäubt, und den Röntgenologen, der „durchleuchtet", und den Laborfacharzt, der den Harn und anderes analysiert, und den Nuklearmediziner, der sich kernphysikalischer Verfahren bedient. Und es gibt darüber hinaus den Urlaubsmediziner, Arbeitsmediziner, Verkehrsmediziner, Sportmediziner und Weltraummediziner.

Analyse ist alles für den Westen, während für den (alten) Osten alles Synthese ist.

Die Analyse (Zerlegung, Auflösung) reißt den Gegenstand aus seinem natürlichen Zusammenhang heraus und erforscht ihn isoliert, während die Synthese (Zusammenfügung, Zusammenfassung) den Gegenstand nicht als selbständigen Teil betrachtet, sondern nur in seiner Beziehung zum Ganzen erforscht.

Nicht nur die alten Asiaten, sondern ebenso die Indianer pflegen die Ganzheitsicht.

Der Schweizer Komponist René Bardet berichtet von einer Begegnung mit einem indianischen Arzt in Mexiko. Der Arzt hatte einerseits westliche Schulmedizin studiert und war anderseits auch eingeweiht in die uralte Heilkunst seines Volkes. Den Unterschied, wie Westler und Indianer Erkenntnisse gewinnen, schilderte er so: „Wenn ein Indianer eine Pflanze kennenlernen will, versucht er zur Pflanze zu werden. Er nähert sich ihr behutsam, beobachtet sie lange, will erfahren, wie die Tiere sich zu ihr verhalten, wie der Wind sie bewegt, wie sie sich der Sonne entgegenstreckt oder sich von ihr abwendet. Seine Seele tritt in einen inneren Dialog mit ihrer Seele. Ganz anders der Europäer. Er entfernt die Pflanze von ihrem Standort, reißt Blätter und Blüten ab, zerlegt sie in Stücke und führt im Labor verschiedene Experimente mit ihr durch. Sein Weg der Erkenntnis als wissenschaftliche Neugier erweist sich als Weg der Zerstörung . . ."

Während westliches Denken dazu neigt, durch Sezieren Zusammenhängendes zu zerstören und die Ursachen im Detail zu suchen, entgeht dem östlichen und dem indianischen Denken nicht die Einheit und Ganzheit des Menschen. Die Heiler wissen, daß der Mensch „in einem Stück" geschaffen ist.

Zwar hat die sogenannte psychosomatische Medizin des Westens neuerdings die Wechselwirkung zwischen Körper, Geist und Seele entdeckt, aber für die alten asiatischen Heiler ist das ein alter Hut.

Uns „zerstückelten" und „zerbrochenen" Menschen der Überzivilisation, die wir unter der Diktatur von Telefon, Uhr, Terminkalender, Fernsehen usw. leben, empfehlen die Heiler, daß wir uns zeitweilig zu Fasten, Gebet und Schweigen in die Einsamkeit zurückziehen, damit wir „Zerrissenen" Einung finden im Sinne des Heils.

Das englische Wort „wholeness", meint Sabetti, drückt besser als das deutsche Wort „Ganzheit" das aus, was die alten Asiaten unter dem vollkommenen Zusammenklang des Physischen, Mentalen, Emotionalen und Spirituellen verstehen. Denn das englische Wort „wholeness" leitet sich vom Wort „heal" (heil) ab.

Wenn wir also das Wort „Ganzheit" gebrauchen, sollen wir die spirituelle Komponente mitdenken und wissen, daß Ganzheit im asiatischen Sinne „Heilheit" bedeutet.

Nicht nur die Einheit von Körper, Seele und Geist betont die Heilkunde des Ostens. Sie meidet es darüber hinaus, den Gesamtorganismus des Körpers auseinanderzupflücken und in Einzelorgane aufzuteilen.

Im Blick des östlichen Heilers liegt nicht in erster Linie ein gerade befallener Körperteil, nicht die eitrigen Mandeln oder der angegriffene rechte Lungenflügel. Der östliche Heiler „lokalisiert" die Krankheit nicht. Er geht vom integralen Organismus aus, von den ineinandergreifenden Organfunktionen, von den vitalen Abläufen und Äußerungen im ganzen einschließlich der Gemütsbewegungen. Die Zusammenschau des einheitlichen Lebensprozesses ist sein Anliegen. Sie erlaubt ihm, die energetische Gesamtsituation des Patienten zu erkennen und an der Wurzel anzusetzen.

Freilich ist unsere analytische Methode im Westen nicht mehr unumstritten. David Bohm, Physikprofessor an der Londoner Universität, beispielsweise ist überzeugt, daß das Todesurteil über die „klassische Idee von der Analysierbarkeit der Welt in getrennt und unabhängig voneinander existierende Teile" schon gesprochen ist. In unserer Medizinwissenschaft ist sie aber noch dominant. Die Neue Physik bestätigt hingegen die Vorstellungen der alten asiatischen Philosophie und Medizin von der ungebrochenen Ganzheit des Menschen und der Welt.

(6) Verbunden mit Himmel und Erde

„Sesam, öffne dich!" ist nicht das richtige Schlüsselwort, um die Schatzkammer der asiatischen Heilkunde aufzuschließen. Die ersten zwei Losungsworte kennen wir bereits, und das dritte lautet: „Der Mensch ist nicht zu trennen von Himmel und Erde".

Die Verbundenheit des Menschen mit der Natur und mit dem Kosmos ist also das dritte Schlüsselprinzip der Kunst der Gesunderhaltung und der Heilung.

Der Mensch ist nicht das Maß aller Dinge, wie wir seit Protagoras (480 bis 410 vor Christus) zu glauben scheinen. Die Erde ist ein Partikelchen und der Mensch ein Minipartikelchen des Kosmos.

In einer das biblische Gebot sicher mißverstehenden Weise macht sich der Mensch des Westens die Erde „untertan". Er vergewaltigt sie. Er schändet und entweiht sie. Er versaut sie mit Giftabfällen, radioaktiven Strahlen usw. Er ist blind für die Natur. Er ist ein Umweltfrevler. „Überall, wo der weiße Mann die Erde berührt hat, ist sie krank", klagt ein Wintu-Indianer. Der westliche Mensch zwingt der Erde seinen Willen auf. Rücksichtslos beutet er sie aus und nimmt ihr alles weg, das Öl, die Kohle, das Uran usw. Was der Indianer zum Leben braucht, nimmt er ehrfurchtsvoll und dankbar als Geschenk der Natur an. Er hortet keine Vorräte.

Der weiße Mann aber rückt mit Bulldozern und Sprengkörpern der Natur zuleibe und betreibt hemmungslos Raubbau. Und die verwundete Natur schlägt zurück.

Der Zusammenhang zwischen Gesundheitsverlust und unserer Entfremdung von der Natur geht uns und unserer Medizin nicht auf. Die östliche Heilkunde macht uns aber eindringlich darauf aufmerksam, daß es krank macht, sich die Natur zu unterwerfen, und daß es umgekehrt gesund macht, sich der Natur zu unterwerfen.

Wie kann man ohne Hinfälligkeit hundert Jahre alt werden? fragt im „Inneren Klassiker" der Gelbe Fürst den Grafen von Qi. Der antwortete unter anderem: Wenn man sich am „Großen Einen" (Dao) orientiert und sich mit den Regeln der Natur vertraut macht und sich ihnen unterwirft.

Ja, wir können uns nicht ungestraft absondern von Himmel und Erde.

Die Medizin des Ostens wurzelt in der Mystik. Der Mystiker hat, wenn er am Ziel ist, das kosmische Bewußtsein erreicht. Er erlebt die Wahre Wirklichkeit als allgegenwärtige Einheit. Alle Zehntausend Dinge sind Manifestationen einer einzigen Identität. Die Kirsche in Großmutters Garten, die Küchenschabe, das Karussell im Wiener Prater und die japanische Kamera sind auf der urtiefen fundamentalen Ebene der Erleuchtung keine selbständigen Dinge, sondern miteinander verbunden. Miteinander verbunden sind die subatomaren Teilchen bis zu den Galaxien. Alles verschmilzt in Grenzenlosigkeit. Und der Erleuchtete selber verliert sein Ichbewußtsein, das sich zum kosmischen Selbstbewußtsein erweitert. Er taucht in das unendliche Meer des reinen Seins ein. Der Erleuchtete wird sagen: die Kirsche, die Küchenschabe, das Karussell, die Kamera usf. bin ich. Das All ist in ihm und er ist das All.

Der Normalsterbliche, der in seinem kleinen Ich gefangen ist, wird diesen Mystiker zum Verrückten erklären. Gut verstehen können ihn aber — die Pioniere der Quantenphysik. Angesichts der unerklärten Verbundenheit der Quantenphänomene haben sie erkannt, daß es keine verschiedenen getrennten Teile gibt. Die modernste Physik und die uralte Mystik stimmen überein: „Jeder Teil ist das Ganze, und das Ganze ist jeder Teil."

Schon mit oberflächlichem Blick nehmen wir wahr, wie alles miteinander verbunden ist in der Natur. Die Kohlensäure, die Mensch und Tier ausatmen, brauchen die grünen Pflanzen als lebensnotwendigen Atem- und Nährstoff. Und die Insekten helfen bei der Befruchtung von Pflanzen. Alles ist aufeinander abgestimmt. Die Natur ist ein Gewebe von Zusammenhängen. Die Mineralwelt, die Pflanzenwelt, die Tierwelt und die Menschenwelt durchdringen einander in unaufhörlichem gegenseitigen Geben und Nehmen. Schon Goethe sagte: „Alles sich zum Ganzen webt, eins in dem anderen wirkt und lebt." Das Maß aller Dinge sind die Gesetze und Normen des Kosmos, ist die Natur. Doch nicht der Mensch!

Teilnahme an der Ganzheit der Natur ist also ein Pfeiler der ganzheitlichen Gesundheitspflege. Krank ist und wird der auf sich selbst gestellte Mensch, der Mensch, der gegen die Natur und nicht mit der Natur lebt, der sich abgrenzt und abtrennt vom Naturganzen, der sich herauslöst aus der Verflechtung und sich über den Kreislauf der Natur zu stellen sucht. Er wird dabei umkommen.

Gesund bleibt oder wird nur, wer sein Dasein in Übereinstimmung mit der allumfassenden Natur gestaltet und sich einbezogen weiß in das zusammenhängende Leben des Mineral-, Pflanzen-, Tier- und Menschenreichs. Wer sich nicht zum Besitzer der Erde bestellt fühlt, sondern zu ihrem Hüter und Heger, und sich mit Liebe um sie kümmert. Wer weiß, daß alles Leben eins ist.

Mit den Worten des amerikanischen Arztes Rick Ingrassi: „Wenn wir uns selbst als ein Ganzes betrachten, stellt sich die Gesundheit als ein direktes Resultat ein . . . Wenn wir unser Gefühl einer ausgeglichenen Beziehung mit dem Universum durch eine *Veränderung des Geistes* — einer Transformation der Verhaltensweisen, Werte und Überzeugungen — wiederherstellen."

Es ist mehr als Romantik und Schwärmerei, einen Baum zu umarmen und Schneeflocken auf der Zunge zergehen zu lassen. In der Wiese zu liegen und den schwebenden Wolken nachzublicken, Schollenerde durch die Finger rinnen zu lassen, die Füße in den Bach zu tauchen und mit dem Volk der Sterne am nächtlichen Himmel Zwiesprache zu führen, also sich einzustimmen in den großen kosmischen Zusammenklang, heißt Lebensenergie nachzufüllen aus der „Großen Natur".

Theophrastus Bombastus von Hohenheim, bekannt als Paracelsus, wußte das noch: „Die Natur ist eine große Harmonie . . . Und Krankheit entsteht, wenn diese Harmonie im menschlichen Körper gestört wird."

Weil wir keine Mystiker sind, können wir uns nicht selber als Bäume und Steine empfinden, aber wir können den Tannenbäumen und Kieselsteinen, den Gänseblümchen und Igeln nahestehen. Wir können uns der Sonne und dem Mond und dem Erdenstern verwandt fühlen. Wir können vertraut werden mit Wind und Wasser. Die Natur wird uns ihr Geheimnis entschleiern und den Weltenplan offenbaren, je mehr wir mit ihr leben. Freilich, die Naturliebe auf Blumentöpfe oder gar Plastikblumen zu beschränken, ist zuwenig.

Es gibt nur mehr eine Rettung für uns: die „Rückkehr zur Ganzheit, die das Wesen unseres Universums ist" (Sabetti). Die Trennung in belebte und unbelebte Materie ist eine Illusion, wie die Neue Physik bewiesen hat. Es ist dem Menschen nicht angemessen, sich herauszuheben und sich erhaben zu fühlen über das Ineinander und Miteinander aller Kreatur. Die Einheit greift auf alles über, den Menschen nicht ausgenommen.

Die alten Chinesen und Asiaten trachteten, ihr Leben einzubetten in den Rhythmus der Natur. Und für den Indianer ist die Nährmutter Erde heilig, heilig ist ihm der Boden, heilig sind ihm Hügel und Täler und heilig sind ihm Wald und Prärie. So wird die Erde für ihn zur Heil-Erde.

Die Hopi-Indianer pflanzen ihren heiligen Mais, ihr Grundnahrungsmittel, ohne künstliche Bewässerung, obwohl es in der Halbwüste nur die Hälfte der Regenmenge gibt, die für den Maisanbau erforderlich wäre. Doch der Mais gedeiht unter der pfleglichen Liebe der Hopi, die für ihn singen und beten. Sie sagen: „Die Sprossen vom Mais sind wie kleine Kinder. Wenn wir nicht für sie singen, drehen sie vielleicht ihre Gesichter fort und hören auf zu wachsen."

Wir Zivilisationsmenschen sind nicht mehr geerdet: Wir haben den Boden unter den Füßen verloren.

Ein gesundes Leben hat Bodenkontakt. Es steht im Einklang mit der „Stimme der Natur", mit den Jahreszeiten und Tageszeiten, mit den Mondphasen, mit den Strömungen und Schwingungen des Kosmos, mit dem Göttlichen Geist, mit den Elementen, mit dem Lebenszyklus von Geburt, Reife, Verfall und Tod, der Entwicklung vom Kind zum Greis, und mit der biologischen Uhr.

Was das im einzelnen bedeutet, werden wir noch erfahren. Das beginnt jedenfalls damit, daß wir idealerweise bei Sonnenaufgang aufstehen und bei Sonnenuntergang schlafen gehen. Das heißt anderseits, daß wir im Winter länger schlafen als im Sommer. Und das reicht so weit, daß es der kosmischen Harmonie widerspricht, durch Kernspaltung Atomenergie zu gewinnen, so lange die radioaktiven Abfallprodukte nicht mehr in das Naturganze eingegliedert werden können und über historische Zeiträume hinaus eine tödliche Gefahr darstellen.

Fassen wir zusammen: Die östliche Heilkunst setzt beim Ganzen an, bei der Einheit der Körperorgane, bei der Einheit des Menschen (Körper, Seele, Geist) und bei der Einheit des Menschen mit Himmel und Erde.

Das ist aber noch nicht alles. Die Einheit des Menschen mit der Natur ist in China ein Erbe des Daoismus. Der Konfuzianismus hingegen hat als Erbe die Einheit des Menschen mit der Gesellschaft hinterlassen.

Die Einfügung des Menschen in den sozialen Zusammenhang ist in der chinesischen Heilkunde ein Hauptgebot der Gesundheit. Wer asozial ist, ist selbstzerstörerisch. Eine vollindividualisierte Gesellschaft ist krankmachend. „Solidarität" ist bei uns nicht eine Vokabel der Medizin, wohl aber im Osten.

In Indien prüft der Arzt des klassischen Ayurveda ebenso die Beziehung des Individuums zur Gesellschaft. Die soziale Dimension der Gesundheit und des Heils wurde nie vergessen im Osten. Das soziale Wohlbefinden ist unerläßlich.

Wie lebenswichtig die zwischenmenschlichen Beziehungen sind, zeigt die Sitte eines afrikanischen Stammes, der ein über ein Stammesmitglied verhängtes Todesurteil dadurch vollstreckte, daß der Abgeurteilte von allen ignoriert werden mußte. Niemand durfte ihn ansprechen, niemand durfte ihm zusehen oder zuhören. Das war tödlich.

Die Totalität des sozialen Zusammenseins bezieht sich aber nicht nur auf die Lebenden. Sie umfaßt ebenso die gegangenen wie die kommenden Generationen. Die sogenannte „Ahnenverehrung" von China bis Afrika geht davon aus, daß das Leben ein Fluß ist und daß die jetzige Generation nur ein Glied in einer Kette ist. In Afrika besonders wird die

Krankheit vielfach als „gestörte Teilhabe" an den Vorvätern ausgelegt. Eine Fehleinstellung zum Leben ist es außerdem, wenn wir keine Rücksicht auf die zukünftigen Generationen nehmen und zum Beispiel die Ressourcen unseres Planeten aufbrauchen.

In der ostasiatischen Heilkunde verschmilzt der Mensch, die Gesellschaft und die Natur also zu einem Ganzen. Von jener unteilbaren Ganzheit sich abzuspalten, ist Unheil. Sonderung ist Sünde. Dem von allem und allen abgekapselten Menschen geht es nicht gut. Vereinigt mit dem Ganzen nehmen wir aber teil an Gottes Leben und Kraft.

Abschnitt 2:

Grüne Medizin: Geschichte und Geist

A China

(7) Die Magier des Heldenzeitalters

Im Nebel der Urgeschichte und in der Morgendämmerung der Frühgeschichte Chinas waren es die Schamanen, die als Heiler fungierten.

Der Schamanismus ist eine von Dämonenglauben und Geisterkult erfüllte Naturreligion, deren Zauberpriester (Schamanen) in Trance Seelenreisen in den Himmel oder in die Unterwelt unternehmen, um Kontakte mit höheren Mächten — Schutzgottheiten, Totengeistern und Teufeln — aufzunehmen. Die Schamanen machen sich zum Sprachrohr der übernatürlichen und unsichtbaren Mächte, und sie bringen deren Botschaften den Irdischen nahe.

Die Trance wird ausgelöst durch Trommeln, Tänze, Drogen, narkotische Getränke, geheimnisvolle Kraftsprüche, Entspannungstechniken usw. Die Tanzsprünge des Schamanen sind gleichsam seine Himmelfahrt. Wenn in überirdischen Sphären Geister und Götter von ihm Besitz nehmen, wird er von Krämpfen geschüttelt. Zitternd und zuckend empfängt er Offenbarungen: Heilwissen für schwierige Lebenslagen und Krankheitsfälle. Krankheiten sind im Schamanismus Waffen der Geister. Die Dämonen gelten als Krankheitserreger. Daher steht naturgemäß das Heilritual im Zeichen der Entsühnung, des Opfers und des Gebetes. Die Schamanen betätigen sich zu Heilzwecken als Exorzisten, Gesundbeter, Geisterbeschwörer und Götteranrufer. Sie sind Priester, Geistheiler, Parapsychologen, Wundärzte, Psychoanalytiker und -therapeuten in einer Person.

Die Magier und Medizinmänner verbrannten Weihrauch und gebrauchten dessen Asche als Zaubermedizin. Sie opferten dem Himmel Hirse und Weizen. Und sie prophezeiten anhand von Orakelknochen.

Gleichzeitig bedienten sich die Schamanen längst der Pflanzenmedizin. Die Archäologen haben der Weissagung dienende Knochen ausgegraben, die schriftlich bezeugen, daß die Heilkräuteranwendung schon der archaischen Medizin Chinas Jahrtausende vor Christus bekannt war: auf den freigelegten Tierknochen und Echsenpanzern entzifferten die Gelehrten nämlich eingeritzte Schriftzeichen mit heilkundlicher Bedeutung, und zwar Namen von Krankheiten und von Medizinalpflanzen.

Im heiligen Tanz der Schamanen mögen die Heilgymnastik und die Atemtherapie der alten Chinesen wurzeln. Wenn die Schamanen beschwörend tanzten und sprangen, Tiere, die Verkörperung von Geistern, nachahmend, entdeckten sie den Körper. Sie gewahrten zum Beispiel den Atemrhythmus und das Wechselspiel der Anspannung und der Entspannung der Muskeln. Sie verspürten am eigenen Leib den wohltuenden und heilenden Einfluß der Atemkraft und der Bewegung auf die inneren Organe.

Jedenfalls sollen die Chinesen schon unter der Regierung des legendären Urkaisers Yao (2333 bis 2234 vor Christus) Muskelschmerzen, Bewegungseinschränkungen und andere Erkrankungen durch Tanz sowie Leibes- und Atemübungen kuriert haben.

Der Ur-Daoismus (jener vor Laozi) setzte den Schamanismus fort.

Yu der Große (Da-yu), der mythologische Begründer der Xia-Dynastie (2205 bis 1766 vor Christus), hatte sich einen hinkenden Gang zugezogen, der als „Schritt des Yu" (Yu-bu) zum Urtanz der Magier des Daoismus wurde. Der „Schritt des Yu"-Tanz ist die älteste magische Kunst des Daoismus. Die Dao-Magier wollten kraft der in Trance ausgeführten Schrittfolge böse Geister vertreiben, mit den übernatürlichen Mächten kommunizieren und sich die Natur dienstbar machen.

Die Entstehung der Akupunktur, des Nadelstichverfahrens, weiß die Legende so zu erklären: Soldaten, die auf dem Schlachtfeld von Steinpfeilen nur leicht getroffen wurden, bemerkten, daß als Folge des Einstichs alte Leiden plötzlich verschwanden.

Was immer den Anstoß zur Entwicklung der Akupunktur gegeben haben mag, Funde von medizinischen Steinnadeln in Gräbern scheinen darauf hinzuweisen, daß in China schon in der Steinzeit die Akupunktur geübt wurde — mittels Steinsplitter, Knochensplitter oder Bambussplitter.

Für die Ursprünge der Heilmethode der chinesischen Massage braucht es keine an den Haaren herbeigezogenen Erklärungen. Wenn ein Mensch Schmerzen, Steifheit, Kälte und Kribbeln verspürt, oder wenn er Verletzungen, Verbrennungen oder Verstauchungen erleidet, greift er instinktiv an die betroffene Körperstelle und drückt oder reibt sie. Es liegt nahe, aus jener spontanen Erfahrung eine systematische Massage zu entwickeln, um Schmerzgefühle zu dämpfen und krankmachende Blockierungen aufzulösen.

Die alten Chinesen glaubten ihr Heilwissen den legendären Urkaisern des Goldenen Zeitalters zu verdanken, besonders dem Gelben Kaiser (Huangdi) und dem Erhabenen Kaiser Shennong (=„Göttlicher Landwirt"), die in der ersten Hälfte des dritten Jahrtausends vor Christus gelebt haben sollen.

Der Gelbe Kaiser wird verehrt als Schöpfer der Akupunktur und als Verfasser des ältesten erhalten gebliebenen Lehrbuches der chinesischen Medizin, „Huangdi Neijing" („Des Gelben Kaisers klassisches Buch der Inneren Medizin"), das wohl erst im dritten Jahrhundert vor Christus von anonymen Ärzten zusammengestellt worden sein dürfte, aber die Überlieferungen medizinischer Schulen der vorausgegangenen Jahrhunderte enthält. Die unbekannten Autoren schmückten ihr Werk mit dem wohlklingenden Namen des Gelben Kaisers, um ihrem ärztlichen Kanon die größtmögliche Beachtung und Hochschätzung zu sichern. Das Buch ist die Niederschrift der bis dahin nur mündlich überlieferten Heiltradition. Es vermittelt also die Erstbeobachtungen der chinesischen Medizin. Es enthält die Akupunktur in Theorie und Praxis, behandelt die Moxibustion, die Massage und die Atemtherapie.

Urkaiser Shennong indes, der angeblich den Pflug erfunden hat und auf den die Kunst des Ackerbaus zurückgeführt wird, ist seit je die Idealfigur aller Naturschwärmer Chinas. Laut Überlieferung war er es, der die Menschen den Gebrauch von Heilmitteln gelehrt hat. Er gilt daher als der Vater der Pflanzenheilkunde. Ihm wird das früheste chinesische Arzneibuch zugeschrieben: das Werk „Shennong Bencaojing" („Das klassische Arzneibuch des göttlichen Landwirts"), das aber die Geschichtsforschung viel später — im ersten vorchristlichen Jahrhundert — ansiedelt.

Im Arzneibuch des Shennong werden alle bis zur Zeitwende in China bekannten Rezepturen beschrieben, insgesamt 365 Heilmittel, von denen 240 pflanzlicher Natur sind. Die Arzneibücher späterer Jahrhunderte fußen alle auf dem klassischen Werk des göttlichen Landmannes, des „Königs der Heilmittel".

Shennong und Huangdi werden in Tempeln als Schutzgötter der Heilkunde verehrt.

Wie sind die alten Chinesen wirklich daraufgekommen, daß über bestimmte Reizpunkte an der Körperoberfläche innere Organe beeinflußt werden können und von der Einstichstelle entfernte Körperteile schmerzunempfindlich gemacht werden können? Oder wie haben sie wirklich entdeckt, wofür oder wogegen welches Kraut gewachsen ist? Medizinhistoriker und Ärzte, die sich mangels historischer Beweise Gedanken machen über die Uranfänge der chinesischen Heilkunde, neigen dazu, alles dem Zufall und der Empirie zuzuschreiben, als ob die Schamanenärzte jedes Kraut zuerst einmal an Hunderten oder Tausenden Personen ausprobiert hätten, um sich zu überzeugen, ob es giftig oder ungiftig ist und was es bewirkt. Wir heutigen Menschen, denen Instinkt und Intuition verlorengegangen zu sein scheinen, tun uns schwer, eine mystische Erklärung gelten zu lassen. Doch die besten der Schamanen waren archaische Mystiker, die noch eins waren mit der Seele der tierischen, pflanzlichen und mineralischen Welt. In ihrer Sensibilität waren sie noch nicht angewiesen auf Heilkräutertests. „Weise der Medizin" waren noch hellhörig und seherisch. Sie beherrschten noch das Unbewußte. Daher konnten sie im Zustand der Bewußtseinserweiterung bestimmte Energiepunkte oder Heilwirkungen von Pflanzen oder Krankheitsherde im Menschen erkennen und spüren.

Die Xia-Epoche (2205 bis 1766 vor Christus) und die Shang-Epoche (1766 bis 1122 vor Christus) sind jedenfalls legendäre, im Dunkeln liegende Zeitalter der Halbgötter, Heiligen und Heroen, und die Heilkunst lag damals in den Händen der Schamanenärzte.

(8) Mönche, Mandarine und Genossen

Bevor wir fortfahren, Chinas Medizingeschichte aufzublättern, ist es dienlich, die Rolle der Mönche, Mandarine und Genossen in der chinesischen Heilkunst zu untersuchen, mit anderen Worten: die Rolle des Daoismus, des Buddhismus, des Konfuzianismus und des Marxismus-Maoismus.

Daoismus:

Chinas eigenständige Religion wird „Universismus" genannt, weil sie die Einheit des Alls betont. Der Universismus erstrebt die Harmonie von Himmel, Erde und Mensch. Der Mensch, als Abbild des Himmels und der Erde, ist bestrebt, mit der Natur übereinzustimmen.

Der Universismus gabelte sich in historischer Zeit in den Daoismus und den Konfuzianismus.

Laozi (604 bis 517 vor Christus), auf den der philosophische Daoismus zurückgeführt wird, heißt „der alte Meister". Er bekleidete das Amt eines Archivars und Bibliothekars, bis er sich eines Tages auf die Fersen machte und auf Nimmerwiedersehen verschwand. Der Wächter auf dem Grenzpaß soll ihn erst ziehen haben lassen, nachdem ihm Laozi in 5000 Schriftzeichen seine Weisheitslehre in einem Buch niedergeschrieben hatte. So entstand — der Legende nach — das „Dao-de-jing" (Das Buch vom Weg und seiner Kraft), das zu den wertvollsten religiösen Urkunden der Menschheit zählt.

Der Volksdaoismus hat seinen Patriarchen Laozi natürlich „vergöttlicht" und sagenhaft vergoldet: Bevor er das Licht der Welt erblickt hatte, verbrachte er, eine himmlische Frucht, 81 Jahre im Mutterleib, so daß er als Greis mit weißem Haar und Kleinkindergesicht geboren wurde.

Die Medizin in China stand jahrhundertelang im Banne der daoistischen Sehnsucht nach Langlebigkeit bzw. Unsterblichkeit.

Es steht geschrieben: „Wer das Dao erlangt, ist ewig. Er wird nicht untergehen, wenngleich sein Körper zerfällt." (Dao-de-jing).

Eins zu werden mit dem Dao, das ist das ewige Heil im Universismus.

Am Anfang war das Dao: der Seinsgrund. Und das Dao, der Schoß aller Wesen und Dinge, gebar Himmel, Erde und Mensch.

Der chinesische Mystiker hat nichts anderes im Sinn, als aus der Fremde zurückzukehren in die Heimat, die das Dao ist. Mit dem Urgrund vereinigt, ist er ein unsterblicher Gottmensch. Denn das Dao ist unvernichtbar und ewig.

Auf den Rhythmus der Natur hörend, ließen die Dao-Meister jedes Bedürfnis nach Ruhm, Rang und Reichtum hinter sich und lebten abseits der gekünstelten Welt der Städte in ihren abgelegenen und primitiven Einsiedeleien hoch droben in den Bergen. Sich in Einklang und Gleichklang mit der Natur bringend, ging ihnen das göttliche Weltgesetz in Fleisch und Blut über. Wasserfälle, Wind, Wolken waren ihre Lehrmeister, ebenso Herbstblätter und Frühlingsblumen, Blitz und Donner, der schmelzende Schnee, die Aufgänge und Untergänge der Sonne sowie der Vollmondschein, der eine geheimnisvolle Schattenwelt erweckt. Der in den Teich fallende Regentropfen schärfte ihren Sinn für das Dao, das Höchste und Letzte. So hatten sie an der Ewigkeit teil.

Die Meister des Dao waren in ihrer Nichtanpassung die Hippies des alten China. Sie standen im Kontrast zum steifen Beamtenideal des Konfuzius, der gleichsam mit Lineal und Zirkel den Lebensweg der Bürgerdisziplin vorgezeichnet hatte.

Die Dao-Mönche spielten auf ihrer Bambusflöte, sammelten Reisig oder Kräuter, hegten ein Gärtchen — oder schnarchten. Sie aßen Pilze, tranken kühles Quellwasser und, wenn's beliebte, Glühwein.

Die alten Meister, die „Unsterblichen", mit dem hochgesteckten Haar und geflickten Gewand waren heiter, spontan, frei, gelassen, behutsam, undogmatisch, nüchtern, unerschütterlich harmonisch, schöpferisch, poetisch, unbekümmert, verschmitzt, wunschlos, unauffällig und erfrischend natürlich. Wenn Schlauberger sie für Einfaltspinsel hielten, so machte ihnen das Spaß.

Sie schickten sich in alles. Sie nahmen das Leben leicht — und den Tod.

Die jenseitige Unsterblichkeit zu gewinnen auf der Straße der Selbstentäußerung, der via mystica, überließen die wundersüchtigen chinesischen Massen gerne den frommen Einsiedlern, die als sogenannte Bergmenschen in Meditationshöhlen ihren Geist sammelten. Das Volk verstand bzw. mißverstand die daoistische „Unsterblichkeit" diesseitig als todloses langes oder ewiges Leben auf Erden. Der Unsterbliche wurde in der Phantasie des Volkes zum Flügelmenschen, zum Engel, der den Tod besiegt.

Die Mystik entartete zur Magie, die Alter und Tod überlistet. Innerliche Alchimie, die die geistige Vereinigung mit dem Urewigen sucht, formte sich um zu äußerlicher Alchimie, die in Hexenküchen in Kesseln und Pfannen das Lebenselixier herzustellen bemüht war, das Langlebigkeit und Unsterblichkeit verleiht.

Der vulgäre Daoismus berauschte sich am Okkulten. Die Priestermagier waren Regenmacher, Wahrsager, Teufelsaustreiber, Traumdeuter, Handlinienleser, Kalenderweissager, Wunderheiler, vor allem aber Alchimisten, die mit haarsträubendem Hokuspokus dem Unsterblichkeitselixier nachjagten.

„Sie nehmen die Keime von Gold und Jade ein, essen die feinsten Früchte purpurner, vielporiger Pilze. Indem sie essen, was keimhaft ist, erleichtern sie ihren Körper, und so sind sie der Unsterblichkeit fähig." So beschreibt um die Zeitenwende ein Philosoph die Diät, die zur Unsterblichkeit verhilft.

Gehong (284 bis 364), berühmtester unter den gelehrten Dao-Magiern, verrät in seinem Werk „Baopuzi" (=Der Meister, der sich an das Einfache hält), daß der Alchimist für sein schöpferisches Werk sich nach Fasttagen auf einen heiligen Berg in die Einsamkeit zurückziehen muß, gesalbt mit duftenden Essenzen, fern von Frauen, Wüstlingen und Gottlosen. Sonst glückt der Zauber nicht.

Namentlich aus dem Zinnober und aus dem Gold glaubten die Alchimisten die lebensspendende Kraft und die Eigenschaft der Unvernichtbarkeit gewinnen zu können für die Zusammensetzung des Elixiers, das den Menschen jene Gesundheit schenkt, die dem Alter und dem Tod widersteht.

Der Rezepte sind viele, das Ziel aber ist nur eines: den Körper aus Fleisch und Blut zu verwandeln in eine unverwundbare Substanz, die Zeit und Ewigkeit überdauert.

Das ist der daoistische Unsterblichkeitstraum, der die Entwicklung der Medizin in China beflügelte.

Die Naturbeobachtung und die erstrebte Harmonie zwischen Mensch und Kosmos wurden die Grundpfeiler der chinesischen Medizin. Die daoistischen Klöster und Klausen waren die Wiege der Naturheilkunde und der Medizintheorie. Die daoistischen Mönche und Einsiedler pflegten die Kontemplation, die Atemtechnik, die Heilgymnastik, die Kräuterheilkunde und die gesunde Ernährung.

Konfuzianismus

Der Konfuzianismus ist eine Sitten- und Staatslehre, weniger eine Religion, und er hat einen Hang zum Konservativen, Korrekten, Spröden, Nüchternen und Schablonenhaften.

Konfuzius (551 bis 479 vor Christus) — Kongzi auf chinesisch — war der Sproß eines alten verarmten Adelsgeschlechtes. Er zerlas die alten Bücher förmlich. „Mit 15", sagte er, „stürzte ich mich aufs Erkennen. Mit 30 stand ich fest." Er hatte also in geistiger Hinsicht einen sicheren Boden unter den Füßen. „Mit 40 zweifelte ich nicht mehr. Mit 50 kannte ich das Himmelsgesetz. Mit 60 war mein Ohr aufgetan. Mit 70 konnte ich tun, was mein Herz wünschte, ohne das Maß zu übertreten." Das Gute war ihm also zur Natur geworden.

Konfuzius war Politiker mit Leib und Seele. Eine Zeitlang war er Premierminister von Lu. Stubenphilosophen lehnte er ebenso ab wie Einsiedler, die nur ihre Seele pflegten. Sein Blick war stets auf das Praktische und Nützliche gerichtet.

Für die einen ist Konfuzius ein altmodischer Spießbürger, ein engherziger Pedant, die fleischgewordene Sachlichkeit. Für die anderen ist er ein unerreichtes Genie, der weiseste aller Lehrmeister.

Der Konfuzianismus, so prägend er für China war, ist unter dem Gesichtswinkel der Heilkunde nicht sehr ergiebig. Sein Verdienst war es, aufgezeigt zu haben, daß das soziale Wohlbefinden zur Gesundheit gehört. Dem Konfuzianismus ist es zu danken, daß in China die Sozialethik zur Gesundheitspflege gehört. Der Konfuzianer in jedem Chinesen ist überzeugt, daß gelungene zwischenmenschliche Beziehungen Gesundheit und Glück abrunden.

Dazu kommt an Positivem, daß der Konfuzianismus stetig die Reinigung der chinesischen Heilkunde von abergläubischen Praktiken betrieben hat.

Im übrigen war der Konfuzianismus für die Heilkunst eher hemmend als fördernd, schon durch die Verbeamtung der Medizin. Unter dem Konfuzianismus war der Akademismus Trumpf, und die praktischen Ärzte wurden als Handwerker bestenfalls in die Mittelschicht der gesellschaftlichen Hierarchie eingestuft.

Dem Konfuzianismus ist es in erster Linie anzulasten, wenn im alten China die Chirurgie, die Geburtshilfe und die Anatomie unterentwickelt blieben. Die konfuzianische Pietät erforderte, den von den Eltern erhaltenen Körper bis zum Tod unversehrt zu bewahren. Die Unverletzlichkeit des menschlichen Körpers war eines der Hauptgebote, so daß jeder chirurgische Eingriff geradezu ein religiöser Verstoß gegen die Tugend war. So ist es verständlich, daß die Eunuchen ihren wegoperierten Körperteil mit ihrem Leichnam bestatten ließen, um ihren Leib vollständig ihren Vorfahren zurückzuerstatten.

Buddhismus

Der Buddhismus brachte im ersten nachchristlichen Jahrhundert und besonders in der Tang-Epoche (618 bis 906) indisches Heilwissen nach China, nicht zuletzt auf dem Gebiet der Chirurgie. Denn die großen indischen Ärzte des Ayurveda waren erfahren in Bauchoperationen, Amputationen und in der Nasenplastik. Buddhistische Mönche übersetzten die Schriften Carakas und Susrutas, der medizinischen Stars Indiens, ins Chinesische. Zudem wurde das indische Yogasystem einschließlich Pranayama (Atemführung) im Reich der Mitte bekanntgemacht. Freilich hatten die Chinesen selber schon im 6. vorchristlichen Jahrhundert eine eigene Atemtherapie praktiziert.

Der Buddhismus ist insofern eine Gesundheitslehre, als er das Leiden und seine Überwindung zum Mittelpunkt hat. Die Mönche, die die buddhistische Güte zu allen Lebewesen verkörperten, waren berufene Heiler.

Der Zen-Buddhismus (chinesisch: Chan) im besonderen hat der Heilgymnastik und der Heilmeditation in der chinesischen Medizin neue Impulse gegeben. China war durch den auf Laozi, einem Zeitgenossen Buddhas, zurückgehenden Daoismus auf Bodhidharmas Botschaft, die Zen-Lehre, vorbereitet. Das von der Weisheit des Dao angereicherte Land war ein fruchtbarer Nährboden für das Saatgut aus Indien.

Der Mensch des Dao war, alle Schulweisheit und papierene Philosophie verabscheuend, nur interessiert, das Absolute zu verwirklichen, wie der Zenbuddhist.

Es geht beiden geistigen Strömungen darum, das jedem Menschen eingeborene Absolute, das „große Selbst", freizusetzen, das wir im Kerker unserer Ideen, Begriffe, Voreingenommenheiten, Doktrinen, Unterscheidungen usw. gefangenhalten, und das wir unter Starrsinn, Stolz, Eigenwillen, Gier und Geiz begraben. Wer durch die Selbstverwirklichung zu seinem ursprünglichen Wesen zurückkehrt, wird inne, daß er verbunden ist mit dem Urgrund allen Seins. Das ist die gemeinsame Erfahrung der Zenisten und Daoisten.

In China floß in den indischen Meditationsbuddhismus die von den Daoisten gehegte Naturliebe, die wohl der bedeutendste Beitrag Chinas zum Zen ist.

Es waren die Menschen des Dao, die sich von der Meditationsschule Bodhidharmas angesprochen fühlten, aber sie holten durch ihre Naturverbundenheit den Zen aus den erhabenen Wolken indischer Metaphysik auf die Erde herab. Sie machten die transzendentalen Höhenflüge der indischen Philosophen nicht mit, sondern folgten den Spuren der Dao-Meister, die im Geiste Laozis, Zhuangzis und Liezis den Eingebungen der Natur gehorchten. In China bekam Zen einen „erquickenden Bodengeruch", wie es ein Zen-Historiker ausdrückt.

Der Daoismus hat den Zen in die Natur gebettet. Der daoistische Einfluß auf den Zen war jedenfalls so tief, daß die Fachleute und Forscher streiten, ob Zen letztlich Daoismus in buddhistischer Färbung oder Buddhismus in daoistischer Färbung sei. Einigen wir uns darauf, daß der Vater des Zen der indische Meditationsbuddhismus und die Mutter die chinesische Dao-Weisheit ist. Beide Elternteile waren sich über Weg und Ziel einig. Der Weg ist die Gedankenstille und das Ziel ist das Einssein mit dem großen Ganzen.

„Bist du ichlos, so bist du alles verstehend allem geeint" (Dao-de-jing), das ist das Leitmotiv des chinesischen Daoismus, des indischen Buddhismus und des aus der Verschmelzung der beiden hervorgegangenen Zen.

Der Zenstifter Bodhidharma (chinesisch: Tamo) war es, der das sogenannte Mönchsboxen einführte, das Keim und Kern der heutigen chinesischen Heilgymnastik und Bewegungstherapie sowie der Kampfkunst des Fernen Ostens ist.

Marxismus-Maoismus

Der Marxismus-Maoismus, der 1949 in China zur Staatsphilosophie erhoben wurde, stand Pate bei der Besinnung auf die inzwischen im eigenen Land verachtete traditionelle Medizin.

Mit den Religionen als Erlösungslehren lebt das marxistische Neue China anderseits auf Kriegsfuß. Der marxistischen Philosophie sind beispielsweise der buddhistische Wiedergeburtsglaube und die Karmalehre zuwider. Metaphysische oder transzendente Quellen für Werte und Maßstäbe läßt ein System wie das der Volksrepublik China natürlich nicht gelten. Denn die alleingültigen Werte und Maßstäbe sind diejenigen, die der Schoß der Partei gebiert. Das erklärt, warum die daoistischen und buddhistischen Ursprünge der altchinesischen Heilkunde bei der Renaissance der klassischen Medizin praktisch verleugnet werden, was aber das Verdienst der Kommunistischen Partei an der Rettung der uralten Heilkunde nicht schmälert.

(9) Die ersten Ärzte im Rang von Medizinkönigen

Die Medizinmagie starb nicht aus in der Epoche der Zhou-Dynastie (1122 bis 221 vor Christus), aber schon begann die Naturphilosophie des Daoismus die Heilkunde zu durchdringen und die Medizin Chinas theoretisch zu unterbauen. Die Verflechtung der daoistischen Naturphilosophie mit der überlieferten Heilkunde fand um 1000 vor Christus statt. Dem damals grundgelegten daoistischen Weltbild der Medizin widmen wir in der Folge ein eigenes Kapitel — „Das Dao und die Zehntausend Dinge" (➤ Seite 57).
Die überragende Arztgestalt der Zhou-Epoche war der im 5. Jh. v. Chr. lebende *Bian Que*, der als „Vater des Pulses" in die Medizingeschichte eingegangen ist, weil er die ersten Diagnosen durch das Fühlen der Pulsqualitäten gestellt hat. Das Pulstasten ist bis heute das Diagnosemittel Nummer eins der traditionellen Heilkunde Chinas geblieben.
Dem Arzt und Qi-Gong Meister Bian Que wird nachgesagt, daß er die Menschen mit seinem geistigen Röntgenblick buchstäblich „durchschauen" konnte. Er konnte angeblich den Fluß des Qi im Menschen wahrnehmen und damit die krankmachenden Energieblockierungen.
Ihm wird das Buch „Nanjing" („Buch der Leiden") zugeschrieben, das 21 Kapitel über die Pulsdiagnose enthält, neben Abschnitten über Akupunktur und andere Disziplinen. Das Pulslehrbuch „Nanjing" stammt freilich nach Meinung der Historiker erst aus dem 2. Jahrhundert nach Christus, fußt aber auf der Schule Bian Ques.
In China war es seit eh und je üblich, daß Heilkünstler ihr Wissen in geheimer Überlieferung nur ausgewählten Schülern anvertrauten. Oder der Vater „vererbte" es dem Sohn. So empfing der ruhmreiche Bian Que alias Qin Yueren sein Heilwissen von einem Greis, der ihm eines Tages erklärte: „Ich bin alt und will dir daher meine Geheimrezepte verraten." Die Rezepte reichten von Frauen- und Kinderkrankheiten bis zu Ohren- und Augenleiden.
Bian Que wurde sogar als Totenerwecker gefeiert. Der als Toter betrauerte Kronprinz von Guo erwachte unter den punktierenden und pflegenden Händen des Wunderarztes. Als sich der leblose Körper erhob, erklärte Bian Que bescheiden: „Tote kann ich nicht lebendig machen. Doch in dem Prinzen war noch ein Funken Leben, den ich anzufachen vermochte."
Ein anderes Beispiel: Im Herzog Huan von Qi erkannte Bian Que einen Krankheitsherd. Er riet dem Herzog, sich einer Behandlung zu unterziehen. Doch der hörte nicht auf die ärztliche Warnung, weil er sich kerngesund fühlte. Doch binnen kurzem starb er.
Bian Que bekämpfte den Aberglauben in der Heilkunst, er war ein Bahnbrecher einer vernunftgemäßen Medizin.
Der auf seinen Ruhm und sein Können eifersüchtige Präsident des Medizinalkollegiums, Li Xi, ließ Bian Que als Rivalen töten.
Im Abendland begründete in jener Zeit, als in China Bian Que am Werk war, der griechische Arzt Hippokrates die wissenschaftliche Heilkunde des Westens.

Daß die dem Gelben Kaiser angedichtete älteste medizinische Sammlung „Huangdi Neijing" und das dem legendären Urkaiser Shennong unterschobene Arzneibuch „Shennong Bencaojing", also die beiden ersten und epochemachenden Medizinwerke Chinas, in Wirklichkeit Schriften der Zhou-Epoche sind, haben wir schon erwähnt.

Der medizinische Alltag in den rund 900 Jahren der Zhou-Dynastie hatte je nach Himmelsrichtung andere Schwerpunkte. Im öden Norden schritt die Moxibustion voran. Das erklärt sich aus dem kühlen Klima und den feuchten Behausungen, die Rheumakrankheiten nach sich zogen, so daß das Moxabrennen dem Wärmebedürfnis entgegenkam.

In Mittelchina war die Massage, das Drücken und Reiben mit den Fingern — Anmo —, bevorzugte Heilmethode. Im Süden blühte die Akupunktur mit Metallnadeln und, der Fruchtbarkeit des Bodens gemäß, die Heilkräuteranwendung. Im Osten wurde in der Akupunktur noch die Stimulierung mit Steinnadeln betrieben. Und im Westen waren ebenfalls die Kräutermischungen als Medizin beliebt.

In der Zhou-Zeit wurden mit Steinnadeln Eiterbeulen geöffnet. Es wurde schon geschröpft, und zwar zunächst mit Tierhörnern.

Zudem wurde die Heilatmung praktiziert, wie eine Inschrift auf 12 Jade-Steinen aus dem 6. Jahrhundert vor Christus bestätigt.

Neben der Atempflege wurde die Heilgymnastik geübt. Unter der Devise „Bekämpfe dein Schicksal" wurden ab 1000 v. Chr. Leibesübungen angeraten zur Erhaltung wie zur Zurückgewinnung der Gesundheit.

Die Ärzte damals wußten schon Bescheid, daß sich Epidemien durch Menschen, Tiere (namentlich Ratten), verseuchtes Wasser und verseuchte Luft ausbreiten und daß „schädlicher Atem" Krankheiten überträgt. Und sie empfahlen Hygienemaßnahmen wie das Trinken abgekochten Wassers oder Tees. Zur Verhütung von Seuchen bediente man sich außerdem der Methode der Ausräucherung.

Bei aller volkstümlichen Heilkunde stand die Sorge um die Gesundheit des Königs und der Fürsten doch im Mittelpunkt der ärztlichen und medizinmännischen Bemühungen. Die Heilkünstler verstanden sich auf die Verarztung von Wunden und Knochenbrüchen, auf die Behandlung von Augen-, Ohren-, Nasen- und Mundkrankheiten sowie von Zahnschmerzen. Eine Hauptrolle in der Medizin Chinas spielten vom frühen Altertum an die Diätärzte, die die Lebensmittel als Heilmittel einsetzten.

Qin-Epoche (221 bis 206 v. Chr.) und
Han- Epoche (206 v. Chr. bis 220 n. Chr.)

Die Vor- und Frühgeschichte Chinas war abgeschlossen, als der Reichseiniger Kaiser Shi Huangdi 221 v. Chr. ein straff zentralistisch verwaltetes einziges großes China schuf. Shi Huangdi (übersetzt: Erster Kaiser) gebot dem Riesenreich China in allem einen Neubeginn. Es wurde reiner Tisch gemacht: Alle Bücher und Schriften des Landes mußten im Jahre 213 v. Chr. verbrannt werden, ausgenommen die Werke der Medizin.

Shi Huangdi war nicht nur der große Vereinheitlicher der Sprache, der Maße, der Gewichte, des Geldes und sogar der Straßenbreite, sondern ebenso der Heilkunde. Die regionalen Zweige der Medizin wurden in der Folge in ein einheitliches System der Heilkunde eingebunden.

Die Han-Zeit wird medizingeschichtlich von zwei Sternen beherrscht: Hua Tuo und Zhang Zhongjing. Die beiden Starärzte wurden vom chinesischen Volk in die „Tempel der Medizinkönige" aufgenommen, ebenso wie der im Rahmen der Zhou-Epoche geschilderte Bian Que. Die Geister der Medizinkönige — es gibt an die zehn bedeutende in der Geschichte des Reiches — werden religiös verehrt und mit Opfern bedacht.

Hua Tuo lebte von 141 bis 203 n. Chr. Er ist der Entdecker der Anästhesie. Die Rezepturen seiner Betäubungsmittel sind nicht auf uns gekommen, aber wir wissen, daß er narkotisierende Drogen mit Wein mischte, einen Absud von Hanf zubereitete und Pulver herstellte zur Erzeugung von Schmerzunempfindlichkeit bei Operationen.

Ja: Hua Tuo war ein Chirurg, und noch dazu ein hochbegabter. Das war für China eine Sensation. Denn die Chirurgie war das Stiefkind der chinesischen Heilkunde. Operationen waren als Verstümmelung des Körpers verschmäht. Doch der größte Chirurg Altchinas, Hua Tuo, kannte keimtötende Mittel gegen Wundinfektion und meisterte beispielsweise Bauch- und Brustschnitte, Magen-, Darm- und Milzoperationen, Organtransplantationen und Nasenplastiken.

Der Herzog Cuan, dem er operativ Pfeilgift entfernte, nannte ihn einen „göttlichen Heiler". Bis heute erfreut er sich offizieller Würdigung. Die Volksrepublik China hat nach ihm ein Forschungszentrum und eine Ortschaft in der Provinz Anhui, der er entstammt, benannt.

Seine Chirurgenkunst entfaltete Hua Tuo angeblich, um den zahllosen Kriegsversehrten seiner Zeit beizustehen.

Der wie ein Übermensch bewunderte Arztkünstler arbeitete außerdem mit Akupunktur und Moxibustion, mit Heilatmung, mit Heilkräutern und — 1600 bzw. 1700 Jahre vor Sigmund Hahn, Vinzenz Prießnitz, Johann Schroth und Sebastian Kneipp — mit Wasseranwendung (Hydrotherapie).

Zugleich war Hua Tuo ein Schrittmacher der Heilgymnastik. Er beobachtete die Bewegung von Tigern, Hirschen, Bären, Affen und Vögeln und entwickelte aus Bewegungselementen jener Tiere ein Programm zur Körperertüchtigung: das Spiel der Fünf Tiere (Wuqinxi), das ein Hauptbestandteil jeder chinesischen Gesundheitsgymnastik ist.

Hua Tuo scheute nicht vor sonderbaren und krassen Behandlungsmethoden zurück. In seiner Lebensbeschreibung in der chinesischen Enzyklopädie heißt es (übersetzt von Manfred Porkert):

„Ein Distriksspräfekt war gefährlich erkrankt, schon längere Zeit. Hua Tuo war der Meinung, daß der Präfekt geheilt werden konnte, wenn man ihn in Zorn versetzen würde. Er nahm viel Honorar von ihm, ohne ärztliche Gegenleistung. Scheinbar grundlos ließ er den Präfekten in Stich und hinterließ ihm einen groben Brief. Der Präfekt wurde in der Tat sehr zornig. Er schickte jemand hinter ihm her, der ihn töten sollte; er erreichte aber den Hua Tuo nicht mehr. Deshalb bekam der Präfekt einen Wutanfall, erbrach und genas."

Der Reichsverweser Generalissimus Cao Cao, Chinas eigentlicher Machthaber damals, den Hua Tuo von stechenden Kopfschmerzen heilte, nachdem aller Hokuspokus der Hofmagier versagt hatte, wollte die Kunst des Wunderarztes für sich allein beschlagnahmen. Weil sich Hua Tuo nicht zum exklusiven Hofarzt machen ließ, wurde er in den Kerker geworfen und zum Tode verurteilt. Im Kerker schrieb er eine Zusammenfassung seiner medizinischen Erfahrungen und Kenntnisse. Der Gefängniswärter sollte das Manuskript aus dem Kerker schmuggeln und in Sicherheit bringen. Doch der war zu feige dazu. Daher zündete Hua Tuo vor seiner Hinrichtung kurzerhand sein Werk an und nahm sein umfassendes Heilwissen mit ins Grab.

Ein Zeitgenosse Hua Tuos war *Zhang Zhongjing*, der von 150 bis 219 n. Chr. lebte. Er war der zweite Stern unter den Ärzten der Han-Zeit.

Ihm verdankt die Heilkunde zwei der berühmtesten ärztlichen Bücher:
• die „Abhandlung über schädigende Kälte und andere Krankheiten" (Shanghan zabinglun" oder kurz „Shanghanlun"). Sie gilt als „das erste klinische Handbuch der chinesischen Medizin", das in den kommenden Jahrhunderten jeder ernstzunehmende Arzt der traditionellen Heilkunde im Fernen Osten zu studieren hatte. Es enthält 400 therapeutische Regeln und 113 Rezepte.
• Und Zhang Zhongjing verfaßte um das Jahr 200 die „Rezepte aus dem Goldenen Schrein" („Jin-kui yao-lüe fang").
Alles in allem beschrieb er Husten, Erkältungskrankheiten, Infektionskrankheiten (wie Typhus), Tuberkulose, den plötzlichen Ausfall von Organfunktionen, krankhaften Durst, Gelbsucht, Frauenkrankheiten, Mund- und Zahnerkrankungen usw. Besonders gut kannte er sich bei den verschiedenen Arten des Fiebers aus. Verdient machte er sich im Kampf gegen Seuchen.
Er setzte in seiner Therapie sowohl Akupunktur und Moxibustion als auch Atemtherapie, Heilgymnastik und Massage ein, ebenso Schwitzkuren, Wasseranwendung und Darmeinläufe. Was die Arzneien betrifft, so wandte er fiebersenkende, harntreibende, verdauungsfördernde, abführende, stopfende, schmerzstillende, beruhigende und anregende Mittel an. Hervorzuheben ist, daß er als erster in der Medizingeschichte der Welt gegen Atemwegserkrankungen die Ephedra-Pflanze einsetzte. In der modernen Medizin ist Ephedrin, ein Wirkstoff der Ephedra, noch ein Standardmittel bei Asthma.
Zhang Zhongjing tadelte den niedrigen Bildungsstand und das mangelnde Berufsethos der Ärzte seiner Zeit, die ihr geringes Können mit großer Geschäfstüchtigkeit paarten. Zhang Zhongjing war nicht nur ein berühmter Arzt. Er war ein vielseitiger Gelehrter und hatte 168 n. Chr. in der Literaturwissenschaft die Doktorwürde erworben. Sogar in der Politik mischte er mit als Bürgermeister der Provinzhauptstadt Changsha.
Hua Tuo und Zhang Zhongjing, die beiden Medizinweisen der Han-Zeit, waren — blättern wir in der Medizingeschichte des Westens nach — Zeitgenossen des griechisch-römischen Arztes Galen (129 bis 199), der neben Hippokrates der bedeutendste Arzt unseres abendländischen Altertums war.

Die chinesische Medizinmagie stand damals im Zeichen der Suche geheimnisvoller Pflanzen der Unsterblichkeit oder Langlebigkeit. Schon der Begründer der Qin-Dynastie, Shi Huangdi, umgab sich mit Dao-Magiern, die Jagd nach der Zauberdroge machten. Expeditionen wurden in kaiserlichem Auftrag unternommen. Auf der Insel der Seligen sollten sie wachsen, die göttlichen Pilze, die Geniekräuter und anderen Pflanzen der ewigen Jugend. In mystizistischem Dunstkreis experimentierten höfische Alchimisten, die die Mixtur der Unsterblichkeit zu brauen trachteten.
Die daoistischen Lebensverlängerungspraktiken wirkten deutlich auf den medizinischen Alltag der Qin- und der Han-Zeit ein.

(10) Die Heilkunst der Tang — die beste der Welt

Die fieberhafte Suche der Dao-Magier nach der Essenz der Unsterblichkeit ließ nicht nach. Dao-Magier wurden mächtig und einflußreich. Der Wunderheiler Zhang Jue, der sich selber Gelber Gott nennen ließ, spielte sogar die führende Rolle beim Volksaufstand des Geheimbundes der Gelben Turbane und beim Sturz der Han-Dynastie, der das Zeitalter der Reichsteilung (220 bis 581) eröffnete, dem hinwieder die Sui-Epoche (581 bis 618) folgte.

Die Alchimie hatte gleichwohl für die Medizin den Nebeneffekt, daß im Zuge der Experimente zahlreiche neue Heilmittel entdeckt wurden.

Die ersten Kräutergärten Chinas wurden während der Sui-Dynastie angelegt, was die große Bedeutung der Heilpflanzenanwendung in jenen Jahrhunderten widerspiegelt. Die Vorbeugungsmedizin mit den Schwerpunkten Diät und Sexualhygiene wurden ausgebaut. Die Selbstmassage kam in Mode. Die Zahl der bekannten Reizpunkte in der Akupunktur stieg auf 354. Die chinesische Heilkunde umfaßte im Jahre 610 insgesamt 1720 Krankheitsbilder, unter anderen schon Pocken, Masern, Ruhr, Pest und Beriberi. Das alles beweist einen hohen medizinischen Wissensstand.

Später in den Rang von Medizinkönigen erhobene Ärzte der damaligen Zeit waren Wang Shuhe und Huangfu Mi.

Wang Shuhe (265 bis 317) verfaßte den „Klassiker der Pulslehre" („Mojing"). Der Pulsklassiker erschließt die vielfältigen Methoden der Pulsuntersuchung, die seit den Tagen Bian Ques, des „Vaters des Pulses", Fortschritte erzielt hat.

Huangfu Mi, die zweite später zu Tempelehren gekommene Arztgröße des Zeitalters der Reichsteilung, ein prominenter konfuzianischer Gelehrter, vollendete im Jahre 265 seinen „Systematischen Klassiker der Akupunktur und Moxibustion" (Zhenjiujiayijing), ein Jahrtausendbuch, aus dem noch die moderne Medizin schöpft.

In die Medizinchronik einzuflechten sind noch zwei Männer, die gleichzeitig Alchimisten, Ärzte und Apotheker waren.

Gehong (284 bis 364), einer der maßgebenden Theoretiker und Praktiker des Daoismus, verfaßte eine Enzyklopädie der esoterischen wie exoterischen Verfahren, Unsterblichkeit zu erlangen: das Werk „Baopuzi". Er systematisierte darin die Unsterblichkeitslehren, die von der geistigen inneren Erleuchtung bis zu der groben äußeren Verwandlung durch Gesundheits- und Sexualübungen etc. reichten. Die „äußere Alchimie" entspricht also dem magischen Daoismus und die „innere Alchimie" dem mystischen Daoismus. Die innere Alchimie zielt darauf ab, in einem Prozeß der Meditation und der Atemführung die Lebenskraft Qi zu läutern und sein Selbst im Universum aufgehen zu lassen.

Weitere Werke von Gehong sind „Rezepte aus dem Goldenen Schrein" und „Maßnahmen zur ersten Hilfe". In seinen medizinischen Werken — er war als Mediziner nicht weniger beschlagen denn als Magier — lieferte Gehong beispielsweise die erste ausführliche Beschreibung der Pocken und der Papageienkrankheit.

Tao Hong-jing (456 bis 536) war ein Anhänger des Gehong, und er war das beste Beispiel dafür, daß die Alchimie segensreich für die Heilkunde war. Tao Hon-jing ergänzte die „Maßnahmen zur ersten Hilfe" seines Vorbildes Gehong und schrieb das Buch „Hundertundein Rezepte zur ersten Hilfe". „Premierminister in den Bergen" wurde der Dao-Meister genannt, weil ihn der Kaiser ratsuchend in seiner Klause auf dem Maoberg aufzusuchen pflegte. Er war ein Pionier der Pharmakologie. Bei seinen Streifzügen in den Bergen spürte er zahlreiche neue Heilpflanzen auf. Und er klassifizierte alle bis zur Mitte des ersten nachchristlichen Jahrtausends erforschten Kräuter.

Tang-Epoche (618 bis 906)

Die Tang-Zeit ist ein Gipfel der chinesischen Kultur im allgemeinen und ein Höhepunkt der chinesischen Medizin im besonderen. Die Heilkunde der Tang war fraglos die beste der ganzen Welt. Sie strahlte damals nach Japan, Korea, Indien und bis in die arabische Welt aus. Die europäische Medizin war indessen zurückgeblieben.

Der Arzt der Ärzte in der Tang-Epoche war *Sun Simiao*, der hundert Jahre alt geworden ist. Er lebte von 581 bis 682. Der Kaiser verlieh im den Titel „Wahrer Mensch". Er lehnte die Berufung an das Kaiserliche Medizinalamt ab und widmete sich als Einsiedler in seiner abgeschiedenen Klause hinter den Bergen der Heilkunst. Dabei war er offen für die indische Medizin. In der Frage der Lebensverlängerung setzte er nicht auf das Wunderkraut der Dao-Magier, sondern auf die Zähmung der Leidenschaften im Sinne des indischen Buddhismus.

Er sammelte Rezepte und mischte Kräuter. Er erlangte darin Meisterschaft, was ihm den Ehrentitel „König der Arzneien" eintrug. Neben der Heilpflanzenanwendung verfeinerte er die allgemeine und die Sexualhygiene, die Ernährungslehre, die Akupunktur, die Atemkunst, die Massage, die Gymnastik sowie die Pulsdiagnose. Sein Behandlungsrahmen erstreckte sich von der Frauenheilkunde bis zur Notfallmedizin (Schlangenbisse, Verbrennungen usw.), von der Ohrenheilkunde bis zu Steinleiden und von Mangelerscheinungen bis zu Tumoren und Lepra.

Sein bekanntestes Buch heißt „Rezepte, die tausend Dukaten wert sind" („Qianjin yaofang"). Die Tausend-Dukaten-Rezepte enthalten auch Sammlungen von Atemübungen zur Lenkung der Lebensenergie Qi.

Die chinesische Medizintheorie wurde in der Tang-Epoche ausgebaut durch buddhistisch-indische Begriffe.

Zwar war der Buddhismus schon um die Zeitwende nach China gelangt, aber erst in der Tang-Zeit entfaltete sich der Einfluß des Buddhismus und damit der indischen Kultur in China voll. Die hochentwickelte indische Medizin (Ayurveda) sowie die Atemtechniken und Körperhaltungen des Yoga befruchteten die daoistische Heilkunde. Besonders in der Schule des Chan (Zen) verschmolzen Buddhismus und Daoismus. Jener Ehe verdankt die Medizin große Fortschritte.

Im China der Tang wurde die erste kaiserliche Medizinakademie gegründet. Die offizielle Ärzteschule bildete jeweils rund 300 Studenten aus. Von der Akupunktur bis zur Heilmassage wurden sämtliche Heilverfahren unterrichtet. Europa hinkte diesbezüglich 200 Jahre nach mit der Gründung der ersten Ärzteschule in Salerno.

In der Gründung der ersten öffentlichen Spitäler waren die Chinesen den Europäern sogar tausend Jahre voraus. Während im Abendland erst in der zweiten Hälfte des 16.Jahrhunderts in Paris das erste öffentliche Hospital eröffnet wurde, wurden in China schon in der Sui- und in der Tang-Zeit staatlich geförderte Krankenhäuser errichtet.

Die Tang schufen ein Kaiserliches Medizinalamt — eine Art Gesundheitsministerium — zur zentralen Verwaltung des Gesundheitswesens, das u. a. alle ärztlichen Bücher einer Durchsicht unterzog und die Neuherausgabe überarbeiteter und ergänzter Standardwerke veranlaßte, die dank der damals erfolgten Erfindung der Buchdruckerkunst große Verbreitung fanden.

Die Zahl der offiziell bekannten Arzneien erhöhte sich in der Tang-Zeit auf 863 (eingeschlossen die aus der Fremde stammenden). Tee war in China längst als Arznei und als Genußmittel beliebt, aber in der Tang-Zeit erschien gegen 758 das weltberühmt gewordene „Buch vom Tee" („Chajing"), gleichsam eine Heilige Schrift des Teekultes, verfaßt von dem posthum zum „Teegott" beförderten Dichter und Sänger Lu Yu.

Epoche der Fünf Dynastien und 10 Staaten (906 bis 960) und
Song-Epoche (960 bis 1277)

Der unter den Ärzten der Epoche herausragende *Wang Wei-yi* ließ im Jahre 1027 zwei lebensgroße Menschenfiguren in Bronze gießen, Lehrmodelle, auf denen die Energiepunkte und deren Namen deutlich verzeichnet waren, so daß die Akupunktur und Moxibustion übenden Medizinstudenten die Punkte leicht auffinden konnten.

Schon ein Jahr zuvor hatte Wang Wei-yi die Punkte auf zwei mannsgroße Steintafeln meißeln lassen, um Klarheit über deren Lokalisation zu schaffen.

Die Schaffung der Steintafeln und Bronzefiguren zu Unterrichtszwecken gab der Akupunktur, die inzwischen 354 Reizpunkte kannte, neuen Auftrieb.

Im Jahre 1076 wurden in der Hauptstadt der nördlichen Song-Dynastie, in Kaifeng, die ersten offiziellen Laboratorien zur massenweisen Produktion von Apothekerwaren, von Tabletten, Pillen, Pulvern, Pudern, Balsamen, Salben, Säften, Heiltränken, Essenzen, Elixieren, Extrakten, Tinkturen, Tees, Stimulantien usw. errichtet. Später wurden in der neuen Hauptstadt der südlichen Song, in Hangzhou, erfolgreiche Pharmalaboratorien gegründet.

Arzneikunde rückte in den Mittelpunkt der Heilkunde. Das Verzeichnis der offiziellen Arzneimittel (Pharmakopöe) wurde mehrmals überarbeitet. Unbrauchbare, mit dem Aberglauben verhaftete Rezepturen wurden getilgt. Die Sammlung des Jahres 1159 stellte 1740 (!) Pharmaka vor. Damals wurde die chinesische Arzneikunde im eigentlichen Sinne eine Wissenschaft. Sie wurde zur Behandlung von Abszessen ebenso genutzt wie gegen Verdauungsbeschwerden.

Sogar in der Chirurgie gab es während der Song-Dynastie, die noch zu den besten Epochen der chinesischen Heilkunde zählt, ein bemerkenswertes Ereignis um das Jahr 1000: den ersten Luftröhrenschnitt (Tracheotomie), der mittels Bambusröhrchen bewerkstelligt wurde.

Yuan-Epoche (1277 bis 1367)

Kublai Khan, der Enkel Dschingis Khans, schuf ein mongolisches Weltreich, das von Burma bis an die Weichsel reichte und China einschloß. Er bestieg den Drachenthron in Peking. Die Fremdherrschaft der Mongolen in China (Yuan-Dynastie genannt) förderte die Volksheilkunde und unterdrückte die konfuzianische akademische Medizin.

Das Nomadenvolk war sehr mißtrauisch gegenüber Ärzten — aus Furcht, vergiftet zu werden. Deshalb überwachten die Mongolen das Medizinwesen und die pharmazeutischen Labors streng. Wer mit Giften handelte, wurde hingerichtet.

Nichtsdestoweniger erlebte die Heilkunde nicht nur aus der volkstümlichen Überlieferung eine Befruchtung, sondern darüber hinaus durch die arabische Medizin. Die Mongolen begünstigten in ihrem Reich die Verbreitung moslemischer Medizin, die in China speziell von dem in Peking ins Leben gerufenen moslemischen medizinischen Institut und überhaupt von den vielen entstandenen Moslemgemeinschaften ausging. Es erschien im 14. Jahrhundert die chinesische Fassung arabischer Arzneivorschriften unter dem Titel „Rezepte der Muselmanen".

(11) Von den Mingkaisern zu Mao

Die letzte Hauptrolle in der traditionellen Heilkunde vor ihrem Niedergang spielte der Arzt und Pharmazeut *Li Shizhen* (1518 bis 1593) aus der heutigen Provinz Hubei. Die Ehre der Nachwelt war ihm sicher. Der Staat ehrte ihn durch eine Briefmarke und das Volk durch die Beförderung zum Medizinkönig, dem Tempelkult erwiesen wird.

Sein Großvater war Wanderarzt gewesen, und sein Vater Landarzt, der Abhandlungen über den Ginseng und über den Beifuß geschrieben hatte. Li Shizhen erbte also solides Heilwissen. Die ihm anvertrauten ärztlichen Familiengeheimnisse blieben aber nicht seine einzige Quelle. Er selbst durchforschte von Kindesbeinen an die Wälder und sammelte Heilpflanzen und entdeckte dabei mitunter neue. Dazu kam, daß er auf seinen Wanderungen Umgang mit den einfachen Landleuten suchte, die ihn in ihre Rezepte einweihten. Schließlich war er gelegentlich Gast im exotischen botanischen Garten, den der Forschungsreisende Zhenghe nach sieben Expeditionen in die „Meere des Südens" mit Insulinde-Flora eingerichtet hatte, und der eine Fülle neuartiger unbekannter Heilpflanzengattungen barg. Und zuguterletzt studierte Li Shizhen sämtliche zugänglichen bedeutsamen medizinischen und pharmazeutischen Werke, 758 an der Zahl, die er gründlich auswertete, so daß er in lebenslanger Arbeit sein 1590 veröffentlichtes „Bencao gangmu" („Enzyklopädie der Arzneien") schaffen konnte. Die illustrierte Enzyklopädie in 52 Bänden enthält über 10.000 Rezepturen sowie die Beschreibung aller 1892 bis zum Ende des 16. Jhs. bekannten Medikamente und ihrer Wirkung. Selbst Arzneien aus Ostafrika und vom Roten Meer sind darunter. Von den 1892 geschilderten Heilmitteln hat er persönlich 413 zusammengetragen. 1094 der 1892 Medikamente sind pflanzlicher Natur.

Das „Bencao gangmu" von Li Shizhen ist ein Standardwerk. Es wurde 1735 ins Französische, 1857 ins Russische und Japanische und 1928 — gekürzt — ins Deutsche übersetzt. Übersetzungen ins Englische existieren über zehn. Sogar ins Lateinische wurde das grundlegende Werk übertragen.

Im großen und ganzen stagnierte aber die chinesische Heilkunde unter der Verbeamtung in den Jahrhunderten der Ming-Dynastie (1368 bis 1644).

Nach der Vertreibung der ausländischen Dynastie der Mongolen wurde nämlich der Konfuzianismus erneut Grundlage der Gesellschaft. In der Heilkunde spitzte sich der Gegensatz zwischen Volksärzten und Beamtenärzten zu. Den Ton gaben natürlich die privilegierten beamteten Ärzte an, die in erster Linie Staatsdiener waren.

Medizin wurde unter den Beamtenärzten zur Scholastik, zur Schulweisheit. Sie löste sich von der Naturbeobachtung und von der Praxis los. Für die festangestellten Staatsärzte, „Großärzte" genannt, erschöpfte sich die Medizin vielfach im Studium traditioneller ärztlicher Texte und Kommentare. Sie waren Literaten und Bibliotheksgelehrte, die im Grunde nichts anderes als spekulative Abschreibarbeiten hervorbrachten. Immerhin wurden aber in der Ming-Zeit 50 heilkundliche Bücher gedruckt.

„Die spitzfindigen Diskussionen um die Theorien waren eher ein Dreschen von leerem Stroh", charakterisierte der Szenenkenner Professor Stephan Palos die wirklichkeitsferne Beamtenmedizin.

Im Schatten praktizierten Volksärzte, die zum Teil bei den Staatsprüfungen durchgefallen waren, zum anderen Teil aber begabte Forscher waren, die mit der Lehrstuhldogmatik und empirielosen Medizin der Staatsdiener nichts zu tun haben wollten.

Die schöpferischen Medizinpraktiker mußten sich in Schweigen hüllen, um nicht den Neid der Medizinmandarine und Hofärzte zu erregen. Das begünstigte die in China seit alters gepflogene Sitte, medizinische Erfahrungen und Rezepte wie Geheimnisse zu hüten. Das Heilwissen wurde vom Vater auf den Sohn oder vom Meister auf den Schüler mündlich übertragen. Daß die Medizin der Ming-Epoche aber noch zu Spitzenleistungen fähig war, zeigte sich beispielsweise auf dem Feld der Pockenbekämpfung: Schon um 1550 wandten die Chinesen als erste auf der Welt eine primitive Pockenimpfung an. (Im Westen wurde die Pockenschutzimpfung erst rund ein Vierteljahrtausend später, 1796, durch den Engländer Edward Jenner entwickelt). Die Chinesen erzeugten die Pockenimmunisierung durch das getrocknete Sekret von Pockenbläschen oder durch pulverisierte Pockenbläschen. Der so gewonnene Impfstoff wurde in den Nase geschnupft oder gerieben. Bekannt war jene natürliche Immunisierung gegen Pocken in China schon lange, aber erst im 16.Jahrhundert wurde sie allgemein betrieben und von China aus sogar bis nach Rußland und in die Türkei unter die Leute gebracht.

Im Jahre 1515 tauchten die Portugiesen in Kanton auf. Das war das Startsignal für die Einflußnahme europäischer Kolonialmächte im Reich der Mitte. Europäische Medizin begann nach und nach einzusickern.

Qing-Epoche (1644 bis 1912)

Die Fremdherrschaft der Mandschu, die die Chinesen 267 Jahre unterdrückten, leitete den Niedergang der traditionellen chinesischen Medizin ein. Die europäische Medizin, die in jenen Jahrhunderten sich zu einer modernen Wissenschaft mauserte und die chinesische Heilkunde mit Siebenmeilenstiefeln überholte, brach nach dem ersten Opiumkrieg (1839 bis 1842) im Reich der Mitte ein. In Shanghai wurde damals ein Übersetzungsbüro ins Leben gerufen, das westliche Bücher ins Chinesische übertrug und den Ruhm der abendländischen Naturwissenschaft im Land kundmachte.

Ein Lichtblick in der traditionellen Heilkunde war das Erscheinen einer berühmten Enzyklopädie im Jahre 1749 unter dem Titel „Der goldene Spiegel der Medizin". Im goldenen Heilkundespiegel haben 80 namhafte Ärzte auf Geheiß des Kaisers die Summe der chinesischen Medizin der Qing-Dynastie dargestellt.

In der Heilkräuterkunde wurde das „Bencao gangmu", die Enzyklopädie der Arzneien, ergänzt: 716 neue Drogen wurden in der Qing-Epoche hinzugefügt, so daß die Zahl der offiziell bekannten, beschriebenen und bewerteten Heilmittel auf 2608 kletterte.

Gegen den Strom der Zeit schwamm als Arzt *Wang Qing-ren* (1768 bis 1831) aus der Provinz Hebei. Er begnügte sich nicht damit, die alten Medizinklassiker auszulegen und sich akademischen Haarspaltereien hinzugeben wie die Großärzte. Er überprüfte die überlieferten Rezepturen und Kunstgriffe in der Praxis und veröffentlichte 1830 seine „Berichtigung medizinischer Irrtümer". Er war ein eigenständiger und freisinniger Heilkünstler, dessen Stärke neben der Heilpflanzenanwendung die Chirurgie war. 170 Leichenöffnungen hatte der Operateur vorgenommen und damit der ärmlichen Physiologie und Anatomie der Chinesen neue Einsichten vermittelt.

Die erste öffentliche Leichenöffnung erfolgte im Reich der Mitte erst 1860! Im allgemeinen konnte in China Leichensektion nur geheim an hingerichteten Unmenschen geübt werden.

Republik China (1912 bis 1949)

Durch den Sturz der Mandschu in der bürgerlichen Revolution von 1911 wurde in China die Neuzeit eröffnet.

Das republikanische China schwärmte von der naturwissenschaftlichen und technischen Medizin des Westens mit ihren modernen Apparaturen.

1914 erklärte der Unterrichtsminister klipp und klar den Ärzten der traditionellen Heilkunde: „Ich habe beschlossen, die alte einheimische Praxis zu verbieten und die rohe Kräuterwirtschaft abzuschaffen."

Im Februar 1929 war der Tiefpunkt im Niedergang der traditionellen Heilkunde erreicht, als auf der ersten Sitzung des Nationalen Gesundheitsausschusses in Nanking die Nationale Regierung beantragte, die einheimische Heilpraxis gesetzlich abzuschaffen.

Wenn es dem Staatspräsidenten Generalissimus Tschiang Kaischek nicht gelungen ist, die traditionelle Heilkunde abzuwürgen, so lag es daran, daß es in der Hauptstadt Nanking zu Protestmärschen und Massenkundgebungen kam und daß über zweitausend traditionstreue Krankenhäuser in befristeten Streik traten. So wich der Gesundheitsminister des Tschiang Kaischek-Regimes vor dem Sturm der Entrüstung zurück: Die altchinesische Heilkunde wurde nicht in Bausch und Bogen als ungesetzlich verboten, aber den Ärzten der alten Schule wurden auf Schritt und Tritt Knüppel zwischen die Beine geworfen.

Während die naturwissenschaftliche abendländische Medizin in triumphalem Siegeszug China eroberte und überflutete, vegetierte am Rande die überlieferte Heilkunde dahin. Doch gegen Tatsachen — und die Wirksamkeit der hochentwickelten chinesischen Medizin ist eine Tatsache — richtet die Politik auf lange Sicht nichts aus.

Volksrepublik China (ab 1949)

Zum Retter der altchinesischen Heilkunde erkor die Geschichte Mao Zedong. Er leitete die Epoche der Rehabilitierung und Rekonstruktion der traditionellen Heilkunde ein. Mao erkannte in der traditionellen Medizin Chinas „ein großes Schatzhaus", und schon 1928 nach der Gründung der Roten Armee und auf dem Langen Marsch ließ er sich die Erweckung der damals dem Tode preisgegebenen altchinesischen Medizin angelegen sein.

Bei der Machtergreifung der Kommunisten 1949 standen in China 10.000 in der westlichen naturwisschenschaftlichen Medizin ausgebildeten Ärzten eine halbe Million traditioneller Heiler gegenüber. Nach einem Beschluß des Zentralkomitees der Kommunistischen Partei Chinas 1958 sollten sie nicht mehr gegeneinander, sondern miteinander arbeiten, gleichberechtigt „Seite an Seite".

Nach dem Grundsatz „Doppelt genäht hält besser" werden die Vorteile beider medizinischer Systeme in einer praktischen Synthese genutzt. Einerseits werden die modernen, abendländisch geschulten Doktoren angehalten, die traditionelle Heilkunde und die Volksmedizin zu erforschen, auszuwerten und weiterzuentwickeln. Anderseits werden die sogenannten Barfußärzte, die das medizinische Erbgut hüten und hegen, angespornt, moderne Methoden zu studieren.

In den fünfziger Jahren wurde mit einer großangelegten wissenschaftlichen Bestandsaufnahme der aufgewerteten traditionellen Heilkunde begonnen. Akademien und Fachschulen für die traditionelle Heilkunst schossen aus dem Boden, ebenso wie Akupunkturambulanzen und Krankenhäuser bzw. Kliniken, die sich an der uralten klassischen Medizin Chinas orientierten. Großartige Erfolge erzielte beispielsweise das „Forschungsinstitut für Akupunktur und Moxibustion" der 1955 in Peking errichteten „Traditionellen Chinesischen Heilkundlichen Akademie".

Die sorgfältig überprüften und neubewerteten alten Quellenwerke der Medizinkunde wurden neu aufgelegt und zu niedrigen Preisen unter das Volk gebracht.

1958 erschien das „Zhongyixue" („Allgemeine Darstellung der chinesischen Medizin"), ein epochemachendes Werk, das eine gültige und getreuliche übersichtliche Zusammenfassung der kompletten altchinesischen Medizin bietet.

In der Arzneimittelkunde ist das schriftliche Meisterstück das „Zhongyaodacidian" („Enzyklopädie der chinesischen Heilmittel"), ein 1977 herausgegebenes umfassendes dreibändiges Werk, das 5767 pflanzliche, tierische und mineralische Heilmittel eingehend charakterisiert.

Namentlich genannt zu werden verdient die Ärztin *Zhu Lian*, die ein modernes Basiswerk geschaffen hat: das „Lehrbuch der Neuen Akupunktur und Moxibustion" („Xin Zhen-jiu-xue"). Die Autorin, die moderne naturwissenschaftliche Medizin studiert hat, lebt für die Erforschung und Weiterentwicklung der klassischen chinesischen Medizin. Überholtes über Bord werfen und Neues schaffen heißt heute — nach der von Mao ausgegebenen Parole — das erfolgreiche Programm der chinesischen Medizin, von deren Errungenschaften sich die Welt und besonders die Sowjetunion bereichern lassen.

(12) Das Dao und die Zehntausend Dinge

„Himmel und Erde gegenüber ist der Mensch wie eine Eintagsfliege. Aber dem Großen Sinn (Dao) gegenüber sind Himmel und Erde ihrerseits wie eine Luftblase und ein Schatten . . .", erklärte ein alter chinesischer Meister.

Dao — das ist das ein und alles der chinesischen Weisheitslehre.

Die Grundbegriffe der Heilphilosophie bzw. Medizintheorie Chinas sind: Dao, Qi, Yin/Yang, Wuxing, Ba Gua, Zang + Fu sowie Jing.

Jene philosophischen Begriffe zu verstehen ist keine Hexerei. Denn Philosophie ist in China kein Geistesritt auf den Wolken. Sie bleibt auf der Erde und ist verbunden mit dem Alltagsdenken der gewöhnlichen Menschen.

Der Leser sollte also die Kapitel 12 und 13 nicht überblättern: sie vermitteln das Hintergrundwissen zur Praxis.

Dao

Dao: das ist die chinesische Bezeichnung für das „Große Absolute", die höchste und letzte Wirklichkeit. Dao, das ist das kosmische Gesetz. Das ist das Universale Bewußtsein. Das ist die Essenz des Lebens.

Das allumfassende Erste Prinzip, das allen Erscheinungen zugrunde liegt, der Urgrund von Himmel und Erde, die aus sich bestehende Quelle allen Seins — das ist das Dao. Dao ist anfanglos und ewig, unveränderbar, allgegenwärtig, grenzenlos, unendlich, unsichtbar, unhörbar, unfaßbar, unergründlich, formlos und namenlos.

Qi

Das Dao, das Große Eine, entließ zu Anbeginn das Qi, die kosmische Energie. Qi ist als die den Menschen treibende Lebenskraft der erste Schlüsselbegriff der chinesischen Medizin (➤ Seiten 26—30) Gesundbleiben und Heilen ist in China nichts anderes als die Kunst, mit dem Qi richtig umzugehen.

Yin und Yang

Die Einheitskraft Qi polarisiert sich in Yin und Yang. Die bi-polare Energie des Yin und Yang, der beiden Urkräfte, stellen die Chinesen in dem bekannten Symbol dar, das an zwei stilisierte Fische erinnert, an einen hellen und einen dunklen, die zusammen ein Ganzes bilden.

Einerseits widerstreiten die beiden Urkräfte einander als Gegensätze, aber anderseits ziehen sie einander an, sind voneinander abhängig, bedingen einander, ergänzen und unterstützen einander, gleichen sich einander an, wirken zusammen, nähren sich gegenseitig, erschaffen und zerstören einander. Jedes hat im anderen seinen Sinn.

Wenn im Yin/Yang-Symbol das weiße Element ein schwarzes Auge und das schwarze Element ein weißes Auge hat, so bedeutet das, daß es nie reines Yin oder reines Yang gibt. In jedem Yin ist ein Tropfen Yang und in jedem Yang ein Tropfen Yin. Der schwarze Keim im weißen Feld und der weiße Keim im schwarzen Feld sind die Embryos der jeweils gegensätzlichen Kraft. Im Hochwinter bereitet sich schon der Frühling und im Hochsommer schon der Herbst vor. Und wenn Yin oder Yang seinen Höhepunkt erreicht hat, kehrt es sich in sein Gegenteil. Yin produziert Yang und Yang produziert Yin.

Ursprünglich bedeutete Yin die beschattete Nordseite und Yang die besonnte Südseite eines Berges.

Die Weisen Chinas wählten die Namen Yin für die negative und Yang für die positive Naturkraft. Schon im 2. Jahrtausend vor Christus gab es in China die Yin/Yang-Vorstellung, wie Bilder auf ausgegrabenen bronzenen Kultgefäßen zeigen.

Die zwei Prinzipien Yin und Yang offenbaren sich in allem. Yin ist weiblich, irdisch, passiv, abgründig, schwach, dunkel, schattig, kühl, zurückweichend, unterwürfig, empfangend, flüssig, weich, feucht, wechselhaft, hingebend, unten, rechts, innen und vorn.

Yang ist hingegen männlich, himmlisch, aktiv, hoch, stark, licht, sonnig, warm, angreifend, beherrschend, durchdringend, fest, hart, trocken, beständig, schöpferisch, oben, links, außen und hinten.

Yin: das sind Herbst und Winter, das ist die Nacht, der Mond, das Wasser, der Regen, der Westen und der Norden, die Leere, die Farbe Schwarz, die Symmetrie und das sind die geraden Zahlen.

Yang: das sind Frühling und Sommer, das ist der Tag, die Sonne, das Feuer, der Wind, der Osten und der Süden, die Fülle, die Farbe Rot, die Asymmetrie und das sind die ungeraden Zahlen.

Während Yang beginnt, vollendet Yin, während Yang auflöst, verdichtet Yin, während Yang schützt, nährt Yin.

Von den Funktionskreisen im menschlichen Organismus sind die sogenannten Speicherorgane (Leber, Herz, Milz, Lunge, Niere und Kreislauf) Yin und die sogenannten Durchgangsorgane (Galle, Dünndarm, Magen, Dickdarm, Blase und Dreifacher Erwärmer) Yang.

In der Heilkunde unterscheiden die Ärzte zwischen einer Yin-Krankheit und einer Yang-Krankheit. Die Yin-Krankheit ist gekennzeichnet durch eine Unterfunktion (z. B. zu niedriger Blutdruck oder Blässe) und die Yang-Krankheit durch eine Überfunktion (z. B. zu hoher Blutdruck oder Entzündungen). Ein überstarkes Yin bewirkt also eine herabgesetzte Organtätigkeit und ein überstarkes Yang eine gesteigerte Organtätigkeit.

Ein Patient mit beschleunigtem oder rasendem Puls, ein ständig durstiger Patient, der sich nach einer kühlen Umgebung sehnt, stoßartig atmet, ruhelos und reizbar ist, sich schnell bewegt und heftig gestikuliert, alle herumkommandiert, angespannt ist, viel spricht, mit rauher und lauter Stimme, leidet an einer Yang-Krankheit.

Ein Patient mit dünnem, schwachem oder erschöpftem Puls, ein ständig fröstelnder Patient mit starkem Wärmebedürfnis, flach atmend, benommen, schlaff, langsam und schwach reagierend, ein Patient, der niemanden sehen will, wortkarg ist und eine leise Stimme hat, leidet an einer Yin-Krankheit.

Natürlich sind die aufgezählten Symptome nur ein paar Beispiele. Der Heilkundige beachtet eine Unzahl von Symptomen, vom Regelblut über den Harn bis zur Zungenfarbe. Der erste Schritt jeder Diagnose in der traditionellen Medizin des Fernen Ostens ist aber festzustellen, welchen Charakter die Krankheit hat: Yin oder Yang.

Vier krankhafte Grundzustände sind möglich: Überschuß an Yang, Mangel an Yang,

Überschuß an Yin und Mangel an Yin. In allen vier Fällen ist das Gleichgewicht zwischen Yin und Yang gestört. Jede Behandlung hat zum Ziel, die Yin- und Yang-Aktivitäten im Organismus in Einklang zu bringen.

Die beiden gegensätzlichen, aber einander ergänzenden Urgewalten Yin und Yang erschaffen durch ununterbrochenes Ineinandergehen wie ein Urpaar die „Zehntausend Dinge", das heißt auf deutsch: das gesamte Universum. (Denn das Wort „Zehntausend" — und nicht das Wort „eine Million" — ist in der Symbolsprache Chinas die Obergrenze). Das ewige Wechselspiel von Yin und Yang erweckt die Myriaden Wesen und Dinge zum Leben. Im Austausch und Kampf von Yin und Yang entstehen in Wellen von Auf und Ab, von Berg und Tal, von Leben und Tod, von Tag und Nacht, von Einatmen und Ausatmen, von Wachsein und Schlafen, von Vergnügen und Schmerz, von Bewegung und Ruhe alle Erscheinungen.

Schon der mythische Gelbe Kaiser sah in Yin und Yang „Vater und Mutter von Veränderung und Umgestaltung, Wurzel und Anfang von Entstehung und Vernichtung."

Wuxing

Der Prozeß der Schöpfung und Zerstörung, den der kosmische Tanz von Yin und Yang auslöst, läuft nach chinesischer Naturphilosophie in fünf Phasen ab. Die „fünf Wandlungsphasen" (chinesisch: Wuxing) heißen: Holz, Feuer, Erde, Metall und Wasser. Grundfalsch ist die durch die westliche Literatur geisternde Übersetzung „Fünf Elemente". Die falsche und irreführende Übersetzung geht zurück auf die europäischen Chinamissionare des 16. bis 18. Jahrhunderts. Es handelt sich bei den Wuxing nicht um Elemente im klassischen Sinn der griechischen Philosophie. Es handelt sich überhaupt nicht um reale Substanzen, sondern um Symbole für die grundlegenden Eigenschaften der Materie.

„Es gibt nichts Dauerndes außer den Wandel", sagten die alten Chinesen. Wandel ist alles, alles ist Wandel.

Die Fünf Wandlungsphasen sind gleichsam ineinander übergehende Phasen der Energieumwandlung, sind Wandelzustände der Energie, Glieder im Zyklus des Entstehens und Vergehens.

Holz, Feuer, Erde, Metall und Wasser sind, nochmals sei es gesagt, nicht als Stoffe zu verstehen, sondern als Phasenqualitäten.

Holz beispielsweise wächst, grünt, biegt sich und ist leicht; Feuer lodert, erhitzt, steigt auf, es ist dynamisch und aktiv; Erde ist fruchtbar, tragend und stabil; Metall ist schmelzbar, formbar, anderseits stark, verhärtet, ausdauernd und widerstandskräftig; und Wasser befeuchtet, befruchtet, ist elastisch, anpassungsfähig, steigt hinab und verschwindet.

Im Gesetz der Fünf Wandlungsphasen geht es also nicht um Holz, Feuer, Erde, Metall und Wasser, sondern um die Natur des Holzes, des Feuers, der Erde, des Metalls und des Wassers.

In einem Kreislauf bringt eine Phase die andere hervor und in einem anderen Kreislauf bezwingt eine Phase die andere:

In der Hervorbringungsreihenfolge erzeugt das Holz das Feuer, das Feuer die Erde, die Erde das Metall, das Metall das Wasser und das Wasser das Holz. Holz ist also das Kind von Wasser und die Mutter von Feuer, Feuer ist das Kind von Holz und die Mutter von Erde, Erde ist das Kind von Feuer und die Mutter von Metall, Metall ist das Kind von Erde und die Mutter von Wasser, und Wasser schließlich ist das Kind von Metall und die Mutter von Holz.

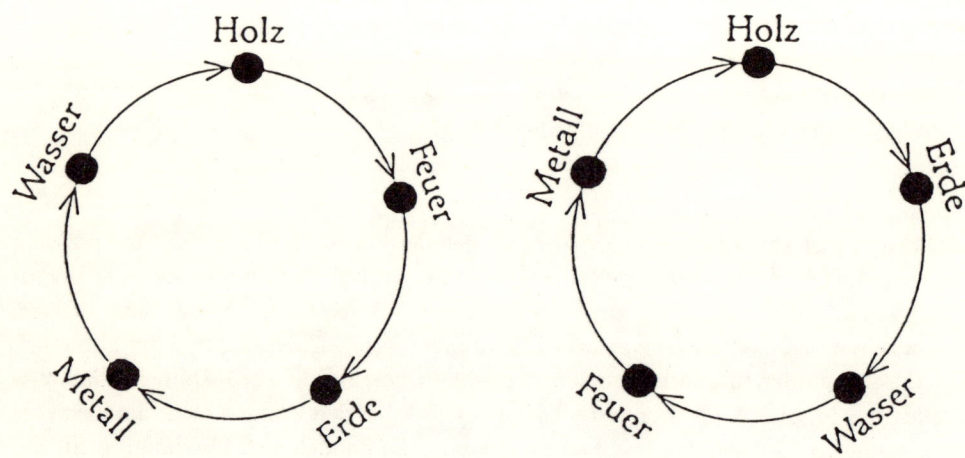

In der Bezwingungsreihenfolge zerstört das Holz die Erde, die Erde das Wasser, das Wasser das Feuer, das Feuer das Metall und das Metall das Holz.
So vollzieht sich Werden und Vergehen: Holz nährt Feuer und überwältigt Erde, Feuer nährt Erde und überwältigt Metall, Erde nährt Metall und überwältigt Wasser, Metall nährt Wasser und überwältigt Holz und Wasser nährt Holz und überwältigt Feuer.

Statt „nähren" könnten wir ebenso sagen: gebären, wachsen lassen, fördern, helfen, bereichern, aufbauen, und statt „überwältigen": hemmen, verletzen, attackieren, bändigen und unterdrücken.

Verbunden mit den Fünf Wandlungsphasen sind u. a. Tageszeiten, Jahreszeiten, Lebensabschnitte (Altersstufen), Himmelsrichtungen und Himmelskörper.
Die Holzphase charakterisiert den Morgen, den Frühling, die Kindheit und Jugend, den Osten und den Jupiter.
Die Feuerphase charakterisiert den Mittag, den Hochsommer, das Alter von 30 (die Reife), den Süden und den Mars.
Die Erdphase charakterisiert den frühen Nachmittag, den Nachsommer (Erntezeit), das Alter um 40, die Mitte und den Saturn.
Die Metallphase charakterisiert den Nachmittag, den Herbst, das Alter um 50 und 60, den Westen und die Venus.

Und die Wasserphase charakterisiert den Abend, den Winter, das Alter von 70 aufwärts, den Norden und den Merkur.

Der jeweiligen Wandlungsphase entsprechen ferner ein Geschmack, ein Geruch, eine Farbe, ein atmosphärischer Einfluß (Klima) und eine Gemütslage:

Der Holzphase zugeordnet sind saurer Geschmack, schweißiger Geruch, grüne Farbe, Wind und Erregung.

Die Feuerphase: bitterer Geschmack, verbrannter Geruch, rote Farbe, Hitze und Lust.

Der Erdphase: süßer Geschmack, aromatischer (blumiger) Geruch, gelbe Farbe, Feuchtigkeit und Sorge.

Der Metallphase: scharfer Geschmack, fischiger Geruch, weiße Farbe, Trockenheit und Traurigkeit.

Der Wasserphase: salziger Geschmack, fauliger Geruch, dunkelblaue bis schwarze Farbe, Kälte und Besorgnis.

Wenn wir bedenken, daß Erregung, Lust, Sorge, Traurigkeit und Besorgnis 5 innere Krankheitsursachen sind und daß Wind, Hitze, Feuchtigkeit, Trockenheit und Kälte als die 5 äußeren Krankheitsursachen gelten, so befinden wir uns mit dem Gesetz der Fünf Wandlungsphasen schon im Herzen der Heilkunde.

Vollends medizinisch wird die Lehre von den Fünf Wandlungsphasen, wenn sie den Zusammenhang der Phasen mit dem Organsystem unseres Körpers, mit den Sinnesorganen, mit den „Geweben", mit den Körperflüssigkeiten, mit den Klängen sowie mit dem seelisch-geistigen Bereich aufzeigt.

Die Phase Holz ist verknüpft mit den Funktionskreisen Leber und Gallenblase, mit den Augen, mit den Sehnen, mit den Tränen, mit dem Schreien sowie mit der Spiritualität; die Phase Feuer mit Herz und Dünndarm, mit der Zunge, mit den Blutgefäßen, mit dem Schweiß, mit dem Lachen sowie mit der Inspiration; die Phase Erde mit Milz und Magen, mit dem Mund, mit den Muskeln, mit dem Speichel, mit dem Singen sowie mit dem Intellekt; die Phase Metall mit Lunge und Dickdarm, mit der Nase, mit Haut und Behaarung, mit dem Schleim, mit dem Weinen sowie mit der Vitalität; und die Phase Wasser mit Niere und Blase, mit den Ohren, mit den Knochen, mit dem Harn, mit dem Stöhnen sowie mit dem Willen.

„Hält man Yin und Yang und die Fünf Elemente (sprich Fünf Wandlungsphasen) aus einer Beschreibung der chinesischen Philosophie oder Medizin heraus", meint Taiji-Meister Chen Man-qing, bekannt als „Meister der Fünf Vortrefflichkeiten" (Malerei, Kunst, Kalligraphie, chinesische Heilkunde und Taiji), „so ist das, als ob man über Mathematik spricht und Addition, Subtraktion, Multiplikation, Division und Algebra ignoriert."

Bekannt ist, daß der Philosoph Zou Yan (3. Jahrhundert vor Christus) als Arzt in den beiden Ortschaften Ji und Yan schon das Gesetz der Fünf Wandlungsphasen bei der Krankenbehandlung anwandte.

Für die Diagnose und die Therapie hat der chinesische Arzt also einen Kompaß (siehe folgende Tabelle „Entsprechungen . . ."). Mit anderen Worten: der Heilkundige verfügt im Gesetz der Fünf Wandlungsphasen über ein System, demzufolge Krankheitsentwicklung und Heilungstendenz absehbar sind. Daher erlaubt es das Gesetz der Fünf Wandlungsphasen dem Heilkundigen, dem Voranschreiten der Krankheit gegenzusteuern.

"Entsprechungen der Fünf Wandlungsphasen":

	HOLZ	FEUER	ERDE	METALL	WASSER
Tageszeit	Morgen	Mittag	früher Nachmittag	Nachmittag	Abend
Jahreszeit	Frühling	Hochsommer	Nachsommer	Herbst	Winter
Altersstufe	Kindheit/Jugend	Um 30 (Reife)	Um 40	Um 50 und 60	Von 70 aufwärts
Himmelsrichtung	Osten	Süden	Mitte	Westen	Norden
Himmelskörper	Jupiter	Mars	Saturn	Venus	Merkur
Geschmack	sauer	bitter	süß	scharf, beißend	salzig
Geruch	schweißig	verbrannt	aromatisch	fischig	faulig
Farbe	grün	rot	gelb	weiß	schwarz
Klima	Wind	Hitze	Feuchtigkeit	Trockenheit	Kälte
Gemütslage	Erregung	Lust	Sorge	Traurigkeit	Besorgnis
Yin-Organe	Leber	Herz	Milz	Lunge	Nieren
Yang-Organe	Gallenblase	Dünndarm	Magen	Dickdarm	Blase
Sinnesorgane	Augen	Zunge	Mund	Nase	Ohren
Sinnesfunktion	Sehen	Sprechen	Schmecken	Riechen	Hören
"Gewebe"	Sehnen	Blutgefäße	Muskeln	Haut/Körperhaare	Knochen
Körperflüssigkeit	Tränen	Schweiß	Speichel	Schleim	Harn
Klang	Schreien	Lachen	Singen	Weinen	Stöhnen
Geist/Seele	Spiritualität	Inspiration	Intellekt	Vitalität	Willen

Unzählig sind die Schlußfolgerungen, die ein traditioneller chinesischer Arzt aus dem System der Fünf Wandlungsphasen ziehen kann.

Wir müssen uns auf ein paar Beispiele beschränken:

Beispiel 1

Weil das Holz (dem die Geschmacksrichtung „sauer" entspricht) das Feuer (Organfunktion Herz) nährt und die Erde (Organfunktion Milz) zerstört, werden Speisen mit saurem Geschmack Herzkranken angeraten und Milzkranken untersagt.

Nach der Hervorbringungsreihenfolge und der Bezwingungsreihenfolge stellte Dr. Egbert Asshauer den folgenden Diätplan auf, der zwar dem kosmischen Gesetz der Fünf Wandlungsphasen entspricht, sicher aber nicht in allem unserem Geschmack. Nicht einmal Herzkranke werden bei uns Hundefleisch essen, das aber beispielsweise in Korea heute noch viele Menschen genießen, freilich zum Mißfallen der Regierung.

Saure Speisen (Beispiele: Sesamkörner, Pflaumen, Schnittlauch, Hundefleisch) sind, wie gesagt, bei Herzkranken geboten und bei Milzkranken verboten.

Bittere Speisen (Weizen, Aprikosen = Marillen, Knoblauch, Lammfleisch) sind geboten bei Milzkranken und verboten bei Lungenkranken.

Süße Speisen (Reis, Datteln, Sonnenblumen, Rindfleisch) sind geboten bei Lungenkranken und verboten bei Nierenkranken.

Scharfe Speisen (Hirse, Pfirsiche, Lauch, Hühnerfleisch) sind geboten bei Nierenkranken und verboten bei Leberkranken.

Salzige Speisen (Bohnen, Kastanien, Sojasprossen, Schweinefleisch) sind geboten bei Leberkranken und verboten bei Herzkranken.

Der Rat, Saures, Bitteres, Süßes, Scharfes und Salziges zu meiden, kann nicht mißverstanden werden, wohl aber die Empfehlung, sich entsprechende Speisen bei den angegebenen Störungen munden zu lassen. Selbstverständlich ist nur der *mäßige* Genuß saurer, bitterer, süßer, scharfer und salziger Nahrung im Falle des Falles gesundheitsfördernd. Dem Entsprechungssystem zufolge schadet zu saure Nahrung in erster Linie der Leber und der Gallenblase, zu bittere Nahrung dem Herz und dem Dünndarm, zu süße Nahrung der Milz und dem Magen, zu scharfe und pikante Nahrung der Lunge und dem Dickdarm und zu salzige Nahrung der Niere und der Blase.

Beispiel 2
Nach dem Gesetz der Fünf Wandlungsphasen (Bezwingungsreihenfolge) führt auf lange Sicht eine schwere Störung des Funktionskreises Leber (Holzphase) zu einer Störung des Funktionskreises Milz (Erdphase). Eine Milz-Störung zieht eine Nieren-Störung nach sich. Eine Nieren-Störung eine Herz-Störung. Eine Herz-Störung eine Lungen-Störung. Eine Lungen-Störung eine Leber-Störung und eine Leber-Störung eine Milz-Störung.

Beispiel 3
Wer der Natur des Holzes entspricht, hat nach chinesischer Typenlehre eine Holz-Konstitution usw.

Der Holztyp ist spirituell ausgerichtet, kann sich leicht konzentrieren und hat geistige Klarheit. Er bewegt sich auf geordneten Bahnen (was aber keineswegs heißt, daß er sich der Routine überläßt). Er ist ein Planer und zukunftsorientiert.

Der Feuertyp ist hitzig, leidenschaftlich, dynamisch, impulsiv, aktiv, vorwärtsstürmend, unternehmungslustig, geschäftig, anstifterisch, aggressiv, überheblich, geltungsbedürftig, herrschsüchtig, gefühllos, schöpferisch, voll zündender Ideen, aufgeschlossen für Neues. Er ist der Yang-betonteste Typ, ein „Mannmann".

Der Erdtyp ist erdhaft, verwurzelt, stabil, praktisch, hat seine Mitte und ist stark mit irdischen Angelegenheiten befaßt.

Der Metalltyp ist ausdauernd, diszipliniert, sicher, gelassen, träge, verhärtet. Er kann Altes nicht ad acta legen. Er scheut sich Gefühle zu zeigen. Und er ist versessen auf Wertschätzung und Begehrtwerden.

Und der Wassertyp ist emotional, sensibel, mitfühlend, passiv, anpassungsfähig, abwartend, introvertiert, fürsorglich, kontemplativ. Er ist der Yin-betonteste Typ.

Nach der Bezwingungsreihenfolge ist ein Holztyp im Herbst (Metallphase), ein Feuertyp im Winter (Wasserphase), ein Erdtyp im Frühjahr (Holzphase), ein Metalltyp im Hochsommer (Feuerphase) und ein Wassertyp im Spätsommer (Erdphase) besonders krankheitsanfällig.

Beispiel 4
Übermäßige Lust oder Hektik und übermäßige Hitze schädigen nach der Feuer-Entsprechung direkt den Herz-Funktionskreis und indirekt den mit dem Herz-Funktionskreis gekoppelten Dünndarm-Funktionskreis.

Übermäßige Traurigkeit und übermäßige Trockenheit schädigen nach der Metall-Entsprechung direkt Lunge und indirekt Dickdarm. Wir können beobachten, daß z. B. Verstopfung häufig durch Traurigkeit bedingt ist.

Übermäßiges Nachdenken, das heißt Grübeln, und übermäßige Feuchtigkeit bzw. Nässe schädigen nach der Erde-Entsprechung direkt Milz und indirekt Magen. Unsere Psychosomatik bestätigt, daß Sorgen Magengeschwüre auslösen können.

Übermäßige Erregung und übermäßiger Wind bzw. Zugluft schädigen nach der Holz-Entsprechung direkt Leber und indirekt Gallenblase. Bei Wut läuft die Galle über, weiß das Sprichwort.

Übermäßige Besorgnis und übermäßige Kälte schädigen nach der Wasser-Entsprechung direkt die Nieren und indirekt die Blase. Bettnässen ist ein Leiden Überängstlicher.

Beispiel 5

Im System der Entsprechungen ist jedem Funktionskreis eine Farbe zugeordnet, wie wir wissen. Eine extreme Vorliebe für eine der fünf Farben läßt auf eine Schwäche des entsprechenden Funktionskreises schließen.

Wer beispielsweise in Rot vernarrt ist, wer bei jeder passenden und unpassenden Gelegenheit Rot trägt, wer sich in seinem Heim mit Rot umgibt und überall und jederzeit auf Rot fliegt, der hat gemäß der chinesischen Heilkunde offenbar das Bedürfnis, sein Herz zu stärken (und indirekt seinen Dünndarm). Er braucht die erregende und aktivierende rote Farbe, um den schwachen Herz-Funktionskreis zu beleben. Umgekehrt läßt eine extreme Abneigung gegen Rot eine übersteigerte Funktion des Herzens vermuten.

Extreme Vorliebe für bzw. extreme Abneigung gegen Schwarz verraten dem Kundigen Störungen der Nieren- bzw. der Blasenfunktion.

Extreme Vorliebe für bzw. extreme Abneigung gegen Grün weisen auf eine Unausgeglichenheit bei Leber bzw. bei Gallenblase.

Extreme Vorliebe für bzw. extreme Abneigung gegen Gelb auf eine Unausgeglichenheit bei Milz bzw. bei Magen.

Und eine extreme Vorliebe für bzw. eine extreme Abneigung gegen Weiß auf eine Unausgeglichenheit bei Lunge bzw. bei Dickdarm.

Beispiel 6

Im System der Fünf Wandlungsphasen entspricht jeder Phase zudem ein bestimmter Klang. Holz hängt zusammen mit Schimpfen und Schreien, Feuer mit Lachen, Erde mit Singen, Metall mit Weinen und Wasser mit Stöhnen.

Das erlaubt dem Heilkundigen u. a. folgenden Rückschluß:

Wer ständig schimpft und schreit, scheint eine Störung von Leber und Gallenblase zu haben, wer unmotiviert oder hysterisch zu lachen pflegt, eine Störung von Herz und Dünndarm. Wer eine Stimme mit singendem Ton hat, eine Störung von Milz und Magen. Wer eine weinerliche Stimme hat, eine Störung von Lunge und Dickdarm, und wer zum Stöhnen neigt, eine Störung von Nieren und Blase.

Im Heilkundesystem Chinas hängt alles zusammen: Tageszeit, Jahreszeit, Altersstufe, Himmelsrichtung, Himmelskörper, Geschmack, Geruch, Farbe, Klima, Gemütslage, die Organe (Leber/Gallenblase, Herz/Dünndarm, Milz/Magen, Lunge/Dickdarm und Nieren/Blase), die Sinnesorgane bzw. Sinnesfunktionen, die „Gewebe", die Körperflüssigkeit, die Klänge und die seelisch-geistigen Kräfte.

Das Gesetz der Entsprechungen gibt dem Diagnostiker und dem Therapeuten zahllose Aufschlüsse, nicht nur die sechs zur Illustration angeführten. Der Leser selber kann seine Kombinationsgabe entfalten und schlußfolgernd neue heilkundliche Einsichten gewinnen. Freilich wird der traditionelle chinesische Arzt nie isoliert eine Entsprechung allein zu Diagnose oder Therapie heranziehen, sondern — in Zusammenschau — eine Vielzahl von Entsprechungen.

Kommen wir zurück zum Ausgangspunkt: Wenn sich Yin und Yang mischen, entstehen je nach Mischungsverhältnis die Fünf Wandlungsphasen und in der Folge die Zehntausend Dinge.

Ba Gua

Die Zehntausend Dinge, das heißt die unzählbaren Formen, die das Wechselspiel von Yin und Yang hervorbringt, setzen sich nach chinesischer Naturerkenntnis aus 8 bzw. 64 Grundmustern zusammen: den sogenannten 8 Trigrammen (Ba Gua) bzw. den 64 Hexagrammen.

Die 8 bzw. 64 Grundmuster sind gleichsam eine chinesische Weltformel, und es gibt westliche Forscher wie den Mediziner Martin Schönberger, die vermuten, daß die jahrtausendealte chinesische Weltformel den in unseren Tagen entdeckten Genetischen Code vorwegnimmt.

Die westliche Naturwissenschaft der Molekulargenetik wartete 1953 mit einer Sensation auf: der Entdeckung des Genetischen Codes, eines einheitlichen Bauplans allen Lebens, des pflanzlichen, tierischen und menschlichen. Der amerikanische Biochemiker Watson und der britische Vererbungsforscher Crick bekamen dafür 1962 den Nobelpreis. DNS-Code wird die Entdeckung genannt nach der Desoxyribonukleinsäure, die die Trägerin der Erbinformation ist.

Nach Dr. Schönbergers Hypothese stimmt der DNS-Code der westlichen Naturwissenschaft überein mit der jahrtausendealten Weltformel der Chinesen, niedergelegt im Orakel- und Weisheitsbuch Yi-jing.

Das Yi-jing, das „Buch der Wandlungen", dürfte als Dokument zwar erst 400 v. Chr. niedergeschrieben worden sein, aber sein Gedankengut ist 4000 bis 5000 Jahre alt.

Der mythische Kaiser Fu Xi (2852 bis 2737 oder 2952 bis 2836) ist nach traditioneller Auffassung der Erfinder der Acht Trigramme. In daoistischen Tempeln begegnen wir auf Bildern dem Erhabenen Fu Xi mit den Acht Trigrammen in der Hand.

Um 1000 vor Christus, also zu Beginn der Zhou-Dynastie, ist das System der Trigramme und Hexagramme jedenfalls schon bekannt. Der Historiker Si-ma Qian (145 bis 86 v. Chr.) schreibt die Zusammenstellung der 64 Zeichen dem König von Wen aus der Zhou-Dynastie zu.

Yin wird mit durchbrochener Linie (— —) dargestellt, Yang mit durchgezogener Linie (——).

Drei Yin- oder Yang-Linien bilden jeweils ein Grundmuster: Das ergibt 8 Konstellationen:

Himmel	Erde	Wasser	Feuer	See	Wind	Donner	Berg

Die 8 dreigliedrigen Schaubilder tragen die symbolischen Namen Himmel, Erde, Wasser, Feuer, See, Wind, Donner und Berg.

Jedes Trigramm kann mit jedem Trigramm verbunden werden zu sechsgliedrigen Schaubildern. Das ergibt 8 x 8, also 64 Hexagramme.

Ein Beispiel: Himmel verbunden mit Himmel, mit Erde, mit Wasser, mit Feuer, mit See, mit Wind, mit Donner und mit Berg ergibt folgende Zeichen:

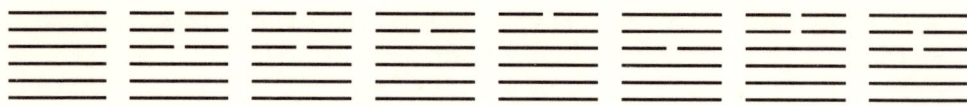

Die 8 Trigramme und 64 Hexagramme spielen in der Alchimie sowie in der Medizin und der Psychologie eine Rolle, aber wir ersparen es uns, die Entsprechungen aufzuzählen, um den Leser nicht zu verwirren und zu ermüden.

Wir halten jedoch fest: Die Mischung von Yin und Yang folgt nach chinesischer Naturbeobachtung einer Weltformel. Sie bildet die Grundmuster der Schöpfung: 8 Trigramme bzw. 64 Hexagramme. Alles, was in der Natur von den Sternensystemen bis zu den subatomaren Teilchen und im Menschen vorgeht, ist in den 8 bzw. 64 Ur-Bildern vorgezeichnet. Die Ba Gua sind also ein Schlüssel zum Weltganzen: zu allen Prozessen, Entwicklungen und Naturabläufen. Sie fassen die archetypischen Situationen der menschlichen Erfahrung zusammen.

(13) B 1 oder Glanz des Augapfels

Der menschliche Organismus wird gesteuert von den sechs Zang und den sechs Fu.

Zang und Fu

Wenn die chinesische Heilkunde von den 6 Speicher(=Zang)-Organen Leber, Herz, Milz, Lunge, Nieren und „Meister des Herzens" sowie von den 6 Durchgangs (=Fu)-Organen Gallenblase, Dünndarm, Magen, Dickdarm, Blase und „Dreifacher Erwärmer" spricht, so meint sie *nie* „Organe" im Sinne der westlichen Anatomie oder Physiologie, sondern *immer* Funktionskreise. Die chinesische Medizin ist funktions- orientiert. Die chinesischen Funktionskreise gehen weit über das hinaus, was die westli- che Medizin mit den gleichnamigen Organen in Verbindung bringt.
Die Zang-Organe oder Speicherorgane sind Yin, die Fu-Organe oder Durchgangsorgane sind Yang.
Die Erfahrungsheilkunde der Chinesen hat unglaubliche Zusammenhänge aufgedeckt, wenn sie z. B. Übergewicht oder Daumenschwäche mit der Lunge, Grübeln mit dem Dünndarm, Kratzen im Hals mit der Gallenblase, Neigung zu Rundrücken mit der Milz, Haarausfall mit der Blase oder Zahnweh mit den Nieren und mit dem Dickdarm in Ver- bindung bringt usw.
Einerseits bewirken Fehlsteuerungen der 12 Funktionskreise Beschwerden und Krankhei- ten. Anderseits können die so auftretenden Krankheiten und Beschwerden über die 12 Funktionskreise behandelt werden. Man bedient sich dabei der Reizpunkte der zwölf Hauptmeridiane.

Jing

Den Körper durchzieht ein feines Netz von Kanälen oder Tunneln, Meridiane genannt, durch die die Lebensenergie (Qi) fließt, alle Systeme des Körpers nährend.
Den Funktionskreisen entsprechend gibt es zwölf Hauptleitbahnen (Jing) der Energie. Die mit den Funktionskreisen (Leber, Herz, Milz, Lunge, Niere, Meister des Herzens, Gallenblase, Dünndarm, Magen, Dickdarm, Blase und Dreifacher Erwärmer) in Verbin- dung stehenden Hauptmeridiane sind gleichsam Flüsse der Gesundheit, die aber noch Nebenflüsse und Seitenarme haben. Die Leitwege der Energie, die Ströme und die Bäche, sind vernetzt, das heißt, sie bilden ein engmaschiges Kommunikationsnetz (chinesisch: Jing Luo). Dadurch ist der Mensch eine Funktionseinheit. Schon im vorchristlichen, dem Gelben Kaiser zugeschriebenen „Neijing" (Klassisches Buch der Inneren Medizin) steht geschrieben: Die Meridiane verknüpfen den Menschen zu seiner Ganzheit.
Die Energie kreist durch den Körper: sie durchläuft nacheinander den Lungenmeridian, den Dickdarmmeridian, den Magenmeridian, den Milzmeridian, den Herzmeridian, den Dünndarmmeridian, den Blasenmeridian, den Nierenmeridian, den Meridian „Meister des Herzens", den Meridian „Dreifacher Erwärmer", den Gallenblasenmeridian, den Lebermeridian, und kehrt zurück zum Lungemeridian. Das ist der Kreislauf der Lebenskraft.
Die alten Weisen Chinas haben im Menschen eine „Organuhr" entdeckt. Sie zeigt an, daß die Lebensenergie Qi alle zwei Stunden in einem anderen Meridian beziehungsweise

Funktionskreis besonders aktiv ist, von 1 bis 3 Uhr früh zum Beispiel im Funktionskreis Leber. In der aktiven Phase, wenn also die Stärke der Qi-Bewegung in einem bestimmten Funktionskreis zunimmt, verraten sich die Schwachstellen des Körpers. Wer demnach beispielsweise regelmäßig zwischen 1 und 3 Uhr früh vom „Bio-Wecker" aus dem Schlaf gerissen wird, könnte Leberprobleme haben. Regelmäßiges Unwohlsein von 3 bis 5 Uhr deutet auf Lungenprobleme, von 5 bis 7 Uhr auf Dickdarmprobleme, von 7 bis 9 Uhr auf Magenprobleme, von 9 bis 11 Uhr auf Milzprobleme, von 11 bis 13 Uhr auf Herzprobleme, von 13 bis 15 Uhr auf Dünndarmprobleme, von 15 bis 17 Uhr auf Blasenprobleme, von 17 bis 19 Uhr auf Nierenprobleme, von 19 bis 21 Uhr auf Kreislaufprobleme, von 21 bis 23 Uhr auf Nervenprobleme und von 23 bis 1 Uhr auf Gallenprobleme.

Wenn durch einen „Knoten" in einem Meridian eine Stauung oder ein Stillstand des Energieflusses entsteht (denken wir an einen geknickten Gartenschlauch), kommt es da zu einem Energiemangel und dort zu einem Energieüberschuß. Das bewirkt Krankheiten. Das dynamische Gleichgewicht muß also wiederhergestellt werden.

Beeinflußbar ist das Energietransportsystem, wie gesagt, durch Reizpunkte, die sogenannten „Akupunkturpunkte". Entlang der Meridiane liegen nämlich Energiepunkte, von denen aus die Energiezirkulation im Organismus reguliert und gesteuert werden kann: durch Stechen, Drücken oder Brennen (Erwärmen) der Punkte. Denn die Punkte auf der Hautoberfläche stehen mittels der Meridiane in Verbindung mit den inneren Organen. Das heißt: Wenn wir auf die Akupunkturpunkte einwirken, können wir die inneren Organe anregen, beruhigen oder harmonisieren.

Insgesamt werden heute 722 Punkte verzeichnet. Verhältnismäßig viele Punkte befinden sich in der Ohren-, Nasen- und Augenzone.

Die Meridiane sind nicht mit den Nerven noch mit den Blut- oder Lymphbahnen identisch. Die moderne naturwissenschaftliche Medizin kennt noch keine zufriedenstellende Erklärung für die nichtsdestoweniger wirksame chinesische Punktbehandlung, obwohl eifrig geforscht wird. Die Punkte lassen sich aber experimentell nachweisen.

Immerhin hat Dr. Voll, der Erfinder der Elektroakupunktur, schon in den zwanziger Jahren entdeckt, daß an den Akupunkturpunkten der elektrische Hautwiderstand vermindert ist. Der Hautwiderstand schützt gegen Energieeinwirkungen von außen. Heute gibt es hochempfindliche Elektropotentiometer zur Messung des Hautwiderstandes.

Die chinesische Bezeichnung für die Akupunkturpunkte heißt übersetzt soviel wie „Loch" oder „Öffnung". Daß die Punkte Löcher im elektrischen Hautspannungsfeld sind, steht fest. Stefan Kappstein meint dazu, daß die alten Chinesen, die auf die Punkte aufmerksam geworden sind, in ihnen Löcher erblickten, durch die die Energie aus dem Kosmos in die Organkraftfelder des Menschen einströmen kann und durch die der Organismus verbrauchte Energie abstoßen kann.

Skizzieren wir den Verlauf der mit den Funktionskreisen verbundenen zwölf Hauptmeridiane, also die wichtigsten Schnellverbindungsstraßen des Qi:

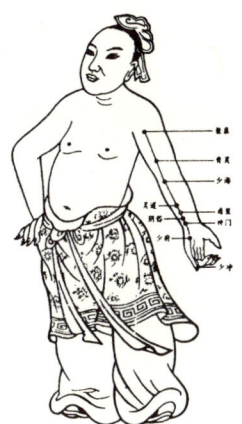

Herz-Meridian (Abkürzung: H)

Die Herz-Energieleitung beginnt am Scheitelpunkt der Achselhöhle und verläuft innen am Arm entlang über den Handteller bis zum inneren Nagelwinkel des kleinen Fingers.
Der Herz-Meridian verbindet 9 Energiepunkte.

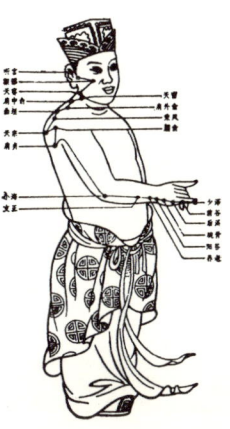

Dünndarm-Meridian (Dü)

Die Dünndarm-Energieleitung beginnt im äußeren Nagelwinkel des kleinen Fingers, läuft über den Handrücken und die Außenseite des Armes bis zur Schulter, zieht über Hals und Unterkiefer zum äußeren Augenwinkel und endet vor dem Ohr.
Der Dünndarm-Meridian verbindet 19 Energiepunkte.

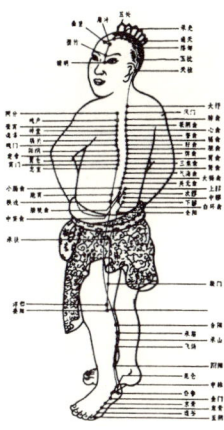

Blasen-Meridian (B)

Die Blasen-Energieleitung beginnt am inneren Augenlidwinkel, läuft über die Stirn und das Schädeldach, gabelt sich im Nacken in zwei Bahnen, die parallel auf dem Rücken entlang der Wirbelsäule und über das Gesäß nach unten laufen. Der eine Strang führt über die Rückseite des Beines und über den äußeren Rand des Fußes und endet an der kleinen Zehe. Der andere Strang vereinigt sich in der Kniekehle mit dem ersten.
Der Blasen-Meridian verbindet 67 Energiepunkte, mehr als jeder andere Meridian.

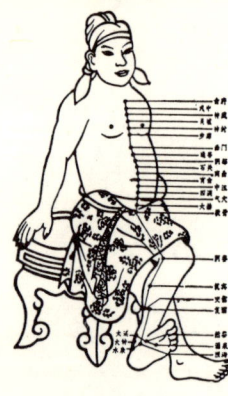

Nieren-Meridian (N)

Die Nieren-Energieleitung beginnt an der vorderen Fußsohle, zieht über die Innenseite des Beines bis zum Geschlechtsorgan, steigt vorn an Bauch und Brust hinauf und endet in der Schlüsselbeingrube.
Der Nieren-Meridian verbindet 27 Energiepunkte.

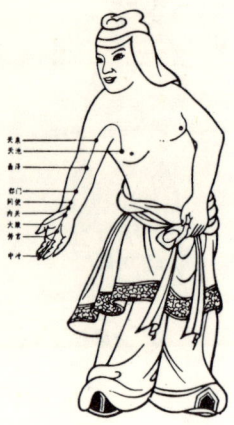

„Meister des Herzens"-Meridian (KS = Kreislauf/Sexualität)

Die Energieleitung des Meisters des Herzens beginnt im Brustmuskel zwischen Brustwarze und Achselhöhle, läuft über den Bizeps und die Innenseite des Unterarms und endet an der Mittelfingerkuppe.
Der „Meister des Herzens"-Meridian verbindet 9 Punkte.

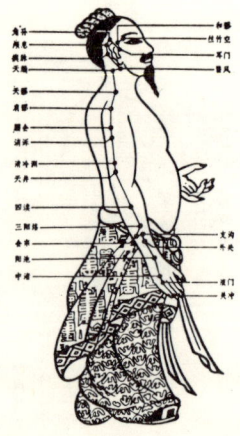

„Dreifacher Erwärmer"-Meridian (3E)

Die Energieleitung des Dreifachen Erwärmers beginnt oberhalb der Nagelwurzel des Ringfingers. Er zieht über den Handrücken, die Rückseite des Armes bis zur Schulter. Dann steigt er über den Hals hoch bis zum Schläfenbein, umkreist hinten das Ohr, führt zum Unterkiefer und endet am äußeren Rand der Augenbraue.
Der „Dreifacher Erwärmer"-Meridian verbindet 23 Energiepunkte.

Gallenblasen-Meridian (G)

Die Gallenblase-Energieleitung beginnt an der äußeren Ecke des Auges, zieht im Zickzack über die Schläfe und das Hinterhaupt zum Nacken, führt nach vorn über die Schulter und hinab über den seitlichen Brustkorb, das seitliche Hüftgelenk und die Außenseite des Beines und schließlich über den Fußrücken bis zum Grundglied der vierten Zehe.
Der Gallenblasenmeridian verbindet 44 Energiepunkte.

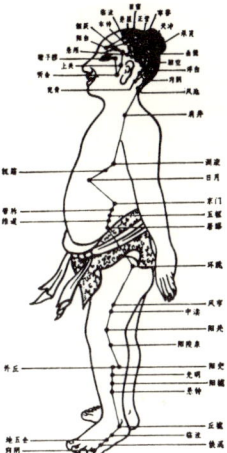

Leber-Meridian (Le)

Die Leber-Energieleitung beginnt zwischen der großen und der zweiten Zehe, zieht über die Innenseite des Beines hoch, führt um das Geschlechtsorgan herum über den Unterleib und endet am Rippenrand unterhalb der Brustwarze.
Der Leber-Meridian verbindet 14 Energiepunkte.

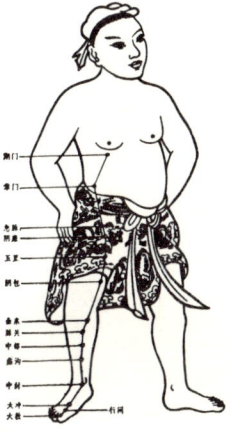

Lungen-Meridian (Lu)

Die Lungen-Energieleitung beginnt seitlich des Brustkorbes bei der Achselhöhle, steigt an der Innenseite des Armes hinab zur Hand und endet außen an der Nagelwurzel des Daumens.
Der Lungen-Meridian verbindet 11 Energiepunkte.

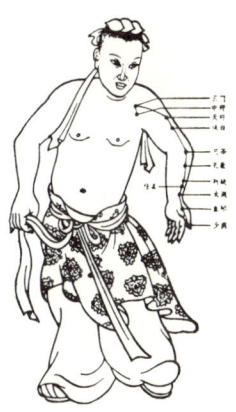

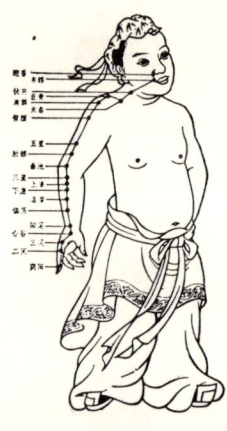

Dickdarm-Meridian (Di)

Die Dickdarm-Energieleitung beginnt an der Nagelwurzel des Zeigefingers, läuft auf der Außenseite des Armes aufwärts, zieht über Schulter, Nacken und Gesicht bis zum Mundwinkel und endet schließlich neben dem gegenüberliegenden Nasenloch. Der Dickdarm-Meridian verbindet 20 Energiepunkte.

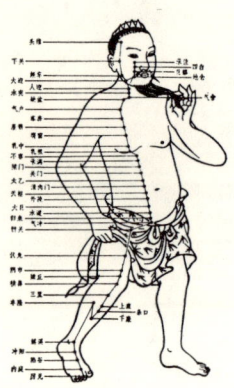

Magen-Meridian (M)

Die Magen-Energieleitung beginnt am Nasenflügel, zieht über das Gesicht, führt hinunter über Hals, Brust und Bauch, verlagert sich dann nach außen und fließt über die Vorderseite des Beines und über den Rist bis zum Endglied der zweiten Zehe. Der Magen-Meridian verbindet 45 Energiepunkte.

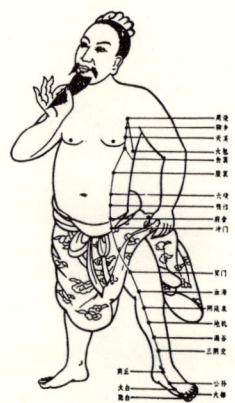

Milz-Meridian (MP = Milz/Pankreas)

Die Milz-Energieleitung beginnt am Nagelbett der großen Zehe, läuft auf der Bein-Innenseite hoch bis zur Leistengegend, berührt die Nabelgegend, zieht an der Brustwarze vorbei und endet im zweiten Zwischenrippenraum unterhalb der Achselhöhle. Der Milz-Meridian verbindet 21 Energiepunkte.

Zwei der Sondermeridiane wurden inzwischen den Hauptmeridianen zugerechnet: das Konzeptionsgefäß und das Lenkergefäß.

Das Konzeptionsgefäß (KG)

oder der Renmai-Meridian verläuft vom Dammbogen auf der Körpermittellinie über Bauch und Brust bis zum Zahnfleisch des Oberkiefers. Das Konzeptionsgefäß ist der Sammelmeridian der Yin-Energie, d. h. es hat Verbindung zu allen Yin-Meridianen. Das Konzeptionsgefäß verbindet 24 Energiepunkte.

Das Lenkergefäß (LG)

oder der Dumai-Meridian, Sammelmeridian der Yang-Energie, verläuft — spiegelbildlich zum Konzeptionsgefäß — vom Afterbereich über die hintere Mittellinie des Körpers entlang der Wirbelsäule, zieht über den Schädel in den Mund bis zum Zahnfleisch der oberen Schneidezähne. Es hat Verbindung zu allen Yang-Meridianen.
Das Lenkergefäß verbindet 28 Energiepunkte.

Die Chinesen haben allen Punkten blumige Namen gegeben wie zum Beispiel „Glanz des Augapfels" (Jingming), „Sonnental" (Yanggu), „Göttliches Tor" (Shenmen), „Großquelle" (Taiyuan), „Meer der Energie" (Qihai), „Himmlische Ahnen" (Tianzong), „Lebenstor" (Mingmen), „Windteich" (Fengchi) oder „Bewillkommnung des Duftes" (Yingxiang).
In unserer nüchternen naturwissenschaftlichen Medizinsprache heißen ein und dieselben Energiepunkte kurz und bündig: B1, Dü5, H7, Lu9, KG6, Dü11, LG4, G20 und Di20.
Hinter den Buchstaben und Ziffern verbergen sich die Abkürzung des Meridians und die Nummer in der Reihenfolge der Punkte. B1 für den Glanz des Augapfels heißt demnach erster Punkt des Blasenmeridians usw.

B Japan, Korea, Indien, Tibet, Vorderer Orient, Hunza

(14) Hara, nicht nur Herz und Hirn

„Herztöne rein und klar", sagte ein japanischer Arzt in schönstem Deutsch, als er mich bei einem meiner Japanaufenthalte untersuchte. „Sie sprechen also doch deutsch?" forschte ich. Schweigen. Er verstand meine Frage nicht. Bei einem Gespräch auf englisch klärte sich das Geheimnis auf. Der Arzt hatte bei seinem Medizinstudium in Japan Begriffe und Fachausdrücke noch auf deutsch lernen müssen.

Das Tor in die Neuzeit öffnete sich in Japan erst im Jahre 1868, als Kaiser Meiji die Shogunatsherrschaft beendete und seinem Reich den Anschluß an die Moderne verordnete. Und auf dem Gesundheitssektor wurde nach einem 1870 gefaßten Regierungsbeschluß die deutsche Medizin eingeführt. Im Land der aufgehenden Sonne erneuerten daher deutsche Medizinwissenschaftler — voran Leopold Müller und Theodor Hoffmann — vor der Jahrhundertwende das akademische Medizinsystem, unterrichteten deutsche Professoren deutsche Medizin und beaufsichtigten deutsche Gelehrte die medizinische Forschung. Deutschland und Japan tauschten Studenten und Ärzte aus.

Die Japaner waren gelehrige Schüler und wuchsen ihren Meistern zum Teil über den Kopf.
- Dr. Shibasaburo Kitazato (1852 bis 1931), einem japanischen Bakteriologen, gelang erstmals die Reinzüchtung von Tetanusbazillen, und er schuf 1890 die Serotherapie beim lebensgefährlichen Wundstarrkrampf. 1892 verlieh die Universität Berlin dem Pionier der Serotherapie den Professorentitel. 1894 entdeckte Professor Dr. Kitazato den Pesterreger.
- Dr. Kiyoshi Shiga (1870 bis 1957), sein Schüler, entdeckte 1897 den Ruhrbazillus, der nach seinem japanischen Entdecker „Shigella" benannt wurde.
- Der Japaner Dr. Sukehachiro Hata (1873 bis 1938) ist ein Mitbegründer der modernen Chemotherapie. Zusammen mit dem deutschen Arzt Paul Ehrlich entdeckte er 1910 das Salvarsan zur Heilung von Syphilis.
- Der Japaner Dr. Umetaro Suzuki (1874 bis 1943) ist ein Bahnbrecher der Vitaminforschung. Er schaffte es 1910 als erster, die Vitamine aus Reiskleie zu isolieren.
- Und 1914 legten die Japaner Katsusaburo Yamagiwa (1863 bis 1930) und Koichi Ichikawa (1888 bis 1948) den Grundstein zur Krebsforschung, indem es ihnen erstmals gelungen war, Krebs auf künstliche Weise hervorzurufen.

Die Japaner sprangen also mit Siebenmeilenstiefeln in die moderne Medizin der Chemikalien und Apparate.

Bis ins späte 19. Jahrhundert hatte die altjapanische Heilkunde — Kampo genannt — die Gesundheitspflege allein getragen. Sie war von sich aus — ohne Beeinflussung durch Europa oder die USA — durchaus zu medizinischen Großtaten fähig gewesen.

Zwei Beispiele:
Der Chirurg Seishu Hanaoka (1760 bis 1835) schuf 1805, also noch in der „vormodernen" Tokugawa-Epoche, ein Vollnarkosemittel aus Kräutern, das bei Operationen und Ampu-

tationen gute Dienste leistete. Im Westen wurde erst 39 Jahre später die erste Narkose mit Lachgas (H. Wells) und 41 Jahre später die erste Narkose mit Äther (W.T.G. Morton) durchgeführt.

Daß Urin von der Niere hergestellt wird, verkündete der japanische vormoderne Arzt Soteki Fuseya (1747 bis 1811) schon im Jahre 1805. Im Westen wurde diese Einsicht erst 40 Jahre später durch den britischen Anatom William Bowman (1811 bis 1892) gewonnen.

Wenn die vormodernen Errungenschaften der japanischen Medizin nicht Eingang gefunden haben in die Medizinwelt des Westens, so lag das daran, daß Japan damals in nationaler Isolation verharrte.

Die altjapanische Medizin entstammt der altchinesischen, die im 6. Jahrhundert im Gefolge des Buddhismus die Küsten Nippons erreichte.

Die aus China eingeführten Heilkräuter waren bei der Landung in der Regel schon verdorben. Sie überstanden die lange Schiffsreise nicht frisch. Doch Chinas Anmo und Dao-Yin wurden als „Amma" und „Do-in" Japans medizinische Haupttherapien. Die Japaner bauten aber die Heilmassage Anmo bzw. Amma und die mit Atemschulung verbundene Heilgymnastik Dao-Yin bzw. Do-in noch aus. Ebenso wurzelte sich in Japan die chinesische Medizintradition der Akupunktur, der Akupressur und der Moxibustion ein.

Aus einer Mischung von Amma, Do-in und Akupressur entwickelten die Japaner im 18. Jahrhundert ihr Shiatsu. Der Name Shiatsu wurde freilich erst zu Beginn des 20. Jahrhunderts geprägt. „Shi" heißt Finger und „atsu" bedeutet Druck. Die in der Heilkunst des Fingerdrucks verbundenen Behandlungstechniken sind jedoch uralt.

In der sogenannten Edozeit (1603 bis 1867) erlebte die altjapanische Heilkunst ihren Höhepunkt. Besonders Blinde vervollkommneten mit ihrem Fingerspitzengefühl die Methoden von Amma und Shiatsu.

Den ersten Schlag gegen die altjapanische Heilkunde führte Kaiser Meiji; den zweiten der amerikanische General Mac Arthur nach 1945. Mac Arthur (1880 bis 1964) war während des Zweiten Weltkrieges Oberkommandierender der amerikanischen Landstreitkräfte in Ostasien gewesen und wurde ab 1945 Befehlshaber der amerikanischen Besatzungsmacht im besiegten Japan. Er faßte seine Sendung nicht nur militärpolitisch auf. Er fühlte sich zudem als aufgeklärter Beglückungsapostel, der die Japaner von der unwissenschaftlichen und daher unnützen alten orientalischen Heilkunde befreien mußte. Er verbot mit der Sicherheit der Beschränkten barsch und bündig die alte Heiltradition.

Der Willkürakt hatte zur Folge, daß zahlreiche Blinde, die die Heilkunst — speziell Shiatsu oder Akupunktur — ausübten, über Nacht brotlos wurden. In ihrer Verzweiflung begingen manche der blinden Heilpraktiker sogar Selbstmord.

Der japanische Blindenverband stieß einen Hilfeschrei aus, der bis zu Helen Keller, der seit frühester Kindheit blinden, tauben und stummen amerikanischen Schriftstellerin und Sozialreformerin, drang. Sie brachte den amerikanischen Präsidenten Truman dazu, General Mac Arthur zu gebieten, das Verbot, die altjapanische Medizin zu praktizieren, aufzuheben.In Dankbarkeit nennt sich eine Shiatsu- und Akupunkturschule in Tokio heute noch „Helen-Keller-Institut".

Daß die moderne naturwissenschaftliche Medizin nicht hielt, was sie versprach oder was sich die zukunftsoptimistischen Japaner von ihr versprachen, wurde nach und nach erkennbar. Japans moderne Medizinwissenschaft hat zwar Gewaltiges beigetragen zur heutigen Gehirnchirurgie, Herzchirurgie, Krebsforschung und -bekämpfung usw., aber gleichzeitig traten die Grenzen und Mängel einer technischen Medizin mit ihrem mechanischen Weltbild zutage. In vielen Bereichen erwies sich die moderne Medizin als heillos. Das führte zur Rückbesinnung auf die bewährten Naturheilverfahren, die zu neuem Leben erweckt wurden. Die traditionelle Naturheilkunde wird in Japan heute vielfach neben oder mit der modernen Medizin angewandt.

Ein Beispiel der Verknüpfung alter und neuzeitlicher Methoden ist die Magnetbehandlung, die auf in Vergessenheit geratenen Traditionen fußt.

Seit den fünfziger Jahren unseres Jahrhunderts experimentierten Dr. Kyoichi Nakagawa vom Isuzu-Krankenhaus in Tokio und andere japanische Medizinwissenschaftler mit der Heilkraft des Magnetismus, so daß sich das japanische Gesundheitsministerium 1960 damit auseinandersetzen mußte und 1972 grünes Licht für die Herstellung und den Gebrauch von Heilmagneten gab. Die sogenannten Taiki-Magneten werden natürlich im praktischen Teil in das Gesundheitsprogramm unseres Buches einbezogen.

Das Hintergrundwissen für die altjapanische Heilkunst — Kampo — entspricht dem der altchinesischen Heilkunst (S. 57 bis 73). Wir können uns also beschränken auf die japanischen Namen für die chinesischen Schlüsselbegriffe.

Die Lebensenergie Qi nennen die Japaner Ki. Der Mangel an Ki wird Kyo und der Überschuß an Ki Jitsu genannt. Die Punkte, über die der Mangel oder der Überschuß an Energie ausgeglichen werden kann, heißen in Japan Tsubos.

Der Energiesammelpunkt, drei Fingerbreit unterhalb des Nabels — Dantian im Chinesischen und Tanden im Japanischen —, bedarf aber im Rahmen altjapanischer Medizin einer speziellen Betrachtung. Denn Tanden ist der Urquell der Kraft der alten Meister des Schwertes, des Bogenschießens, des Noh-Tanzes, des Malens, des Puppenspiels und aller anderen traditionellen japanischen Künste, inklusive der Heilkunst.

Hara:

Tanden ist gemeint, wenn die Japaner *Hara* sagen. Tanden ist ein Punkt des Hara. Hara heißt Bauch. Das japanische Wort Harakiri kennt bei uns jedermann als rituellen Selbstmord der Samurai. Hara-kiri, das heißt Bauchaufschlitzen. Hara ist für den Japaner nämlich der Sitz des Lebensgeistes.

Der moderne Zenmeister Daiun Sogaku Harada schärfte seinen Schülern ein: „Ihr müßt erkennen, daß der Mittelpunkt des Weltalls eure Bauchhöhle ist."

Hara ist mehr als der Unterleib, der Bauch oder die Eingeweide, Hara ist die „Erdmitte des Menschen" (Dürckheim), nicht nur anatomisch, sondern existentiell.

„In Wahrheit", definiert Karlfried Graf Dürckheim, der ein ganzes Buch über Hara geschrieben hat, „ist Hara der ganze Mensch in seiner Verbundenheit mit dem ernährenden, lösenden und verwandelnden, empfangenden und austragenden und die ‚(Neu)Geburt' vorbereitenden Wurzelkräften des ursprünglichen Lebens. Hara als ‚Ort' ist der Raum der mütterlichen Einheit des Lebens. Nur wo der Mensch seine Einfühlung mit ihr bewahrt, geht er aus jeder Verletzung und Spaltung wieder als ein Ganzer hervor, und in aller Verwandlung zur eigenständigen Person bleibt er den großen Gesetzen des überpersönlichen Lebens gehorsam und als Kind des Seins allen Wesen verbunden."

Der vollgesunde Mensch ist im Sinne der altjapanischen Heilkunde also der im Hara verankerte Mensch.

Wir kennen das Schlagwort soldatischer Disziplin: „Brust heraus — Bauch hinein!" Das ist die widernatürliche Haltung schlechthin. Die körperliche Fehlhaltung spiegelt eine seelisch-geistige Fehlhaltung wider. Die Haltung „Brust heraus — Bauch hinein" ist die Haltung des eitlen und ängstlichen Ichmenschen, des leistungsorientierten Willensmenschen und Machers, der seinem Wesen entfremdet ist, des mit Wissen überfütterten Kopfmenschen, des haltlosen Individuums, das seine Mitte und sein Gleichgewicht verloren hat.

Gesundung ist nur dem offen, der „bauchdenken", „bauchreden" und „bauchtun" lernt, dem geerdeten Menschen, der sein ihn gefangenhaltendes Ichgehäuse sprengt und aus dem Kontakt mit seinem Wesensgrund heilende Kraft empfängt.

Was für die Pflanze die Wurzel ist, ist für den Menschen das Hara.

Dem kranken „Brust heraus — Bauch hinein"-Menschen steht der vollgesunde Mensch gegenüber, der seine Schultern los läßt und seinen Bauch frei gibt — Einschnürung und Verneinung des Unterleibs ist Einschnürung und Verneinung der Natur. Hirn (Geist) und Herz (Seele) dürfen sich nicht lösen vom Hara (Natur), das die Fühlung zum umfassenden Sein und Selbst erlaubt.

Dürckheim: „Hara bedeutet die immer aufs Neue erlebte Verbundenheit mit der transzendentalen ‚Dimension' ursprünglichen Lebens . . ." Das altjapanische Gebot der Gesundheit und Genesung heißt also: Laß dich im Hara nieder! Hara haben, heißt Energie haben — Weltkraft.

Mit dem Punktscheinwerfer greifen wir Shiatsu, Tee, Taiki und Makrobiotik aus der umfangreichen Szenerie der traditionellen japanischen Heilmethoden heraus:

Shiatsu:

Shiatsu (=Fingerdruck) kann als Massage zur Linderung von Schmerz, Spannung und Ermüdung angewandt werden durch Manipulation von Muskeln und Gelenken, aber ebenso nach den Regeln der Akupunktur durch Pressur der Energiepunkte (Tsubos) entlang der Meridianlinien, so daß der Energiekreislauf angekurbelt wird und die inneren Organe gestärkt werden. Die Shiatsu-Therapeuten kommen in der Regel mit knapp 100 Schlüsselpunkten aus. Es geht bei Shiatsu also um mehr als nur um die Behandlung von Muskelkater, Tennisarm oder Schulterschmerz. Shiatsu bringt die Lebensquellen zum Fließen, verbessert den Blutkreislauf und die Lymphzirkulation, beschleunigt den Stoffwechsel usw.

Die klinischen Beobachtungen zeigen, daß durch die fernöstliche Massagetherapie in hohem Maße eine Steigerung der körpereigenen Abwehr und eine Verbesserung des Allgemeinbefindens erzielt wird. Frappierend sind die Erfolge bei nervlichen Leiden einschließlich Schlaflosigkeit und Wetterfühligkeit. Die Regulierung und Harmonisierung der Nerventätigkeit ist ein Hauptanwendungsgebiet der Massage. „Heilung durch Fingerspitzen" ist nicht ganz zutreffend, denn Shiatsu bedient sich neben Fingern und Daumen der Handflächen, der Ellbogen und der Knie.

In Japan praktizieren gegenwärtig einige Zehntausend staatlich geprüfte Shiatsu-Therapeuten.

Tee:

„Medizin war Tee zuerst, Getränk wurde er danach." Mit diesen Worten eröffnet der Japaner Kakuzo Okakura sein berühmtes „Buch vom Tee."

„Tee hat", wie Okakura betont, „nicht die Arroganz des Weines, nicht das Selbstbewußtsein des Kaffees noch die kindliche Unschuld des Kakaos". Was hingegen den Tee auszeichnet, ist ein „zarter unwiderstehlicher Charme".

Das Tee-Kapitel könnten wir freilich ebenso der altchinesischen oder der altkoreanischen Heilkunde eingliedern.

Tee zuzubereiten und zu genießen, ist im Fernen Osten eine uralte Kunst wie Dichten oder Malen. Eine Kunst, inmitten der Rastlosigkeit des Lebens Ruhe zu finden. Wer der Tee-Kunst, ja dem Tee-Kult huldigt, ist ein „Tee-Mensch". Teemenschen haben einen klaren Kopf, leben im Hier und Jetzt, können in der Hektik abschalten, sind harmonisch gestimmt und sind zufrieden. Tee-Menschen im japanischen oder chinesischen Sinn brauchen keinen Psychiater.

Der Tee als Heilmittel: das ist unser Thema. Wir befassen uns also nicht mit dem geheimnisvollen, romantischen und dramatischen Geschichte des Tees, nicht mit den Mühen und Plagen der Teepflückerinnen, nicht mit den fernöstlichen Teemeistern, die in stilvoller Zeremonie Tee brauen und schlürfen und dabei Wunderwerke zarten Teegeschirrs und edler Keramik gebrauchen, und auch nicht mit dem Teetrinken als geschätzten gesellschaftlichen Zeitvertreib einst und jetzt.

Wir richten unseren Blick auf die medizinischen Eigenschaften des Tees. Eine Klarstellung vorweg: Es geht hier nicht um unsere gesunden Kräutertees und nicht um den sogenannten „schwarzen Tee" (der bei uns als russischer Tee bezeichnet wird), sondern ausschließlich um *grünen* Tee oder halbgrünen Tee.

Schwarztee ist ganz fermentiert, grüner Tee dagegen ist unfermentiert und halbgrüner Tee ist teilweise fermentiert (Fermentation = Gärungsprozeß).

Grüner Tee oder halbgrüner Tee (Oolong-Tee) ist bei uns in allen Spezialgeschäften erhältlich — und natürlich in Fernostläden. Keinesfalls sollte der Tee verfälscht werden mit Zucker oder Zitrone, mit Milch oder Rum usw. Den Tee mit zu sieden beginnendem Wasser überbrühen. 3 oder 4 Minuten ziehen lassen.

Was hat es also auf sich mit dem zartgrünen bitteren oder mit dem bernsteinfarbenen herben fernöstlichen Elixier?

Die alten Klassiker Chinas rühmten schon den Tee, der Müdigkeit verscheucht, die Seele labt, den Willen stärkt und die Sehkraft schärft.

Im ersten Bericht, der in Europa über den Tee erschien — in dem 1559 in Venedig veröffentlichten Buch „Navigatione et Viaggi" von Gianbattista Ramusio — erzählt ein persischer Kaufmann : „Die Chinesen nehmen jenes Kraut und kochen es. Eine oder zwei Tassen von diesem Absud nehmen das Fieber, Kopfschmerzen, Magenbeschwerden, Stechen in den Seiten oder im Unterleib."

Und der englische Händler Thomas Garvey warb 1660 für den Tee mit der Verheißung: „Tee bessert Schwindel und Kopfweh, hilft bei Nierensteinen, Fieber, Wassersucht und Skorbut."

Laut fernöstlicher Heilkunde ist grüner bzw. halbgrüner Tee gesundheitsfördernd u. a. in folgenden Fällen:

- Er befreit von Müdigkeit und Schläfrigkeit, belebt sanft bei allgemeiner Erschöpfung, fördert die Wachheit, schärft die Wachsamkeit und unterstützt klares Denken.
- Die anregenden Eigenschaften sind gepaart mit entspannenden Eigenschaften. Bei Streß beruhigt Tee die Nerven. Bei Niedergeschlagenheit heitert er das Gemüt auf. Tee hebt insgesamt das Wohlbehagen.
- Tee fördert den Blutkreislauf,
- regt den Atemprozeß an und begünstigt die Sauerstoffaufnahme,
- beschleunigt den Stoffwechsel,
- stärkt die Widerstandskraft des Körpers und treibt die Genesung voran,
- leistet gute Dienste gegen Erkältung und Kopfweh,
- fördert die Entgiftung der Leber und des Organismus, speziell den Abbau von Alkohol, von Fetten und von Abfallprodukten.
- Tee steigert die Verdauung,
- beugt Nierensteinen und Nierenbeschwerden vor,
- unterstützt den Urinfluß,
- kräftigt die Muskulatur,
- ist ein Schlankmacher,
- bessert das Sehvermögen,
- reinigt die Haut und
- lindert Beschwerden in den Gliedern und Gelenken.
- Tee ist (nicht zuletzt wegen des hohen Gehaltes an Vitamin P) nützlich bei zu hohem Blutdruck und bei Herzbeschwerden.
- Und Tee verlängert die Lebenserwartung.

Ein „Teeist" hat also mehr vom Leben.

Die moderne Medizinforschung in Japan und China bestätigt im großen und ganzen die medizinischen Tee-Erfahrungen der alten fernöstlichen Heilkunde. Neue Erkenntnisse sind hinzugekommen. Zum Beispiel: Grüner Tee hilft die Nikotinentzugserscheinungen ertragen, wenn sich starke Raucher das Rauchen abgewöhnen wollen. Und neueste Untersuchungen in Japan zeigen, daß Menschen, die regelmäßig grünen bzw. halbgrünen Tee trinken, seltener an Krebs erkranken als andere.

Im Fernen Osten ist der Tee das Getränk der Weisen und der Heiligen, der Dichter und der Denker, der Einsiedler und der Aristokraten. Und der Kranken.

Taiki:

Zu den Entdeckungen der alten Chinesen gehört die des Erd-Magnetismus (vor 5000 Jahren). Die Erfindung des Kompasses ist ebenso eine Ruhmestat der Chinesen. Ihre Zauberpriester und Medizinmänner gebrauchten in vorchristlicher Zeit Magnetstein mit seiner „Zauberkraft" für Orakel- und Horoskopzwecke und zur Herstellung von gegen Krankheit und Not schützenden Amuletten.

Um die Mitte des 13. Jahrhunderts brachte der Italiener Paulus Venetus die Kenntnis des Kompasses aus China nach Italien, wiewohl schon im 12. Jahrhundert erstmals in der europäischen Literatur von einem „Leitstein" im Zusammenhang mit den Wikingern und der Entdeckung Islands gesprochen wird. Die Chinesen gebrauchten jedenfalls den Kompaß schon in den ersten Jahrhunderten nach Christus.

Der Erdmagnetismus und der Körpermagnetismus (der menschliche Körper strahlt selbst ein eigenes magnetisches Feld aus) regten Mediziner in Ost und West an, den Zusammenhang zwischen Magnetismus und Wohlergehen zu erforschen. Experimente, die Heilkraft des Magnetismus zu erproben, haben in Japan Tradition.

Ein moderner Pionier der Heilmagnetismusforschung, Doktor Kyoichi Nakagawa (Tokio) legte 1975 auf dem Internationalen Kongreß „Magnetismus und der lebendige Organismus" aufsehenerregende Ergebnisse vor. Von 11.648 an Nacken- und Schultersteifheit, Muskelschmerzen, Rheumatismus, Ischias oder Neuralgie leidenden Patienten, die mit Heilmagneten behandelt worden waren, klagte nicht ein einziger über unerwünschte Nebenwirkungen oder über eine Verschlimmerung der Krankheit. Doch 94,3 Prozent hielten die Behandlung für wirksam, nur 1,6 Prozent hielten sie für unwirksam. Zwei in Osaka und Tokio 1980 unter der Leitung von Dr. Shigeru Arichi und Dr. Hirofumi Suzuki durchgeführte klinische Studien, die die Testreihen auf Schulterschmerzen eingrenzten, ergaben, daß 81,5 Prozent der Patienten in Osaka und 82,3 Prozent der Patienten in Tokio durch Heilmagnete eine Besserung ihrer Schulterschmerzen erreichten.

Tests und Untersuchungen im Westen bestätigten übrigens die Heilkraft von Pflastermagneten.

Die Feldstärke eines Magneten wird in Gauß gemessen. Carl Friedrich Gauß war ein deutscher Mathematiker und Astronom. Der Erdmagnetismus beträgt 0,5 Gauß.

Die in Japan hergestellten und in unseren Apotheken und Drogerien erhältlichen Magnetpflaster, Taiki genannt, weisen eine Feldstärke von 500 bis 800 Gauß auf, sind also mindestens tausendmal so stark wie der Erdmagnetismus.

Der Name Taiki entspricht dem chinesischen Begriff Taiji. Wir kennen den Begriff. Er bedeutet das Große Allerletzte und ist ein anderes Wort für Dao, den Urgrund des Seins. Taiki drückt also aus: Yin und Yang in Einklang bringen.

Der Heilmagnet mit dem großen Namen ist klein wie eine Linse. Er ist rostfrei, und das Pflaster ist wasserfest und hautfreundlich, so daß wie gewohnt geduscht und gebadet werden kann. Das Magnetpflaster sollen wir maximal 30 Tage auf der Haut belassen, mindestens aber 1 Woche.

Wir können die Pflastermagnete auf druckschmerzhafte Punkte *oder* auf Energiepunkte (Tsubos) kleben.

Die Magnetselbstbehandlung nützt bei Nacken-, Schulter-, Rücken- und Beinschmerzen, bei Muskelkater und Muskelsteifheit, bei rheumatischen Beschwerden, Ischias, bei Asthmaanfällen, Bronchitis, bei Erkältungskrankheiten, Kreislaufbeschwerden, Magenschleimhautentzündung, bei nervösen Leiden, Streß, Reisekrankheit, Schlaflosigkeit, bei Menstruationsbeschwerden und Sexualstörungen, bei bestimmten Hautleiden und gegen Übergewicht, bei schlecht heilenden Narben usw.

Makrobiotik:

Eine Heil- und Regenerationsmethode der Sonderklasse ist die Ernährung.

Die heutige Makrobiotik ist eine auf den japanischen Philosophen Professor George Ohsawa alias Sakurazawa Nyoiti zurückgehende, neue Ernährungswissenschaft, die aber auf uralten, fernöstlichen Traditionen beruht.

Wenn wir Makrobiotik hören, denken wir an Misosuppe, Kuzu, Tamari, Tahini, an Meeresalgen und Seetang und dergleichen. Doch das ist nicht ihr Kern.

Makrobiotik (makro = groß, umfassend; und bio = Leben) versteht sich als eine Lebensweise gemäß der Ordnung des Universums, als eine Ernährungsweise, bei der Nahrungsauswahl und Essenszubereitung im Einklang mit der Natur stehen.

Ohsawa spricht von Zen-Makrobiotik, und Makrobiotiker behaupten, daß es die in der Makrobiotik beherzigten Grundregeln japanischer Kochkunst und Ernährungslehre in Reinkultur nur noch in den buddhistischen Zen-Klöstern gibt.

Es wäre aber falsch, Makrobiotik und Zen-Küche gleichzusetzen in dem Sinne, als ob die Schöpfer der neuen Ernährungslehre dem Tenzo — dem Koch im Zenkloster — über die Schultern geblickt hätten, wenn er in seiner rußgeschwärzten Küche am offenen Herdfeuer das Mönchsmahl anrichtet und dabei „mit ganzem Herzen" Holzscheiter verbrennt oder den Kochlöffel handhabt, jedes Reiskorn wie Buddha behandelt und aus „Grünzeug Tempel baut". Kochen ist für den Tenzo Meditation. Der Kochtopf des Zen-Küchenmeisters ist aber nicht die Wiege der Makrobiotik.

Überhaupt wird der makrobiotischen Ernährungsweise, die sich auf östliche alte Weisheiten beruft, von Kritikern, die auf dem Standpunkt ganzheitlicher Medizin stehen, vorgeworfen, daß die Makrobiotik lediglich Teilaspekte fernöstlicher Heilkunst berücksichtigt und bei der Zuordnung der Lebensmittel und Speisen zu Yin und Yang allzu willkürlich und eigenwillig vorgeht.

Wie dem auch sei, die Makrobiotik ist eine nicht mehr wegzudenkende Ernährungslehre mit japanischem bzw. fernöstlichem Unterbau. Sie verheißt Vitalität, Widerstandskraft, Frische, Verjüngung und langes Leben.

In der Makrobiotik sind nicht nur Völlerei und Prasserei Sünde, sogar Sättigung ist eine Sünde. Der Mensch sollte sich nur zu 70 Prozent satt essen. Das ist tatsächlich ein bewährter Grundsatz aus den Zenklöstern.

Was den Speisezettel betrifft, so ist in der Makrobiotik zwischen Hauptnahrung und Zusatznahrung klar zu unterscheiden.

Die Hauptnahrung — rund 60 Prozent der täglichen Nahrungsaufnahme — soll aus Naturreis und Vollgetreide (Weizen, Roggen, Gerste, Hafer, Hirse) sowie Buchweizen und Mais bestehen bzw. aus Vollgetreideprodukten (Brot, Nudeln . . .). Vollgetreide ist aus makrobiotischer Sicht die ausgewogenste Ernährung, und es enthält das größte Energiepotential.

Zusatznahrung Nummer eins ist Gemüse, das rund 20 Prozent der Mahlzeit ausmachen darf: u. a. Rettiche, Karotten, Spinat, Schwarzwurzel, Kürbisse, Karfiol, Zwiebel. Meeresgemüse: Seetang, Seemoos, Algen. Zwei Drittel des Gemüses sollen wir geschmort, gedämpft, gekocht oder gebacken zu uns nehmen, ein Drittel roh als Salat.

Zusatznahrung Nummer zwei sind Hülsenfrüchte, Samen und Nüsse (10 Prozent der Mahlzeit). Hülsenfrüchte: Bohnen, Erbsen, Linsen. Samen: Sesamsamen, Kürbiskerne, Sonnenblumenkerne, Mohn. Nüsse: Mandeln, Walnüsse, Haselnüsse, Erdnüsse.

Getreide (60 Prozent), Gemüse (20 Prozent) und Hülsenfrüchte bzw. Samen (10 Prozent) sollen zusammen 90 Prozent der Nahrung ausmachen.

Von den verbleibenden 10 Prozent entfällt der Hauptanteil auf die Zusatznahrung Nummer drei: auf Obst (Äpfel, Kirschen, Pfirsiche, Pflaumen, Marillen, Brombeeren, Melonen, Trauben, Mandarinen, Bananen usw.).

Tierische Nahrungsmittel (Fleisch und Milchprodukte) sowie Zucker sind möglichst zu vermeiden; allenfalls werden Fische (Seezunge, Heilbutt, Hecht, Forelle, Kabeljau, Karpfen . . .) und das Fleisch des Huhns, des Truthahns, des Fasans und des Rebhuhns gelegentlich geduldet.

Trinken sollen wir nur mäßig, fordert die Makrobiotik. Bevorzugte Getränke sind Kräutertee und Getreidekaffee.

Das ist in großen Zügen die Nahrung, aus der Makrobiotiker Leben zu gewinnen glauben.

(15) Die erste Hoffnung heißt Hanyak

Der Schamanismus war gefragt, als die Menschen auf der koreanischen Halbinsel noch in strohgedeckten Erdhöhlen hausten, und ist wie eh und je gefragt in der Wirtschafts-wunderwelt Koreas mit ihrer vibrierenden Supermetropole der Wolkenkratzer und Glas-türme. Fünftausend Jahre hat in Korea der Schamanismus überlebt. In Korea ist der Schamanismus Gegenwart, nicht Geschichte. Weder der Buddhismus, der 372 n. Chr. Korea erreichte, noch der Konfuzianismus, noch das in Korea 200 Jahre alte Christentum haben den Schamanismus in den Schatten stellen können.

Wie dereinst tanzt und singt heute die Mudang, Koreas Schamanin, erregt zum häm-mernden Rhythmus der Gongs, Trommeln und Flöten. Die Mudang, kapuzen- oder tschakobehütet, in wallendem Hanfgewand, schwingt bunte Tücher, Spiegel, Fächer, Rasseln und Schwerter. Sie murmelt und lallt. Sie zuckt. Durch Wacholderdämpfe und Narkotika in Trance versetzt, leiht sie den Geistern ihre Stimme. In Trance kann sie auf Messern tanzen und scharfe Klingen in das weiche Fleisch ihrer Arme, Wangen oder Zunge pressen, ohne daß Blut fließt. Ich kann das als Augenzeuge eines Kuts — wie die uralte koreanische Geisterzeremonie heißt — bestätigen. Wie vor Tausenden Jahren stellt die Schamanin durch ihre Trance die Verbindung zur unsichtbaren Welt der Geister her, um Unheil oder Krankheit abzuwenden. Die Volksreligion des Schamanismus huldigt dem Glauben, daß alle Tiere, Pflanzen und Dinge von Geistern beseelt sind, die nur von fähigen Schamanen beherrscht werden können.

Mudang heißt wörtlich „Heim des Geistes". Die Mudang ist Geisterbeschwörerin, Wahr-sagerin und Heilerin. Die Magie ist in Korea — ausgenommen auf der Insel Cheju — heute fest in den Händen von Frauen. Die Schamanen männlichen Geschlechts, Paksu genannt, sind längst nur mehr Statisten beim Kut.

Sanshin, der Berggeist, abgebildet als friedlicher und freundlicher weißbärtiger Greis, der von einem Tiger begleitet ist oder auf einem Tiger reitet, spielt in Korea eine Rolle wie die daoistischen Unsterblichen in China. Er ist für Langlebigkeit zuständig und wird besonders von Kräutersammlern verehrt.

Die schamanistische Medizin, die ihre guten Seiten haben wird, ist aber auf der anderen Seite unheilschwanger, wenn abergläubische Praktiken das Leben der bei der Mudang Zuflucht suchenden Patienten gefährden.

Wenn die Mudang einem unter Stuhlverstopfung leidenden Kranken die Brühe von Schweinekot zu trinken gibt, so bewirkt das nicht nur einen heftigen Durchfall, sondern kann darüber hinaus fatale Folgen haben.

Und wenn die Mudang einem Patienten rät, seine schwer entzündete Hand oder seinen „bösen Fuß" drei Tage lang in den Bauch eines toten Schweines zu stecken, so kann das einen Gasbrand hervorrufen. Dann muß der moderne Chirurg einspringen, der, wenn er Glück hat, das Leben des Kranken durch eine Amputation retten kann.

Das sind zwei Beispiele schamanistischer Volksmedizin, die den Fortschritt und den Segen der neuzeitlichen naturwissenschaftlichen Medizin zum Leuchten bringen.

Wie sich schamanistischer Glaube zum Nachteil der Gesundheit auswirken kann, zeigt noch ein anderes Beispiel: Die geistergläubigen Koreaner bestehen darauf, daß der Mensch zuhause sterben muß. Dahinter steckt die Furcht, daß der Geist eines auswärts sterbenden Menschen nicht zur Ruhe kommt und seine Angehörigen als Quälgeist heimsucht. Das bringt viele Patienten nach einer schweren Operation im Krankenhaus in Lebensgefahr. Denn die Verwandten fürchten, daß der durch den chirurgischen Eingriff Geschwächte im Spital stirbt, und sie fordern daher, ihn zu entlassen. Es kommt vor, daß Spitalsärzte überhaupt zögern, Schwerkranke zu behandeln, weil sie Vergeltungsmaßnahmen von seiten der Familie des Patienten befürchten, wenn er im Krankenhaus stirbt.

Neben der schamanistischen Volksmedizin und der modernen naturwissenschaftlichen Medizin wird in Korea ein drittes System praktiziert: Hanyak — die „Medizin der Alten". Hanyak ist 4000 Jahre alt und wurzelt in China. Weil sich Hanyak an die altchinesische Medizin anlehnt, verweisen wir auf die Kapitel der altchinesischen Medizin.
Hanyak hat seine Stärke in der Kräuterkunde und seine Schwäche in der Chirurgie.
Die Kräuterstädte im alten Korea waren Taegu, P'yongyang und Kaesing. In Taegu hat sich der Kräutermarkt erhalten. Die Südwallstraße (Namsong), im Volksmund „Medizinallee" genannt, ist eingehüllt in eine Duftwolke von Gräsern, Wurzeln, Rinden, Blüten und Blättern. Zahllose Läden bieten neben Kräutern und Trockenfrüchten plattgewalzte getrocknete Kröten, Tigertatzen oder gepreßte Tausendfüßler und allerlei zerpulverte Tier- und Pflanzenprodukte an.
Die Chirurgie der „Medizin der Alten" konnte sich zwar bis vor 1500 Jahren entfalten, fand aber damals ein jähes und gewaltsames Ende. Der berühmte koreanische Chirurg Hwat'a wurde in jener Zeit eines Tages zum vom Kopfschmerzen geplagten König gerufen. Der Chirurg schickte sich an, eine Gehirnoperation vorzunehmen, aber die Majestät erblickte darin einen Mordanschlag. Der Herrscher ließ den Gehirnchirurgen kurzerhand hinrichten und dessen Bücher und Instrumente vernichten. Zudem sprach er ein Verbot der Chirurgie aus. Heute noch ist es Hanyak-Praktikern untersagt zu operieren. Operationen sind der naturwissenschaftlichen Medizin vorbehalten.

Die naturwissenschaftliche Medizin des Westens breitete sich ab 1884 in Korea aus. Das bahn- und bannbrechende Ereignis war die Rettung eines bei einem Attentat lebensgefährlich verletzten koreanischen Staatsmannes — die Rettung durch den amerikanischen Arzt Dr. H. N. Allen. Das verschaffte der westlichen modernen Medizin höchstes Ansehen im Land der Morgenstille.
Doch insgesamt wiegt bis heute die 4000jährige Medizintradition des Hanyak mehr als die hundertjährige naturwissenschaftliche Medizintradition in Korea. Die erste Hoffnung eines kranken Koreaners ist nach wie vor Hanyak. Dabei spielt natürlich mit, daß die modernen Drogen und die Laborbehandlung kostspieliger sind als die herkömmlichen Heilmittel und Heilmethoden.

Die Medizinphilosophie des Hanyak fußt auf der chinesischen Weltanschauung und kreist um Yin und Yang (➤ Seite 57 ff.) und die Fünf Wandlungsphasen (➤ S. 59 ff.). Yin heißt in Korea Um und Yang heißt Yang. Wie sehr Um und Yang im Mittelpunkt koreanischer Kultur stehen, zeigt schon die koreanische Flagge, die im inneren Kreis das aggressive und männliche rote Yang und das rezeptive und weibliche blaue Um aufweist.

Der Hanyak-Diagnostiker verläßt sich auf das Beobachten des Gesichtsausdrucks des Patienten, auf das Abhören der Stimme, das Ausfragen des Patienten nach dem Krankheitsverlauf und den Krankheitszeichen, die Zungenuntersuchung und das Abtasten des Pulses (er unterscheidet 17 Pulstypen).

Wie die puritanischen Ideale des Konfuzius dem Hanyak-Mediziner das Leben erschwerten, zeigt sich u. a. darin, daß er keine unbekleidete Frau sehen und berühren durfte. Bei Königinnen und hochgestellten Damen war seine Feinfühligkeit herausgefordert, wenn er den Puls durch einen Seidenfaden maß, der um das Handgelenk einer edlen Dame gelegt wurde und die Pulsfrequenz übertrug.

Bezeichnend für den altkoreanischen Arzt ist, daß er den Kranken besucht und daß nicht der Kranke zum Arzt kommt. Der Arzt auf Hausbesuch kann sich ein Bild machen von der Wohnsituation, den familiären Verhältnissen, den Umweltbedingungen und den Einflüssen der Nachbarschaft auf den Kranken.

Die Palette der Hanyak-Arzneien ist reichhaltig. Kamelienknospen und Schwertlilienwurzeln dienen beispielsweise der Festigung des Geistes. Azaleenwurzeln bekämpfen Brustfellentzündung. Sternhyazinthen heilen Erkältung und Fieber. Und Distelwurzeln lindern Rheumatismus.

Über allen Heilmitteln aber thront Insam, wie die Koreaner den Ginseng nennen. Ginseng (➤ S. 123) ist das Elixier des Orients zur Besserung des Kreislaufs und der Verdauung, gegen vorzeitiges Altern und überhaupt zur Vitalitätssteigerung.

(16) Erbe der Götterärzte

Der Schöpfergott Brahma ist in Indien der Urheber der Medizinkunde, beteuert die Mythologie. Brahma offenbarte die Heilkunde dem Rishi („Propheten") Daksha, der sie seinerseits den Ashwin-Zwillingen übermittelte.

Die Ashwin-Zwillinge namens Nasatya und Dasra, die vor ihrer Himmelfahrt niedrigen Standes waren, sind ein Arztgötterpaar, das über die Gesundheit der Götter wacht. Die beiden Götterärzte enthüllten die Medizinwissenschaft dem Götterkönig Indra. Bis dahin stimmen die Mythen überein.

Zwei Versionen kennt die indische Götter- und Heldensage aber über den weiteren Verlauf der Bekanntmachung der Heilkunde an die leidende Menschheit.

Eine Überlieferung besagt, daß Indra den Rishi Bharadvaja die Heilkunde mitgeteilt hat. Nachdem nämlich in Urzeiten die Menschheit von Krankheiten und Seuchen befallen worden war, versammelten sich die Rishis, Indiens Weisheitslehrer, im Himalaya, um zu beraten, wie sich die Menschen der grassierenden Plagen des Körpers und des Geistes erwehren könnten. Sie bestimmten Bharadvaja, Götterkönig Indra aufzusuchen und das Geheimnis des Heilens zu erfragen.

Der eingeweihte Bharadvaja vertraute das Heilwissen seinem Schüler Atreya Punarvasu an, dem legendären Gründer der ersten indischen Medizinschule in Taxila. In dessen Nachfolge stehen Agnivesha und später der große historische Arzt Caraka.

Eine andere Überlieferung behauptet, daß Götterkönig Indra das Heilwissen dem vedischen König Divodasa alias Dhanvantari übergeben hat, dem der „Ayurveda" (= „Wissen vom Leben"), wie Indiens Heilkunde genannt wird, zugeschrieben wird. In die Nachfolge Dhanvantaris stellt sich der große historische Arzt Susruta.

Jedenfalls beansprucht der Ayurveda jenseits aller Mythologie als heilige Lehre übermenschlichen Ursprung und göttliche Autorität.

Die Rishis — die heiligen Seher Altindiens — empfingen in tiefer Meditation und Innenschau ewige Weisheiten. Dem kosmischen Bewußtsein der Rishis entsprang also nach indischer Überzeugung der Ayurveda.

Jenen alten Sehern der Wahrheit, den Erleuchteten, werden in Indien die sogenannten Veden zugeschrieben, die ältesten überlieferten heiligen Schriften der Menschheit, die den sechsfachen Umfang der Bibel haben.

Von den vier klassischen Veden — dem Rig-Veda, dem Yajur-Veda, dem Sama-Veda und dem Atharva-Veda — , die den Rishis in der Kontemplation enthüllt wurden, sind medizingeschichtlich der älteste, der 4000 Jahre alte Rig-Veda, und der jüngste, der 3000 Jahre alte Atharva-Veda, bedeutsam. Sie spiegeln den Wissensstand der magisch-religiösen Medizin, die schon Operationen und den Gebrauch von Prothesen kennt. Was die Heilpflanzen betrifft, so registriert der Rig-Veda deren 67 und der Atharva-Veda schon deren 290.

Ein Nebenglied bzw. Zusatz des vierten klassischen Veda, des Atharva-Veda, ist der Ayurveda, jenes „Wissen vom Leben", das die Grundlage der altindischen Naturheilkunde ist.

Die Atharvans, mystische Feuerpriester, Indiens Schamanen, bedienten sich als Medizinmänner einerseits der Heilkräuter, anderseits der Zaubersprüche, der Sühnezeremonien, der Verfluchungen, des Erflehens des Beistands der Himmlischen, und der Hypnose

(„Tempelschlaf"). Von den Atharvans, den Zauberdoktoren, grenzen sich aber schon in vedischer Zeit — also 2000 vor Christus — allmählich Ärzte und Chirurgen ab.

Selbst in vorarischer Zeit — in der 5000 Jahre alten Induskultur (Ausgrabungen von Harappa und Mohendscho Daro) war aber das Hygienebewußtsein der dunkelhäutigen Ureinwohner schon stark ausgeprägt (wie z. B. Wasserleitungssysteme, Kanalisationen und zahlreiche Badeanstalten beweisen). Zudem waren die Draviden seinerzeit schon heilpflanzenkundig und Shiva, dem Gott des Yoga und der Heilkunde, ergeben.

Im Lichte der Geschichte sind es namentlich drei Ärzte, die die ayurvedische Medizin entfaltet haben: Susruta, Caraka und Vagbhata.

Susruta, der im 5. vorchristlichen Jahrhundert gelebt haben dürfte, war Medizinprofessor an der Universität Benares (damals Kasi genannt), neben Taxila dem zweiten medizinischen Zentrum Altindiens. Susruta schrieb eine zusammenfassende Darstellung der ayurvedischen Heilkunde mit Schwerpunkt Chirurgie: den „Susruta Samhita" (= „Susruta Sammelband"). Das klassische Werk über Diagnose und Therapie behandelt z. B. Heilstoffe, Ernährung, Bäder, Geburtshilfe, Babyhygiene, Autopsie und Chirurgie (Starstechen, Steinoperationen, Kaiserschnitt, Einrichten von Knochenbrüchen durch Nagelung, plastische Chirurgie usw.). Susruta selbst gilt als der Erfinder der plastischen Chirurgie. Er beherrschte die Kunst, z. B. ein Unfall- oder Kriegsopfer mit einer neuen Nase auszustatten. Susrutas Sammelband wurde schon früh ins Arabische übersetzt.

Caraka dürfte um Christi Geburt gelebt haben. Er lehrte an der Medizinhochschule der Universitätsstadt Taxila (Pandschab). Taxila, eine Gründung des legendären Atreya, war das erste medizinische Zentrum im alten Indien, Mittelpunkt der Medizinstudenten des Inlandes und des benachbarten Auslandes. Der medizinische Sammelband Carakas, der „Caraka Samhita", geht auf den schon genannten Agnivesha, einen der Studenten von Atreya, zurück, wurde aber von Caraka überarbeitet und ergänzt. Die Inder ehren Caraka als „Vater der Medizin", denn sein Werk ist noch heute ein Basiswerk des Ayurveda.

Vagbhata (7. Jahrhundert nach Christus) ist die dritte Säule des klassischen Ayurveda. Er schrieb den Astanga Sangraha, ein Kompendium der achtteiligen Hindu-Medizin.

Unterdessen hatte der Buddhismus Indien seine Wohltaten gespendet. Der dem Buddhismus beigetretene König Asoka (272 bis 236 v. Chr.) hatte beispielsweise in seinem Reich in Nordindien allenthalben Spitäler errichten und Ärzte und Krankenpfleger ausbilden lassen. Er hatte verfügt, Heilkräutergärten anzulegen. Nichts hatte er versäumt, was das Wohlergehen der Bürger förderte.

Der Buddhismus wurde zum Fahrzeug der ayurvedischen Medizin, die sich im Gefolge der buddhistischen Mönche und Missionare bis Tibet, Zentralasien, Ceylon, China, Japan, Hinterindien und Indonesien ausbreitete.

Zu Taxila und Benares war ein drittes indisches Medizinzentrum getreten: das der buddhistischen Universität von Nalanda, das vom 5. bis zum 12. Jahrhundert nach Christus blühte. Nalanda war der Mittelpunkt der buddhistischen Gelehrsamkeit mit einer reichhaltigen Bibliothek und mit zeitweise bis zu 10.000 Mönchen, die hier neben dem Glauben Medizin studierten.

Im 12. oder 13. Jahrhundert fiel Nalanda dem Sturm der Moslems zum Opfer, die in Indien die Macht an sich rissen. Die Großmoguln, die muslimischen indischen Kaiser, die fünf Jahrhunderte regierten, suchten die hinduistische/buddhistische ayurvedische Medizin kaltzustellen. Sie vertrauten ihrer eigenen Heilkunde: der Unani-Medizin (➤ Seite 106 ff.). Unani ist eine Verballhornung des Wortes ionisch, das auf die griechische Herkunft des im Islam entfalteten medizinischen Systems hinweist, das mit den Moguln in Indien Einzug hielt und sich noch heute neben der ayurvedischen Medizin behauptet.
Die hochnäsigen europäischen Kolonialherren taten ein übriges, um der traditionellen Medizin Indiens den Garaus zu machen. 1833 maßte sich die Ostindische-Kompanie an, alle ayurvedischen Schulen zu sperren und aufzulösen, um der „mittelalterlichen" Medizin das Lebenslicht auszublasen und das Land am Ganges der zukunftsträchtigen naturwissenschaftlichen und technischen Medizin zu erschließen. Die Kompanie stiftete dafür in Kalkutta die erste Universität für westliche Medizin, die z. B. den Engländer Harvey (1578—1657) als Entdecker des Blutkreislaufs feiert, nicht wissend oder nicht wissen wollend, daß in Indien längst schon Susruta den Blutkreislauf beschrieben hatte.
Ein anderes Beispiel: Europas Medizin impfte seit dem 18. Jahrhundert. Indiens Medizin seit dem 6. Jahrhundert! Und schon im 6. vorchristlichen Jahrhundert kannten Indiens Heilkünstler Gefäße, Lymphbahnen, Nervenstränge, Gelenkschmiere und dergleichen.
Doch im Schatten des Kolonialismus war die verdiente ayurvedische Medizin zu einem Aschenbrödeldasein verdammt. Sie wurde entwertet zur „Arme-Leute-Medizin". Die Geldleute hingegen konnten sich die revolutionäre Medizin der Industriezivilisation leisten.
Erst im Zuge der indischen Unabhängigkeitsbewegung kam es zur Neuentdeckung der altehrwürdigen heilenden Wissenschaft, die in unseren Tagen rund drei Viertel der Bevölkerung Indiens medizinisch betreut.
Eine Krönung des auferstandenen Ayurveda, der heute bis in die USA ausstrahlt und die sogenannte holistische (ganzheitliche) Medizin der Moderne belebt, war der erste internationale Ayurveda-Kongreß im Jahre 1983.

Sind Sie ein Vata-Typ, ein Pitta-Typ oder ein Kapha-Typ? Neigen Sie zu Vata-Krankheiten, zu Pitta-Krankheiten oder zu Kapha-Krankheiten? Das ist das erste, was der Vaidya — der ayurvedische Arzt — erkundet. Denn die altindische Medizin dreht sich um die *Tridosa* (Drei Dosa).
Die Tridosa sind der Schlüsselbegriff der Medizinphilosophie Indiens. Wenn ein Dosa oder mehrere Dosa zu stark oder zu schwach auftreten, wird der Mensch krank. Gesund bleibt oder wird er nur, wenn die drei Dosa ausgeglichen sind.
Die Tridosa heißen Vata, Pitta und Kapha. Übersetzungen der Wörter bringen nichts. Tridosa wird der verdeutschende Dolmetscher „drei Säfte" nennen, und wenn er Vata, Pitta und Kapha übersetzt, wird er von „Luft", „Galle" und „Schleim" sprechen. Was bedeuten aber die Tridosa? Sie sind die drei im Menschen und in allen Lebewesen wirksamen Komponenten der Urkraft.
Die drei Grundkräfte Vata, Pitta und Kapha bestimmen und regeln nach ayurvedischer Lehre im Zusammenspiel alle Funktionen unseres Körpers, unseres Geistes und unseres Gemütes.

Vata:

Ein Zuviel an Vata bewirkt u. a. eine Beschleunigung des körperlichen Abbaus und Verfalls im allgemeinen, und im besonderen Stoffwechselstörungen, Stuhlverstopfung, Blähungen, Abmagerung, Zittrigkeit, Krämpfe, Kraftlosigkeit, Atemnot, kalte Füße und Hände, Wirbelsäulenbeschwerden im unteren Bereich, Arthritis, Ischias, Neuralgie, Schlaflosigkeit, Gedächtnisschwäche, Kummer, Depression und Nervosität. (Umgekehrt führen Angst, Kummer, Depression und Nervosität zu Wucherungen des Vata-Elementes).

Ein Zuwenig an Vata führt z. B. zu Kurzatmigkeit, Konzentrationsschwäche, Sprödigkeit, Humorlosigkeit, Schwerfälligkeit, Schlaffheit, Erschöpfung, Niedergeschlagenheit und gestörtem Sprachfluß.

Vata nimmt zu und herrscht vor von 14 Uhr bis Sonnenuntergang und vor Sonnenaufgang (zwischen 2 und 5 Uhr früh), ebenso im Herbst (September bis November) sowie im Alter (ab 50). Die genannten Phasen der Tageszeit, der Jahreszeit und des Lebensalters fördern also Vata-Gesundheitsstörungen. Sie machen uns anfällig für Vata-Krankheiten. Der ayurvedische Arzt dämpft übermäßiges Vata durch Hitzetherapie, Massage, Inhalation sowie Heilmittel und Nahrungsmittel salzigen, sauren und süßen Geschmacks.

Ein geschwächtes Vata kann gestärkt werden durch bittere, scharfe und zusammenziehende Heil- und Lebensmittel.

Der *Vata-Typ* — ein Mensch mit dominierender Vata-Energie also — ist groß, lang, flachbrüstig und hager (bis dürr). Sein Knochenbau ist zart — die Gelenke knacken — und seine Muskulatur schwach. Sein Teint ist braun; seine Haut trocken, faltig, rauh und rissig. Er hat schwarzes, mattes, sprödes und schütteres Haar. Seine Stimme ist brüchig, heiser und rauh. Seine Augen mit dünnen Wimpern sind glanzlos, und sein Blick ist stechend oder unruhig. Seine Nägel sind rissig, seine Zähne brüchig. Seine Nase ist krumm, gebogen. Seine Bewegungen sind unstet und fahrig. Er ißt hastig, verschluckt sich häufig und spricht schnell. Sein Schlaf ist unterbrochen, aber er kommt mit wenig Schlaf aus. Er hat eine Abneigung gegen Kaltes (er neigt zu Erkältungen). Er kapiert schnell, aber sein Gedächtnis läßt ihn imStich. Sein Erinnerungsvermögen ist unzuverlässig und kurz. Er ist neidisch, intolerant, unzufrieden, mißtrauisch, freudlos, genußunfähig, verliert schnell die Fassung, ist unbesonnen, labil, willensschwach, geschwätzig, aber schöperisch und aktiv. Seine sexuellen Bedürfnisse sind mäßig. Er hat die Fähigkeit, schnell zu Geld zu kommen, aber im Handumdrehen wirft er es wieder hinaus. Seine Träume verraten, daß er hoch hinaus möchte: er träumt vom Fliegen, Springen, Bergsteigen oder dem Erklettern von hohen Bäumen.

Der ayurvedische Arzt erkennt den Vata-Typ ferner an dessen schnellen und dünnen Puls („der sich wie eine Schlange bewegt"), am schaumig bräunlichen Urin und an seinem trockenen, harten und dunklen Stuhl.

Pitta:

Ein Zuviel an Pitta kann u. a. zu folgenden Symptomen führen: Leber- und Gallenstörungen, Magenübersäuerung, Sodbrennen, Magenschleimhautentzündung, Magengeschwür, Eßunlust, unzureichende Verdauung, Hitzewallungen, Fieber, Hautbeschwerden (Ausschläge, Nesselsucht, Pigmentflecken), Entzündungen, Eiterungen, Blutungen, Schwächung der Sehkraft, Schwindel und Schwäche, Infektionsanfälligkeit, Neigung zu

Schwitzen, Schlaflosigkeit, vorzeitige Bildung von Furchen und Falten im Gesicht, vorzeitiges Ergrauen der Haare.

Auf der Gefühlsebene führt ein vermehrtes oder erregtes Pitta zu Zornmütigkeit, Haß und Eifersucht (die ihrerseits Pitta aufschaukeln).

Ein Zuwenig an Pitta gefährdet u. a. Verdauung und Stoffwechsel, die dem Pittaprinzip unterstehen.

Pitta nimmt zu und herrscht vor in der Mittagszeit (zwischen 10 und 14 Uhr) und um Mitternacht (zwischen 22 und 2 Uhr), im Sommer sowie im Erwachsenenalter (besonders zwischen 30 und 50 Jahren). Das sind die Zeiten bzw. Perioden, die den Ausbruch von Pittakrankheiten begünstigen.

Ayurveda dämpft übermäßiges Pitta in erster Linie durch die Reinigungstherapie und ebenso durch Nahrungs- und Heilmittel bitteren, süßen und herben (zusammenziehenden) Geschmacks. Ebenso empfiehlt der Arzt den Pitta-Kranken eine angenehm kühle und sorgenfreie Umgebung.

Ein geschwächtes Pitta kann gestärkt werden u. a. durch saure, salzige und scharfe Speisen und Heilmittel.

Der *Pitta-Typ* — ein Mensch mit dominierender Pittaenergie — ist mittelgroß und schlank. Seine Gelenke sind locker, sein Fleisch ist schlaff. Sein Teint geht ins Gelbliche. Seine Haut ist weich und glatt, neigt aber zu Leberflecken, Sommersprossen, Muttermalen und dergleichen. Sein Haar ist dünn und seidig, rot oder braun oder blond. Es fällt früh aus oder ergraut bald. Seine Stimme ist klar, überschlägt sich aber leicht. Seine zart bewimperten Augen — grau, grün oder braun — sind schmal. Der Blick ist durchdringend. Seine Nägel sind weich, seine Zähne unauffällig. Er hat eine gerade Nase. Er bewegt sich sicher und ißt viel. Seine Schlafdauer ist durchschnittlich. Er schläft fest und ohne Unterbrechung. Besondere Kennzeichen: er liebt Duftstoffe und Parfüms und leidet unter übermäßiger Schweißabsonderung. Er hat eine Abneigung gegen Heißes und gegen Hitze, was mit seiner Schwitzneigung zusammenhängt. Sonneneinstrahlung bekommt ihm schlecht. Er denkt logisch, ist scharfsinnig, und seine Merkfähigkeit ist zufriedenstellend. Er ist ehrgeizig, aggressiv, nachtragend, aber anderseits experimentierfreudig, rührig, beweglich und verantwortungsbereit, alles in allem eine Führernatur. Sein sexuelles Verlangen ist durchschnittlich. Er hat das Zeug, Wohlstand zu erwerben, und liebt es, sein Hab und Gut protzig zur Schau zu stellen. In seinen Träumen häufen sich Meteore, Blitze, Feuer, Glut und Sonne sowie Krieg und Zorn.

Der ayurvedische Heiler erkennt den Pitta-Typ außerdem am voll schlagenden, leicht beschleunigten Puls („der wie ein Frosch hüpft"), am klaren, heißen, gelblichen bis rötlichen Urin und am reichlichen lockeren, weichen bis wäßrigen Stuhl.

Kapha:

Ein Zuviel an Kapha kann folgende Krankheiten bzw. Symptome auslösen: Bronchitis, Stauungslunge, Husten, Atembeschwerden, Mandel- und Nebenhöhlenentzündung, Schüttelfrost, Mattigkeit, Trägheit, Schwerfälligkeit, Stumpfheit, Plumpheit, Schläfrigkeit, Gefühllosigkeit, Blässe, Jucken, Verstopfung, Stoffwechselstörungen, übermäßigen Speichelfluß, Appetitlosigkeit, Gelenksversteifung — und Habsucht. Die Besitzgier ist einerseits eine Folge eines vermehrten Kapha, anderseits die Ursache für Kaphavermehrung.

Ein Zuwenig an Kapha führt zu erhöhter Körpertemperatur, Gelenksschwäche, Durst, Schlaflosigkeit, rauher Haut, und überhaupt zum Zusammenbruch der Regenerationskraft und der Widerstandskraft gegen Krankheiten und zum Verfall.

Kapha nimmt zu und herrscht vor von 6 bis 10 Uhr vormittags und von 18 bis 22 Uhr und jeweils nach der Nahrungsaufnahme, ferner von Dezember bis Februar und im Lebensabschnitt der Kindheit und Jugend. Das sind die Zeiten grassierender Kapha-Beschwerden.

Übermäßiges Kapha kann durch Schwitzkuren und viel körperliche Bewegung sowie geistige Aktivität (sitzende Lebensweise und Bequemlichkeit sind kaphaproduzierend) gedämpft werden, durch Vermeidung von Tagschlaf, und ebenso durch Lebens- und Heilmittel scharfen, bitteren und herben Geschmacks. Ein geschwächtes Kapha kann gestärkt werden durch süße, saure und salzige Heil- bzw. Lebensmittel.

Der *Kapha-Typ* — ein Mensch mit dominierender Kapha-Energie — ist schwer bis übergewichtig, hat einen breiten Brustkorb, eine geschmeidige Muskulatur sowie kräftige Knochen. Er ist von gleichmäßiger und anmutiger Gestalt. Sein Teint ist hell. Er hat eine blasse, weiche, glatte, glänzige, fettige, elastische Haut. Sein Haar ist dicht, kräftig, gewellt und meist dunkel. Seine Stimme ist sanft und tief, und seine Sprechweise ist klar, langsam und monoton. Seine Augen mit starken Wimpern sind groß, blau, anziehend. Seine Zähne sind stark und weiß. Seine Bewegungen sind langsam, er meidet jede unnütze Bewegung und liebt es, wie angewurzelt dazusitzen. Er ißt langsam, und kommt — im Verhältnis zu seiner Körperstärke — mit wenig Nahrung aus, weil sein Organismus die Nahrung gut verdaut und verwertet. Er schläft lange und tief. Er denkt langsam, aber gründlich. Er pflegt besonnene Entscheidungen zu fällen. Er hat ein anhaltendes Gedächtnis und einen großen Horizont. Er ist nicht aus der Ruhe zu bringen, lethargisch, friedlich, tolerant, ausdauernd, aber nicht frei von Besitzgier. Sein sexuelles Verlangen ist gewaltig. Er ist reich und sparsam. Besonderes Merkmal: er hat eine große Lebenserwartung. Seine Träume sind romantisch und hängen häufig mit Wasser zusammen, mit Flüssen, Seen, dem Meer, dem Schwimmen, Schwänen, oder mit Wolken und Vögeln. Ferner charakterisieren den Kapha-Typ ein breiter, regelmäßiger und langsamer Puls („der wie ein Schwan schwimmt"), ein weißlicher, trüber Urin und ein halbfester schleimiger Stuhl.

Haben Sie sich in einem der drei Prototypen gefunden? Bedenken Sie, daß die reinen Typen Vata, Pitta und Kapha in der Natur so gut wie nie vorkommen. Wir alle sind Mischtypen: Vata/Pitta, Pitta/Kapha, Vata/Kapha oder Vata/Pitta/Kapha. Wir haben schon viel gewonnen, wenn wir die Richtung unserer Konstitution und Krankheitsanfälligkeit aufspüren. Wenn wir daraufkommen, welche der bioenergetischen Kräfte überschießen und das Mißverhältnis verursachen.

Behilflich können uns dabei andere Typenlehren sein. Die mit Ayurveda vertraute Pharmazeutin Birgit Heyn verglich die ayurvedische Typenlehre mit westlichen Typenlehren und entdeckte dabei Ähnlichkeiten des Vata-Typs mit dem Sanguiniker bei Galen, dem Astheniker bei Kretschmer und dem Ektomorphen bei Sheldon, des Pitta-Typs mit dem Choleriker bei Galen, dem Athletiker bei Kretschmer und dem Mesomorphen bei Sheldon sowie des Kapha-Typs mit dem Phlegmatiker bei Galen, dem Pykniker bei Kretschmer und dem Endomorphen bei Sheldon.

Wer weiß, ob er dem Vata-Modell, dem Pitta-Modell oder dem Kapha-Modell nahe-kommt, kann sein Gesundheitsprogramm in der Ernährung, in der Lebensweise gemäß der Tageszeit, Jahreszeit und dem Lebensalter, in seiner seelischen und geistigen Haltung und in der Heilmittelanwendung erfolgreich auf seine Konstitution und seinen Charakter abstimmen.

Der berühmte Atreya war Professor an der von ihm gegründeten ersten Medizinhoch-schule Indiens — der Universität von Taxila im Pandschab (Fünfstromland). Bevor er Bewerber zum Medizinstudium zuließ, unterzog er die Kandidaten einer strengen Prü-fung. Einmal schickte er sie in die Wildnis mit dem Auftrag, Pflanzen ohne Heilwert zu suchen. Die Prüflinge zogen los und durchstreiften, jeder für sich, Wiesen und Wälder, durchkämmten Buschwerk und Gestrüpp und taten sich in Sümpfen und in Ödland um. Einer nach dem anderen kehrte zurück, mit einem Unkraut in Händen. Doch einer war abgängig: der junge Jivaka. Er erschien erst nach drei Tagen — mit leeren Händen. Doch der erfolglose Jivaka allein hatte die Prüfung bestanden: Pflanzen ohne Heilkraft gibt es keine. Jedes Kraut ist eine Medizinalpflanze. Jivaka wurde nach siebenjährigem Medizin-studium bei Atreya einer der Arztpioniere Altindiens.
Neben pflanzlichen Arzneistoffen wendet die ayurvedische Medizin ebenso tierische und mineralische an. Sie vertraut besonders auf die Heilkraft von Metallen (wie Kupfer, Gold, Eisen, Silber) und Edelsteinen und Halbedelsteinen (wie Amethyst, Achat, Beryll, Diamant, Granat, Karneol, Lapislazuli, Mondstein, Opal, Rubin, Saphir).

Heilmittel werden in der altindischen Medizin in der Regel aber erst angewendet, wenn die zuvor durchgeführte Reinigungstherapie wirkungslos geblieben ist. Den Großteil der alltäglichen Krankheiten bringt die Reinigungstherapie zum Abklingen bzw. zum Ver-schwinden. Daher ist es die erste Maßnahme des ayurvedischen Arztes, Körper bzw. Organe des Patienten zu entgiften und zu entschlacken — also vom „Müll" zu säubern. Die Reinigungs- bzw. Ausscheidungstherapie hat sechs Grundpfeiler: Erbrechen, Abfüh-ren, Einläufe (Klistiere), Niesen, Schwitzkuren und Fasten. Die Brechtherapie bewährt sich nach indischer Erfahrung beispielsweise bei Bronchitis, Asthma, Husten, Erkältun-gen, chronischen Verdauungsstörungen; die Abführtherapie u. a. bei allergischen Aus-schlägen und Hautkrankheiten, Hämorrhoiden, Gicht; die Einlauftherapie u. a. bei Ver-stopfung, Blähungen, Nacken- und Rückenschmerzen, Gicht, Rheuma und Ischias; die Niestherapie beispielsweise bei Nasenschleimhautentzündung etc.

Das Um und Auf der ayurvedischen Gesundheitspflege ist aber die Ernährung. „Du brauchst keine Medizin, wenn du dich richtig ernährst, und du brauchst keine Medizin, wenn du dich falsch ernährst", heißt ein indisches Sprichwort. Im ersten Fall ist sie über-flüssig und im zweiten Fall ist sie unnütz.

Wie die Heilmittel werden die Lebensmittel im Ayurveda nach dem Geschmack einge-teilt, und zwar in süße, saure, salzige, scharfe, bittere und herbe (= zusammenziehende).
• Süß, Sauer und Salzig schwächen Vata, und Scharf, Bitter und Herb stärken Vata.
• Süß, Bitter und Herb schwächen Pitta, und Sauer, Salzig und Scharf stärken Pitta.
• Scharf, Bitter und Herb schwächen Kapha, und Süß, Sauer und Salzig stärken Kapha.
Mit anderen Worten:
• Süß vermehrt Kapha und verringert Vata und Pitta.

- Sauer vermehrt Kapha und Pitta und verringert Vata.
- Salzig vermehrt Pitta und Kapha und verringert Vata.
- Scharf vermehrt Vata und Pitta und verringert Kapha.
- Bitter vermehrt Vata und verringert Pitta und Kapha.
- Herb vermehrt Vata und verringert Pitta und Kapha.

Beispiele für die sechs Geschmacksrichtungen:

Süße Nahrungsmittel:
Rind-, Hühner-, Lamm-, Schweine- und Hasenfleisch; Weizen, Roggen, Gerste, Mais, Hirse, Hafer, Reis, Buchweizen; Kuhmilch, ungesalzene Butter, Eier; Sonnenblumenöl, Maisöl, Sesamöl; Honig und Rohrzucker; Linsen, weiße Bohnen, Kichererbsen, Sojabohnen; rote Rüben, Brokkoli, Kohl, Karotten, Gurken, Kartoffeln, Tomaten, Zucchini; Äpfel, Bananen, Weintrauben, Feigen, Pfirsiche, Birnen, Orangen, Melonen, Pflaumen; Mandeln, Erdnüsse, Walnüsse, Sonnenblumenkerne; Kardamom, Zimt und Pfeffer.

Saure Nahrungsmittel:
Ungesalzener Käse, Sauermilch und Yoghurt; Tomaten; Trauben, Stachelbeeren, Ribisel, Himbeeren, Zitronen, Orangen und Granatäpfel.

Salzige Nahrungsmittel:
Kartoffeln; Salz.

Scharfe Nahrungsmittel:
Safranöl und Senföl; Rettiche, rohe Zwiebel und Knoblauch; Anis, Dill, Liebstöckel, Kamille (!), schwarzer Pfeffer, Kardamom, Zimt, Nelken, Koriander und Kümmel.

Bittere Nahrungsmittel:
Rizinusöl und Sesamöl; Ahornsirup; Karotten; Kürbissamen; Zimt, Kümmel und Sesam; Brennessel, Löwenzahn und Kalmus.

Herbe Nahrungsmittel:
Hühner-, Lamm-, Schweine- und Hasenfleisch; Roggen, Gerste und Buchweizen; ungesalzene Butter, Eier, Ziegenmilch und Yoghurt; Sesamöl; Honig; Kichererbsen, weiße Bohnen, Linsen, Sojabohnen; Brokkoli, Kohl, Karotten, Karfiol, Sellerie, Gurken, Kartoffeln, Spinat, Zucchini und Sprossen (allgemein); Äpfel, Birnen, Pflaumen, Pfirsiche, Bananen, Feigen, Trauben, getrocknete Heidelbeeren; Erdnüsse, Walnüsse, Sonnenblumenkerne; Koriander, Kümmel, Safran, Salbei und Sesam.

Hand in Hand mit der gesunden Ernährung geht in der altindischen „Wissenschaft vom langen Leben" die gesunde Lebensweise.
Die drei Hauptdisziplinen der indischen Therapie sind also Medikamente, Diät und Lebensführung. Diät und Lebensführung haben aber Vorrang. Die richtige Lebensführung beginnt bei der Kleidung und reicht bis zur religiösen Daseinsbewältigung.

Ein paar Leitsätze ayurvedischer Lebenspflege sind:
- Steh vor Sonnenaufgang auf — nach 6 bis 8 Stunden Schlaf.
- Trink auf nüchternen Magen ein Glas warmes Wasser zur Reinigung von Nieren und Dickdarm.

- Zu den täglichen Morgenverrichtungen nach dem Wasserlassen und Stuhlgang gehören — neben Waschen und Zähneputzen — die Reinigung von Mund, Zunge, Hals, Nase, Augen und Ohren. Dazu dienen Heilpflanzenpulver, Kräuterextrakte, Salze und Öle. Das Zahnfleisch beispielsweise wird mit den Fingern und Sesamöl massiert.
- Es folgen eine Ölmassage des Körpers und des Kopfes sowie Bewegungs- und Atemübungen.
- Nach dem Bad ist Meditation oder Gebet angebracht.
- Frühstücke vor 8 Uhr und nachtmahle möglichst vor Sonnenuntergang.
- Geh vor 22 Uhr schlafen. Ein Pittatyp sollte auf der rechten Seite schlafen (bei Linksschläfern wird nämlich die Sonnenenergie verstärkt, die Pitta erzeugt) und Vata- und Kapha-Typen sollen auf der linken Seite schlafen (bei Rechtsschläfern wird die Mondenergie verstärkt, die Vata und Kapha produziert). Es wird abgeraten, auf dem Bauch zu schlafen.
- Faste einmal in der Woche.
- Unterdrücke nie die natürlichen Bedürfnisse wie Stuhl- oder Harnentleerung, Niesen, Gähnen, Husten, Weinen, Lachen, Aufstoßen oder Windabgang.

Eine spezielle ayurvedische Therapie ist die Behandlung mit Farben. (Im praktischen Teil gehen wir näher auf die Farbtherapie ein.)

Rot, eine erhitzende Farbe, die den Kreislauf anregt und die Nerven nährt, hat Heilwirkung bei Vata- und Kapha-Erkrankungen. Zuviel Rot verursacht aber Pitta-Störungen, etwa Entzündungen.

Orange, eine erwärmende Farbe, die Energie für die Sexualität ebenso wie für die sexuelle Enthaltsamkeit spendet — sie ist die indische Mönchsfarbe der Weltentsagung — , hat ebenso bei Vata- und Kapha-Erkrankungen Heilwirkung. Ein Zuviel an Orange verursacht aber Pitta-Störungen.

Gelb fördert die Denkkraft und die Findigkeit. Es hat Heilwirkung bei Vata- und Kapha-Erkrankungen. Ein Zuviel an Gelb verursacht aber Pitta-Störungen.

Grün ist Balsam für Geist und Gemüt. Es beruhigt und erfrischt gleichzeitig. Das erquickende Grün erhöht unsere Konzentrationsfähigkeit, hilft uns, genauer und gründlicher zu sein. Die Heilwirkung der grünen Farbe entfaltet sich bei Vata- und Kapha-Erkrankungen. Zuviel Grün verursacht aber Pitta-Störungen.

Blau besänftigt. Es ist die Farbe des Reinen Bewußtseins. Blau ist heilsam bei Pitta-Erkrankungen, z. B. bei Leberstörungen.

Violett/Purpur vermittelt das Gefühl der Schwerelosigkeit und schwebenden Leichtigkeit. Purpur fördert die Selbsterkenntnis und die Bewußtseinserweiterung. Bei Pitta- und Kapha-Erkrankungen ist Violett bzw. Purpur heilsam.

Ayurveda hat 8 Untersuchungsmethoden und 8 Zweige:

Die 8 Untersuchungsmethoden umfassen 1. Puls, 2. Urin, 3. Stuhl, 4. Zunge, 5. Stimme, 6. Haut, 7. Augen und 8. Gesicht (Gesamteindruck). Noch bevor eine Krankheit ausbricht, erkennt der indische Diagnostiker sie im Keim dank der acht Untersuchungsmethoden.

Die 8 Zweige der altindischen Heilkunde sind 1. Kinderheilkunde, 2. Frauenheilkunde, 3. Geburtshilfe, 4. Hals-Nasen-Ohren-Augen-Kiefer-Zahnheilkunde, 5. Allgemeinmedizin (Innere Medizin), 6. Geriatrie (Alterskrankheiten), 7. Chirurgie und 8. Psychiatrie.

Nebenzweige sind die Sexualkunde (Lehre von den Aphrodisiaka) und die Toxikologie (Lehre von den Vergiftungen).

Yoga

Bekannter als Ayurveda ist im Westen eine andere Heilweise aus Indien: Yoga. Yoga ist ein System, das dem Ayurveda weder übergeordnet noch untergeordnet ist. Yoga ist eine selbständige Wissenschaft, die sich parallel zum Ayurveda entwickelt hat.

Freilich ist es grundfalsch, Yoga als Gesundheitssystem zu verstehen, wiewohl es unermeßliche Heilkräfte freisetzt.

Yoga leitet sich von yuj ab, und das heißt anjochen, anschirren, binden, fesseln, vereinen. Es geht im Yoga um nichts Geringeres als darum, Vereinigung mit dem höchsten Wesen zu suchen — mit Gott. Das ist Mystik und nicht primär Medizin.

Indien hat zahlreiche Yogapfade entdeckt: Der Gefühlsmensch beschreitet beispielsweise den Weg des Bhaktiyoga: den der hingebenden Liebe. Der Tatmensch beschreitet den Weg des Karmayoga: den des selbstlosen Handelns. Der Verstandesmensch beschreitet den Weg des Inanayoga: den der Logik und der Erkenntnis. Und der beschauliche Mensch beschreitet den Weg des Rajayoga, den königlichen Weg der Sammlung und Meditation.

Das Ziel aller Wege ist ein und dasselbe: die Selbstwerdung, die Selbstverwirklichung, die Selbstmeisterung . . . Das Selbst ist das die Individualität und das Ich übersteigende Große und Ganze. Das Selbst ist das Göttliche oder Kosmische, das der am Ziel angelangte Yogi erfährt. Jene fundamentale Einheitserfahrung ist kein Vorrecht der Yogis, sie wird indianischen Schamanen und buddhistischen Zenerleuchteten ebenso wie christlichen Mystikern zuteil.

Der in das zweite vorchristliche Jahrtausend zurückgehende Yoga im Dienst des Strebens nach Gotteserfahrung erweist sich aber seit Jahrtausenden als nachhaltige Gesundheitshilfe. Yoga bringt Heilprozesse in den Tiefenschichten des Menschen in Gang. Yoga wirkt verjüngend und lebensverlängernd.

Es lag also nahe, Yoga vom Spirituellen abzulösen und nur in den Dienst der Gesundheit zu stellen. Die dritte und vierte Stufe des achtstufigen Rajayoga dienen der körperlichen Vorbereitung auf den geistigen Yoga. Sie heißen Asana (Körperhaltung) und Pranayama (Atembeherrschung). Jene dritte und vierte Stufe des Rajayoga wurden allmählich zu einem eigenen Verfahren der Selbstheilung ausgebaut: damit war der Hathayoga geboren.

Hathayoga ist erst 500 Jahre alt. Er stützt sich auf Körper-, Atem- und Reinigungsübungen, und hat, wie gesagt, die Gesundheit zum Hauptziel. Im praktischen Teil unseres Buches werden wir uns ausgiebig die Techniken des Hathayoga zunutze machen — sie sind äußerst hilfreich bei Kreislaufstörungen, Wirbelsäulenbeschwerden, Gliederschmerzen, Ischias, Rheuma, Asthma, Bronchitis, Nervosität usw.

Tantra

Tantra ist eine dritte in Indien beheimatete Wissenschaft, die für die Gesundheit von Nutzen sein kann. Doch die Geheimnisse des Tantrismus geben die erfahrenen Meister zurecht nur ausgewählten fortgeschrittenen Schülern preis. Ein anderer Name für Tantrayoga ist Kundaliniyoga. Die geweckte „Schlangenkraft" Kundalini richtet den, der sie nicht steuern kann, zugrunde.

Deshalb sei nur die Theorie umrissen: die kosmische Kraft schlummert in jedem Menschen am unteren Ende der Wirbelsäule. Durch bestimmte Techniken der Konzentration, Meditation, Atemführung, Reinigung, Askese, Muskelkontraktion, Körperhaltung usw. kann sie wachgerufen werden. Die aufgerührte weltengebärende Urkraft führt das Bewußtsein Stufe für Stufe wie auf einer Leiter höher und höher. Die sieben Hauptstufen werden im indischen Tantra Chakras genannt, „Räder" bzw. „Lotosse". Die 7 Chakras, die die wachgerüttelte Kundalinikraft durchläuft, heißen: Muladhara (am Ende der Wirbelsäule liegend), Svadisthana (am Sitz der Geschlechtsorgane), Manipura (unter dem Nabel), Anahata (in der Herzregion), Vishuddha (im Bereich der Kehle), Ajna (zwischen den Augenbrauen) und Sahasrara (über dem Scheitel).

Natürlich gehören die Chakras ebenso wie die Energieleitbahnen (Nadis) nicht dem grobstofflichen, sondern dem feinstofflichen Körper an. Der ätherische oder psychische Zweitkörper ist vom Yogi aber erfahrbar und schaubar.

Sushumna ist der Hauptkanal der Energie, und Ida und Pingala sind die Kanäle, die sich rund um das Sushumna kreuzen wie zwei einen Stab umringelnde Schlangen.

Die sich im Mittelkanal Sushumna erhebende und hochsteigende Kraft durchbohrt die Zentren (Chakras) und entfaltet auf jeder Stufe besondere Fähigkeiten, im Ajna Chakra z. B. das sogenannte „dritte Auge". Auf dem Scheitel des Kopfes im letzten Chakra vermählt sich die Kundalinikraft, die Urenergie, mit dem reinen Bewußtsein. Das innere Erwachen ist die Folge, der Durchbruch zum Überbewußtsein, gemeinhin Erleuchtung genannt.

(17) Diamantweg auf dem Dach der Welt

Der tibetische Schamanismus, Bon-Religion genannt, begründete die Heiltradition Tibets. Die Bon-pa (= Bon-Leute), wie die tibetischen Schamanen hießen, setzten als Waffen gegen Verdauungstörungen, Blattern, Fieber und andere Krankheiten und Seuchen Zaubersprüche, Amulette (Anhänger, die die Lebenskraft stärken und schädigende Einflüsse abwehren), Hypnose, Handauflegen und schon Heilkräuter ein. Der unermeßliche Heilpflanzenschatz Tibets war schon in vorbuddhistischer Zeit in ganz Zentralasien legendär. Die Bon-pa spannten den obersten Gott Tengri sowie Nebengötter, Dämonen, Monstren, Hexen, Yetis, Drachen, Wasserschlangen, Geister und Unterirdische in ihre Okkultmedizin ein und bedienten sich des Orakels, des Horoskops, des Seelenritts und der Urinbetrachtung. Ihre Magiemedizin gipfelte im Exorzismus, der die Dämonen bannte in einer bedrohlichen, unheimlichen Welt des Gespenstischen und Grauenhaften.

Im 5. Jahrhundert nach Christus — in der Morgendämmerung der tibetischen Geschichte — sollen aus Indien die beiden ersten buddhistischen Arzt-Heiligen im Schneeland erschienen sein: der Heiler Vijay und die Heilerin Belha. Die beiden hatten das uralte Medizinsystem Indiens im Kopf, die sogenannte Wissenschaft vom Leben (= Ayurveda). Der tibetische König war begeistert und überhäufte die beiden Fremdlinge mit höfischen Ehren, um sie in seinem Reich zu halten.
Vijay nahm sich eine Tibeterin zur Frau, und ihrer Ehe entsproß Dungi Torchog, der als gelehriger Schüler seines Vaters und der Ärztin Belha zum ersten einheimischen Lama-Arzt heranreifte. Jener berühmte Dungi Torchog wurde zum Stammvater einer tibetischen Medizinerdynastie. Seine Kinder und Kindeskinder, Erben seines Wissens, bildeten eine Ärztehierarchie, die sich angeblich dreizehn Jahrhunderte behauptete. Sie verwurzelte und bewahrte die ayurvedische Medizin Indiens in Tibet. Das ist die unverbürgte Entstehungsgeschichte der ayurvedischen Medizin in Tibet, die mit der schamanistischen Magie wetteiferte.

In das Licht der Geschichte als selbständiges Reich trat Tibet durch seinen ersten religiösen König Songtsen Gampo (Sron bcan sgam po), der von 632 bis 650 regierte. Er schuf aus 40 Kleinkönigtümern Groß-Tibet, ließ nach indischem Vorbild eine tibetische Schrift entwickeln und öffnete dem indischen Buddhismus die Tore.
Die unter Songtsen Gampo und seinen Nachfolgern im 7. und 8. Jahrhundert in Scharen nach Tibet vordringenden buddhistischen Mönche und Missionare hatten in ihrem Marschgepäck die damals im Mutterland Indien in Hochblüte stehende ayurvedische Medizinkunde, die sich zwischen Kunlun-Gebirge und Himalaya mit der schamanistischen Bon-Medizin verband.
Zuflüsse erhielt die Medizin Tibets aber nicht nur aus Indien, sondern zudem aus China und Persien. In Tibet verschmolzen also die bodenständige Magiemedizin des Bon-Kults und der indische Ayurveda sowie die chinesische Heilkunde (z. B. Pulsdiagnose und Akupunktur) und die persische Medizin, die ihrerseits das klassische griechische Heilsystem in sich aufgenommen hatte, zur sogenannten Lama-Medizin. Ein Lama ist ein Mönch und Meister des „Diamantweges" des Buddhismus (Vajrayana), wie der tibetische Pfad des Buddhismus genannt wird.
Die Lama-Medizin, deren Gelehrte emsig das heilkundliche Schrifttum Indiens und Chi-

nas übersetzten und in die neugeschaffene Schrift Tibets übertrugen, ist aber mehr als eine abgewandelte altindische oder altchinesische Medizin. Sie strahlte bald bis ins fernöstliche Sibirien und in die Innere Mongolei aus und erfreute sich in den Nachbarländern höchster Wertschätzung. Tibet, das alte „Land der Heilkräuter", erhielt noch den neuen Beinamen „Land der Medizin".

Der zweite religiöse König Tibets, Trisong Detsen (Khri sron Ide bcan), der von 755 bis 797 regierte, berief im Jahre 794 einen internationalen Medizinerkongreß ein. Eingeladen nach Tibet waren Ärzteabgeordnete aus Indien, China, Persien, Nepal, der Mongolei, Sinkiang, Kaschmir und Afghanistan. Die größten Ärzte Asiens erklärten Diagnose und Therapie ihrer Heiltraditionen und übersetzten für den König medizinische Hauptwerke ihrer Heimatländer. Der Vergleich der Lehren ging zugunsten Tibets aus. In einem mehrtägigen Gelehrtendisput über die Qualitäten der Medizinsysteme soll der Vertreter Tibets Sieger geblieben sein, nämlich der überragende Arzt-Heilige Yuthog der Ältere.

Yuthog der Ältere, ein geistiger Kraftmensch, war der berühmteste tibetische Arzt seiner Zeit. Die Nachwelt verlieh ihm den Titel „Großer König der Ärzte" und verehrte ihn als „Beschützer aller Lebewesen in den Reichen über, unter und auf der Erde". Er wurde 125 Jahre alt. Bis 18 war er Mönch. Dann heiratete er und wurde der Ahnherr eines Arztgeschlechtes. Dreimal reiste er nach Indien, um an Ort und Stelle die neuesten Entwicklungen der ayurvedischen Medizin zu studieren. Er schrieb zahlreiche Medizinbücher.
Sein Nachkomme Yuthog der Jüngere ist der zweite Arztstern der frühen Medizingeschichte Tibets. Er lebte im 11. Jahrhundert, bereiste Indien (sechsmal), Ceylon und Persien und verfaßte an die 20 Medizinwerke. Unter andrem gab er dem Hauptwerk der tibetischen Medizin, dem Gyü-shi (rgyud-bz'i), eine neue und endgültige Fassung: die Standardfassung.
Yuthog der Ältere und Yuthog der Jüngere umspannen das Goldene Zeitalter der Lama-Medizin.

Tibets Klosterbibliotheken sammelten nach der Einführung der Schrift kostbare Schätze an medizinischen Büchern und Schriftrollen, neben den originaltibetischen Werken Übersetzungen aus dem Sankrit, dem Pali, dem Mandarin usw.
Tibets „Bücher" sind lose, längliche Blätter, beidseitig beschrieben oder bedruckt. Die Texte sind in ein Tuch eingeschlagen oder zwischen zwei harte Deckeln gelegt.
Das Buch der Bücher der Medizinliteratur ist das genannte Gyü-shi (rgyud-bz'i), „Die vier Wurzeln". Das Werk gilt als Tibets ewiger Bestseller. Das Basiswerk der Lama-Medizin enthält in 156 Kapiteln zusammengefaßt das gesamte heilkundliche Wissen Tibets. Der Ursprung des Vierwurzelwerkes ist umstritten. Die einen halten es für ein um 400 v. Chr. geschaffenes indisches Werk, das im 8. Jahrhundert n. Chr. aus dem Sanskrit ins Tibetische übersetzt wurde. Der erste Entwurf des Originals wird Gautama Buddha selbst zugeschrieben oder seinem Zeitgenossen Kumarajivaka, einem Wunderarzt. Wenn es ein Sanskritoriginal gegeben hat, ist es jedenfalls verlorengegangen. Überlebt hat aber die tibetische Fassung. Die anderen nehmen an, daß das Vierwurzelwerk von vornherein ein tibetisch geschriebenes Buch ist.
Fest steht, daß das Werk jahrhundertelang ergänzt und verbessert wurde und den Mittelpunkt der tibetischen Heilkunde bildet.

Übrigens ist das Vierwurzelwerk, der Medizinklassiker, das erste Buch Tibets, das in die mongolische Sprache übersetzt wurde.

Das Steppenvolk der Mongolen, gefürchtet als „zivilisationsfeindliche Pest", schuf im 13. Jh. ein Großreich, das sich bis in den osteuropäischen Raum erstreckte und u. a. China und Tibet unterwarf. Tibet mußte sich 1207 der Oberherrschaft der Mongolen beugen. Doch die Mongolen ließen sich ihrerseits von den Medizinmännern Tibets erobern. Seit der tibetische Medizinweise Abt Sakya Pandita einen greisen mongolischen Khan von einer Lähmung geheilt hatte, trat die tibetische Lama-Medizin ihren Siegeszug in der Mongolei an. Medizin-Lamas wurden Hofärzte der Mongolenfürsten. Den Lama-Arzt Phagba ernannte Kublai Khan zum „Kaiserlichen Lehrmeister" und „Weisen" (ti-shi).
Mit der Medizin der Tibeter übernahmen die bis dahin ihrem Schamanismus ergebenen Mongolen gleichzeitig die Religion der Tibeter, den Buddhismus des Diamantfahrzeugs, der die Lama-Heilkunde beseelte.
Die kraftgeladenen Lama-Ärzte waren geistliche Künstler des Heilens. Sie mußten 12 oder 15 oder 20 Jahre studieren, bis sie das überlieferte Wissen der tibetischen Medizin beherrschten. Sie waren als Ärzte seßhaft oder auf Wanderschaft. Die Armen behandelten sie in der Regel umsonst, dafür rupften sie die Reichen. Den Größten unter den Lama-Ärzten wurden Titel verliehen wie „König der Götter" oder „Allwissender".
Das höchste Lob aber zollten ihnen begüterte Chinesen, die Medizinalrohstoffe eigens nach Tibet sandten, um diese von Lama-Ärzten zu Arzneien verarbeiten zu lassen.

Im 17. Jahrhundert gründete der fünfte Dalai-Lama, Losang Gyatso (1617 — 1682), Tibets erste Medizinische Hochschule „Chagpori" (= „Eisenberg"), so benannt nach dem Felsenhügel bei Lhasa, auf dem die Hochschule mit Hospital errichtet wurde. Das Mekka der Medizin Tibets wurde zum Wallfahrtsort für die tibetischen und darüber hinaus die mongolischen Medizinstudenten und Ärzte. Chagpori war im besonderen die Hochburg der geheimen Kräuterkunde.
Mit jener Stätte medizinischer Gelehrsamkeit verknüpft ist der Beginn der öffentlichen Gesundheitsfürsorge in Tibet. Denn der fünfte Dalai Lama ordnete an, daß jedes Hauptkloster seines Reiches einen in Chagpori geschulten Lama-Arzt erhalten sollte — zur Überwachung der Gesundheit der Bevölkerung der umliegenden Orte.

Der sagenhafte Ruhm der lamaistischen Medizin hielt sich bis in die neuere Zeit und drang bis nach Europa vor.
Ein Beispiel: Der zaristische Generalgouverneur von Ostsibirien, Nikolaj Nikolajewitsch Murawjew, hatte eine „unheilbar" kranke Frau, wie die russischen Ärzte urteilten. Doch ein 65jähriger tibetischer Heiler, der Lama Sul-Tim-Badma, kurierte sie kurzerhand mit tibetischen Methoden.
Von dem 1857 nach Petersburg zurückkehrenden Murawjew eingeladen, ließ sich der Lama-Arzt in Rußland nieder. Von eifersüchtigen einflußreichen Ärzten bekämpft, mußte sich der „Wundermann" der exotischen Heilkunde auf Befehl Zar Alexanders einer vierjährigen strengen Prüfung unterziehen, die er glänzend bestand. Er eröffnete in Petersburg eine ärztliche Praxis und arbeitete an der medizinisch-chirurgischen Akademie der damaligen Hauptstadt Rußlands. Seine Erfolge waren aufsehenerregend und führten dazu, daß andere Lama-Ärzte aus Tibet nach Rußland geholt wurden.

Patienten tibetischer Ärzte waren in Rußland neben Zar Alexander II. der Schriftsteller Aleksej Tolstoj sowie die sowjetischen Politiker Aleksej Rykow und Nikolaj Bucharin, zwei führende Bolschewiken, beide als Rechtsabweichler 1938 hingerichtet auf Befehl Stalins, der selber gelegentlich einen tibetischen Heiler zu Rate zog.

1959 verleibte sich das kommunistische Reich der Mitte Tibet ein. Zahllose unersetzliche Schätze der Heilkundeliteratur fielen der chinesischen Eroberung und Plünderung zum Opfer. Mit dem Dalai Lama flohen 80.000 Tibeter, die sich in Indien, Nepal, Bhutan, Sikkim und in der Schweiz niederließen. Unter den 80.000 Flüchtlingen befanden sich 12 Ärzte.

Der 14. Dalai Lama, Tenzin Gyatso, zog in das Basarstädtchen Dharmsala im nordindischen Staat Himachal Pradesh ein. Im Schatten der Residenz des Gottkönigs wurde 1961 die Tibetan Medical School eröffnet, die unbemittelt die lamaistische Heiltradition bewahrt und ärztlichen Nachwuchs heranbildet, der die Lamamedizin für die Zukunft rettet.

Die geflohenen tibetischen Ärzte, an der Spitze Dr. Yeshe Dhonden, der feinspürige und fähige Leibarzt des Dalai Lama, der der Medizinhochschule vorsteht, haben in Indien und den anderen Gastländern im allgemeinen einen sagenhaften Ruf. Yeshe Dhonden, Jahrgang 1927, war zunächst Klosterschüler gewesen und hatte dann zehn Jahre an der Hauptmedizinschule Tibets mit ihrem anspruchsvollen Programm studiert. Ihm, dem Hofarzt Seiner Heiligkeit, gebührt das Hauptverdienst, wenn die anderthalb Jahrtausende alte Medizin Tibets im Exil überlebt.

Wenn sich tibetische Yogis nackt in Eis und Schnee setzen, um die Winterpracht um sich herum wegzuschmelzen, oder klatschnasse Kleidungsstücke, die ihnen umgehängt werden, zu trocknen, so beweist das, daß sie „Tummo", wie die Tibeter die Lebensenergie nennen, beherrschen.

Die Beherrschung der Lebensenergie — dem indischen Kundaliniyoga (siehe S. 96) entsprechend — ist die mittlere Ebene der tibetischen Medizinphilosophie.

Die mittlere Ebene wird die tantrische oder yogische Medizin genannt, die auf folgender Theorie aufbaut:

Unser Menschenleib, den die Tibeter wie die Inder den grobstofflichen nennen, hat eine feinstoffliche Entsprechung: eine strahlende Energiegestalt. Jener dem Jedermannbewußtsein nicht wahrnehmbare Energiekörper ist durchzogen von 72.000 Energiekanälen (tibetisch: Tsa). Die drei Hauptkanäle der Energiezirkulation werden Ro-ma (die rechte Ader), U-ma (die mittlere Ader) und Kyang-ma (die linke Ader) genannt. Und die auf dem Zentralkanal aufgereihten Energiezentren (Sammler, Umwandler und Verteiler der Energie), die von medial begabten Menschen als wirbelnde Feuerräder gesehen werden, heißen Khor-lo (Räder). Die buddhistischen Tibeter kennen 5 bzw. 6 Haupt-Khorlos, während die hinduistischen Inder 7 Chakras (Räder) anführen.

Wird die im untersten Khorlo im unerweckten Zustand ruhende kosmische Energie (Tummo) durch spirituelle und körperliche Techniken erweckt, kann sie im Dienst der Gesundheit Unglaubliches leisten, falls der Patient bzw. der Heiler eine spirituelle Reife hohen Grades erworben hat. Bei ichbezogenen Durchschnittsmenschen hingegen führt die explodierende Energie zu gesundheitlicher und geistiger Katastrophe, sogar zum Wahnsinn. Daher wird die tantrische oder yogische Medizin als Geheimlehre überliefert, in die nur vorbereitete Menschen eingeweiht werden. Reinen und Reifen gereichen die geweckten und entfalteten Energien zur Selbstheilung. Für die anderen, die die freiwerdenden Energien nicht meistern können, werden sie zu Kräften der Selbstvernichtung. Nach der mittleren Ebene der tibetischen Medizinphilosophie wenden wir uns zunächst der oberen Ebene und dann der unteren Ebene zu:

Die obere Ebene der Medizinphilosophie wird in Tibet als Medizin des Glaubens (Dharma) oder religiöse Medizin bezeichnet. Galten in Tibet ursprünglich Dämonen als Krankheitserreger, so ersetzte der Buddhismus ab dem 7. Jahrhundert die Dämonen des Schamanismus durch die „Sünde", das heißt den Verstoß gegen das Weltgesetz. „Sündhafte" Haltung ist aus buddhistischer Weltsicht der Ursprung der Krankheit. Der Buddhismus ist eine psychologische Religion und in seiner reinen Form überhaupt eher eine Psychologie denn eine Religion. Insofern ist die tibetische Medizin des Glaubens bzw. die religiöse Medizin im Grunde eine psychologische Medizin.

Drei Hauptsünden, oder besser drei Hauptgifte, sind die Wurzeln des Leids bzw. der Krankheit:
Erstens die Unwissenheit: sie besteht in dem Grundirrtum, daß der Mensch ein unabhängig und von allem anderen getrennt existierendes Ich zu sein glaubt.
Zweitens die Begierde: sie besteht darin, daß die Ichvorstellung besitzergreifend ist. Das Ich ist ständigem Begehren und Habenwollen unterworfen. Das hat endlose Enttäuschung und Unzufriedenheit zur Folge.
Drittens der Haß: Das Ichgefühl erregt nicht nur Begierde, sondern zudem Haß — Aversion und Aggression.

Begierde und Haß sind das Gezücht des Ichwahns.
Die Glaubensmedizin bzw. religiöse Medizin, deren Großer Arzt Buddha ist, empfiehlt als Allheilmittel, die Dualität (Subjekt-Objekt-Spaltung) zu überwinden, das heißt vom Ichgefühl loszulassen und das Einssein zu erleben. Das entzieht gleichzeitig der Begierde und dem Haß — der Brut des Ichgefühls — den Nährboden.

Die Lehre Buddhas ist nichts anderes als ein Programm der Leidenserlöschung durch Befreiung von der Selbstsucht. Wer zu seinem Wahren-Wesen erwacht, findet unaussprechlichen Frieden.

Die untere Ebene der tibetischen Medizinphilosophie — also die dritte und letzte — ist geprägt durch die sogenannte somatische oder reguläre Medizin.
Die Theorie der somatischen Medizin lehnt sich an die indische Tridosa-Lehre (S. 88 ff.) an. Sie besagt, daß auf der organischen Ebene des grobstofflichen Körpers drei Vitalessenzen bzw. drei Wirkprinzipien der Lebensenergie über Gesundheit oder Krankheit entscheiden. Die drei Grundbestandteile der Urkraft heißen „Luft" (Tibetisch: rLung bzw. Lung), „Galle" (m Kris-pa bzw. Tripa) und „Schleim" (Bat-kan bzw. Pä-ken). Europäern und Amerikanern muß man einmal mehr einschärfen, daß die Dreiprinzipienlehre nicht reale Dinge meint, sondern Leitbegriffe bzw. Symbole.
Wenn die drei „Grundelemente" Luft, Galle und Schleim im Gleichgewicht sind, ist der Mensch gesund, wenn aber eines die Macht an sich reißt oder zwei sich gegen das dritte verbünden, brechen Krankheiten aus. Dem jeweiligen Übergewicht entsprechend unterscheiden die Tibeter Luftkrankheiten, Gallekrankheiten und Schleimkrankheiten.

Luftkrankheiten (bedingt durch übermäßiges Luftelement) sind beispielsweise Streßleiden, Bluthochdruck sowie psychosomatische Störungen. Luftkrankheitssymptome sind ferner Gähnen, Gliederstrecken, Seufzen, rauhe Stimme, trockener Husten, Furchtsamkeit, Jähzorn, Schlafstörungen, Schwindligkeit, Abmagerung, Stuhlverstopfung, Rumoren in den Eingeweiden.

Das Luftelement beherrscht nach tibetischer Medizinphilosophie in erster Linie die Atmung, die Muskeltätigkeit, die Menstruation, die Bildung des Speichels und des Harns.

Begünstigt werden Luftkrankheiten durch Begierde, namentlich durch ausschweifendes Sexualleben, ebenso durch Unterdrückung der Sexualität, durch Hochmut, durch Selbstkasteiung, durch Hunger, durch spätes Zubettgehen, durch Schlafmangel, durch Zurückhaltung der natürlichen Ausscheidungen (Urin, Stuhl, Nasenschleim . . .), durch Geschäftigkeit bei leerem Magen, durch körperliche Überanstrengung, durch kaltes und windiges Klima, durch unreife Nahrung und durch Schweinefleisch.

Luftkrankheiten brechen besonders im Sommer aus und verstärken sich am Abend und vor Sonnenaufgang.

Bekämpft werden Luftkrankheiten in Tibet u. a. durch Wärme- und Schwitzkuren, durch Beräucherungen, durch Massagen mit Buttereinreibungen, durch Niesmittel, durch geeignete Diät (Pferde-, Esel- und getrocknetes schweres Fleisch, Samenöl, Butter, brauner Zucker, Knoblauch, Zwiebel, heiße Milch, Wein), durch geeignete Lebensweise (sich zur Entspannung an warmen Orten aufhalten, viel schlafen, sich nicht abkapseln, sondern sich fröhlicher Gesellschaft anschließen) und durch Arzneien süßen, sauren, salzigen, öligen, fetthaltigen, schweren und weichen Charakters.

Gallekrankheiten (bedingt durch überschießendes Galle-Element) haben u. a. folgende Symptome: bitterer Mundgeschmack, stechende Kopfschmerzen, Hitzewallung, Schwitzen, Rückenschmerzen, Schwächung der Sinnesorgane, gelblicher Teint, dunkler Urin. Das Galle-Element beherrscht den gesamten Verdauungsstoffwechsel.

Begünstigt werden Gallekrankheiten durch Haß und Wut, Ehrgeiz, Rastlosigkeit und Rührigkeit, Alkoholgenuß, exzessives Geschlechtsleben, Klimawechsel, heißes und trockenes Klima, Sitzen oder Liegen in der prallen Sonne, Schlafen am Tag, durch scharfe und heiße Nahrung, saures Obst.

Gallekrankheiten brechen besonders im Herbst aus und verstärken sich zu Mittag und um Mitternacht.

Bekämpft werden Gallekrankheiten in Tibet z. B. durch Abführen, Aderlaß, Abreibungen mit kaltem Wasser, durch Nahrungsmittel wie Topfen (Quark), Molke, Frischbutter, Wild- und Ziegenfleisch, Löwenzahn, durch gekochtes, lauwarm getrunkenes Wasser, durch Erfrischung an kühlen, luftigen Orten und durch Bedächtigkeit sowie durch Arzneien süßen, bitteren, dünnen, stumpfen und kühlen Charakters.

Schleimkrankheiten (bedingt durch „aufwallendes" Schleimelement) äußern sich u. a. durch Symptome wie Appetitlosigkeit, Blähungen, Verdauungsbeschwerden, Schluckauf, Unpäßlichkeit nach den Mahlzeiten, Neigung zu Erbrechen, stumpfer Geschmackssinn, Phlegma, Schläfrigkeit, Asthma, Tuberkulose, Frösteln.

Das Schleimelement beherrscht naturgemäß den Schleimhaushalt des Körpers und das Lymphsystem, und ist bei Infektionskrankheiten im Spiel.

Begünstigt werden Schleimkrankheiten durch Unwissenheit (fehlende Einsicht in das Einssein von Himmel, Erde und Mensch), durch Faulheit, Verweichlichung, Tagschlaf, durch feuchtes Klima, feuchten Schlafplatz, schwere und fette Nahrung.
Schleimkrankheiten brechen besonders im Winter aus und verstärken sich in der Abenddämmerung und am Morgen.
Bekämpft werden Schleimkrankheiten in Tibet etwa durch Brechkuren, Niesmittel, reichliche Körperbewegung, Massagen, durch Diät mit den Schwerpunkten Hammelfleisch, Innereien, Fisch, Honig, Gerste, Ingwersuppe, durch Aufenthalt in hellen Räumen und an warmen Plätzen, und durch Arzneien heißen, sauren, scharfen, rauhen und leichten Charakters.

Das Gyü-shi, Tibets Handbuch der Medizin, unterscheidet alles in allem 44 Luftkrankheiten, 26 Gallekrankheiten und 33 Schleimkrankheiten.

Wer also von der lamaistischen Medizin Tibets viel profitieren will, sollte herausfinden, ob er für Krankheiten der Luft, der Galle oder des Schleims anfällig ist. Dabei kann ihm die tibetische Typenlehre helfen:
Der Lufttyp (vom kühlenden Luftelement beherrschter Mensch) hat einen dunklen Teint, ist von hagerer und langer Statur, etwas gebeugt, seine Gelenke knacken, er ist zugempfindlich, hat rissige und graue Haare, seine Augen sind stechend und grau, er hat eine Abneigung gegen Kaltes, ißt viel, ist geschwätzig und streitsüchtig, gefallsüchtig und unbeherrscht.
Der Galletyp (vom feurigen Galle-Element beherrschter Mensch) hat einen gelblichen Teint, ist mittelgroß, hat lockere Gelenke und schlaffes Fleisch, neigt zum Schwitzen, hat rotbraune Haare, braune, rege Augen mit dünnen Wimpern, ist stets hungrig und durstig, ist stolz und eitel, logisch und intelligent, eifersüchtig und zornmütig.
Der Schleimtyp (vom wäßrigen Schleimelement beherrschter Mensch) ist blaß und beleibt, Knochen und Gelenke treten unauffällig zurück, sein Fleisch ist straff, er hat dichtes und blauschwarzes Haar, sanfte, große, oft rotgeränderte Augen, genießt Saures, ist umgänglich, freigebig, liebenswürdig, hilfsbereit, schamhaft, geduldig, verläßlich, fleißig. Er ist ein treuer Freund, aber ein beharrlicher Feind. Denn er ist rachsüchtig und kann nicht verzeihen.
Das sind grobe Skizzen der drei Menschentypen.

Die Kunst der tibetischen Medizin auf der somatischen Ebene besteht also darin, das Gleichgewicht der Elementaressenzen Luft, Galle und Schleim zu bewahren oder herzustellen: durch geeignetes Verhalten (Tun, Reden und Denken), geeignete Lebensführung (Anpassung an den Tages- und Jahresrhythmus), Ernährung, Arznei und entsprechende Behandlungsmethoden kann ein überhandnehmendes Grundelement eingedämmt oder abgeschwächt werden (dadurch kommen die anderen Elemente mehr zum Zug) oder ein geschwächtes Element gekräftigt werden. Gesundheit ist die Balance — die ausgewogene Einheitlichkeit — der drei Energiequalitäten Luft, Galle und Schleim.

Den drei Ebenen der tibetischen Medizinphilosophie entsprechend gibt es also erstens mentale Heiltechniken in der Glaubensmedizin bzw. religiösen Medizin (z. B. den Achtfachen Pfad Buddhas oder Mantrarezitation sowie für Christen die Zehn Gebote Gottes oder den Rosenkranz oder das Jesusgebet). Es gibt zweitens spirituelle Heiltechniken in der tantrischen oder yogischen Medizin (Kundaliniyoga, Meditation, Atemmeisterung u. a.) und drittens somatische Heiltechniken in der somatischen bzw. regulären Medizin. Mit der dritten/unteren Ebene beschäftigt sich hauptsächlich der nachfolgende Abschnitt über die Heildisziplinen Tibets.

In der Diagnose, also in der Deutung der Signale, die der kranke Körper aussendet, ist Tibet Weltmeister in der Urinanalyse. Lama-Heiler können aus dem Schaum, dem Dampf, den Blasen, der Farbe, dem Geruch, den Ablagerungen usw. des Harns die inneren Zustände des Patienten ablesen. Der Urin ist für sie der Spiegel des Organismus. Die Urinanalyse ist eine eigenständige Pionierleistung Tibets. Darüber hinaus ist die Diagnostik Tibets sehr umfang- und nuancenreich. Sie reicht von der Traumdeutung bis zur Pulsdiagnose. Die tibetische Medizin unterscheidet allerdings nur 11 Pulsarten, während die altchinesische 200 kennt.

In der Therapie gibt es in Tibet gewiß absonderliche Dinge, die oberflächliche Beobachter zu dem Glauben verleiten könnten, die Lama-Medizin wäre alles in allem ein läppisches Blendwerk. Da werden Amulette mit Reliquien von großen Lamas als Heilmittel eingesetzt. Oder Perlen mit der Asche von Heiligen. Ja selbst Exkremente von lamaistischen Kirchenfürsten. In der sogenannten Dreckapotheke von Tibet finden sich ekelerregende Substanzen wie Ohrenschmalz, Zehenkäse oder Kopfgrind. In der Tat, Tibets medizinischer Diamantweg ist reich an Hokuspokus. Die Gaukeleien können wir getrost ausklammern, ebenso die kuriosen Heilstoffe wie Krokodilblut, Hundehoden oder Elefantengallensteine.

Die acht Zweige der tibetischen Medizinwissenschaft sind: 1. Erwachsenenkrankheiten, 2. Kinderkrankheiten, 3. Frauenkrankheiten, 4. Psychiatrie (Nervenkrankheiten), 5. Chirurgie (Wunden), 6. Vergiftungen, 7. Alterskrankheiten (Verjüngungsmethoden) und 8. Aphrodisiaca (den Geschlechtstrieb anregende Mittel).

Jene achtgliedrige Medizinwissenschaft Tibets entwickelte u. a. folgende Heildisziplinen:
• Ernährung (Diät)
• Lebensweise (Tagesablauf, Sozialverhalten, Stimmungen u. a.)
• Arzneien: 700 werden beschrieben, 200 häufig verwendet.
• Äußere Behandlungsmethoden

Tibets Arzneien sind zu 65 Prozent pflanzlicher Herkunft. Verwendet werden die Wurzeln, Rinden, das Mark, die Blätter, Zweige, Stengeln, Blüten, Früchte, Nüsse usw. von Bäumen, Kräutern und Gräsern. Standardpflanzenheilmittel sind z. B. Löwenzahn, Fenchel, Kalmus, Knöterich, Gelbwurz, Wicke, Süßholz, Sesam, Lauch, Knoblauch, Koriander, Wacholder, Ingwer, Safran, Hanf, Eiche, Birke, Kiefer . . .
Zu 16 Prozent sind die lamaistischen Arzneien mineralischer Herkunft: neben Heilerden und Heilsalzen werden Edelsteine (Türkis, Beryll, Lapislazuli, Aquamarin u. a.) und Metalle (Gold, Kupfer, Zink u. a.) als Heilstoffe verwendet.
Zu 10 Prozent sind die Heilstoffe tierischer Herkunft (Fleisch, Knochen, Haut u. a.).

Was Tibets äußere Behandlungsmethoden betrifft, so stehen im Vordergrund Massagen und Einreibungen, Bäder (Kräuterbäder und mineralische Bäder) und Güsse, Umschläge, Inhalationen, Beräucherungen (mit Weihrauch oder Räucherwerk aus Kräutermischungen), Klistiere, Aderlaß, Schröpfen, Moxibustion und — mit Abstand — Akupunktur. Speziell die tibetische Massage Kunyi (Kum-Nye) — bestehend aus Selbstmassage sowie Atem- und Bewegungsübungen — werden wir in unser praktisches Programm einbeziehen.

Insgesamt harrt der in Tibet eröffnete Diamantweg des Heilens noch der Entdeckung durch den Westen. Die Medizin der Welt und die Welt der Medizin brauchen die Lamaheilkunde.

(18) Die Welt des Hakim

Im Siegeslauf eroberte die grüne Fahne des Propheten unter Mohammed und seinen Nachfolgern, den Kalifen, im 7. Jahrhundert nach Christus die Halbinsel Arabien (632), Babylonien (637), Syrien (640), Ägypten (642), Nordafrika (643), Nordpersien (643), Zypern (649) und Südpersien (650). Arabien wurde damals zu einem Mittelpunkt des Weltgeschehens. Der Heilige Krieg gebar ein Islamisches Weltreich. Im 8. Jahrhundert dehnte sich der Islam im Westen bis Spanien und im Osten bis Indien aus.

Die Abbasiden, die Nachkommen von Abbas, einem Onkel Mohammeds, kamen 749/750 an die Macht, die sie bis 1258 behielten. Unter der Dynastie der Abbasiden mit ihrem glanzvollen Mittelpunkt Bagdad erblickte eine fortschrittliche Heilkunde das Licht der Welt — als Teil der neuen islamischen Kultur, die sprachwissenschaftliche, literarische, philosophische, erdkundliche, historiographische, naturwissenschaftliche, technische und medizinische Spitzenleistungen hervorbrachte. Medizinwerke aus dem Griechischen, Syrischen, Persischen und aus dem Sanskrit wurden übersetzt. Die islamischen Medizingelehrten verbesserten und ergänzten aber die überkommenen Medizinlehren. Sie verbanden einerseits die antike abendländische Heilkunst (Galen, Antyllos, Hippokrates u. a.) mit der zentralasiatischen und der fernöstlichen, und fügten andererseits ihre neuen eigenen medizinischen Erfahrungen hinzu, so daß ein einzigartiges Medizinsystem entstand, in dem islamische, christliche, jüdische und hinduistische Einflüsse zusammenströmten.

Das neue, von den Moslems getragene Medizinsystem begann die abendländische Medizin zu überstrahlen.

So wurde z. B. Galen widerlegt durch den Damaszener Ibn an-Nafis, der den Lungenkreislauf entdeckte. Und islamische Medizingelehrte entdeckten und beschrieben den Blutkreislauf 300 Jahre vor seiner angeblichen Entdeckung durch den Engländer Harvey. Revolutionär war die islamische Medizin speziell auf dem Heilmittelsektor und in der Augenheilkunde. Die islamischen Chirurgen meisterten z. B. Operationen des grauen Stars.

Ein Abbasidenkalif soll gesagt haben: „Das Reich ist zwar in den Händen des Herrschers, aber der Herrscher ist in den Händen des Arztes." 1860 Ärzte sollen im 10. Jahrhundert allein in Bagdad praktiziert haben.

Namentlich der in Tausendundeiner Nacht gerühmte Kalif Harun ar-Raschid (786 bis 809) und dessen Sohn und Nachfolger al-Mamun (809 bis 813) verstanden es, islamische Wissenschaft und Kultur zur Hochblüte zu führen.

Im Jahre 982 wurde in Bagdad ein Krankenhaus gegründet mit 24 Ärzten, die die Stationen für Internmedizin, Augenheilkunde, Chirurgie und Knocheneinrenkung versorgten. (Im christlichen Europa wurde erst in der 2. Hälfte des 16. Jahrhunderts in Paris das erste öffentliche Hospital eröffnet). In Kairo war schon 873 das erste Krankenhaus gegründet worden. Nach und nach entstanden im ganzen arabischen Reich Spitäler und medizinische Bibliotheken, Grundlage eines fortschrittlichen Gesundheitswesens.

Die Medizinwerke der großen islamischen Ärzte wurden ins Lateinische übersetzt und waren im Mittelalter maßgebliche Lehrbücher an Europas Universitäten.

Der erste epochale arabische Arztphilosoph war Al-Razi (865 bis 925), von den mittelalterlichen Latinisten Rhazes genannt. Er war eine originärer Meister. Er widersprach als erster der Autorität Galens. Sein nach seinem Tod erschienenes Werk al-Hawi (lateinisch: „Continens"), eine umfassende Dokumentation des medizinischen Wissensstandes der Epoche, wurde ins Lateinische und in andere europäische Sprachen übersetzt und gehörte zum Lehrstoff an den europäischen Universitäten.

Der bekannteste Arzt des islamischen Kulturkreises wurde indes Ibn-Sina, latinisiert: Avicenna (980 bis 1037), der bedeutendste Vermittler zwischen Orient und Okzident in Sachen Medizin.

Schon als Siebzehnjähriger hatte das Wunderkind Ibn-Sina — wie Al-Razi ein Perser — einen Fürsten geheilt, der ihm zum Dank seine ansehnliche Privatbibliothek öffnete, in der der junge Wissenschaftler die Medizinwelt der Griechen, der Inder und der Chinesen eroberte. Ibn-Sina stieg auf zum Fürsten der Medizin. Seine 18 Bände umfassende Enzyklopädie der Medizin, Al-Qanum, lateinisch Canon, drückte der mittelalterlichen Medizin den Stempel auf. Der Kanon Avicennas beherrschte ein halbes Jahrtausend die medizinischen Anschauungen.

Im 13. Jahrhundert griff die islamische Medizin nach Indien und nach China über. In Indien hieß die neue islamische Medizin Unani. Unter dem Sultanat, das die islamische Herrschaft in Nordindien festigte, löste Delhi Bagdad als islamische Kulturmetropole ab. Unter Sultan Allauddin Childschi (1296 bis 1316) wirkten konkurrenzlose Unani-Ärzte in Delhi, wie z. B. Badruddhin von Damaskus, Sadruddin, Mah Chandra, Jaja (Chacha) und Alimuddin.

Unter Sultan Mohammad Bin Tughluk (1325 bis 1351) zählte Delhi 70 (!) Spitäler und 1200 vom Staat angestellte Ärzte.

Im 16., 17. und 18. Jahrhundert wurde Indien unter der Herrschaft der islamischen Moguln von arabischen — speziell von persischen — Medizingelehrten, Ärzten und Chirurgen überflutet.

In China kam die islamische Medizin unter der Mongolenherrschaft von 1280 bis 1368 zum Zug. Die Erben Dschingis Khans schätzten islamisches Gedankengut und förderten Moslemgemeinschaften im Reich der Mitte, wie der bedeutendste arabische Weltreisende Ibn Battuta im 14. Jh. bezeugt. Im China der Yuan-Dynastie wurden Gesetze auch in arabischer und persischer Sprache bekanntgemacht. Schon Ende des 13. Jhs. wurde in der Reichshauptstadt Peking ein muselmanisches medizinisches Institut geschaffen. In chinesischer Sprache erschien das populäre Medizinbuch „Rezepte der Muselmanen".

Die neuzeitliche naturwissenschaftliche Medizin Europas fand in der Mitte des 19. Jahrhunderts — besonders über französische Ärzte — Eingang in Ägypten, Persien und überhaupt im Nahen Osten.

Nichtsdestoweniger ist in unseren Tagen eine Neubelebung der alten islamischen Heilkunde im Gange. Die Moslems besinnen sich auf ihr zum Teil in Vergessenheit geratenes medizinisches Erbe. 1981 fand in Kuwait die „Erste Internationale Konferenz für islamische Medizin" statt, die bemerkenswerte Grundsätze aufstellte, wie: „Der Patient ist der Herr, der Arzt ist sein Diener". Die Konferenz erblickt in der Heilung Kranker eine Art Gottesdienst.

Tabib heißt der islamische Arzt, oder Hakim, wenn er zugleich ein Weiser und Philosoph ist. Welche Philosophie beseelt die islamische Medizin?

Die sogenannte Prophetenmedizin ist der Kern islamischer Medizin. Sie leitet sich ab vom Prophetenwort oder von Mohammed zugeschriebenen Überlieferungen, die sich auf Gesundheit und Heilung beziehen. Die Hüter der Prophetenmedizin sind in erster Linie die Sufis, die Mystiker des Islam, deren vornehmster Dienst die Heilung Kranker und Leidender ist.

Der berühmte Sufi Al-Ghazzali (1058 bis 1111) sagte: „Krankheit ist eine Erfahrung, durch die den Menschen das Wissen um Gott zuteil wird, denn Er sagt: ‚Krankheiten sind meine Diener, die Ich Meinen auserwählten Freunden beigebe.'"

Mit anderen Worten, die Krankheit dient Gott zur Höherführung des Menschen. Das Leben ist eine Reise, auf der der Mensch voranschreitet in Richtung Gott. Die Seele (ruh) legt dabei sechs Stationen der Entwicklung zurück:

Die *erste* Station ist die Station des Egoismus. Wenn der Erwachsene auf der untersten Stufe, also auf der Stufe des Eigendünkels, stehen bleibt, wird er von degenerativen Krankheiten heimgesucht. Er fällt der Depression, dem Alkoholismus und anderen psychischen Störungen anheim, die mit körperlichem Verfall Hand in Hand gehen. Vielerlei Krankheiten wurzeln laut Sufimedizin im Verweilen der Seele auf der untersten Entwicklungsstufe, z. B. Fettleibigkeit, Sehstörungen, Herzinfarkt bis hin zu Krebs.

Heilmittel der ersten Station sind Höflichkeit, Hilfsbereitschaft, Rücksichtnahme, Mitleid, Entgegenkommen, Nachsicht, Dienstwilligkeit und Verantwortungsbewußtsein. Kurzum, das Ego muß in Zucht genommen werden.

Die *zweite* Station in der Aufwärtsentwicklung der Seele ist die sogenannte Station des Herzens. Der Mensch, der die zweite Stufe erreicht hat, lebt nicht mehr nur für die Befriedigung seiner körperlichen Bedürfnisse. Sein Leben ist bezogen auf die Natur und die Mitmenschen.

Der Umbruch und die Wandlung bewirken in einem Reinigungsprozeß die Ausscheidung überflüssiger Stoffe und Gifte, die sich auf der ersten Stufe, der Egoismus-Station, angesammelt hatten. Begleitet ist der Reinigungsprozeß, der als Heilungskrise zu verstehen ist, u. a. von Durchfall, Erbrechen, Migräne, Erregbarkeit, Überempfindlichkeit, Allergie, Hautausschlägen und ebenso von Gallen- und Nierenbeschwerden.

Die *dritte* Station, die Station der Seele oder des reinen Geistes, hat jener Mensch erreicht, der von Liebe erfüllt ist. Er läuft aber noch Gefahr, sich besser zu dünken als „die Sünder". Arroganz und Ehrfurchtslosigkeit dem Leben gegenüber drohen den anzufallen, der sich seines höheren Vollkommenheitsgrades bewußt wird.

In seinem Ungleichgewicht ist der Mensch auf der dritten Stufe seiner Seelenentwicklung anfällig für nervöses Zittern, Schwindelgefühl, Konzentrationsschwäche, Schlaffheit, gestörten Appetit usw.

Der Stachel im Fleisch spornt den wachen Menschen auf der dritten Stufe an, seinen Glauben zu vertiefen und vorwärtszuschreiten, bis „die Sünden abfallen wie Blätter von einem Baum" (Mohammed).

Die *vierte* Station ist die Station der göttlichen Geheimnisse. Die Menschen, die zur vierten Station gelangen, rücken in Gottes Nähe, „bis Ich" — so spricht Allah — „zu den Lippen werde, mit denen sie sprechen, zu den Augen, mit denen sie sehen, zu den Ohren, mit denen sie hören, zu der Hand, mit der sie halten, und zum Fuß, mit dem sie gehen."
Begleitet ist die vierte Stufe von der Gefahr der Irrationalität, des Selbstbetrugs, der Unrast und der Atemnot.

Die *fünfte* Station ist die Station der Nähe zu Gott. Der Mensch auf der fünften Stufe ist trunken von Gott. Seine Gefahr besteht darin, das Interesse an der Welt zu verlieren. Zudem kann es ihm passieren, daß er sich selbst für Gott hält. Das ist die Versuchung der fünften Station.

Die *sechste* Station ist die Station der Vereinigung mit Gott. Der Mensch auf der sechsten Stufe wird zum Werkzeug Gottes in der Verwirklichung des göttlichen Plans auf Erden. Er ist frei von Krankheiten.

Das ist — Sheikh Hakim abu Abdullah Moinuddin al Cishtiyya folgend — in kurzen Zügen die Theorie der Sufi-Heilkunst.

Bei aller Betonung der Mystik als Medizin schließt aber die Sufiheilkunst keineswegs andere Heilbehandlungen aus.

Eine Überlieferung erzählt, daß der Prophet Mohammed in Medina selber zwei Ärzte herbeirief, als ein Gefährte erkrankte. Die Heilkundigen wehrten ab: „Oh Gesandter Gottes, in der Zeit vor dem Islam pflegten wir zu behandeln und allerlei Künste anzuwenden. Seit wir aber den Islam haben, gibt es nur noch Gottvertrauen!" Mohammed aber befahl ihnen: „Behandelt ihn. Denn Gott schickt keine Krankheit herab, ohne gleichzeitig die Arznei dafür zu senden."

Neben der „Hingabe an Gott" (sprich Islam) kennt das islamische Heilsystem zahlreiche Gesundheitsdisziplinen, vom Abführen und Schröpfen bis zu Wassergüssen und Wohlgerüchen, von der Kräutermedizin bis zum Fasten.

Unter den Heilmitteln ist der Honig nicht zu übertreffen. „Honig gilt als das Nahrungsmittel der Nahrungsmittel, als das Getränk der Getränke und als das Heilmittel der Heilmittel", urteilt Scheich Moinuddin. Mohammed selbst trank allmorgendlich auf nüchternen Magen ein Glas Wasser mit Honig. „Wenn jemand Honig ißt", beteuert in orientalischer Sprechweise der Prophet, „dann betreten tausend Heilmittel seinen Magen und eine Million Krankheiten verläßt ihn."

Unter den Gewürzen gebührt dem Koriander und unter den Früchten der Melone der erste Platz.

Über Gesundheit und Krankheit wird in der Küche entschieden, betont der Sufi Moinuddin. Er sagt: „Das wichtigste Krankenhaus der Welt ist die eigene Küche." Schon Mohammed bestand darauf: „Der Magen ist das Haus der Krankheit, Diät ist die wichtigste Arznei."

Die islamische Heilkunde unterscheidet zweierlei Nahrungs- und Heilmittel: die erhitzenden und die kühlenden. Die erhitzenden beschleunigen den Stoffwechsel und die kühlen verlangsamen den Stoffwechsel. Je nachdem, ob eine Krankheit durch zuviel Hitze oder durch zuviel Kälte hervorgerufen wird, werden kühlende oder erwärmende Lebens- oder Heilmittel verschrieben. So wird das Stoffwechselgleichgewicht hergestellt durch eine Senkung bzw. durch eine Steigerung.

Beispiele erhitzender Lebensmittel:
Lamm- und Hühnerfleisch, Fisch; Schafsmilch; Rettich, Zwiebel, Lauch, grüner Paprika, Kürbis; Sesam, Mandeln, Walnüsse, Marillenkerne; langkörniger Reis,; Sesamöl, Maisöl; Schwarztee, Kaffee; Zimt, Nelken, Fenchel, Ingwer, Anis; Honig, Süßspeisen, Salz.

Beispiele kühlender Lebensmittel:

Rind-, Kaninchen- und Ziegenfleisch; Kuhmilch, Butter, Margarine; Kopfsalat, Sellerie, Zucchini, Spinat, Kartoffeln, Karotten, Blumenkohl, Gurken, Tomaten, Bohnen, Erbsen; Birnen, Bananen, Feigen, Melonen; brauner Reis, Breitkornreis; Sonnenblumenöl; Koriander, Dill; Essig.

„Drei Dinge gibt es in dieser Welt, die ich anderen vorzuziehen gelernt habe: Gebet, Frauen und Wohlgerüche", erklärte Mohammed.

Blüten, Duftstoffe und Öle stehen im Mittelpunkt der islamischen Aromatherapie. Die Essenzen der Blumen — voran der Rose — sind heilkräftig.

Allah hat als erstes die Seele der Prophetenschaft erschaffen, und aus dem Schweiß der Seele der Prophetenschaft machte Allah die Seele der Rose. Die Rose ist das Symbol des Sufismus, und die Sufis pflegen in ihren Klöstern Rosen zu züchten.

Neben der Heilenergie der Rosenessenz werden die Heilenergien u. a. der Essenzen des Amber, des Weihrauches, der Myrrhe, des Veilchens, des Moschus, des Jasmins und des Sandelholzes genutzt.

Körper- und Atemübungen sind im Islam mit dem Gebet verknüpft. Fünfmal täglich beten die Moslems, und ihre Gebetshaltung, aus acht Positionen bestehend, ist eine gesundheitsfördernde Körperübung, wie das Taiji der Chinesen oder der Sonnengruß der Yogis Indiens. Die muslimischen Gebetsbewegungen, gleichmäßig, fließend und leicht ausgeführt, verbessern die Körperhaltung, lockern und strecken die Rückenmuskulatur, machen die Gelenke elastischer, beleben den Blutkreislauf, regen die Dickdarmbewegung an, reinigen die Atmungsorgane, fördern die Giftausscheidung durch die Leber und sind Balsam für das Nervensystem.

Dazu kommt, daß die arabische Rezitation des Korans aufgrund der Lautschwingungen — ähnlich wie die Rezitation von Sanskritmantras im Yoga — Heilkraft entfaltet. Die richtige Koranrezitation ist — rein medizinisch gesehen — eine Serie von Atemübungen. Wobei im Islam der Atem gleichgesetzt wird mit der Lebenskraft von Gott selbst.

Wenn im 9. Monat des Mondkalenders der Moslems, im Ramadan, die Welt des Islams zwischen Dakar und Djakarta fastet, so geht es in erster Linie um die innere Erneuerung des Menschen, um Selbstbeherrschung und Opferbereitschaft im Dienst der Religion und um Erziehung zur Brüderlichkeit und Hilfsbereitschaft. Wer in der glühenden Sonne Arabiens, Ägyptens oder Indiens einen ausgedörrten Sommertag von Sonnenaufgang bis Sonnenuntergang keinen Bissen ißt und keinen Schluck trinkt, ist in der Tat Sieger im heiligen Krieg gegen die Leidenschaft.

Doch gleichzeitig ist Fasten als Überflußkorrektur heilsam. Fasten ist die älteste Form der natürlichen Heilbehandlung. Das Heilfasten baut angestaute Giftstoffe und Schlacken ab, entlastet den Körper, kräftigt den Stoffwechsel und behebt zahlreiche gesundheitliche Schäden wie Bluthochdruck oder Rheuma. Es ist eine Quelle der Jungerhaltung.

(19) Volk ohne Krankheit?

Das „Volk ohne Krankheit" lebt im „Tal der ewigen Jugend" und im „Königreich der immerwährenden Gesundheit", melden Forscher. Die Rede ist von den Hunzas in Hochasien. Die überspannte Schwärmerei suchten andere mit der Forderung zu stoppen: Entmythologisieren wir den „Hunza-Humbug".

Was sind die Tatsachen?

Der berühmte englische Arzt Dr. Robert McCarrison, der zu Jahrhundertbeginn sieben Jahre unter dem Hunzavolk gelebt hat, schrieb in seinem Buch „Studies in Deficiency Diseases" (Studien über Mangelkrankheiten): „Aus eigener Anschauung und Erfahrung kann ich ein Beispiel für die Tatsache liefern, daß es ein Volk gibt, das über eine unübertreffliche Vollkommenheit verfügt und zugleich von Krankheiten frei ist. Ich meine die Bevölkerung des Staates Hunza, der im äußersten Norden von Indien gelegen ist. Bei diesem Volk ist die Lebensspanne außerordentlich lang."

Das klingt selbst in der nüchternen Sprache eines Naturwissenschaftlers noch überschwenglich und lädt uns ein, die Hunza-Geheimnisse der Gesundheit, der Langlebigkeit und der Rüstigkeit bis ins hohe Alter von 100 und mehr Jahren zu ergründen.

Das Hunzaland gehört heute zu Pakistan, dessen Regierung 1974 den König von Hunza, den Mir, unterworfen hat, nachdem schon 1891 die Briten das Hunzakönigreich in der Schlacht bei Nilt in die Knie gezwungen und erobert hatten. Sie kamen dem russischen Zaren zuvor, der nach Süden drängte.

Das abhängige Königreich in Nordpakistan (Dardistan) ist nur rund 160 Kilometer lang und zwei Kilometer schmal und zählt an die 30.000 Einwohner, die sich selber Hunzukutz nennen und das Buruschaski sprechen, eine klangvolle antike Sprache unbekannten Ursprungs.

Wo Pakistan, Afghanistan, die Sowjetunion, China und Kaschmir bzw. Indien zusammenstoßen, liegt zwischen den unrastigen Nationen wie ein Ruhepol die Hochgebirgsheimat der Hunzas, eine rauhe, karge, wilde Welt. Das von Natur aus öde Hochtal im Karakorum, das sie bewohnen, liegt zwischen 2000 und 3000 m über dem Meeresspiegel zwischen ewigem Eis. Das schroffe, wuchtige Eisgebirge, Heimat des über zwei Meter langen Schneeleoparden, streckt den Hunzas ihre wasserspendenden Gletscherzungen entgegen. Sieben prächtige Majestäten von Siebentausendern grüßen huldvoll das Volk der Hunzas, die in einer Szenerie von Reinheit und Schönheit auf dem Dach der Welt leben.

Die Hunzas sind eine weißhäutige Rasse in einem Staat von braunhäutigen Menschen, was die Frage ihrer Herkunft aufwirft. Die Könige der Hunzas geben sich als Nachkommen Alexanders des Großen (Regierungszeit 336 bis 323 v. Chr.) aus. Der große Heerführer und Herrscher des Altertums, den jedes Schulkind kennt, schuf ein Reich, das von Makedonien bis Ägypten und Indien reichte und Persien einschloß. Es scheint, daß marode oder desertierte Alexandersoldaten sich mit ihren persischen Frauen vor gut 2000 Jahren im Gebirgstal des Karakorum niedergelassen haben.

Das Kämpfen und Plündern lag den Nachfahren des Alexanderkriegszuges im Blut und so bestritten sie viele Jahrhunderte hindurch ihren Lebensunterhalt durch Überfälle. Wenn auf dem nahen Handelsweg Karawanen Seife, Porzellan oder Tee von China nach Indien oder Gewürze, Elfenbein und Edelsteine von Indien nach China führten, so waren die habgierigen und gewalttätigen Hunzas zur Stelle und „bombardierten" von den Hängen und Höhen aus den Handelszug mit einem Hagel von Steinen und Felsbrocken, bis die Kaufleute die Flucht ergriffen. Die gefürchteten und selbstherrlichen Hunzas rissen die Beute an sich. Ein andermal hoben sie einen fetten Wegzoll ein, die Räuber der Karawanenroute zwischen Sinkiang und Kaschmir.

Doch eines Tages — und das ist nicht Legende, sondern Geschichte — ließen sie Kampf und Totschlag sein und verlegten sich aufs Pflanzen und Ernten, um ihr Auskommen zu finden. Aus den brutalen und feindseligen Freibeutern der Berge wurden friedfertige Landwirte, die kunstvolle Terrassenfelder und -gärten mit Bewässerungskanälen anlegten. Das erforderte Fleiß und Schweiß — und hohe Intelligenz. Aus sich selbst heraus verwandelten sich also die Hunzas von einem gehässigen, rücksichtslosen, angriffslustigen und zerstörungswütigen Volk zu einem brüderlichen, einträchtigen, freundlichen und gutmütigen Volk. Das klingt wie ein schön gesponnenes Märchen, ist aber keines. Die Hunzas haben ihren abgeschiedenen Himalayawinkel zu einem „Garten Eden" gemacht, wie der englische Forscher und Bergsteiger Eric Shipton zu Beginn unseres Jahrhunderts das Hunzaland nannte. Die glücklichen Hunzas hatten keine Diebe und Kriminellen unter sich, sie kamen ohne Gefängnisse und ohne Polizei aus. Sie sind von heiterer Gelassenheit und haben ein ausgeglichenes Gemüt. In geistiger und körperlicher Frische werden sie sehr alt. Ein Paradies auf Erden?

Der englische Schriftsteller James Hilton, bekannt als Verfasser von Abenteuer- und Unterhaltungsromanen mit metaphysischem Tiefgang, veröffentlichte 1933 sein Hauptwerk „Lost horizon". Er beschrieb das legendäre Shangri-La. Zwei im Himalaya abgestürzte Piloten stoßen auf eine isolierte ideale Gesellschaft, die in Harmonie lebt. Sie begegnen einem Volk von nicht alternden weisen Menschen, die fern aller materialistischen Zivilisation aus der Mystik leben.

Shangri-La: Uralte Überlieferungen im Orient, die selbst bis zu den alten Griechen und Römern gedrungen sind, bekunden den Glauben, daß irgendwo in einem unzugänglichen, abgesonderten Himalayawinkel ein geheimnisvolles Volk von untadeligen Erleuchteten lebt.

Und als der genannte Hilton seine Novelle „Lost horizon" schrieb, hatte er für sein Shangri-La wohl das Hunzaland zum Vorbild genommen.

Ob das Hunzaland ein lebendes Shangri-La ist? Es ist jedenfalls wie Shangri-La ein Symbol für das Heimweh nach dem Paradies auf Erden, für die Sehnsucht nach Gesundheit und Glückseligkeit, nach Lebenskraft und Langlebigkeit, nach Harmonie und Brüderlichkeit, nach Zufriedenheit und Natürlichkeit, nach Stille und Frieden.

Das Hunzaland liegt am Zusammenfluß der Ströme des Schamanismus, des tibetischen Buddhismus, des Hinduismus, des Islams und der altpersischen Religion des Zarathustra. Zu Beginn des 19. Jahrhunderts sind die Hunzas zum Islam übergetreten. Sie bekennen sich zu einem Zweig der Richtung der Shiiten: zur Ismailija. Wie alle Ismailiten verehren die Hunzas Aga Khan als erblichen Imam und von Allah inspirierten Nachfolger Alis (Schwiegersohn des Propheten Mohammed). Die lokalen ismailitischen Geistlichen, die „Kalifas" oder „Mullahs", lassen die Hunzas gewähren, wenn sie das strenge Alkoholverbot durch Weingenuß übertreten — und wenn sie sich wie in alten Zeiten an die Schamanen, Bitans genannt, wenden, die Orakelpriester der Naturreligion, die in Trance und Ekstase weissagen. Der Glaube an Allah und an seinen Propheten Mohammed verträgt sich bei den Hunzas mit dem Glauben an Feen, Unholdinnen und Gottheiten, die in der „reinen Region" der Gipfel, Firnflanken und Hochalmen wohnen.

Die moslemischen Kalifas und schamanistischen, medial veranlagten Bitans kommen in der Regel miteinander aus. Wissenschaftler haben aber unter den Hunzas zudem zarathustrische und manichäische Einflüsse nachgewiesen.

Was für ihre Lebensweise entscheidend ist: die Hunzas vergessen nicht zu beten und zu meditieren.

Die lebensfrohe, bunte und weise Hunzakultur ist heute bedroht und mit ihr die Gesundheit, Glück und langes Leben bescherende Lebensweise der Hunzas. Der „Karakorum Highway", eine Autostraße von Pakistan nach China, ist fertiggestellt, und Einzug halten langsam die technische Zivilisation sowie der Tourismus. 3000 Fremde tauchen jährlich schon auf, Vorläufer einer Fremdenverkehrswelle, die das Hunzatal dereinst überfluten wird? Werden die Alpträume wahr werden, daß in Zukunft das Hunzaland mit Souvenirläden übersät sein und von kamerabewehrten und kaugummiverteilenden Urlaubern heimgesucht werden wird? Dann werden die von der großen Trommel, den zwei Handpauken und der klarinettenähnlichen Trompete begleiteten Auftritte des Schamanen, der, den Rauch der glimmenden Wacholderzweige einatmend, verzückt tanzt und prophezeit, zu einem folkloristischen Schauspiel für Fotografen und Touristen entarten. Noch ist es nicht so weit, aber die Hunzas sind nicht mehr die alten.

Wenn wir also nach dem Gesundheitsgeheimnis der Hunzas fragen, ist es angebracht, die alten Hunzas bis herauf zu den sechziger und siebziger Jahren unseres Jahrhunderts aufmerksam zu betrachten. Reiseschriftsteller und Wissenschaftler — von Ärzten bis zu Völkerkundlern — haben uns die fernen Hunzas nahe gebracht, so daß wir uns aus zahlreichen Mosaiksteinen ein Bild machen können von der Lebensweise, die Krankheiten bannt. Das Gesundheitsgeheimnis der Hunzas ist jedenfalls ein Zusammenspiel ziemlich vieler Faktoren.

Die Hauptfaktoren sind:

1. Die Luft: Die Höhenluft, die die Hunzas einatmen, ist mit negativen Ionen angereichert. Die Ionen verbessern unsere Sauerstoffnutzung. Der Physiker DDr. Konstantin Brunowsky und sowjetische Forscher haben entdeckt, daß selbst das kurze Einatmen von Hydro-Ionen (zum Beispiel bei einem Wasserfall) den Menschen befähigt, den eingeatmeten Sauerstoff voll zu verwerten und dadurch die Körperzellen zu trainieren. Negativ ionisierte Luft ist biologisch anregend und steigert die Leistungskraft und Vitalität des Menschen.

   Wer also jahraus jahrein den ionenschwachen Sauerstoff bzw. die biologisch „tote" Luft der Städte und der geschlossenen oder gar klimatisierten Räume einatmen muß, die Asthma, Allergien, Bronchitis, Migräne, Müdigkeit, Husten, Schnupfen, Schlaflosigkeit etc. begünstigt, tut gut daran, in die Berge oder an die Meeresküste zu fahren, wo er mit negativen Ionen angereicherte Luft findet.

2. Das Wasser: Das Hauptgetränk der Hunzas ist „Mineralwasser". Sie selbst nennen es Gletschermilch. Das trübe, graufarbene Schmelzwasser der Firnfelder, das sie ungekocht und ungefiltert trinken, halten die Hunzas für einen Quell der Jugendfrische noch im Alter. Wissenschaftler haben das Eiswasser, mit dem die Hunzas ihren Durst löschen, untersucht, und ihm einen Reichtum an Mineralien bescheinigt. Natürliches, mineralhaltiges Gebirgswasser ist sicherlich ein Jungbrunnen.

3. Die Bewegung: Hunzas bewegen sich ständig. Ihr Tagwerk ist ein einziges Muskeltraining, eine einzige Leibesübung, verbunden mit tiefer, rhythmischer Atmung. Ihr Tag beginnt um fünf Uhr früh. Ihr Land ist das Gegenteil eines Schlaraffenlandes. Bis sie ihre hochgelegenen Felder und Gärten erreichen, müssen sie lange gehen und steigen, und sie tun es leichtfüßig und federnden Schrittes. Sie arbeiten fleißig, um der kargen Gebirgserde Früchte abzuringen, und sie schleppen schwere Lasten. So bleiben sie gelenkig und stärken ihre Körperkraft und Ausdauer. Sie rosten nicht und brauchen keine überschüssigen Fettmassen mit sich herumzuschleppen.

Die Hunzas können uns Übergewichtigen den Wert der Bewegungstherapie und des Zufußgehens im Zeitalter der Lifts, U-Bahnen und Privatautos in Erinnerung rufen.

4. Die Vielseitigkeit: Jeder Hunza war bis vor kurzem nicht nur als Landwirt in der Feldarbeit geschult, jeder war sein eigener Hausbaumeister, Schneider, Schuster, Weber, Tischler usw. So wurden alle Begabungen entfaltet, die in einer Fließbandzivilisation verkümmern. Selbstverwirklichung ist ein Quell jungerhaltender Freude.

5. Die Entspannung: Obwohl sich die aktiven Hunzas nicht schonen, kennen sie keine Ermüdungserscheinungen oder gar Erschöpfungszustände. Denn sie lernen früh, sich zu entspannen, das heißt, nicht angespannt oder überspannt zu arbeiten. Das wird erreicht durch Konzentration auf die Arbeit und Freude an der Arbeit. Die Hunzas nehmen sich bei aller Unermüdlichkeit Zeit einerseits zu Gebet und Meditation, anderseits zu Sport, Spiel und Spaß.

„Für mich ist es klar", sagte der Herrscher der Hunzas zur Völkerkundlerin Renée Taylor, „daß diejenigen, die es nicht verstehen, Techniken der völligen Entspannung zu praktizieren, einen großen Teil ihrer Energien vergeuden."

Die erworbene Fähigkeit, in meditativer Ruhigstellung des Geistes verbrauchte Kräfte von innen her zu erneuern, bewahrt sie vor Erschlaffung oder Nervenüberreizung. Sie verstehen die Regenerationskraft des Schweigens zu nutzen.

In den Erholungspausen tanzen, spielen und sporteln die Hunzas. Ihr Nationalsport ist Polo. Alles in allem: die Hunzas sind gelöste Menschen.

6. Das positive Denken: Die Hunzas wissen, daß aufbauende, lebensgläubige, hoffnungsfrohe, zuversichtliche und frohsinnige Gedanken Stärkungsmittel sind. Sie lassen es nicht zu, daß sich in ihrem Geist negative Gedanken der Bitterkeit, des Grolls, des Neids und der Feindseligkeit einnisten und ein düsteres Gemüt ausbrüten. Wir notorischen Kritikaster hingegen vergessen allzu leicht, daß Pessimismus und Negativismus unser Gemüt vergiften und unsere Gesundheit ruinieren.

Ein Schwerpunkt des positiven Denkens der Hunzas liegt in ihrer Zufriedenheit und Dankbarkeit. Ein Hunza freut sich über die Gottesgeschenke der Fruchtbarkeit des Bodens und der Kraft der Frühlingssonnenstrahlen mehr als wir uns über ein neues Auto oder ein neues Kleid freuen. Sie beklagen nicht ihre „Rückständigkeit". In ihrer Genügsamkeit lassen sie sich nicht versklaven durch den sogenannten Fortschritt. Sie sind, obwohl sie nur das Existenzminimum haben, glücklicher als unsere Millionäre mit ihren Luxusvillen, Segeljachten und Amüsements. Gedanken, hat einmal jemand gesagt, sind „unsichtbare Baumeister unseres Lebens". Die Hunzas wissen das und halten ihr Bewußtsein blank und klar.

Kurzum, negatives Denken und Unzufriedenheit wirken lähmend auf Geist, Gemüt und Leib, positives Denken und Zufriedenheit geben aber dem Leben Schwung.

7. Der fehlende Ruhestand: Alter ist kein Thema für Hunzas. Mit 100 arbeiten sie noch schwer auf dem Feld. „Das Nichtstun im Altersruhestand ist eine viel ärgere Bedrohung des Lebens als die Arbeit", erklärte der Hunzakönig der Völkerkundlerin Renée Taylor. Ein Hunza geht also nicht in Pension. Die Alten werden nicht als „Rentner" auf ein Abstellgleis geschoben. Für die Hunzas gibt es zeitlebens keine Endstation, keinen Erschlaffung nach sich ziehenden Stillstand. Sie schlagen die Zeit nicht tot und lassen sich von der Zeit nicht altmachen.

Die Hunzas empfinden das Alter, wie der Hunzakönig der genannten Völkerkundlerin versichert, als die schönste Lebensperiode: die Jahre der Fülle. „Wir unterteilen das Menschenleben in drei Perioden", erläuterte der Mir, „in die Jahre der Kindheit und Jugend, in die mittleren Jahre und schließlich in die reichen Jahre." Die Hunzas sind also gerne alt.

8. Das Fasten: Die Hunzas werden von der Natur alle Jahre wieder zum Fasten gezwungen. Wenn im späten Frühjahr die Nahrungsvorräte zu Ende gehen, müssen die Hunzas bis zum Einbringen der neuen Ernte eine Hungerkur machen. Besonders seit 1800 ist die Hunzabevölkerung beträchtlich gewachsen, so daß es alljährlich zu Engpässen in der Versorgung kommt, wenn die alte Ernte aufgebraucht ist.

Überhaupt gönnt die Ernährungsweise der Hunzas den Verdauungsmechanismen des Körpers Ruhe. Jemand hat das Hunzaland als das „Land des gerade genug" bezeichnet. Die Nahrungsmittel reichen für zwei karge Mahlzeiten täglich. Frühstück haben sie keines. In ihrer Beschränkung auf das Nötigste schlägt nicht nur der Mangel an Lebensmitteln durch, sondern zudem die Mazdaznan-Ernährungslehre, die sich auf die altpersische Religion Zarathustras beruft. Die Jünger jener Ernährungslehre fragen sich nicht, wieviel sie essen sollen, sondern wie wenig. Denn der Körper braucht nur geringe Mengen.

Für die Gesundheit der Hunzas hat die Fastenperiode ihr Gutes. Fasten erneuert den Körper. Die moderne Medizin bestätigt die uralte Weisheit: Fasten ist ein Jungbrunnen. Sich in Überfluß und Verschwendung den Bauch vollschlagen, ist gesundheitsschädlich und erzeugt eine Kette von Leiden. Die Hunzas legen uns eine Entschlackungskur nahe.

9. Die Ernährung: Die einfache und natürliche Ernährung wird den Hunzas einerseits von der Natur auferlegt, aber sie ist andersseits gleichzeitig weltanschaulich bedingt. Die schon erwähnte Mazdaznan-Lehre, ein System der Lebensführung, soll einem zarathustrischen Orden in Tibet entstammen. Deren Geist ist, mehr oder weniger bewußt, unter den Hunzas lebendig. Essen ist demnach kein Hinunterschlingen oder Einhauen, sondern gründliches Kauen und Einspeicheln. Die Nahrung wird bewußt ausgekostet. Essen ist gleichsam eine genußvolle Konzentrationsübung. Darüber hinaus vertritt die altpersische Ernährungslehre — wie Hippokrates — den Grundsatz, daß unsere Nahrung unsere Medizin ist.

Die Hunzas erhalten die gottgewollte Urgesundheit durch eine naturorientierte unverfälschte Kost.

Wovon ernähren sich die Hunzas?
• *Getreideprodukte* und *Brot* stehen auf dem Speisezettel obenauf. Weizen, Gerste, Hirse und Buchweizen werden frisch gemahlen, und aus dem vollen Mehl (mit Keimen

und Kleie) wird der Brotteig geknetet und über dem offenen Feuer auf einem Rost gebacken. Chapatti heißt das Fladenbrot der Hunzas. Jeder Hunza trägt unterwegs seine Handgetreidemühle und sein Sackerl Körner mit sich, so daß er überall seine Chapattis zubereiten kann.

Die Weizenkeime enthalten beispielsweise das wertvolle Vitamin E, das die Geschlechts- und Fortpflanzungsfunktion stärkt (die Hunzamänner sind mit 90 noch zeugungsfähig und Hunzafrauen gebären mit 60 noch Kinder) und die körperliche und geistige Leistungsfähigkeit erhöht. Das Vitamin E bewirkt zudem eine reine, weiche Haut, die die Hunzas auszeichnet.

• *Gemüse* ist das zweite Hauptnahrungsmittel der Hunzas, Blattgemüse, Wurzelgemüse und keimende Hülsenfrüchte.

Der Mangel an Brennholz — das vorhandene Heizmaterial wird in der Regel für den Winter gespart — macht die Hunzas sommers im großen und ganzen zu Rohköstlern. Wenn sie aber das Gemüse kochen, so halten sie die Flamme klein und zerkochen die Karotten, Rüben, Kürbisse usw. nicht, und die Gemüsebrühe trinken sie.

• *Obst* ist das dritte Hauptnahrungsmittel der Hunzas. Die „Wunderfrucht der Hunzas" ist die Marille (Aprikose). Sie haben über 20 Marillensorten gezüchtet, deren Kerne kein Zuviel an giftiger Blausäure aufweisen. Die Hunzas essen die Marillen sommers frisch und winters gedörrt. Ebenfalls essen sie die Innenkerne der Marillensteine, die überdies zur Ölgewinnung ausgepreßt werden. Das goldbraune Marillenöl deckt zum großen Teil den Fettbedarf der Hunzas, es wird aber nicht nur zum Kochen verwendet, sondern ebenso zur Kosmetik (zur Pflege von Haut und Haaren). Neben den Marillen werden die Maulbeeren bevorzugt. Doch essen die Hunzas auch Äpfel, Birnen, Pfirsiche und Kirschen. Eingedickte Obstsäfte und (aus Ladakh eingeführter) Honig ersetzen den Zucker.

• *Milch* und *Milchprodukte* (Butter und Topfen) spielen nur eine Nebenrolle in der Hunzaernährung. Es gibt einfach zu wenig Kühe und Ziegen im Hunzaland.

• *Fleisch* ist als Delikatesse an Festtagen und zu Hochzeitsfeiern geschätzt. Die Hunzas sind also keine reinen Vegetarier.

• *Wein* wird ebenfalls an Festtagen mäßig getrunken. Obwohl sich die Hunzas zum alkoholverbietenden Islam bekennen, sind sie keine Abstinenzler. In fröhlicher Zecherei beweisen sie, daß sie bei aller spartanischen Lebensweise genußfähig sind. Ihr Wein ist selbstgemacht und seine natürliche Gärung verläuft ohne Zuckerzusatz.

Der schon erwähnte britische Arzt Dr. McCarrison, ein erstrangiger Ernährungsforscher, der von 1904 bis 1911 unter den Hunzas gelebt hat, führte ab 1927 wissenschaftliche Experimente mit Ratten durch:

Beim ersten Versuch fütterte er gesunde Ratten mit Hunzakost (Vollkornchapattis, rohen Karotten, angekeimten Hülsenfrüchten usw.). Sie zeigten überhaupt keine Krankheits- und Verfallserscheinungen. Beim zweiten Versuch fütterte er gesunde Ratten mit indischer Nahrung (Reis, gekochtem Gemüse, Gewürzen usw.). Sie bekamen Furunkel, faule Zähne, Augenleiden, Verdauungsstörungen, Blutarmut, Herzbeschwerden, Nierenschwäche, Haarausfall, ein verkrümmtes Rückgrat usw. Beim dritten Versuch fütterte er gesunden Ratten englische Kost (Weißbrot, Margarine, süßen Tee, gekochtes Gemüse, Konservenfleisch und Marmelade). Sie bekamen nicht nur die üblichen Zivilisationskrankheiten, sondern wurden darüber hinaus „nervöse Wracks". Sie bissen ihre Wärter, und die stärkeren Ratten schickten sich an, die schwächeren aufzufressen. In einem zusätzlichen Experiment fütterte Dr. McCarrison *kranke* Ratten mit Hunzakost. Sie wurden alle gesund.

Die sogenannten Segnungen der Zivilisation, die in unseren Tagen bis ins Hunzaland vorzudringen scheint, haben ihre Kehrseite: den Fluch der Zivilisationskrankheiten, wie Krebs, Herz- und Kreislauferkrankungen (Herzinfarkt, Bluthochdruck), Verdauungsstörungen, Neurosen usw.

Das Vermächtnis der Hunzas ist die Erfahrung, daß ein naturgemäßes, konfliktfreies, ausgewogenes, zufriedenes und brüderliches Leben und der Genuß einer unverfälschten Vollwertkost aus Getreide, Gemüse und Obst gegen Zivilisationsleiden feien.

Die Weisheiten, Lebensregeln und Eßgewohnheiten der Hunzas bleiben für alle Zeiten und Zonen ein Kompaß, der die Richtung zu Gesundheit, Kraft und glücklicher Langlebigkeit weist.

II. Die Praxis

Einführung in den praktischen Teil

Garant der Gesundheit ist die Lebensenergie. Das wissen wir schon: Wenn mich ein Grippekranker mit Bazillen bombardiert, die ich einatme, werde ich nur krank, wenn mein Körper versagt. Nur wenn die Abwehrkräfte bzw. Widerstandskräfte zu schwach sind, können Bakterien eindringen und eine Infektion auslösen.

Wenn aber das Immunsystem nicht gestört ist, wehrt unser Organismus die Krankheit ab. Das aktivierte Immunsystem überwältigt eindringende Mikroben und entledigt sich des Fremdmaterials. Der widerstandsfähige Körper kämpft die körperfremden Organismen nieder.

Das Ziel der Heilkunst Asiens ist also die Vollgesundheit, die Krankheiten keine Chance bietet und das Altern verzögert. Der Weg zur Vollgesundheit ist, die Lebenskraft zu steigern und die Vitalenergie zu nähren.

Das Herzstück des Buches „So heilt Asien" ist daher unser praktisches Programm der Energiegewinnung, das der zweite Buchteil im ersten Abschnitt entfaltet. Wir erfahren, wie wir unser Leben „energisieren" können, damit wir von Widerstandskraft strotzen. Im Spiegel ganzheitlicher Medizin blickt uns möglicherweise kein federnder, kerngesunder Heros entgegen, sondern ein Kümmerling.

Was können wir also tun, um unsere Energieschwäche zu überwinden und die natürliche Körperabwehr zu stärken? Das beantwortet der nachfolgende Abschnitt „Kerngesund durch Lebensenergie".

Die chinesischen Kräuterkundler empfehlen eine Reihe von natürlichen Stärkungsmitteln, z. B. die drei Kraftwurzeln Ginseng (Panax Ginseng), Ingwer (Zingiber officinale) und Süßholz (Glycyrrhiza glabra).

Die Königin der Heilpflanzen aber ist die alraunenhafte Ginsengwurzel. Sie ist das „Allheilmittel" und das Aufbaumittel schlechthin.

Im Mittelpunkt steht die Darstellung der zehn Grundpfeiler der Lebenspflege: Kräuterkraftanwendung, Atmung, Bewegung, Körperbeherrschung, Meditation, Sexualität/Enthaltsamkeit, Ernährung, Fasten sowie die Nutzung der Heilfarben und der Gesundheitspunkte. Das an die genannten Stichworte anknüpfende Lebensprogramm bewirkt die Langzeitresistenz unseres Organismus. Es schenkt uns stetig eine starke Kraftzufuhr und speichert die Widerstandskraft, so daß Infektionskrankheiten, Alterungsprozesse und Degenerationserscheinungen hintangehalten werden.

Gleichzeitig verhindern die Grundpfeiler der Lebenspflege, daß wir zu leben versäumen und die Gegenwart verpassen, weil wir uns ständig im „Traumland von Vergangenheit und Zukunft" aufhalten. Der energiegeladene Mensch lebt im Hier und Heute.

Der moderne zivilisationsgeschädigte Mensch fühlt sich verflacht, verengt, verödet und verhärtet. Er spielt mit flüchtigen Schatten und geht an der Wirklichkeit vorbei. Er bewegt sich an der Oberfläche und geht den Dingen nicht auf den Grund. So droht er sein Leben zu mumifizieren, weil er die Fühlung zur Wurzelkraft verloren hat.

In der naturgemäßen Lebenspflege schöpfen wir aber aus dem sprudelnden Kraftquell der Natur. Wir sind eigentlich Adler, aber wir benehmen uns wie Hühner. Wir sind geboren, uns emporzuschwingen in die Lüfte. Wir gehören der Erde — und dem Himmel.

Ist der erste Abschnitt des praktischen Teils der Energiegewinnung gewidmet, so geht es im zweiten Abschnitt — „Von Asthma bis Zahnweh" — um über 50 der häufigsten

Beschwerden und Krankheiten. Die rat- und hilfesuchenden Leser erfahren dabei die jeweiligen Heilanzeigen, die die sanfte Naturheilkunde des Ostens bietet.

Der praktische Teil mit seinem Programm der Lebenspflege und mit seinen Rezepten und Ratschlägen schöpft aus der Fülle kostbarer Erfahrungsweisheiten der altasiatischen Medizin vom Nahen bis zum Fernen Osten. Er umspannt zahlreiche Heilsysteme wie Ayurveda, Hathayoga, Akupressur, Shiatsu, Taiki (magnetische Heilpflaster), Dao-yin (Do-in), Taiji, Qi Gong, Ba Duan Jin (Acht Schätze), Pranayama (Atemkunst) usw.

Das einzigartige an dem Buch ist, daß es im Grunde ein Yogabuch, ein Akupressurbuch, ein Atembuch, ein Massagebuch, ein Ernährungsbuch, ein Heilgymnastikbuch, ein Farbtherapiebuch, ein Meditationsbuch und ein Kräuterbuch in einem ist.

PS: Natürlich will das vorliegende Buch nicht zur Selbstbehandlung ernsthafter Erkrankungen anregen. Wenn Sie krank sind, wenden Sie sich unbedingt an den autorisierten Fachmann, möglichst an einen für Naturheilkunde aufgeschlossenen Arzt.

Patienten wie Ärzte können aber unermeßlich viel profitieren von der bewährten Medizin der alten Asiaten, deren Heilkunst Lebenskunst ist.

Abschnitt 1:

Kerngesund durch Lebensenergie

(20) Ginseng, die Kraftwurzel

Das Kraut des ewigen Lebens haben die Chinesen und Ostasiaten trotz fieberhafter Suche zwar noch immer nicht gefunden, aber dafür einen einzigartigen Energiespender.

Während der Tag und Nacht dauernden Pariser Friedensverhandlungen nach dem Vietnamkrieg stellten seinerzeit Beobachter fest, daß die amerikanischen Diplomaten bald erschöpft waren, während die vietnamesischen Diplomaten bis zum Schluß frisch blieben. Ein nach dem Geheimnis befragter vietnamesischer Vermittler lächelte und zog eine Wurzel aus der Tasche: Ginseng.

Im Vietnamkrieg selbst gab es eine medizinische Nebenfront: den Kampf der „pharmakologischen Geschütze", wie der Wissenschaftler Stephen Fulder sich ausdrückt. Die amerikanischen Soldaten wappneten sich mit chemischen Medikamenten wie Amphetaminen, Barbituraten, Narkotika und Psychopharmaka, um die Schlachten zu bestehen. Die vietnamesischen Kämpfer stärkten sich mit einer Wurzel: der Medizinalpflanze Ginseng.

Der frühere amerikanische Außenminister Kissinger war auf seinen strapaziösen diplomatischen Missionen energiegeladen: Er pflegte Ginseng zu sich zu nehmen.

Sowjetische Kosmonauten in der Raumkapsel bekommen Ginseng. Mao Zedong und Zhou Enlai aßen regelmäßig Ginseng.

Der chinesische Kaiser bezahlte einst für eine einzige Wurzel eine Summe, der heute 600.000 Schilling entsprechen. Im Jahre 1709 sandte der Kaiser von China 10.000 Soldaten auf Ginsengsuche. Kriege wurden geführt um Wälder, in denen wilder Ginseng wuchs. Und ein Tatarenhäuptling bestrafte Wilderer, die wilde Wunderwurzeln sammelten, mit dem Tod.

Im Fernen Osten genießt Ginseng seit Jahrtausenden eine enthusiastische Verehrung und Liebe als elementares Heilmittel und wundersamer Energiespender. Legenden und Mythen über das Regenerationselixier erzählen, daß eine gütige Naturgottheit der Pflanze innewohne und daß die Wurzel von Geistern bewacht werde. Die Sage behauptet ferner, daß die Wurzel mittels Traumbotschaften und schamanistischer Trance entdeckt wurde und daß sie ein Geschenk göttlicher Macht sei.

Ein allgewaltiger Berggeist, so erzählt ein anderer Mythos, wollte die Menschheit von den Krankheiten erlösen und sandte einen Wunderknaben in Gestalt einer menschenähnlichen Wurzel des Lebens, die ein langes, gesundes und glückliches Dasein bewirkt. Phantastische Hoffnungen knüpften sich an Ginseng, deren mythologischer Ruf ein Lebensalter von mehreren hundert Jahren versprach. Und unwahrscheinliche Geschichten über die Genesung todkranker Menschen dank der Wunderdroge sind zu schön, um wahr zu sein. In alten Berichten besitzt die Pflanze eine Strahlkraft, sie leuchtet in der Nacht.

Die königliche Heilpflanze, die als „Menschenwurzel", „Lebenswurzel", „himmlische Arznei", „Zauberkraut", „Geistgefäß", „Keim der Erde", „höchste Essenz" oder „Weltwunder" bezeichnet wird — ist sie wert, was sie kostet?

„Iß Ginseng und ruiniere dich selbst", sagte schon ein mandschurisches Sprichwort, das auf die horrende Summe anspielt, die für die Wurzel bezahlt wird. Eine Qualitätswurzel war nicht mit Gold aufzuwiegen, das heißt, sie kostete mehr als ihr Gewicht in Gold und das 250fache ihres Gewichtes in Silber. Und wer heute eine ausgezeichnete wilde Wurzel erstehen will, muß dafür 190.000 bis 270.000 Schilling hinblättern.

Die alte chinesische und orientalische Medizin, eine Erfahrungsheilkunde, verwendet Ginseng als Universalmittel bei Verdauungsstörungen, nervösen Leiden, Blutarmut, Impotenz, Altersschwäche, Vergeßlichkeit, Angstzuständen, Appetitmangel, Asthma, Kopfschmerzen, zu niederem oder zu hohem Blutdruck, schwacher Herzleistung usw. Ginseng wirkt auf vielfältige Weise, weil er einfach den Organismus nährt und stärkt. Kurzum: Weil er die Lebensenergie aktiviert. Und das regt den Selbstheilungsprozeß an. Wenn nämlich die blockierte, erloschene, geschädigte oder geschwächte Energie belebt wird, erhöhen sich die Widerstandfähigkeit und die Spannkraft. Müdigkeit, Abgespanntheit, allgemeine Schwäche, Erschöpfung, Vitalitätsmangel weichen einer Frische und heiteren Stimmung. Im Grunde ist also Ginseng in der alten — und modernen — chinesischen Medizin ein Aufbaumittel und Vorbeugemittel.

Können sich Milliarden Chinesen Tausende von Jahren irren, wenn sie in Ginseng das Arzneimittel schlechthin sehen, das den Genesungsvorgang fördert, die körpereigenen Abwehrkräfte steigert und die Altersbeschwerden mildert, so daß Stärke, Leichtfüßigkeit und Gewandtheit bis ins hohe Alter erhalten bleiben?

In diesem Sinne fragte der chinaerfahrene Sir Edwin Arnold: „Will man den Chinesen glauben, so ist asiatischer Ginseng das beste und wirksamste aller Belebungsmittel, Stimulanzien, Tonika, Magen-, Herz- und Fiebermittel, das überdies schwindende Kräfte regeneriert und stärkt. Er füllt das Herz mit Heiterkeit, während seine gelegentliche Einnahme, wie man sagt, die Lebensspanne des Menschen um ein Jahrzehnt verlängert. Können all die Generationen von Orientalen, die den Himmel für die vielen Wohltaten des Ginsengs gepriesen haben, sich so vollständig getäuscht haben?"

Freilich, westliche Naturwissenschaft läßt sich von derartigen Beweisführungen nicht beeindrucken.

Seit Marco Polo haben Chinareisende über Ginseng dem Westen berichtet und den Nutzen der asiatischen Heilwurzel bezeugt.

Ein Chinamissionar war es aber, der Jesuit Pater Jartoux, der die medizinwissenschaftlichen Kreise Europas aufhorchen ließ, als er 1711 in einem Bericht an die Royal-Society in London die verblüffende Wirksamkeit des „Oberhauptes der Pflanzen", wie er Ginseng in chinesischer Diktion nannte, schilderte. Er hatte sie am eigenen Leib erfahren. Vom chinesischen Kaiser ins Landesinnere entsandt, war P. Jartoux nach langem Ritt am Zusammenbrechen. Doch nachdem er ein ihm vom Reiseführer angebotenes Stückchen der Ginsengwurzel gekaut hatte, war seine Erschöpfung binnen einer Stunde wie weggeblasen. Erfrischt konnte er die Expedition fortsetzen.

Der Bericht des Jesuiten führte dazu, daß im europäischen Hochadel der damaligen Zeit allgemeine Entkräftung und Erschöpfungszustände des öfteren mit der Ginsengwurzel bekämpft wurden.

Der Pionier der naturwissenschaftlichen Erforschung des Ginseng ist der sowjetische Professor I. I. Brekhman, Direktor der Akademie der Wissenschaften in Wladiwostok. Der russische Experte für biologische Wirkstoffe führte zahlreiche Untersuchungen und

Tests mit Ginseng und Plazebos durch und bewies, daß Ginseng die Leistungsfähigkeit, Lernfähigkeit, Reaktionsfähigkeit, Koordinationsfähigkeit und Konzentrationsfähigkeit steigert und das Durchhaltevermögen in extremen Streßsituationen erhöht.

Der zweite Pionier der modernen wissenschaftlichen Ginsengforschung ist der bulgarische Professor Veselin Petkov, Leiter der pharmakologischen Fakultät am Institut für Medizin in Sofia. Seine jahrzehntelange auf die Ginsengpflanze gerichtete Forschertätigkeit gipfelte gleichfalls in dem Ergebnis, daß die asiatische Wurzel die Lebenskraft verstärkt.

Der dritte Große im Bunde der naturwissenschaftlichen Ginsengforschung ist der Japaner Takagi von der chemisch-pharmakologischen Fakultät der Universität Tokio. Die Bilanz seiner Untersuchungen: Ginseng steigert die Vitalität.

Daneben wurden in vielen anderen Laboratorien in der Sowjetunion, in Japan, Korea, Bulgarien, Amerika und England die Wirkung und die medizinischen Wirkstoffe der Wurzel untersucht. Dabei wurden Tierversuche und Menschentests sowie Verhaltensstudien angestellt.

Die zusammengefaßten Ergebnisse der modernen wissenschaftlichen Forschung bestätigen im Grunde die jahrtausendelange Erfahrung der chinesischen Medizin, die an Ginseng die stärkenden und stimulierenden Eigenschaften schätzt. So wird heute in der Sowjetunion vom Gesundheitsministerium und von den Ärzten Ginseng gegen jede Art von Schwäche empfohlen.

Die Vitalisierung durch Ginseng beruht aber *nicht* auf einer Mobilisierung der letzten Körperreserven mit nachfolgender Erschöpfung, wie das bei chemischen Aufputschmitteln der Fall ist.

Kurzum, wissenschaftliche Forschung und klinische Studien bestätigen, daß Ginseng auf dem Weg der Kräftigung der Körperenergie den Blutdruck ausgleicht, die Herztätigkeit harmonisiert, Spannungen löst, Streßschäden behebt, erholsamen Schlaf fördert, die Stimmungslage aufhellt, die Sehschärfe erhöht, die Ausdauer und Wachheit steigert, Degenerationserscheinungen hintanhält sowie die Konzentration, Wahrnehmungsfähigkeit und Gedächtnisleistung verbessert.

Ein Aphrodisiakum, also den Geschlechtstrieb anregendes Mittel, ist Ginseng nicht — entgegen der weitverbreiteten Meinung. Wohl ist es bei Potenzstörungen hilfreich. Grundsätzlich wirkt Ginseng auf die Geschlechtsfunktion ausgleichend. Harmonisierend. Bei Übererregbarkeit und übermäßigen Gelüsten dämpft es, bei sexuellem Unvermögen belebt es.

Die Naturwissenschaft fragt nach den heilkräftigen Substanzen, die in der Medizinalpflanze enthalten sind.

Als Hauptwirkstoffe, die den Ginseng-Effekt ausüben, betrachtet die naturwissenschaftliche Forschung die Saponine, vitalitätsfördernde Stoffe, vom japanischen Forscher Shibata als Ginsenoide bezeichnet. Davon sind besonders die zwei Saponine Rb 1 (=Panaxadiol) und Rg 1 (=Panaxatriol) hervorzuheben.

Die Saponine bzw. Ginsenoide sind aber nur die Spitze eines Eisberges von zahlreichen anderen heilkräftigen Bestandteilen. Doch alle bekannten medizinischen Komponenten mit sehr wissenschaftlich klingenden Namen — wie Panacen, Panaxsäure, Panakon, Panasenoid, Cholin, Maltol usw. — enträtseln noch nicht das Geheimnis des Ginseng.

War früher Ginseng im Westen nur in schummrigen Chinesenläden zu bekommen, so wurde die Heilwurzel in den siebziger Jahren unseres Jahrhunderts in den USA als Stärkungsmittel der „grünen Medizin" ein Schlager auf dem Markt. Das exotische Allerweltsmittel eroberte die Gesundheitsläden und Kräuterhandlungen — und die Sexshops (die die alte Legende aufwärmten, Ginseng wäre ein Liebesmittel, zeitgemäß Sexdroge genannt).

Die hohen Preise für echte Wurzeln begünstigten den Betrug mit Bastardwurzeln und minderwertigem Zeug. Ein skrupelloser Ginsenghandel von Spekulanten, die sich goldene Nasen verdienen wollten, setzte ein. Und an allen Ecken und Enden werden marktschreierisch Ginsengpräparate angeboten, selbst in Supermärkten.

Der koreanische Millionär Sun Myng Mun, berühmt-berüchtigtes Oberhaupt der Mun-Sekte (Vereinigungskirche), stieg ins lukrative Ginsenggeschäft ein, das heute nicht mehr von Kräuterhandlungen, sondern von Konzernen beherrscht wird. Moderne arabische Scheiche und Sultane nehmen jährlich Ginseng für umgerechnet 5 Millionen Schilling ein, in der Hoffnung, die Zeugungsfähigkeit bis in den Lebensabend zu bewahren.

„Ginseng" gibt es heute als Bonbons und Kaugummi, als Hautcreme, Haarwasser, Seife usw.

Ginseng ist nicht Ginseng. Selbst wenn wir die Pseudowurzeln und Abarten beiseite lassen, müssen wir zwischen wilden und gezüchteten Ginsengwurzeln klar unterscheiden. Eine Studie in der Sowjetunion stellte bei Konsum von gezüchtetem Ginseng eine Leistungssteigerung um 15 Prozent fest, und bei Konsum einer gleichen Menge von wildem Ginseng eine Leistungsteigerung um 36 Prozent.

Die wildwachsende Ginsengwurzel, fleischig und gelblich, gleicht der Menschengestalt mit zwei Beinen und Händen, einem Hals und einem Kopf. Die Chinesen nennen daher die Wurzel (die in unserer Wissenschaftssprache „Panax ginseng" heißt) Renshen (=Menschenwurzel). In Korea heißt die Wurzel Insam (in = Mensch, sam = Kraftwurzel).

Die „menschengleiche" Arzneiwurzel wächst wild in den Bergurwäldern des Fernen Ostens, besonders der Mandschurei, Koreas und des sowjetischen Ussuri-Gebietes an der Grenze zu China, tief im Innern der undurchdringlichen Laubwälder verborgen, auf lehmhaltigen, nährstoffreichen, feuchten Böden. Trotz der geheimgehaltenen Standorte ist die Pflanze, die sich vor den Menschen zu verbergen scheint, heute beinahe ausgestorben.

In Korea beispielsweise, so schätzt man, gibt es nur mehr an die 100 wildwachsende Wurzeln, und nach ihnen forschen Sammler, die wissen, daß ihr Leben gesichert ist, wenn sie eine Pflanze finden.

Heute wird Ginseng in großem Umfang angebaut, obwohl die Kultivierung des Ginsengs als einer extrem langsam wachsenden Berglandpflanze außerordentlich kompliziert, beschwerlich, zeitraubend und aufwendig ist. Weil die wildwachsende Pflanze als Unterwuchs unter Laubbäumen gedeiht, müssen die Ginsengplantagen mit Schattendächern aus Stroh ausgestattet werden. Die Beete müssen vor der Pflanzung jahrelang brachliegen, und bis die Pflanze geerntet werden kann, vergehen vier bis sieben Jahre.

Für Südkorea ist der Anbau von Ginseng das große Geschäft; das Land exportiert jährlich Ginseng für über 100 Millionen Dollar.

Die Russen haben nach dem Zweiten Weltkrieg junge Ginsengpflanzen aus Nordkorea mitgenommen und in ihrem Land riesige Staatsbetriebe zur Ginsengkultivierung geschaffen, besonders in Südsibirien, aber auch im europäischen Weißrußland. Sie bedienen sich der fortgeschrittensten Technologie und exportieren die Medizinalpflanze u. a. nach Afrika und Indien.

Die Chinesen stellen das Kräftigungsmittel ebenfalls in Massenproduktion her, in den Provinzen Gansu und Hebei sowie in der Mandschurei z. B., aber in erster Linie für den Eigenbedarf.

Der Anbau von asiatischem Ginseng ist sogar in Forschungszentren und Staatsgütern in Bulgarien geglückt, noch nicht aber im westlichen Europa.

Der gezüchtete amerikanische Ginseng, der in der Fachsprache nicht „Panax ginseng" heißt, sondern „Panax quinquefolium", ist zwar ein Verwandter des asiatischen Ginseng, weist aber ganz andere medizinische Eigenschaften auf und hat bei weitem nicht den gleichen Heilwert.

Vorsicht ist also geboten, wenn wir Normalverbraucher unserer Gesundheit zuliebe Ginseng kaufen wollen. In Amerika überhaupt werden sogar Zucker- und Stärkepillen als „Ginseng" feilgeboten.

Ein Gesundheitsgeschäft zu betreten, um einen wildgewachsenen Ginseng zu erstehen, ist, wie der Ginseng-Wissenschaftler Stephen Fulder meint, nicht anders, als beim nächsten Schmuckhändler den Kohinoor-Diamanten kaufen zu wollen.

In manchen Apotheken bekommt man jedoch kultivierte echte asiatische Ginsengwurzeln. Vom angebauten Ginseng, behauptet der Experte Fulder, sei der chinesische dem koreanischen leicht überlegen, während der japanische allen unterlegen sei.

Wenn keine Ginsengwurzel erhältlich ist, gilt nach Fulder die Faustregel, zuerst nach Ginsengpulver, dann nach Ginsengkapseln, dann nach Ginsengtabletten und erst zuletzt nach Instant-Tees zu greifen. Im Grunde müssen wir einem mit Naturheilkunde befaßten Apotheker vertrauen, wenn wir eine Ginsengkur machen wollen. Laien sind nicht in der Lage, die Qualität und die Zubereitungsnormen der fertigen Präparate einzuschätzen.

Die Naturwissenschaft kann wohl Triterpenoid-Glykoside vom Dammaran-Typ und andere Wirkstoffe mit respekteinflößenden professoralen Namen als heilkräftige Bestandteile identifizieren, aber letztlich konnte sie die lebenserneuernde Menschenwurzel Ginseng nicht entmythologisieren. Sie gibt ihr Geheimnis nicht preis. Ginseng, in Fernost das Arzneimittel schlechthin, Königin der Pflanzen, Heilkraut der Kaiser, bleibt rätselhaft und undurchschaubar.

Neben Ginseng kennt die östliche Heilkunde Tausende gesund- und jungerhaltender Lebenskräuter. Das neueste Standardwerk der chinesischen Heilkunde enthält 5767 Arzneimittel, die überwiegend pflanzlicher Natur sind. Die Kräuteranwendung ist in China zweifellos der bedeutendste Zweig der Kunst des Wohlseins.

Zwei sowjetische Forscher, F. Ibragimow und W. Ibragimowa, haben die traditionellen chinesischen Arzneimittel chemisch analysiert und naturwissenschaftlich geprüft. In kritischer Wertung schrieben sie das 1960 veröffentlichte Buch: „Die grundlegenden Arzneien der chinesischen Heilkunst", das über 300 Heilmittel wissenschaftlich erklärt.

Das „Kleine Einmaleins" der chinesischen Kräuterkunde:

Chinas Pflanzentherapeuten verwenden Wurzeln, Stengel, Knollen, Rinde, Blätter, Blüten, Früchte und Samen der Heilpflanzen.

Die Süßholzwurzel (Lakritze) beispielsweise wird gegen Husten und gegen Magengeschwür verordnet. Der Stengel des kriechenden Efeus regt Blutkreislauf und Harnausscheidung an und ist ein Mittel gegen Husten, Bronchitis und Hepatitis.

Bei den Früchten unterscheiden die „Bencaologen", also die chinesischen Pflanzenforscher (chinesisch: bencao = Grundpflanzen), trockene Früchte wie Schoten, Kapseln und Schalenfrüchte sowie fleischige Früchte wie Kernobst oder Beeren. Mandarinen zum Beispiel gelten in China als appetitanregend, Lychee als magenstärkend, Longanfrüchte als belebend und Äpfel als harntreibend und blutreinigend. Gichtkranken und an Harnsteinen Leidenden empfiehlt der chinesische Heiler also Äpfel.

Das Sammeln hat seine Zeiten. Die Rinden werden zu Frühlingsende und Sommerbeginn gelöst, die Blätter im allgemeinen vor der Blütezeit abgenommen, die Blüten werden taufrisch am frühen Morgen gepflückt und die Früchte werden erst geerntet, wenn sie vollreif sind.

Natürlich sind die frischen Pflanzen(teile) am heilkräftigsten.

Chinas Heilpflanzenkundige haben aber drei Methoden entwickelt, die Pflanzen aufzubereiten: mittels Feuer, mittels Wasser und — die kombinierte Methode — mittels Feuer und Wasser.

Die Feuer-Methode besteht im Trocknen, Dörren, Bräunen, Rösten, Braten, Absengen und Verbrennen (beim Moxen); die Wasser-Methode im Anfeuchten, Einweichen und Ausziehen durch Alkohol; die Feuer+Wasser-Methode im Dämpfen, Destillieren und Abkochen.

Die Abkochung ist in der Regel die Methode der Methoden, einerseits um die Giftstoffe unschädlich zu machen und anderseits um die Heilstoffe zu extrahieren.

Bei der Abkochung geben wir die Heilpflanzen in einen Topf aus Steingut oder Porzellan (nicht aus Metall!) und übergießen sie mit Wasser. Die Wassermenge wird so berechnet, daß sie um die Hälfte mehr beträgt, als notwendig ist, um die Pflanzen zu bedecken. Wir kochen das Pflanzengut leise und langsam, bis sich zwei Drittel der Wassermenge verflüchtigt haben. Die übriggebliebene Flüssigkeit gießen wir ab. Wir bedecken das Pflanzengut abermals mit Wasser und lassen, wie vorher, zwei Drittel verkochen. Den Rest gießen wir ab und fügen ihn der zuerst gewonnenen Flüssigkeit bei. Der Heiltrank ist fertig.

Die chinesische Heilkunde unterscheidet Heilpflanzen mit kühlem bis kaltem Charakter, mit warmem bis heißem Charakter und mit neutralem Charakter.

Die Kräuter mit kalten Eigenschaften werden eingesetzt, um Patienten mit Krankheiten hitzigen Charakters (fiebrigen Krankheiten) zu behandeln, während die Kräuter mit warmen Eigenschaften zur Behandlung von Krankheiten mit Frösteln bzw. Schüttelfrost (wie z. B. Malaria) und überhaupt zur Kräftigung bei allgemeiner Schwäche angewandt werden. Die Kräuter mit neutralen Eigenschaften normalisieren die Körperfunktionen.

In den Rubriken „Arzneien" im letzten Abschnitt des Praxisteils stellen wir zahlreiche Heilmittel Asiens mit ihren Eigenschaften vor. Zermahlene Rhinozeroshörner, Tigerknochen oder Schlangenfleisch — die zu den rund 6000 Arzneistoffen (Grundsubstanzen) der modernen chinesischen Apotheken zählen —, werden wir aber dabei ebensowenig anpreisen wie das pulverisierte Geweih eines jungen Hirschs, das u. a. bei Lungenkrankheiten, Blutarmut und Rheuma heilsam ist.

Selbst der Anwendung chinesischer Pflanzenmedizin bei uns sind aber enge Grenzen gesetzt. Wir können unseren Lesern keine Überseexkursionen in die Berge von Shennong oder in das Yangzi-Becken noch einen Einkaufsbummel nach Hongkong zumuten. Wir müssen uns beschränken auf Heilpflanzen, die in unserer Natur wachsen oder in Gemüsegeschäften, Supermärkten, Apotheken, Naturkostläden oder Fernost-Basaren erhältlich sind.

Jedem und jeder von uns sind andere Stärkungsmittel angemessen, je nach persönlicher körperlicher, geistiger und seelischer Verfassung. Bei Durchsicht der genannten Rubriken „Arzneien" wird es uns aber nicht schwerfallen, die — nach Ginseng — für uns besten Energielieferanten auszuwählen.

(21) Gesundheit einatmen, Krankheit wegatmen

„Mein hohes Alter verdanke ich dem Ein- und Ausatmen", erklärte ein chinesischer Methusalem, Peng-zu.

„Die Steuerung des Atems schenkt alles Glück, materiell wie spirituell, vom Gewinn eines Königreiches bis zum Empfinden höchster Wonne. Lerne deshalb die Wissenschaft des Atmens!" Das behauptete Vasishta, einer der sieben Großen Rishis (Weisheitslehrer) Indiens.

Die Chinesen haben schon 2000 Jahre vor Christus und die Inder schon 1500 vor Christus die Atemtherapie gekannt. Der Osten hat eine „Wissenschaft des Atmens" entwickelt.

Das jüngst bei Ausgrabungen entdeckte älteste Dokument der Atemtherapie, eine Jade-Inschrift aus der Zhou-Dynastie, bezeugt das hohe Alter der Heilatmung in China. Eingeritzt auf dem rund 2400 Jahre alten Jadestab, der im Museum von Tianjin ausgestellt ist, ist die Beschreibung einer heilkundlichen Atemmethode:

„Beim Atmen muß man so vorgehen: man behält ihn, und er sammelt sich. Wenn er sich gesammelt hat, dehnt er sich aus. Wenn er sich ausdehnt, geht er nach unten. Wenn er nach unten geht, wird er ruhig. Wenn er ruhig geworden ist, wird er fest. Wenn er fest geworden ist, beginnt er zu keimen. Wenn er ausgekeimt ist, wächst er. Wenn er gewachsen ist, muß man ihn wieder zurückdrücken. Wenn er zurückgedrückt ist, erreicht er den Scheitel. Oben drückt er dann gegen den Scheitel, unten drückt er abwärts. Wer dieses befolgt, lebt; wer das Gegenteil davon tut, stirbt."

Die eingravierte Jadeinschrift aus dem 6. Jahrhundert vor Christus ist ein Beweis mehr, daß die chinesische Atempflege ihre Wurzel nicht im Yoga Indiens hat, den buddhistische Mönche erst im ersten nachchristlichen Jahrhundert mitgebracht hatten. Eine Befruchtung der Atemkunst verdanken die Chinesen freilich den Indern.

Im alten China war die Atempflege in den Klöstern zuhause. Im neuen China ist sie in den Krankenhäusern und Kuranstalten heimisch. In der Volksrepublik China sind zahlreiche atemtherapeutische Heilanstalten entstanden. Die verdientesten stehen in Tangshan und in Shanghai. Und außerhalb Chinas hat die Sowjetunion auf der Krim ein Sanatorium für chinesische Atemtherapie errichtet. Schwerpunkte der Atemtherapie sind im Sanatorium von Tangshan Lungenerkrankungen und im Sanatorium von Shanghai Magen- und Darmerkrankungen.

Erscheint uns Westlern die Atemluft wertlos, weil sie kostenlos ist? Vergessen wir die Atmung, weil der Mensch ohnehin „von selbst" atmet?

Atmung: Sie ist wichtig wie Essen und Trinken, aber wir vernachlässigen sie. Atmen heißt Lebenskraft und Frische tanken. Wer seinen Atem vertieft, „bekommt Flügel wie ein Engel", das heißt, er fühlt sich frei von aller Schwere. Wir müssen also unseren Atem richtig führen lernen, um die Selbstheilungskraft des Körpers anzuregen. Durch Atemübungen nützen wir die Kräfte der Natur.

„Der Atem ist die Lebenskraft von Gott selbst", sagen die Hüter der alten asiatischen Heilkunst. Der Atem ist für die altasiatischen und indianischen Weisen nicht einfach nur Luft oder Sauerstoff, er ist als Odem göttlichen Ursprungs. „Der Atem ist das Bindeglied zwischen dem Schöpfer und dem Menschen" oder „Atmen ist Vermählung mit dem Kosmos", heißt es im Osten. Östliche Weisheiten über den Atem lauten beispielsweise: „Wer richtig atmet, hat Glück." — „Atem ist Jugend." — „Der Atem ist der Regler aller Dinge." —

„Schlecht atmen ist der Tod aller Kräfte, gut atmen sammelt Kräfte." — „Atmen ist stärker als die Klinge." — „Der Atem ist das Tor zur Wirklichkeit." — „Wer schlecht atmet, dem gefällt das Schlechte, wer recht atmet, dem gefällt das Rechte."

In der Bibel steht geschrieben, daß Gott Atem in Adams Nase blies, als er ihm das Leben einhauchte. Der Lebensatem ist Gottes Hauch, der uns und die ganze Schöpfung „energisiert". Der Atem ist das heilige Lebensprinzip.

„Inspiration" hängt mit „spirare" zusammen, und das heißt atmen. Die Wechselwirkung zwischen Atem und Seele ist eine uralte Menschheitserfahrung, die sich der Orient früh zunutze gemacht hat.

Ein unruhiger, erregter, sorgenbeladener, aggressiver, abwehrender oder voreingenommener Mensch beispielsweise atmet schnell, ein unzufriedener, wankelmütiger, ängstlicher oder oberflächlicher Mensch atmet flach, und ein ungeduldiger, wetterwendischer, beeinflußbarer oder unsachlicher Mensch atmet kurz. Hingegen atmet z. B. ein friedvoller, ausgeglichener oder klar denkender Mensch langsam, ein zufriedener, gefühlsstabiler oder vertrauender Mensch tief, und ein geduldiger, objektiver oder verständnisvoller Mensch lang.

Jene Einsicht hat die alten Orientalen bewogen, umgekehrt durch langsame, tiefe und lange Atmung die Emotionen in den Griff zu bekommen und Empfindungen und Stimmungen zu kontrollieren. Die alten Asiaten verstanden es schon früh, durch Atembeherrschung das Gemüt zu vertiefen, die Nerven zu stärken, den Geist klarer und wacher zu machen, und den Körper spannkräftiger.

Die traditionellen Atemtechniken zur Steigerung des emotionalen, geistigen und körperlichen Wohlbefindens und der Langlebigkeit hat die moderne Medizin aufgegriffen — im Osten. In der westlichen Schulmedizin hingegen spielt der Atem eine unbedeutende Rolle, obwohl er nach der ganzheitlichen Erfahrungsheilkunde wichtiger ist als irgendein anderer Lebensfaktor. Atempflege ist die beste Gesundheitspflege.

Die moderne medizinische Forschung in China und Japan mißt bei atemtherapeutischen Tests u. a. Atemfrequenz, Atemzugvolumen, Atem-Minutenvolumen, Sauerstoffaufnahme, Kohlendioxidabgabe, Respirationsquotient (der Quotient aus Kohlendioxidabgabe und Sauerstoffaufnahme) und Spannungszustand der Bauchmuskeln, fertigt Elektroenzephalogramme und Elektrokardiogramme an, bestimmt den ph-Wert (Säuregrad) des Blutes und untersucht die Zwerchfellbewegung mit Hilfe der Thoraxfluoroskopie.

Einer der modernen japanischen Atemforscher, die mit derlei Begriffen und Instrumenten umgehen, ist Dr. Takashi Nakamura, Professor für klinische Psychologie, der sich der Naturwissenschaft verpflichtet fühlt. Er verspricht dem richtig Atmenden viel: „Geist und Körper werden gekräftigt, und man entwickelt Abwehrkräfte gegen Krankheiten; und wird man doch einmal krank, so steht eine ‚spirituelle' Energie bereit, die die Krankheiten überwinden hilft."

Moderne Mediziner in China und Japan bestätigen: Mit jedem tiefen Atemzug geht lebensaktivierende Kraft in uns ein. Atmung ist ein Gesundbrunnen und eine Quelle der Lebensfreude. Sie bewirkt körperlich-nervlich-seelisch-geistige Läuterung, Lockerung und Lösung. Sie überwindet Furcht und Sorge. Bei freier Atmung erwacht das Selbstbewußtsein.

Mit den Worten Nakamuras: „Der Stoffwechsel wird angeregt, die verschiedenen Organe des Körpers werden gekräftigt, und man wird insgesamt weniger anfällig für Krankheiten. Übungen für die Tiefatmung erfrischen Körper und Geist, regen den Appetit an und führen zu einer positiven Lebenshaltung."

In der Volksrepublik China ist Dr. Liu Kui-chen ein Pionier der naturwissenschaftlichen Atemtherapie. Zunächst sammelte und sichtete er alle ihm zugänglichen alten mündlichen wie schriftlichen Überlieferungen und Familiengeheimnisse der chinesischen Heilatmung. Dann probierte er sie alle persönlich aus. Und schließlich wandte er sie bei Patienten an, denen die moderne Medizin hilflos gegenüberstand, hauptsächlich bei Lungenkranken, bei Magen- und Darmkranken sowie bei Nervenkranken. 1957 veröffentlichte Dr. Liu Kui-chen seine Erfahrungen und Erkenntnisse, die die Grundlage der heutigen Atemtherapie in China bilden. Er selbst ist Gründer und Leiter der schon genannten atemtherapeutischen Heilanstalt in Tangshan.

Wie die klinischen Beobachtungen und Experimente in China und Japan zeigen, beruhigt die tiefe regelmäßige Atmung die Großhirnrinde. Das beschleunigt die Erholung im Krankheitsfall und erhöht die Krankheitsabwehr des Körpers. Denn eine überreizte Großhirnrinde irritiert die Organfunktionen.

Die atemtherapeutischen Gelehrten der Volksrepublik China, die die jahrtausendealte chinesische Atemkunst auf eine naturwissenschaftliche Grundlage stellen, erforschen heute im besonderen die Beeinflußung des vegetativen Nervensystems durch die Atmung. Denn das vegetative Nervensystem ist es, das die lebenswichtigen Funktionen Atmung, Kreislauf, Stoffwechsel, Verdauung und Fortpflanzung reflektorisch reguliert, also ohne Kontrolle durch Bewußtsein und Willen. Willensmäßig ist das vegetative System und somit die Organsteuerung im allgemeinen nicht zu beeinflussen, wohl aber über den Umweg der Atmung, die Seele und Leib miteinander verbindet. Einatmen regt den Sympathikus an, Ausatmen den Parasympathikus. Eine mangelhafte Atmung bringt das vegetative Nervensystem mit den einander die Waage haltenden Sympathikus und Parasympathikus durcheinander. Die Heilatmung aber verschafft der gewöhnlich übererregten Gehirnrinde, wie gesagt, Ruhe, bringt die Organfunktionen in Einklang und erfrischt und belebt die Organe selbst.

Ein gut Atmender erkältet sich nicht leicht. Er unterstützt nämlich das Werk der roten und weißen Blutkörperchen. Und die weißen sind Gesundheitspolizisten, die fremde Stoffe, Krankheitserreger und Infektionen abwehren. Sie fressen Bakterien auf. Die vom Atemvorgang ausgelöste Zwerchfellbewegung unterzieht Lunge, Herz, Leber, Galle, Magen, Bauchspeicheldrüse und Darmtrakt einer rhythmisierenden inneren Massage. Die Atempflege belebt Stoffwechsel, Verdauung und darüber hinaus den Blutkreislauf und das Gefäßsystem (und bessert daher zu hohen oder zu niedrigen Blutdruck). Zudem schützt natürliche Atmung vor Cholesterinanhäufung, Gefäßverkalkung und der Bildung von Blutpfropfen (Thrombose). Durch Atempflege wird nicht nur die Nahrung besser aufgeschlossen und verwertet, es werden überdies die Stoffwechselrückstände mobilisiert und über Leber, Nieren und Darm rascher und gründlicher ausgeschieden. Der Lohn der Entgiftung aber ist Erfrischung.

Die Pflege des Lebensatems verleiht Ruhe und Unerschütterlichkeit, Ausgeglichenheit, Friedfertigkeit und Selbstlosigkeit. Das alles sind durch klinische Versuche erhärtete Tatsachen. Die alten Yogis scheinen also richtig zu liegen, wenn sie meinen, daß durch richtige Atemgewohnheit eine Erneuerung der Menschheit herbeigeführt werden könnte. Anderseits verkümmert der ganze Organismus durch fehlerhaftes Atmen, Atmungsverschlechterung führt zu Degeneration. Die Kümmeratmung bewirkt auf die Dauer Schäden über Schäden, wie Haltungsschäden, Bandscheibenüberlastung, schnelle Erschöpfung, Lungenverödung, Depression, Neurose usw. Kurzum, die verkümmerte, kärgliche, verkrampfte, verbogene Atmung behindert und lähmt die Lebensvorgänge.

Während die langatmigen Menschen geistesgegenwärtig, umsichtig, gleichmütig, sicher und nervenstark sind, sind die kurzatmigen Menschen reizbar, befangen, kränklich, mürrisch, unzufrieden, kleindünkelig, selbstüberheblich, geisthochmütig, dumpf, niedergeschlagen . . .

Die alten östlichen Meister der Atmung versichern uns: Gesundheit kann man einatmen, Krankheit wegatmen.

Die Atemsünder mit zusammengepreßtem Brustkorb, stundenlang in verrauchter, verbrauchter Luft sitzend, über einen Schreibtisch gebeugt, sollten atmen lernen wie rechnen und schreiben, obwohl der Mensch automatisch atmet. Der Körper zwingt uns zwar, Luft einzuatmen, aber die Zivilisation mit ihrem „atemberaubenden" Zeit- und Leistungsdruck entfremdet uns unserer Natur. Das uns angeborene Atmen kommt ins Stocken. Die Schrecken und Enttäuschungen des Lebenskampfes lassen uns vollends allzu oft die „Luft anhalten". Wir modernen Menschen atmen oberflächlich. Wir verwechseln Luftschnappen mit Atmen.

Der westliche Mensch, der die verheerenden Wirkungen des gestörten Atmens auf den Organismus erlebt und sich hilfesuchend der Atemtherapie zuwendet, läuft freilich Gefahr, daß er die Sache falsch — nämlich mit Hast und Heftigkeit — anpackt wie der mühsam pustende und keuchende Jogger mit verspannten Muskeln, oder der Athlet, der den Atem heftig und ruckweise hereinreißt.

Richtiges Atmen im Sinne der ganzheitlichen Heilkunde hat drei Grundlagen:

1. Wir atmen spielerisch leicht und locker, langsam, sanft, gleichmäßig, rhythmisch. Nur ja nicht in überspanntem Drill dem Körper willensmäßig den Atem aufzwingen. Der gesunde Atem ist *nicht* hart, erregt, sprunghaft, stößig, gepreßt. Der gesunde Atem ist gleitend, leise und lind, weich und wiegend. Nicht der Wollende atmet richtig, sondern der Lassende. Atmen ist Spiel, nicht Zwang. Der Atem „fließt wie ein Bach in seinem selbstgebauten Bett", sagt ein Atemmeister. Dann wird jeder Atemzug zum beglückenden Erlebnis.

2. Der Mensch beginnt sein Leben mit der Ausatmung, mit dem ersten Schrei als Neugeborener. Es entspricht der Natur, den Schwerpunkt auf die Ausatmung zu legen. Atmung beginnt mit der tiefen zwanglosen Ausatmung, um uns der Gifte und des Krampfes zu entledigen. Wer nur trachtet, sich mit frischer Luft vollzupumpen, ohne sich zuerst von den Schlacken und Verkrampfungen befreit zu haben, vergiftet langsam seinen Körper. Das unmäßige Einatmen kennzeichnet den Menschen der Hochzivilisation, während das entgiftende und entspannende Ausatmen zu kurz kommt.

3. Wir konzentrieren uns voll auf den Atem, wie er fließt, strömt und flutet. Der Atem kreist und geht durch einen hindurch.

Es lohnt sich, den Atem, die gefesselte Kraft im Menschen, zu befreien. Denn der Atem erhöht das Leben.

Wer Pseudolehrer hört oder zweifelhafte Atembücher liest, könnte den Eindruck gewinnen, die Atemkunst wäre eine Zirkus- oder Showkunst wie das Glasscherbenschlucken oder Feuerspeien, und als gälte es, einen Rekord im Atemanhalten anzustreben. Besonders das Atemanhalten scheint viele Menschen zu faszinieren, angeregt durch alte Yogis oder Dao-Meister, die Sprüche von sich geben wie: „Zur Erlangung der Unsterblichkeit ist es nötig, den Atem tausend Atemzüge lang anzuhalten." Und Yogis machen Schlagzeilen, wenn sie angeblich bis zu 30 Minuten ihren Atem anhalten.

Geheimkünste der Atemzügelung und -steuerung wurden in Indien, Tibet, China usw. zurecht nur fortgeschrittenen Eingeweihten vermittelt, weil sie bei nicht gereiften Schülern zu ernsthaften Gesundheitsstörungen, ja zu Katastrophen führen können.

Wir beschränken uns daher auf die Yoga-Grundatmung aus Indien, die ausreicht, unser Ziel zu erreichen, nämlich die Lebenskraft zu nähren. Zur Ergänzung führen wir aber noch die eine und die andere Atemübung aus China und Tibet an, die jeder nach Belieben in sein Gesundheitsprogramm aufnehmen kann.

Bevor wir die Atemübungen erlernen, prüfen Sie sich, ob Sie überhaupt grundsätzlich richtig atmen oder im Prinzip schon eine Fehlatmung praktizieren. Also: Atmen Sie *tief* ein! — Was passiert? Heben sich die Schultern und senkt sich der Bauch? Oder: Hebt sich der Brustkorb? Oder: Hebt sich der Bauch, während Schultern und Brustkorb mehr oder weniger unverändert bleiben?

Im ersten Fall praktizieren Sie die Schulteratmung (hohes Atmen), im zweiten Fall Brustatmung (mittleres Atmen) und im dritten Fall Bauchatmung bzw. Zwerchfellatmung (tiefes Atmen). Wenn Sie einseitig Schulteratmung oder einseitig Brustatmung praktizieren, müssen Sie Ihre Fehlatmung korrigieren. Denn die in der altasiatischen Gesundheitspflege geforderte natürliche Atmung ist die Bauchatmung, wenngleich dabei die Luft in alle Lungengeschosse kommen soll. Doch der Brustkorb dehnt sich erst, nachdem sich der Bauch gewölbt hat. Die richtige Zwerchfellatmung wird in der traditionellen Heilkunde Asiens vorausgesetzt.

Yoga-Atmung:

Haltung: Wir wählen für unsere Yogaatmung den sogenannten Diamantsitz (Vajrasana), bei uns Fersensitz genannt. Wir knien auf den Boden und setzen uns auf die Fersen. Die Hände legen wir auf die Oberschenkel.

Notfalls nehmen wir auf einem Sessel Platz, wenn uns der Fersensitz Qualen verursacht. Der Sessel muß so hoch sein, daß, wenn die Füße fest auf dem Fußboden ruhen, Oberschenkel und Unterschenkel einen rechten Winkel bilden. Die Knie liegen eine Faustbreit auseinander. Die Hände liegen auf den Oberschenkeln. Kopf, Nacken und Rückgrat halten wir gerade.

• Der *erste* Schritt ist, einfach tief, langsam und rhythmisch durch die Nase zu atmen. Normalerweise atmen wir 16 bis 18 mal in der Minute. Dabei nehmen wir rund siebeneinhalb Liter Luft auf (normales Atem-Minutenvolumen). Der Übende kommt allmählich mit 10 bis 6 Atemzügen aus und erreicht aber ein Atem-Minutenvolumen von rund 12 Litern. Beim Übenden erhöht sich natürlich die Sauerstoffaufnahme und die Kohlendioxidabgabe pro Minute.

Die Verlängerung des Atemprozesses ist das Uranliegen der altorientalischen Heilkunde. Die Yogis messen das Leben nicht in Jahren, sondern in Atemzügen. Sie meinen sogar, der Mensch hätte bei seiner Geburt eine bestimmte Anzahl von Atemzügen zugeteilt bekommen. Der Kurzatmige verbraucht sie rasch — er verkürzt also sein Leben.

Wir lernen also zunächst — morgens und abends jeweils 5 Minuten —, langsam, tief und regelmäßig zu atmen. Wir nehmen dabei wahr, wie der Bauch rhythmisch schwillt und sich senkt.

Nach Monaten, wenn uns das natürliche Atmen — das langsame, tiefe, lange und regelmäßige Atmen — zur Gewohnheit geworden ist im Gehen, Stehen, Sitzen und Liegen, gehen wir zum zweiten Schritt der Yoga-Grundatmung über.

• Der *zweite* Schritt ist Atmung durch jeweils ein Nasenloch. Wir halten mit dem Daumen der rechten Hand das rechte Nasenloch zu und atmen langsam, tief und kräftig durch das linke Nasenloch ein und aus. Zehnmal.

Dann geben wir den rechten Nasenflügel frei und schließen mit dem kleinen Finger und dem Ringfinger der rechten Hand das linke Nasenloch — und atmen durch das rechte Nasenloch ein und aus. Zehnmal.

Also: abwechselnd durch das linke oder durch das rechte Nasenloch atmen, morgens und abends je 10 Minuten.

Sobald uns die Technik des Fingerwechsels geläufig ist, achten wir auf die Dauer der Ein- und Ausatmung. Die Länge der Einatmung und die Länge der Ausatmung verhalten sich im Yoga wie 1 : 2. Das heißt: Wenn wir — was wir vorschlagen — uns 4 Sekunden zum Einatmen Zeit nehmen, soll die Ausatmung doppelt so lange dauern, also 8 Sekunden. Zeitmaß für eine Sekunde ist für den Yogi die heilige Silbe OM. Die Yogis wiederholen also im Geist beim Einatmen viermal und beim Ausatmen achtmal „OM".

Nach Wochen gehen wir zum dritten Schritt über.

• Der *dritte* Schritt ist die einfache Wechselatmung. Wir atmen links ein, rechts aus, rechts ein, links aus, links ein, rechts aus, rechts ein, links aus und so fort.

Den Fingerwechsel beherrschen wir schon: Wenn wir durch das linke Nasenloch aus- und einatmen, verschließen wir das rechte Nasenloch mit dem Daumen der rechten Hand. Und wenn wir durch das rechte Nasenloch aus- und einatmen, verschließen wir das linke Nasenloch mit dem kleinen Finger und dem Ringfinger der rechten Hand.

Das Zeitverhältnis bleibt gleich: Einatmen 4 Sekunden, Ausatmen 8 Sekunden. Täglich morgens und abends je 10 Minuten. Nach Wochen der Übung sind wir auf den letzten Schritt vorbereitet:

• Der *vierte* Schritt ist die volle Wechselatmung, das heißt die Wechselatmung mit Atemverhaltung.

Links einatmen, Atem anhalten, rechts ausatmen, rechts einatmen, Atem anhalten, links ausatmen, links einatmen, Atem anhalten und so fort.

Bei der Wechselatmung mit Atemverhaltung ist das Verhältnis zwischen Einatmen, Atemanhalten und Ausatmen wie 1:4:2. Wenn wir also 4 Sekunden einatmen, halten wir 16 Sekunden den Atem an und atmen 8 Sekunden aus.

Wem es schwerfällt, gleich 16 Sekunden den Atem anzuhalten (nur keine enthusiastische Übertreibung!), der sollte mit 8 Sekunden Atemverhaltung beginnen und sich langsam steigern. Die Atemverhaltung steigert die Sauerstoffaufnahme durch den Organismus, also die „Verdauung" der Luft, und regt anderseits die Zellatmung an.

Eine Runde hat folgende sechs Phasen:
- Wir atmen mit dem linken Nasenloch 4 Sekunden ein, während wir das rechte Nasenloch mit dem Daumen der rechten Hand schließen.
- Wir halten 16 Sekunden den Atem an, während wir das rechte Nasenloch mit dem Daumen der rechten Hand und das linke Nasenloch mit dem kleinen Finger und dem Ringfinger der rechten Hand schließen.
- Wir atmen mit dem rechten Nasenloch 8 Sekunden aus, während wir den rechten Daumen vom rechten Nasenloch heben.
- Wir atmen mit dem rechten Nasenloch 4 Sekunden ein. Der kleine Finger und der Ringfinger der rechten Hand schließen nach wie vor das linke Nasenloch.
- Wir halten 16 Sekunden den Atem an, während wir beide Nasenflügel wie gewohnt schließen.
- Wir atmen mit dem linken Nasenloch 8 Sekunden aus, während wir den kleinen Finger und den Ringfinger der rechten Hand vom linken Nasenloch heben.

Das ist die volle Wechselatmung: die Yoga-Grundatmung. Wer täglich morgens und abends zehn Runden der vollen Wechselatmung praktiziert, hat sein Pensum erfüllt und braucht nicht mit hunderterlei Atemmethoden zu experimentieren. Die Yoga-Grundatmung ist gefahrlos trotz starker Wirkung.

Unser Vorschlag lautet also:
- Im alltäglichen Leben pflegen wir den natürlichen Atem: den langsamen, tiefen, langen und regelmäßigen Atem, den wir als ersten Schritt der Yogaatmung zurückgewonnen haben.
- Zweimal täglich — morgens und abends — vollführen wir 10 Runden der vollen Wechselatmung, die wir als vierten Schritt der Yogaatmung erlernt haben.

Die Schritte zwei und drei waren nur Etappen, und wir können sie hinter uns lassen.

Chinesische und tibetische Atemtechniken können wir aber zur Ergänzung oder zur Abwechslung nutzen.

Beispiele aus China:

In den modernen atemtherapeutischen Sanatorien der Volksrepublik China wird eine zweiteilige uralte Atemübung angewandt, „Innere Stärkung" genannt. Der erste Teil ist die „natürliche Atmung" und der zweite Teil die „gegensätzliche Atmung".

Die natürliche Atmung
Sie kann im Liegen, Sitzen und Stehen durchgeführt werden. Wir stellen die natürliche Atmung in stehender Haltung vor.
Wir stehen aufrecht, die Füße in Schulterbreite auseinander, die Fußspitzen weisen leicht einwärts. Die Knie beugen wir eine Spur. Der Kopf ist gerade. Wir blicken mit halbgeschlossenen Lidern unfokussierend auf den Boden schräg vor uns (das hilft unserer inneren Sammlung). Der Mund ist geschlossen, die Zungenspitze berührt den Vordergaumen. Die Schultern lassen wir locker hängen. Die Arme halten wir in Brustkorbhöhe, die Ellbogen sind leicht gebeugt, als würden wir einen Baum umarmen. Die Finger sind etwas gekrümmt, als hielten wir einen Fußball in den Händen. Die Haltung soll alles in allem ungezwungen sein.

In der beschriebenen Haltung atmen wir durch die Nase tief in den Unterleib hinein (Bauch- bzw. Zwerchfellatmung). Im Rhythmus des Ein- und Ausatmens füllt und wölbt sich der Bauch und zieht sich zurück. Wir atmen natürlich, das heißt — nach chinesischer Lesart — leicht, lautlos, stabil, stetig, gleichmäßig, fein, sanft, ruhig, rund, weich, glatt und ausgeglichen.

Die Chinesen machen keine längere Atempause, und das Ausatmen dauert etwas länger als das Einatmen.

Durch ausdauernde Übung benötigen wir schließlich nicht mehr 16, 17 oder 18 Atemzüge pro Minute wie ein Anfänger, sondern nur noch 6, 7 oder 8.

Die sogenannte natürliche Atmung der chinesischen Heilkunde wäre unvollständig ohne Konzentration auf das Dantian. Während wir atmen, richten wir all unsere Aufmerksamkeit auf jenen Punkt drei Fingerbreit unterhalb des Nabels, der in der chinesischen Heilkunde als Energiezentrum im Unterbauch gilt.

Die Sammlung des Geistes bzw. des Bewußtseins im Dantian ist für Anfänger freilich keine Spielerei. Die Chinesen schlagen daher vor, beim Atmen vorerst auf andere Art und Weise alle ablenkenden Gedanken aus dem Bewußtsein zu verbannen.

Die erste Vorbereitungsübung ist das Zählen der Atemzüge. Wir zählen im Geist bis Zehn, und beginnen dann erneut bei Eins.

Die zweite Vorbereitungsübung zur Konzentration, die schon einen Fortschritt gegenüber dem Zählen der Atemzüge darstellt, ist die Lenkung der Aufmerksamkeit auf den Atemprozeß. Wir verfolgen achtsam den Weg der einströmenden und der ausströmenden Luft bzw. Energie.

Jene zwei Hilfsmaßnahmen führen uns allmählich an einen ruhigen Geisteszustand heran, der es uns erlaubt, unser Bewußtsein an das Dantian „anzubinden".

Eine krampfhafte, angespannte oder gewaltsame „Konzentration" ist freilich untauglich. Wenn unser Geist abschweift, sollten wir uns nicht ärgern. Das verschlimmert nur unsere Zerstreuung. Gegen jede Ablenkung verhalten wir uns „neutral". Wenn wir zerstreuende Gedanken gewahren, lassen wir sie einfach fallen und kehren gelassen zur Konzentration auf das Dantian zurück. Eines Tages werden wir fähig sein, beim Atmen unseren Geist auf dem Dantian ruhen zu lassen, was neue Lebenskraft erweckt.

Wir üben geduldig zweimal täglich eine Viertelstunde die dargestellte Übung, abwechselnd im Stehen und im Sitzen. Bei der sitzenden Haltung empfiehlt sich der Fersensitz (Diamantsitz). Bei nicht erlahmender Begeisterung machen wir durch die Übung die natürliche Atmung reflektorisch: Sie geht uns in Fleisch und Blut über.

Die gegensätzliche Atmung

Die „Innere Stärkung" genannte chinesische Atemübung hat noch einen zweiten Teil: die gegensätzliche Atmung oder regulierte Atmung, die der instinktiven Atmung entgegengesetzt ist.

Wir atmen durch die Nase tief, lang, still und entschieden. Doch beim Einatmen ziehen wir diesmal den Bauch ein und lassen den Brustkorb sich gut ausdehnen, während wir bei Ausatmen den Bauch ausdehnen und den Brustkorb entspannen. Das ist als Daueratmung eine Fehlatmung, aber kurzfristig (jedoch niemals nach dem Essen) ist sie nutzbringend. Sie ist in den chinesischen Spitälern ein fester Bestandteil der Atemtherapie, speziell zur Regelung der Verdauung und des Blutdrucks.

Wie ein Adler

Für Bewegungsfreudige fügen wir noch zwei chinesische Atemübungen an, bei denen wir einen Adler bzw. einen Kranich nachahmen.

Bei der Adlerübung stehen wir aufrecht mit leicht geöffneten Beinen. Die Arme fallen seitlich herab. Wir entspannen Schultern, Arme, Hände, Füße, Bauch und lockern den ganzen Körper, um uns zu rüsten für eine Übung, die frei sein soll von ruckartigen, verkrampften oder kräftераubenden Bewegungen.

1. Während wir tief und langsam einatmen, machen wir gleichzeitig folgende Bewegungen: Wir heben die Arme seitlich hoch (Handflächen nach oben) und machen mit dem linken Fuß einen Schritt nach vorn, der rechte Fuß folgt dem linken einen halben Schritt und berührt mit den Zehen den Boden (Abb. 1).
2. Während wir tief und langsam ausatmen, machen wir gleichzeitig folgende Bewegungen: Wir ziehen den rechten Fuß zum linken heran und gehen, die Arme langsam senkend, in die tiefe Hocke (die ganze Fußsohle berührt den Boden) und kreuzen die Unterarme vor den Knien (Abb. 2).
3. Während wir tief und langsam einatmen, erheben wir uns und führen die unter Punkt 1 beschriebenen Bewegungen aus, aber mit dem jeweils anderen Fuß (Abb. 3).
4. Während wir tief und langsam ausatmen, führen wir die unter Punkt 2 beschriebenen Bewegungen aus, aber mit dem jeweils anderen Fuß.

Wir führen die gesamte Adlerübung zehnmal aus.

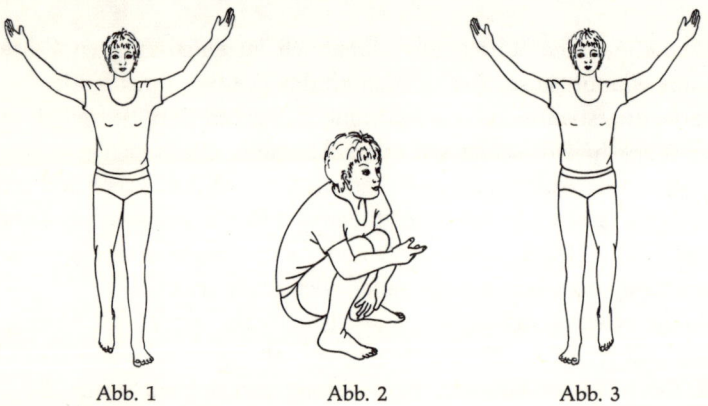

Abb. 1   Abb. 2   Abb. 3

Wie ein Kranich

Wir stehen aufrecht.

Zyklus 1: Einatmend heben wir die Arme (mit gestreckten Fingern) nach vorn bis in Schulterhöhe (Abb. 4). Ausatmend senken wir die Arme. Dreimal Arme strecken, dreimal Arme hängenlassen.

Zyklus 2: Wenn wir zum 4. Mal beim Einatmen die Arme nach vorne strecken, senken wir sie beim Ausatmen nicht mehr. Wir drehen vielmehr beim Ausatmen die Arme — sie bleiben waagrecht ausgestreckt, nur die Hände lassen wir hängen — möglichst weit nach hinten (Abb. 5). Einatmend strecken wir die Hand (Abb. 6), ausatmend lassen wir sie herunterhängen. Jeweils dreimal.

Beim vierten Ausatmen lassen wir die Arme sinken und beginnen aufs neue mit dem ersten Zyklus. Die Zyklen 1 + 2 führen wir dreimal aus wie ein Kranich, der seine Schwingen entfaltet.

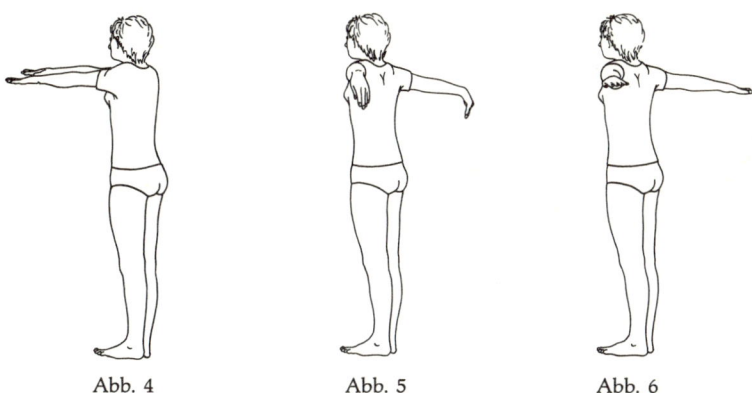

Abb. 4   Abb. 5   Abb. 6

Beispiele aus Tibet:

OM AH HUM

Wir sitzen mit entspannten Muskeln, Gelenken, Organen und Nerven. Wir atmen sanft, langsam, tief und gleichmäßig und steigern nach und nach die Qualität unseres Atems. Mit dem Atem verknüpfen wir unser Bewußtsein. Die Tibeter bedienen sich dabei heiliger Silben (Mantras). Beim Einatmen stellen sie sich die Silbe OM vor, beim Atemanhalten die Silbe AH und beim Ausatmen die Silbe HUM. Die Silben und der Atem verschmelzen miteinander „wie zwei Verheiratete". Der Atem selbst ist es, der OM, AH und HUM rezitiert.

Das ist die Atmung, die die Tibeter am Abend bevorzugen. Am Morgen ziehen sie die reinigende Atmung vor.

Die reinigende Atmung

Wir sind nach tibetischer Anschauung innerlich verschmutzt, erstens durch Gefühle und Geisteshaltungen, die uns von etwas wegstoßen (Feindseligkeit, Groll, Ekel, Widerwille, Haß, Unzufriedenheit, Unmut, Grauen usw.), zweitens durch Gefühle und Geisteshaltungen, die uns an etwas festhalten lassen (Wünsche, Sehnsüchte, Süchte, Begierden, Gelüste, Vorlieben usw.) und drittens durch Unwissenheit und Verwirrung. Wir beseitigen die Innenweltverschmutzung und entledigen uns der Unreinheiten durch die reinigende Atmung.

• Wenn wir langsam und tief durch das linke Nasenloch ausatmen (den rechten Nasenflügel halten wir zu), blasen wir alle Gefühle und Geisteshaltungen heraus, die uns von etwas wegstoßen. Wir stellen sie uns als trübweißen Strom vor, der aus dem linken Nasenloch fließt. Nach ein paar Augenblicken des Ausruhens atmen wir durch beide Nasenlöcher ein.

• Wenn wir langsam und tief durch das rechte Nasenloch ausatmen (den linken Nasenflügel halten wir zu), blasen wir alle Gefühle und Geisteshaltungen heraus, die uns an etwas festhalten lassen. Wir stellen sie uns als trüben dunkelroten Strom vor, der aus dem rechten Nasenloch fließt. Nach ein paar Augenblicken des Ausruhens atmen wir abermals beidseitig ein.

• Wenn wir schließlich durch beide Nasenlöcher zusammen langsam und tief ausatmen, blasen wir unsere Verwirrung heraus. Wir stellen sie uns, wenn sie die beiden Nasenlöcher verläßt, als trüben dunkelblauen Strom vor.
Wir beginnen von vorne. Dreimal.

Bei den indischen, chinesischen und tibetischen Atemübungen vergessen wir nie, daß Atmen letztlich nicht Tun ist, sondern Gewährenlassen. Nicht die Aufmerksamkeit lenkt die Atmung, sondern die Atmung lenkt die Aufmerksamkeit. Alle Atemtechnik ist nur Mittel zum Zweck, und der Zweck ist die natürliche Atmung. Nach langer Übung ordnet sich der Atem von selbst, den Ungeduld, Unruhe, Gereiztheit, Aufregung, Angst, Aggressivität, Wut, Haß, Überanstrengung, Erschöpfung, Unzufriedenheit, Depression usw. durcheinandergebracht haben.

(22) Flüssiges Wasser wird nicht schal

„Flüssiges Wasser wird nicht schal, und in einer Türangel nisten keine Holzwürmer", sagte Lü Bu-wei. Zu deutsch: Wer sich richtig bewegt, bietet Krankheitskeimen keinen Nährboden.

Bewegung: harmonischer Wechsel von Spannung und Entspannung verhindert Verkrampfung, Steifheit und Schlaffheit und hält Gelenke und Muskeln geschmeidig, sodaß die Lebensenergie unbehindert kreisen kann, was die Selbstheilungskraft des Körpers in Schwung hält.

Nach einer chinesischen Redensart ist alles Harte und Starre tot bzw. todgeweiht und alles Biegsame lebendig. Bewegungsübungen sind daher ein Hauptbestandteil des Gesundheitsprogrammes der ostasiatischen Heilkünste.

Ein archäologischer Fund in einem Grab der Han-Dynastie, ein Seidentuch, zeigt 43 Menschen bei der Heilgymnastik. Die Seidenmalerei stammt aus dem Jahrhundert vor der Zeitwende und wurde bei Changsha (Provinz Hunan) entdeckt.

Daß die Gesundheitsgymnastik um die Zeitwende in China schon hoch entwickelt war, beweist zudem ein schriftliches Zeugnis. Der bekannte Arzt Hua Tuo (141 bis 203 nach Christus) erklärte: „Jeder Mensch hat das Verlangen, sich Bewegung zu verschaffen, nur erreichen die meisten darin nicht Vollkommenheit. Wenn man sich bewegt, kann die mit der Nahrung aufgenommene Energie verbraucht werden, zirkulieren die pulsierenden Säfte unbehindert, und Krankheit kann nicht entstehen. Es ist dabei wie mit der Türangel, die niemals rostet. Deshalb haben die Unsterblichen des Altertums die Übungen des Dehnens und Streckens, die Haltung des kletternden Bären und der Eule, die den Kopf wendet, die Wendung in den Hüften wie überhaupt die Bewegung aller Gelenke geübt, um das Altern hintanzuhalten. Auch ich habe eine Methode, die ich die Spiele der Fünf Tiere, nämlich des Tigers, des Hirsches, des Bären, des Affen und des Vogels, nenne. Damit lassen sich nicht nur bestimmte Krankheiten heilen; man erreicht überhaupt eine große Beweglichkeit der großen und kleinen Gelenke. Wenn also bei dem herkömmlichen Strecken und Dehnen im Körper eine Verspannung auftritt, so geht man zur Übung einer dieser Tierbewegungen über, und sogleich kommt mit einem allgemeinen Schweißausbruch die Entspannung."

Heilgymnastik ist in China *nie* getrennt von der Atemkunst und von der Meditation. China kennt nur eine Atem- und Meditationsgymnastik, und keine andere. Dafür gibt es den alten Sammelbegriff „Dao Yin" und den neuen Sammelbegriff „Qi Gong".

Dao Yin heißt „Strecken und Zusammenziehen des Körpers" und Qi Gong heißt „Bearbeiten der Energie". Beide Namen fassen die unzähligen in China entwickelten Bewegungsreihen und Übungssysteme der klassischen daoistischen und buddhistischen Heilgymnastik, den „Yoga der Chinesen", zusammen.

Im allgemeinen werden die Bewegungsübungen gleichsam in Zeitlupe ausgeführt, langsam, fließend, sanft, ohne zu stocken, nicht ruckartig. Anstrengungen sind zu meiden. Der Rhythmus der chinesischen Gymnastik gleicht dem Wiederkäuen der Rinder.

In nichtchristlichen Weltreligionen sind als Gebetshaltungen vielfach gesundheitsfördernde Körperstellungen gewählt. Nicht nur im Hinduismus und Buddhismus, selbst im Islam. Die Moslems führen bei ihrem Gebet (salat) täglich fünfmal bestimmte Körperstellungen aus, die mit den indischen Yogaübungen zu vergleichen sind. Jede der acht verschiedenen muslimischen Gebetshaltungen hat günstige Wirkungen auf einzelne Organe und auf den Organismus insgesamt.

Wir aber ersparen uns die Bewegung, für die wir angelegt sind. Wir lassen uns die Bewegung durch Maschinen abnehmen. Wir drücken nur noch auf Tasten oder Knöpfe. Wir betätigen Hebel. Wir benutzen zur Fortbewegung „Prothesen": das Auto, die Rolltreppe, den Lift usw. Schreibtischmenschen, Fließbandarbeiter und Maschinisten z. B. sind beruflich zur Bewegungsschrumpfung verdammt. Schon der stillsitzende Schüler wird gehemmt in seiner angeborenen spielenden Beweglichkeit. Die Schaltbewegungen im Auto können das Wandern in Wald und Wiese nicht ersetzen. Das Tüpfchen auf dem I ist die Fernsehsucht, die uns in stundenlangem Sitzen vor der Flimmerkiste festhält.

Die chronische Bewegungsarmut ist die Urmutter eines Heeres von Zeitkrankheiten und Volksleiden. Im Grunde werden alle normalen Abläufe im Organismus durch Bewegungsmangel gestört. Der Bewegungsapparat (Muskeln, Sehnen, Knochen und Gelenke) erleidet Einschränkungen. Wirbelschäden, Gelenksversteifungen, Lähmungen, Muskelschwund, Hexenschuß — die erlahmte Eigenbewegung zieht einen Rattenschwanz von Bewegungskrankheiten hinter sich her. Stoffwechselkrankheiten gesellen sich dazu, wenn der Motor des Stoffwechsels — die Bewegung — stockt. Gifte lagern sich ab in Muskeln und Gelenken (Rheuma, Gicht), Fett und Wasser sammeln sich im Körper an. Herz und Kreislauf nehmen Schaden. Die Lebensprozesse im Bauchraum und in den Lungen werden nachhaltig angegriffen. Und wenn die Bewegungsarmut mit Geistesarbeit gekoppelt ist, zieht sie nervöse Erschöpfung und Depression nach sich.

Wandern, Schwimmen, Ballspiel, Gymnastik, Radfahren, Joggen, Reiten, Tanzen können hilfreich sein, die Muskeln warm, locker und elastisch zu halten oder die Verfestigung und Verhärtung der Muskeln zu lösen. Die Sportphysiologen werden noch andere „Übungseffekte" unseres Bewegungssports aufzählen können.

Doch die Bewegungskunst des Ostens ist dem Bewegungssport des Westens gesundheitlich überlegen, weil sie auf das Große und das Ganze angelegt ist, auf den Gesamtorganismus, und nicht auf bestimmte Körperfunktionen. Sie bringt keine Muskelprotze hervor. Selbst ein Gorilla von einem Sportsmann kann, wie jedermann weiß, an Magengeschwüren oder Nierensteinen leiden, also krank sein. Überhaupt geht der Spitzensport nach dem Grundsatz „Höher, schneller, weiter" der östlichen Heilkunst gegen den Strich. Fremd ist ihr ein stumpfes, unfrohes Trainingsprogramm, fremd sind ihr routinemäßige oder sklavenhafte Pflichtbewegungen, fremd sind ihr Überanstrengung und Leistungsdruck. Was zählt, ist die Freude an der Bewegung.

Die Fitneß-Welle à la USA hat sogar neue Krankheitsbilder geschaffen, das „Jogger-Syndrom", die „Bodybuilder-Muskeln" und die „Aerobic-Gelenke" zum Beispiel.

Die Bewegungskunst des Ostens ist „holistisch" (ganzheitlich) oder „vernetzt", das heißt, sie bezweckt die Stärkung und das harmonische Zusammenspiel der inneren Organe, des Drüsensystems, der Nerven, der Muskeln, der Gelenke und Bänder, der Blutgefäße usw. Das heißt aber darüber hinaus: Körperbewegung allein ist unzureichend. Die Bewegung des Geistes und der Seele ist in der Bewegungskunst des Ostens inbegriffen. Denn Bewegungsgestörtheit hat einen starren Leib zum Vater und eine starre Seele zur Mutter. Die traditionelle Körperbewegung des Ostens ist durchseelt und durchgeistigt. Die Körperbewegung ist gepaart mit Geistbetätigung.

Jedermann sollte sich künstlerisch betätigen, malend, singend, dichtend usw., um Geist und Seele zu bewegen. Bodybuilding ohne Denkbewegung bringt „Krüppel" hervor, ebenso wie Intellektualismus — abstrakte Gedankenspiele — ohne erdhafte Leibesbewegung.

Die östliche Heilkunde ist überreich an Bewegungsübungen, die alle Bereiche des Körpers entwickeln und Seele und Geist beflügeln, indem sie die Lebensenergie zufließen und kreisen lassen.

Wir greifen für unser Gesundheitsprogramm vier Beispiele heraus:
○ den indischen „Sonnengruß",
○ die chinesischen „Acht Brokatstücke",
○ das chinesische Schattenboxen (Taiji) und
○ die japanischen „Fünf Tierimitationen".

Sie können sich für jene Übungsreihe entscheiden, die Ihnen am meisten zusagt, oder Sie können abwechseln.

Die Krone der orientalischen Bewegungskunst ist zweifellos Taiji.

TAIJI

Taiji-Quan ist das A und O der chinesischen Freizeitgymnastik. Es gehört in China zur Morgenroutine. Überall in Parks, an Straßen und auf Plätzen treffen wir in den Morgenstunden Chinesen, Kindergartenkinder und Hundertjährige, die sich dem „Faustkampf des höchsten Firsts" hingeben, wie Taiji-Quan übersetzt werden kann. Taiji ist ein chinesischer Begriff für das Große Allerletzte oder für das Höchste Eine, ist also gleichbedeutend mit Dao, und Quan heißt Faust(kampf).

Taiji ist wohl die höchstentwickelte Gesundheitsgymnastik der Menschheit. Die Gesundheit, zu der das chinesische Schattenboxen führt, ist umfassend. Sie gründet auf der Harmonie von Seele, Geist und Leib, und sie steht in Einklang mit der Natur. Taiji ist also weit mehr als eine reine Körperkultur. Es hilft uns voller und glücklicher leben, weil es uns innere Energien erschließt.

Wer Schattenboxen übt, wird, wie die Chinesen sagen, geschmeidig wie ein Kind, stark wie ein Holzfäller und gelassen wie ein Weiser.

Sowohl Taiji, die weiche, wie Gongfu, die harte Bewegungsschule der chinesischen Kultur sind dem „Weg der Faust" entsprungen, dem alten „Mönchsboxen" bzw. „Tempelboxen", das angeblich der indische Guru und Zenstifter Bodhidharma (chinesisch: Tamo) in China eingeführt hat.

Bodhidharma, der 28. indische und 1. chinesische Patriarch des Buddhismus, kam der Überlieferung zufolge im Jahre 520 nach China. Er ließ sich im Tempelkloster Shaolin auf dem Berg Song (in der heutigen Provinz Henan) nieder.

Ganze neun Jahre soll er in Versenkung verbracht haben, in einer einsamen Höhle unbewegt vor einer leeren Wand hockend. Die Leute nannten ihn daher den „wandanstarrenden Brahmanen" und seinen Meditationsweg „Wandbeschauung". In der Überlieferung des Taiji und des Gong-fu war Bodhidharmas Vater der Inderkönig Sugandha, der seinem Sohn unter der Führung des berühmten Lehreres Prajnadhara eine kriegerische Erziehung angedeihen ließ. Bodhidharma studierte also in Indien nicht nur 40 Jahre den Buddhismus, er erlernte auch die „Vajramushti" (= Die geschlossene Faust als Waffe) genannte Kampfkunst der indischen Kriegerkaste, der Kshatriyas.

Neben Stillsitzen verordnete der Zenbegründer seinen chinesischen Mönchen Boxübungen. Gestützt einerseits auf die indische Soldatenkunst und anderseits auf die uralte chinesische Körperschule, schuf Bodhidharma 18 nach ihm benannte Mönchsübungen, mit Atemtechnik gepaart, und 24 Muskelspiele, gleichsam einen Yoga in Bewegung, der unter dem Namen „Mönchsboxen" oder „Shaolinboxen" berühmt wurde.

Drei Ziele dürfte Bodhidharma mit dem Mönchsboxen verfolgt haben:

Erstens förderte das Mönchsboxen Konzentration und Meditation durch rhythmische Bewegungen, die Geist, Seele und Körper in Übereinstimmung bringen. Wenn Geist, Seele und Körper harmonisiert sind, kann die universelle Energie, Qi genannt (das „Prana" der Yogis), als innere Lebenskraft zirkulieren und zum kosmischen Bewußtsein führen.

Zweitens wirkte das Mönchsboxen gesundheitskräftigend und konditionsverbessernd. Es war eine Heilgymnastik, die die Schwächlichen stark und die Schlappen munter machte. Die Zendisziplin war äußerst anstrengend, und so passierte es häufig, daß erschöpfte Schüler beim Unterricht und bei der Meditation einnickten. Abhilfe schuf die Bewegungsserie des Mönchsboxens, die jeden Morgen die Schüler erfrischte und belebte. Gleich dem Hathayoga bewirkt das Mönchsboxen einen guten Blutumlauf, einen gesunden Schlaf, eine tiefe Atmung, bewegliche Gelenke, kräftige Bänder, ein stabiles Nervensystem, eine geregelte Verdauung, und es schenkt Selbstvertrauen, so daß die Mönche widerstandsfähig gegen Erkrankungen und Funktionsstörungen wurden. Das war die medizinische Seite des Mönchsboxens.

Drittens diente das Mönchsboxen der Selbstverteidigung und dem Schutz des Klosters gegen Räuber, Soldaten und wilde Tiere. Das Mönchsboxen war also nicht nur eine Meditationsform sowie eine Heilgymnastik, es war zudem in einem von Gewalttaten erschütterten Land ein nichtaggressiver Kampfsport, der die Reaktionsgeschwindigkeit schulte und die Kraft des Angreifers gegen diesen selbst lenkte.

Nach dem Weggang Bodhidharmas wurde das mit dem Zen verquickte Mönchsboxen im Lauf der Jahrhunderte abgewandelt und erweitert. Es spaltete sich in einen esoterischen und in einen exoterischen Zweig.

Die Entwicklung der esoterischen Richtung (weiche, innere Schule) gipfelte schließlich im Taiji und die der exoterischen Richtung (harte, äußere Schule) im Gong-fu.

Taiji — das chinesische „Schattenboxen" — vervollkommneten der Holzfäller Xu Xuanbing um 750 und vor allem Zhang San-feng, ein daoistischer Mönch und Alchimist, der im 11. oder 12. oder 13. oder 14. Jahrhundert gelebt haben soll. Wundergeschichten erklären die widersprüchliche Datierung damit, daß er ein sogenannter Unsterblicher war, der mehrere Jahrhunderte lebte.

Dieser Zhang San-feng, der einst ein einflußreicher Magistratsrat gewesen sein soll, bevor er Einsiedler auf dem Wudang-Berg in der Hubei-Provinz wurde, studierte, auf der Suche nach dem Geheimnis der Langlebigkeit, alle Meditationstechniken und Kampfkünste. Seine besten Lehrer in der Bewegungskunst waren eine Schlange und ein Kranich. In seiner Mittagsruhe durch ein ungewöhnliches Geräusch gestört, erblickte Zhang San-feng einen Kranich, der sich auf eine Schlange stürzte. Der Kranich griff immerzu an, mit seinem „Schwert" — dem Schnabel — stoßend und stechend. Doch die mit erhöhtem Kopf zischende Schlange krümmte und schlängelte sich, wand und ringelte sich, bog und drehte sich mit geschmeidigen Bewegungen, so daß sie Sieger blieb. Was sie unbesiegbar machte, war ihr Nachgeben und Ausweichen sowie die ständige, fließende Bewegung. Sie glich dem Wasser, das durch Fügsamkeit den Felsen abträgt, und dem Baum, der dem Sturm trotzt, indem er sich beugt.

Die Beobachtungen der natürlichen Bewegungen im Kampf des Kranichs und der Schlange machte Zhang San-feng zur Grundlage für seinen sanften Stil des Boxens, auf dem das Taiji fußt.

Im Taiji überwältigt das Schwache das Starke, das Nachgiebige das Starre, das Langsame das Schnelle. Die Bewegungen des Schattenboxers schwingen und federn wie die Weide, die die Schneelast abschüttelt. Sie sind weich, rund, langsam, locker, gleitend, spielerisch, elastisch, frei.

Die Boxschule, die der Vater des Taiji, Zhang San-feng, im Tempel der Weißen Wolke in Pekings Westbergen gründete, war jahrhundertelang der Gegenpol zum Shaolin-Kloster, das nach dem Scheiden Bodhidharmas zum Mittelpunkt des exoterischen Boxstils, des Gong-fu, wurde.

Der während der Ming-Periode (1368-1644) lebende Zenpriester Jue Yuan überarbeitete Bodhidharmas Boxkunst und schnitt sein modernisiertes Übungssystem ganz auf den Kampf zu, den meditativen und medizinischen Gehalt vernachlässigend. Das Leben war gefahrvoll, Räuber und Rebellen machten das Land unsicher, so daß Jue Yuan die Kunst der waffenlosen Selbstverteidigung verbesserte und die 18 Grundübungen Bodhidharmas auf 72 erweiterte.

Doch er war noch nicht zufrieden damit. In dem Bestreben, dazuzulernen, wanderte er landauf und landab auf der Suche nach Meisterboxern, die ihm überlegen waren. Eines Tages wurde er Zeuge, wie ein Wegelagerer einen greisen Hausierer überfiel. Der beutegierige Halunke holte zu einem schrecklichen Fußtritt aus, um den alten Mann niederzumähen. Doch der betagte Händler berührte die sausende Sense des Fußes mit zwei Fingern, und schon fiel der brutale Schläger in Ohnmacht.

Jue Yuan glaubte, in dem Mann, dessen Finger wie ein Meißel waren, den Meister der Meister gefunden zu haben. Er hieß Li Cheng. Doch Li Cheng führte ihn zu einem noch größeren Könner, zu Bai You-feng, der alle in den Schatten stellte.

Mit Li Cheng und Bai You-feng kehrte Jue Yuan ins Shaolinkloster zurück. Gemeinsam entwickelten die drei, ausgehend von Bodhidharmas 18 und Jue Yuans 72 Übungen, ein System von 170 Bewegungen, das die Stile des Tigers, des Drachen, des Kranichs, des Leoparden und der Schlange umfaßte.

Die 170 Bewegungen bilden die Grundlage für die Kampftechnik des heutigen Gong-fu. Der Shaolintempel, der sein Geheimnis ursprünglich streng hütete und nur die Priester in zehn- bis fünfzehnjähriger Ausbildung einweihte, gab mit der Zeit die Kampfkunst der Allgemeinheit preis, so daß sich Gong-fu im Volk verbreitete, das sich der Kampftechniken, die die Körperglieder zu gefährlichen Waffen ausbilden, bei den Erhebungen und Aufständen bediente.

Das Shaolinkloster, seinerzeit Mittelpunkt der Meditation, wurde in der Folge mehr zu einem Zentrum der Rebellen, Revolutionäre und Geheimbündler, die mit dem „Weg der Faust" nicht das eigene Ich, sondern die Regierung besiegen wollten. Es war also nicht verwunderlich, daß Kaiser Kangxi im 18. Jahrhundert das einst berühmte und jetzt berüchtigte Shaolinkloster als Unruheherd zerstörte.

Zu beachten ist, daß die Gong-fu-Kampfkunst schon gegen Ende des 14. Jahrhunderts nach Japan kam, als 36 Familien chinesischer Handwerker und Künstler, darunter Spezialisten des „Weges der Faust", nach Okinawa (Riukiu-Insel) gesandt wurden. Das auf Okinawa geborene japanische Karate ist erwiesenermaßen ein Kind des chinesischen Gong-fu.

Überhaupt ist das Bodhidharma zugeschriebene Mönchsboxen die Urform des „Budo", der martialischen Wege der Selbstverwirklichung im Sinne des Zen.

Heute werden fünf Schulen des Taiji gelehrt, die aus geheim überlieferten Familienstilen hervorgegangen sind: der Chen-Stil, der Yang-Stil, der Wu-Stil, der Hao-Stil und der Sun-Stil.

Wir greifen im Programm unseres Buches die sogenannte Pekingform auf, eine 1955 in der Volksrepublik China von Meistern geschaffene Kurzfassung des Taiji, die auf dem Yang-Stil basiert, der verbreitetsten Schule. Die vereinfachte Pekingform kann jedermann erlernen, während die komplizierten Stile ein langwieriges Training erfordern.

Taiji, regelmäßig geübt, bewirkt einen guten Blutumlauf, einen gesunden Schlaf, eine tiefe Atmung, bewegliche Gelenke, kräftige Bänder, ein stabiles Nervensystem, eine geregelte Verdauung, und es schenkt Selbstvertrauen. Mit anderen Worten, es macht widerstandsfähiger gegen Erkrankungen und Funktionstörungen.

Die vorbeugenden und heilenden medizinischen Wirkungen von Taiji wurden inzwischen durch moderne Tests, Experimente und Untersuchungen in wissenschaftlichen Laboratorien eindeutig nachgewiesen. Die wissenschaftliche Erkenntnis der günstigen Wirkung auf das Wohlbefinden des Menschen hatte selbst die kommunistischen Ideologen der Volksrepublik China bewogen, die uralten chinesischen Künste des Taiji und des Gong-fu, die sie einst als Überbleibsel der verpönten finsteren Feudalgesellschaft gebrandmarkt haben, zu rehabilitieren.

Die Chinesen in Taiwan, in Hongkong oder in Singapur etwa hatten ohnehin die verschiedenen alten Taiji-Traditionen ununterbrochen gepflegt. Längst hat Taiji schon in vielen westlichen Ländern zahlreiche Anhänger, alte Menschen und Kinder, Frauen und Männer.

Die medizinische Wissenschaft in der Volksrepublik China hat durch naturwissenschaftliche Meßgeräte die alte Erfahrung bestätigt, daß Taiji von hohem therapeutischen Wert ist, so daß in zahlreichen Fällen in den Ordinationen, Spitälern und Sanatorien Chinas Taiji statt Pillen, Pulvern und Injektionen verschrieben wird, z. B. gegen Bluthochdruck, Nervenschwäche, Lungentuberkulose und Stoffwechselkrankheiten.

Eine vergleichende medizinische Untersuchung einer Gruppe von 50- bis 89jährigen Menschen, die regelmäßig Taiji üben, und einer entsprechenden Gruppe von Menschen, die nicht Taiji üben, brachte krasse Unterschiede im Gesundheitszutand zutage.

Bei einem Belastungstest beispielsweise mußten die Testpersonen innerhalb einer Minute 15mal eine 40 Zentimeter hohe Bank besteigen. Puls und Blutdruck der Taiji-Praktikanten reagierten auf diese Belastung normal, was bei den Nichtpraktikanten ganz und gar nicht der Fall war. Die Gruppe derer, die nicht Taiji üben, zeigte nach dem Belastungstest Störungen des Verhaltens der Muskeln, der Gefäße und der Nerven.

Die Elektrokardiogramme der beiden Gruppen der 50- bis 89jährigen Testpersonen zeigten auffällige Unterschiede. Die Taiji-Praktikanten wiesen eine kräftige Herzmuskeltätigkeit auf.

Was den Blutdruck betrifft, so hatte die Gruppe der 50- bis 89jährigen Taiji-Praktikanten einen durchschnittlichen Wert von 134,1/80,8 mm Hg, während die Gruppe der 50- bis 89jährigen Nichtpraktikanten einen mittleren Wert von 154,5/82,7 mm Hg hatte.

Die Untersuchungen zeigten ferner, daß die Gruppe der Taiji-Praktikanten von Wirbelsäulenbeschwerden und altersbedingten Krümmungen des Rückgrates weit mehr verschont wurden als die Nichtpraktikanten. Die Taiji-Praktikanten waren viel beweglicher. In der Gruppe der Taiji-Praktikanten waren 77,4 Prozent fähig, bei durchgestreckten Beinen mit den Fingerspitzen die Zehen zu berühren, in der Gruppe der Nichtpraktikanten waren es nur 16,6 Prozent.

Die Röntgenuntersuchung ergab, daß die Gruppe der Taiji-Praktikanten im Gegensatz zu der Gruppe der Nichtpraktikanten nicht anfällig war für die senile Osteoporose, dem Degenerationsgebrechen des Knochenschwundes. Ebenso verringert regelmäßiges Taiji-Üben die Gefahr der Verkalkung.

Bei allen medizinischen Vorteilen für Gesundheit und Lebensverlängerung vergessen wir aber nicht, daß Taiji mehr ist als eine „Gymnastik im Zeitlupentempo", es ist zudem ein geistiges Training. Taiji ist eine Schule der Selbstbeherrschung, die zu Ausgewogenheit, zu ruhigem, von Zerstreuung freiem Geist und innerem Frieden führt.

Die Chinesen vergleichen die Bewegungen des Schattenboxers mit den Bewegungen des Seidenwebers, wenn er Seide aus einem Kokon (Puppengehäuse der Seidenraupe) zieht. Wenn die Bewegung nicht gleichmäßig ist oder unterbrochen wird, reißt der Faden.

Der gestreßte Mensch bewegt sich wie in einer Zwangsjacke. Seine Gebärde ist wie abgehackt und seine Gangart wie zerstückelt durch die Knoten innerer Stauungen und Spannungen.

Der Schattenboxer, der losläßt und zuläßt, bewegt sich natürlich wie eine Blume, die sich öffnet und schließt, wie ein flatternder Schmetterling oder eine schwebende Wolke. Versteifungen und Verkrampfungen lösen sich. Meister Zhang San-feng pflegte zu sagen: „Mein Weg führt zu Gesundheit, Glück und Langlebigkeit. Verteidigung ist Nebensache."

Das Schattenboxen ist wie ein Tanz im Rhythmus der Natur, zu den Klängen des Universums, die aus der eigenen Mitte kommen. Es ist wie ein Tanz des Sichvergessens, der im Idealfall zum Selbsterwachen führt, zur Einsicht in das eigene Wesen, zur Seinserfahrung. Im Grunde ist Schattenboxen also Meditation in Bewegung.

Der Schattenboxer bewegt sich nicht wie eine Puppe. Lediglich zum Zwecke des Lernens „zerhacken" wir die Bewegungen. Im Grunde sind aber alle acht Serien bzw. 24 Formen bzw. 174 Figuren des Taiji nur eine einzige Bewegung.

Alle Bewegungen sind eine Einheit. Beine, Hüfte, Hände, Augen und Atem sind koordiniert, sind in harmonischer Übereinstimmung. Die Bewegungen sind „schwerelos" tänzerisch. Sie fließen wie Wasser. Sie schwingen und federn wie die Weide, wenn sie die Schneelast abschüttelt.

Taiji ist überhaupt nicht „zeitraubend". Die Ausführung des gesamten Programmes nimmt nur fünf bis zehn Minuten täglich in Anspruch.

Bei täglicher Übung können Sie Taiji in einem halben Jahr erlernen. Es lohnt sich! Nehmen Sie jede Woche eine Form durch!

Form 1: „Vorbereitung der Kraft" (Figuren 1 bis 4)

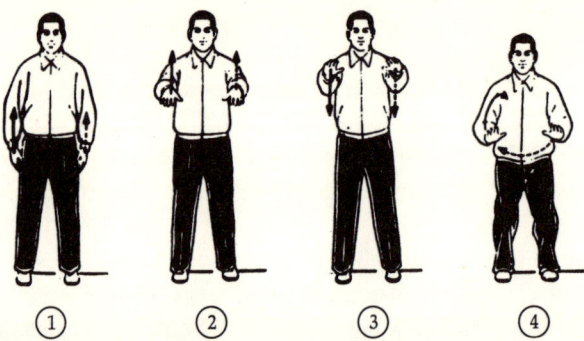

①: In lockerer aufrechter Haltung stehen wir fest auf dem Boden. Kopf und Nacken sind gerade, aber entspannt. Die Arme hängen auf natürliche Weise seitlich herab. Zwischen den Füßen ist ein schulterbreiter Abstand, die Fußspitzen zeigen nach vorn.
② + ③: Wir erheben vor uns langsam die Arme bis auf Schulterhöhe. Der Abstand zwischen den Händen entspricht der Schulterbreite. Die Handflächen zeigen nach unten.
④: Bei aufrechtem Oberkörper beugen wir leicht die Knie und lassen langsam die Ellbogen und schließlich die Unterarme fallen, wie Blätter, die vom Baum fallen.
Das Gewicht ist bei der gesamten Form 1 gleichmäßig auf beide Beine verteilt.

Form 2: „Die Mähne des wilden Pferdes scheiteln" (Figuren 5 bis 19)

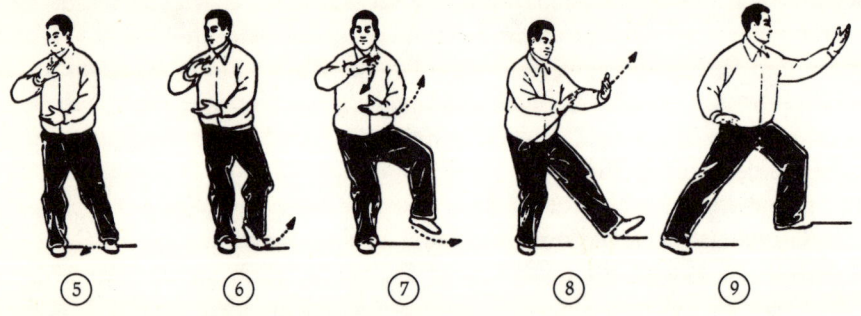

Teilung der Mähne links (Figuren 5 bis 9):

⑤ + ⑥: Wir drehen den Oberkörper ganz leicht nach rechts und verlagern das Körpergewicht auf das rechte Bein. Gleichzeitig erheben wir die rechte Hand auf Brustkorbhöhe, während die linke Hand nach unten kreist, bis die nach oben weisende Handfläche der linken Hand und die nach unten weisende Handfläche der rechten Hand einander so gegenüberliegen, als ob sie einen Ball hielten. Das linke Bein ziehen wir dabei an das rechte Bein heran, wobei die Spitze des linken Fußes neben der Sohle des rechten Fußes den Boden berührt. Die Augen sind auf die rechte Hand gerichtet.
⑦ + ⑧ + ⑨: Wir drehen den Körper nach links und machen mit dem linken Fuß einen Schritt nach links. Dabei verlagern wir das Körpergewicht auf das linke Bein, das rechte ist gestreckt. Gleichzeitig mit der Wendung nach links erheben wir den linken

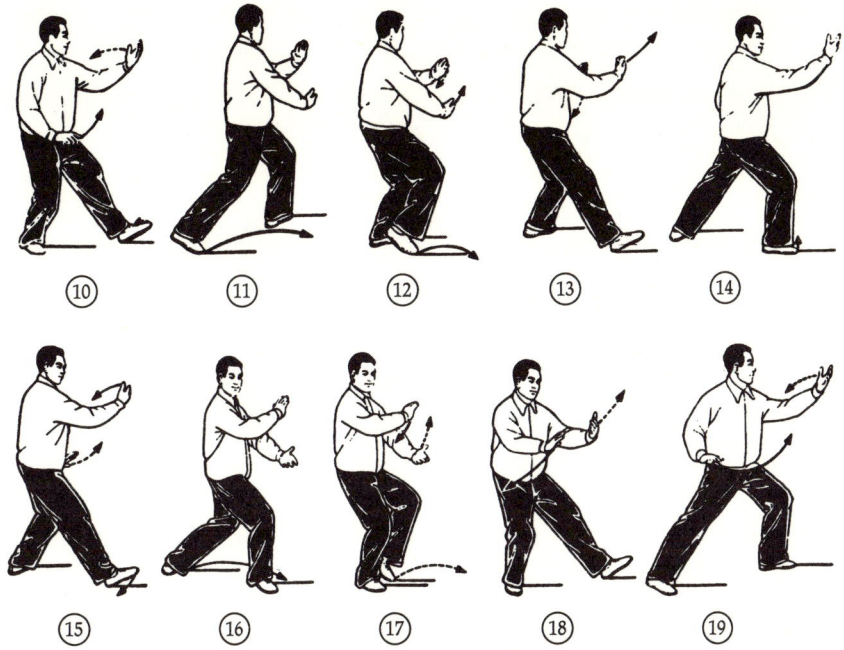

Arm mit leicht gebeugtem Ellbogen, bis sich die schräg nach oben gerichtete Handfläche in Augenhöhe befindet, während wir den rechten Arm senken, bis die rechte Hand (mit der Handfläche nach unten und den Fingerspitzen nach vorn) neben der rechten Hüfte ist. Der Blick ist auf die linke Hand gerichtet.

Teilung der Mähne rechts (Figuren 10 bis 14):

⑩ + ⑪ + ⑫: Wir verlagern das Körpergewicht auf das rechte Bein, wobei sich die Spitze des linken Fußes hebt. Dann drehen wir den linken Fuß auf der Ferse nach außen und setzen schließlich — das Gewicht erneut auf das linke Bein verlagernd — die ganze linke Fußsohle auf den Boden. Die Hände bilden vor dem linken Teil des Brustkorbs die schon bekannte Geste des „Ballhaltens", diesmal ist die linke Hand oben und die rechte unten. Dann ziehen wir den rechten Fuß an den linken Fuß heran, wobei nur die Spitze des rechten Fußes den Boden berührt. Wir blicken auf die linke Hand.

⑬ + ⑭: Wir drehen uns leicht nach rechts und machen mit dem rechten Bein einen Schritt nach rechts, mit der Ferse aufsetzend. Dabei verlagern wir das Körpergewicht auf das rechte Bein. Den rechten Arm erheben wir mit leicht gebeugtem Ellbogen, bis sich die schräg nach oben gerichtete Handfläche in Augenhöhe befindet, während wir den linken Arm senken, bis die linke Hand (mit der Handfläche nach unten und den Fingerspitzen nach vorn) neben der linken Hüfte ist. Die Augen sind auf die rechte Hand gerichtet.

Teilung der Mähne links (Figuren 15 bis 19):

⑮ + ⑯ + ⑰: Die Bewegungen ⑮ + ⑯ + ⑰ sind die seitenverkehrten Bewegungen ⑩ + ⑪ + ⑫. Wir wiederholen also die Bewegungen ⑩ + ⑪ + ⑫, vertauschen aber jeweils links und rechts.

⑱ + ⑲: Die Bewegungen ⑱ + ⑲ sind die seitenverkehrten Bewegungen ⑬ + ⑭. Wir wiederholen also die Bewegungen ⑬ + ⑭, vertauschen aber jeweils links und rechts.

Form 3: „Der weiße Kranich öffnet seine Flügel" (Figuren 20 bis 22)

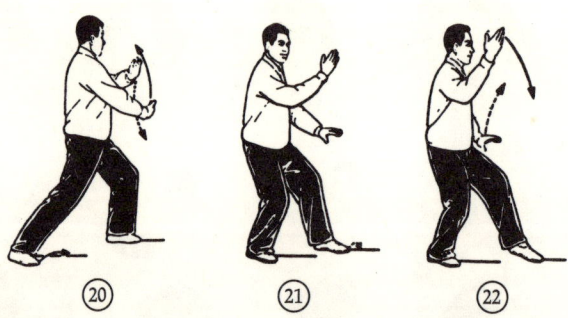

⑳: Wir drehen den Oberkörper leicht nach links und führen vor der linken Seite des Brustkorbes die Handgeste des „Ballhaltens" aus (mit der linken Hand oben). Wir blicken auf die linke Hand.

㉑ + ㉒: Wir machen mit dem rechten Fuß einen gleitenden halben Schritt in Richtung linken Fuß und verlagern das Körpergewicht auf den rechten Fuß. Den linken Fuß erheben wir leicht und setzen dessen Spitze auf den Boden. Gleichzeitig erheben wir die rechte Hand bis zur Höhe der rechten Schläfe (Handfläche nach innen), dieweil wir die linke Hand (Handfläche nach unten) bis zur linken Hüfte senken. Wir blicken geradeaus.

Form 4: „Vorwärts schreiten und mit dem Knie abwehren" (Figuren 23 bis 37)

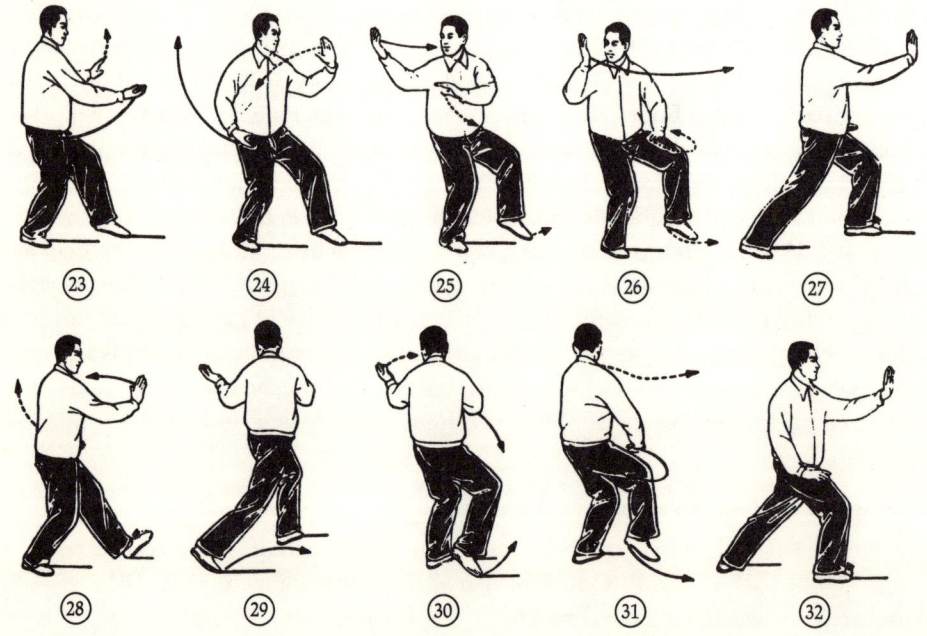

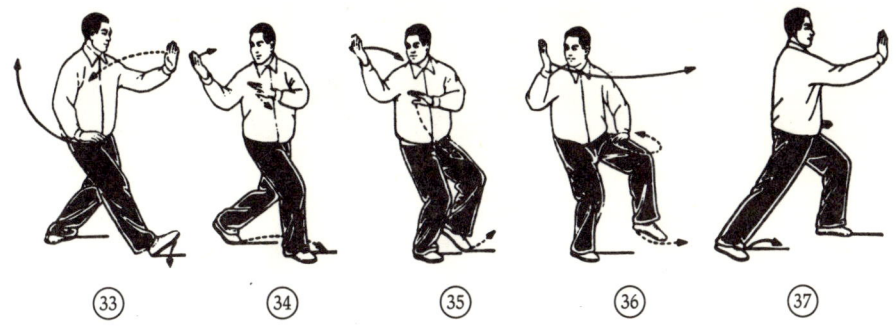

(33)   (34)   (35)   (36)   (37)

㉓ + ㉔ + ㉕: Wir drehen den Oberkörper leicht nach links. Die rechte Hand bewegt sich dabei abwärts, die linke aufwärts. Dann drehen wir den Oberkörper nach rechts. Dabei kreist die rechte Hand aufwärts bis zur Höhe des Ohres (die Handfläche weist schräg nach oben), und die linke Hand bewegt sich zunächst in einer Aufwärtskurve und dann in einer Abwärtskurve bis vor die rechte Seite des Brustkorbes (Handfläche schräg nach unten). Die Augen folgen der rechten Hand.

㉖ + ㉗: Wir drehen den Oberkörper nach links und machen mit dem linken Fuß einen Schritt nach vorn mit Gewichtsverlagerung auf das abgebogene linke Bein. Gleichzeitig streicht die rechte Hand am Ohr vorbei und stößt in Nasenhöhe nach vorne, während sich die linke Hand senkt, über dem linken Knie vorbeizieht und neben der linken Hüfte stoppt, die Handfläche nach unten gerichtet. Der Blick ist auf den rechten Zeigefinger gerichtet.

㉘ + ㉙ + ㉚: Wir verlagern das Körpergewicht auf den rechten Fuß, wobei sich die Spitze des linken Fußes hebt. Wir drehen den linken Fuß auf der Ferse leicht nach außen und setzen schließlich — das Gewicht erneut auf das linke Bein verlagernd — die ganze linke Fußsohle auf den Boden. Dann ziehen wir den rechten Fuß an den linken Fuß heran, wobei nur die Spitze des rechten Fußes den Boden berührt. Gleichzeitig erheben wir die linke Hand seitlich bis zur Schulterhöhe (die Handfläche schräg nach oben), während die rechte Hand einen Bogen nach links beschreibt bis vor die linke Seite des Brustkorbes (Handfläche schräg nach unten). Der Blick ist auf die linke Hand gerichtet.

㉛ + ㉜: Die Bewegungen ㉛ + ㉜ sind die seitenverkehrten Bewegungen ㉖ + ㉗. Wir wiederholen also die Bewegungen ㉖ + ㉗, vertauschen aber jeweils „rechts" und „links".

㉝ + ㉞ + ㉟: Die Bewegungen ㉝ + ㉞ + ㉟ sind die seitenverkehrten Bewegungen ㉘ + ㉙ + ㉚. Wir wiederholen also die Bewegungen ㉘ + ㉙ + ㉚, vertauschen aber jeweils „rechts" und „links".

㊱ + ㊲: Die Bewegungen ㊱ + ㊲ entsprechen den Bewegungen ㉖ + ㉗. Wir wiederholen daher die Bewegungen ㉖ + ㉗.

Form 5: „Gitarre spielen" (Figuren 38 bis 40)

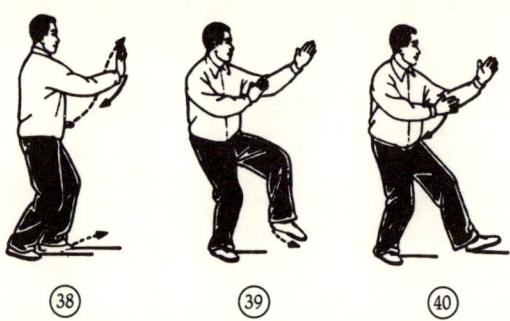

㊳ + ㊴ + �40: Wir machen mit dem rechten Fuß, auf den Zehen gleitend, einen halben Schritt in Richtung linke Ferse und verlagern das Körpergewicht auf das rechte Bein. Wir erheben schließlich den linken Fuß und setzen dessen Ferse ein klein wenig weiter vorne auf den Boden. Gleichzeitig erheben wir die linke Hand auf Nasenhöhe (Handfläche nach rechts) und senken die rechte Hand (Handfläche nach links) bis zur Höhe der Innenseite des linken Ellbogens. Wir blicken auf den Zeigefinger der linken Hand.

Form 6: „Rückwärts schreiten und Arme beugen" (Figuren 41 bis 53)

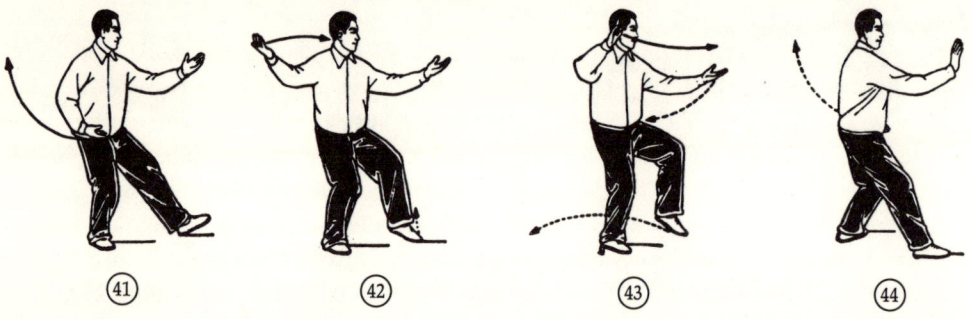

㊶ + ㊷: Wir drehen den Oberkörper leicht nach rechts. Die rechte Hand beschreibt (mit zum Himmel weisender Handfläche) einen Halbkreis nach rückwärts bis Schulterhöhe. Wir kehren die Fläche der linken Hand nach oben.

㊸ + ㊹: Während wir mit dem linken Fuß einen Schritt nach rückwärts machen, stoßen wir mit der rechten Hand — am rechten Ohr vorbei — nach vorn, gleichzeitig ziehen wir die linke Hand zurück. Das Körpergewicht verlagern wir auf den linken Fuß, der rechte Fuß berührt mit der Spitze den Boden, die Zehen richten wir nach vorne aus. Wir blicken auf die rechte Hand.

㊺: Wir drehen den Oberkörper leicht nach links. Die Handbewegungen runden sich folgendermaßen ab: Die linke Hand beschreibt mit zum Himmel weisender Handfläche einen Halbkreis nach rückwärts bis Schulterhöhe, und bei der rechten Hand kehren wir die Handfläche ebenfalls nach oben.

㊻ + ㊼: Wir wiederholen die Bewegungen ㊸ + ㊹, vertauschen aber jeweils „rechts" und „links".

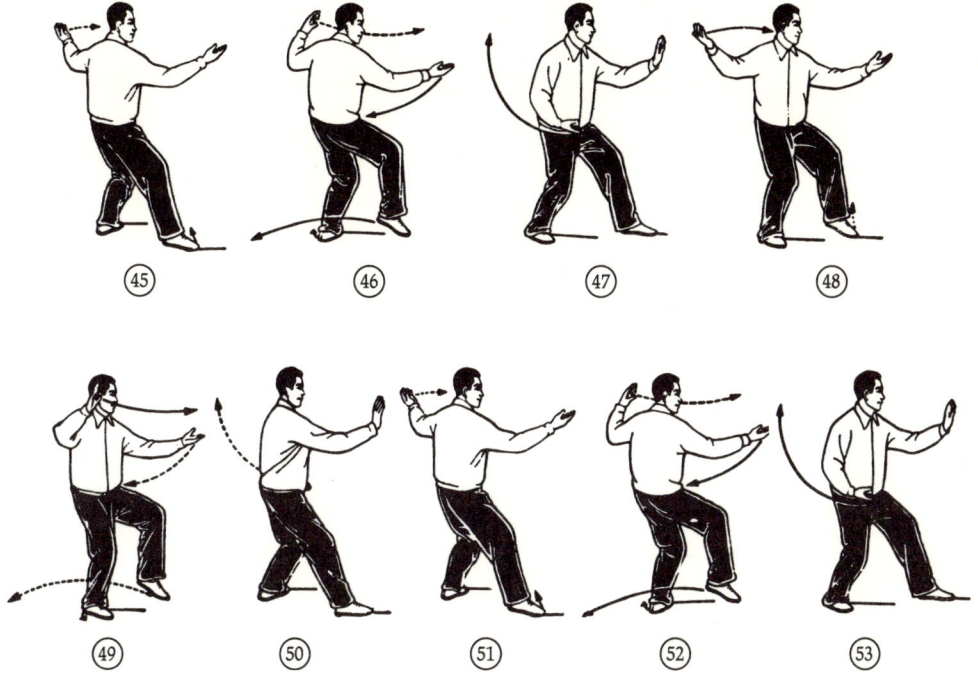

(48): Wir wiederholen die Bewegung (45), vertauschen jedoch „rechts" und „links".
(49) + (50): Wir wiederholen die Bewegungen (43) + (44).
(51): Wir wiederholen die Bewegung (45).
(52) + (53): Wir wiederholen die Bewegungen (43) + (44), vertauschen aber jeweils „rechts" und „links".

Form 7: „Den Vogelschweif ergreifen, links" (Figuren 54 bis 66)

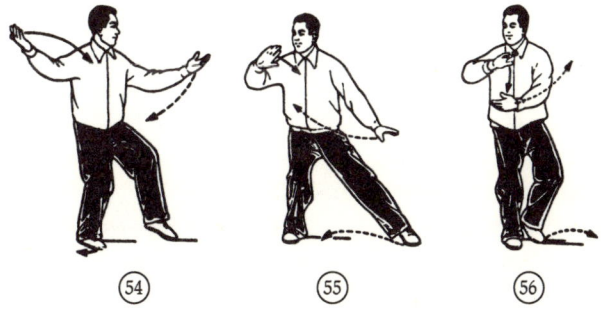

(54): Wir heben die rechte Hand seitlich hoch in Schulterhöhe, Handfläche nach oben. Die linke Handfläche kehren wir nach unten. Wir blicken auf die linke Hand.
(55) + (56): Wir drehen den Körper leicht nach rechts und formen mit den Händen vor der rechten Seite des Brustkorbes die uns schon geläufige Geste des „Ballhaltens", während wir gleichzeitig den linken Fuß an den rechten Fuß heranziehen. Die Spitze des linken Fußes berührt den Boden. Das Körpergewicht liegt jetzt auf dem rechten Bein. Wir blicken auf die rechte Hand.

153

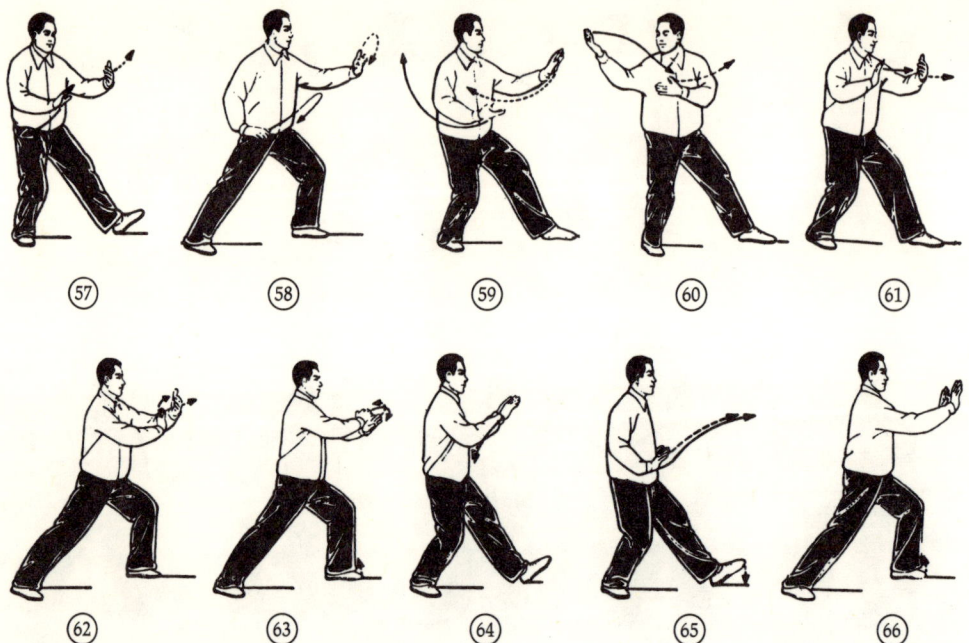

57 + 58: Wir drehen den Körper nach links und machen mit dem linken Fuß, mit der Ferse voran, einen Schritt nach vorne, das Gewicht auf das abgebogene linke Bein verlagernd. Gleichzeitig heben wir die linke Hand auf Schulterhöhe (Handfläche nach innen) und senken die rechte Hand auf Hüfthöhe (Handfläche nach unten). Den Blick richten wir auf den linken Vorderarm.

59 + 60: Wir strecken die linke Hand aus und bringen die rechte Hand (Handfläche nach oben) so weit nach vorne, daß sie unter dem linken Vorderarm ist. Dann ziehen wir beide Hände zurück, sie beschreiben vor dem Bauch einen Halbkreis, bis die leicht gestreckte rechte Hand (Handfläche nach oben) Schulterhöhe erreicht und der linke Vorderarm (Handfläche nach innen) vor dem Brustkorb liegt. Gleichzeitig verlagern wir das Körpergewicht auf das rechte Bein. Der Blick ist auf die rechte Hand gerichtet.

61 + 62: Wir drehen den Körper leicht nach links. Wir plazieren die rechte Hand vor die Innenseite des linken Handgelenks und schieben beide Hände langsam vorwärts. (Der Oberkörper bleibt dabei aufrecht.) Gleichzeitig verlagern wir das Körpergewicht auf das linke Bein. Wir schauen auf das linke Handgelenk.

63 + 64 + 65: Wir drehen beide Handflächen nach unten, wodurch die rechte Hand über dem linken Handgelenk ist. Wir bewegen die rechte Hand nach vorne und nach rechts, bis sie auf gleicher Höhe wie die linke Hand ist. Wir ziehen beide Hände zurück bis zum Bauch, während wir uns gleichzeitig „zurücksetzen" und das Körpergewicht auf das rechte Bein verlagern, wobei sich die Spitze des linken Fußes erhebt. Wir schauen geradeaus.

66: Wir schieben langsam die Hände nach vorne, bis die Handgelenke Schulterhöhe erreicht haben. Gleichzeitig verlagern wir das Körpergewicht auf das linke Bein, das wir abbiegen. Wir blicken geradeaus.

Form 8: „Den Vogelschweif ergreifen, rechts" (Figuren 67 bis 80)

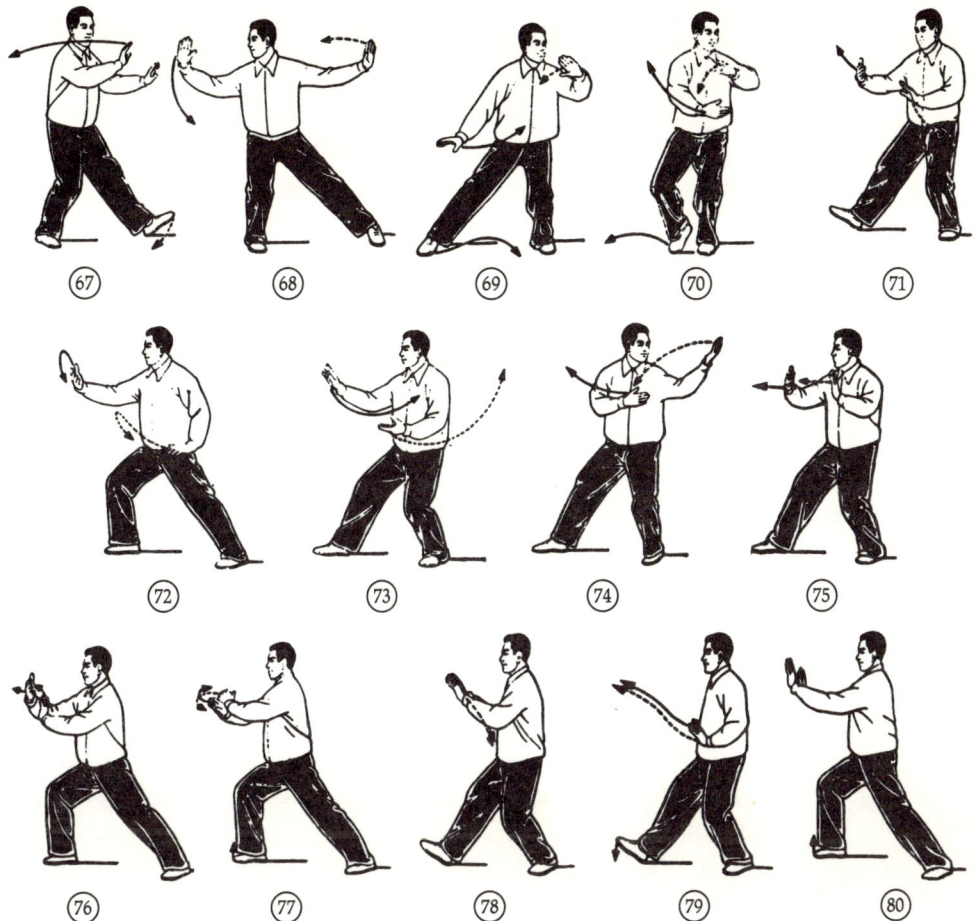

(67) + (68) + (69) + (70): Wir „setzen uns zurück", verlagern das Gewicht auf das rechte Bein. Den Rumpf drehen wir nach rechts und die linke Fußspitze nach innen. Mit der rechten Hand beschreiben wir einen großen Bogen nach rechts, bis die Hände die Geste des „Ballhaltens" bilden (mit der linken Hand oben). Mittlerweile haben wir das Gewicht auf das linke Bein verlagert. Den rechten Fuß ziehen wir an den linken heran, wobei nur die Spitze des rechten Fußes den Boden berührt. Wir blicken auf die linke Hand.

(71) + (72): Wir wiederholen die Bewegungen der Figuren (57) + (58), vertauschen jedoch „rechts" und „links".

(73) + (74): Wir wiederholen die Bewegungen der Figuren (59) + (60), vertauschen jedoch „rechts" und „links".

(75) + (76): Wir wiederholen die Bewegungen der Figuren (61) + (62), vertauschen jedoch „rechts" und „links".

(77) + (78) + (79): Wir wiederholen die Bewegungen der Figuren (63) + (64) + (65), vertauschen jedoch „rechts" und „links".

(80): Wir wiederholen die Bewegungen der Figur (66), vertauschen jedoch „rechts" und „links".

Form 9: „Peitschenschlag" (Figuren 81 bis 86)

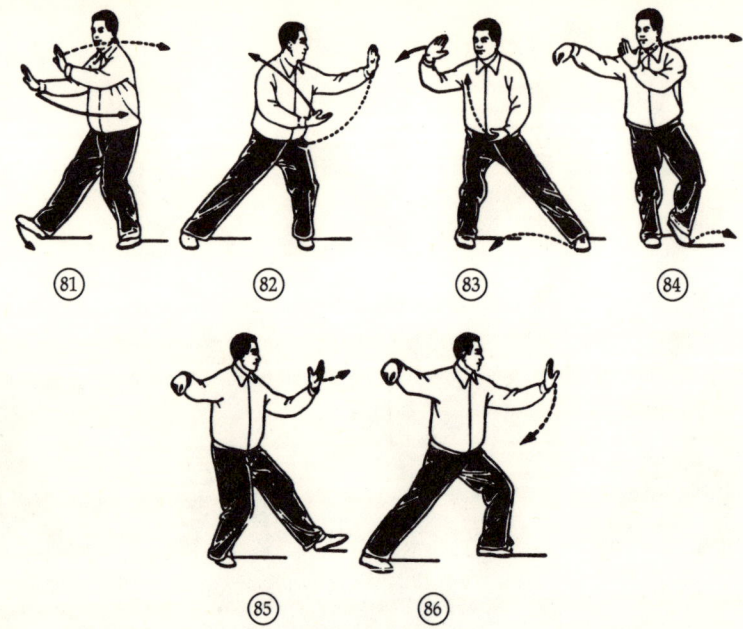

(81) + (82): Wir verlagern, uns „zurücksetzend", langsam das Körpergewicht auf den linken Fuß und drehen die Fußspitzen des rechten Fußes nach innen. Dabei wenden wir den Rumpf nach links. Ebenso bewegen wir beide Hände nach links (die linke Hand oben), bis der linke Arm (Handfläche nach außen) seitlich in Schulterhöhe ist und die rechte Hand (Handfläche schräg nach innen) vor der linken Seite des Brustkorbes. Der Blick folgt der linken Hand.

(83) + (84): Wir verlagern langsam das Körpergewicht zurück auf das rechte Bein, während die Hände einen Halbkreis beschreiben. Mit anderen Worten: Wir senken die linke Hand im Bogen bis vor den Bauch und heben die rechte Hand im Bogen bis zur Höhe der rechten Schulter.

Wir ziehen den linken Fuß an den rechten heran, nur die Spitze des linken Fußes berührt den Boden. Gleichzeitig heben wir die linke Hand bis zur Höhe des rechten Schlüsselbeins und schließen locker die rechte Hand, die einen „Adlerschnabel" bildet (die Finger sind geschlossen und nach unten gerichtet). Wir schauen auf die linke Hand.

(85) + (86): Wir machen mit dem linken Fuß einen Schritt nach links. Während wir das Körpergewicht auf den linken Fuß verlagern, stoßen wir mit der linken Hand nach vorne, mit den Fingerspitzen in Augenhöhe. Wir blicken auf die linke Hand.

Form 10: „Nach den Wolken greifen" (Figuren 87 bis 101)

(87) + (88) + (89): Wir verlagern das Körpergewicht auf das rechte Bein und drehen den Körper langsam nach rechts. Die linke Hand beschreibt einen Bogen hinab zum Bauch und hinauf zur Höhe der rechten Schulter, Handfläche schräg nach innen. Gleichzeitig öffnet sich die rechte Hand, Handfläche nach außen. Wir blicken auf die linke Hand.

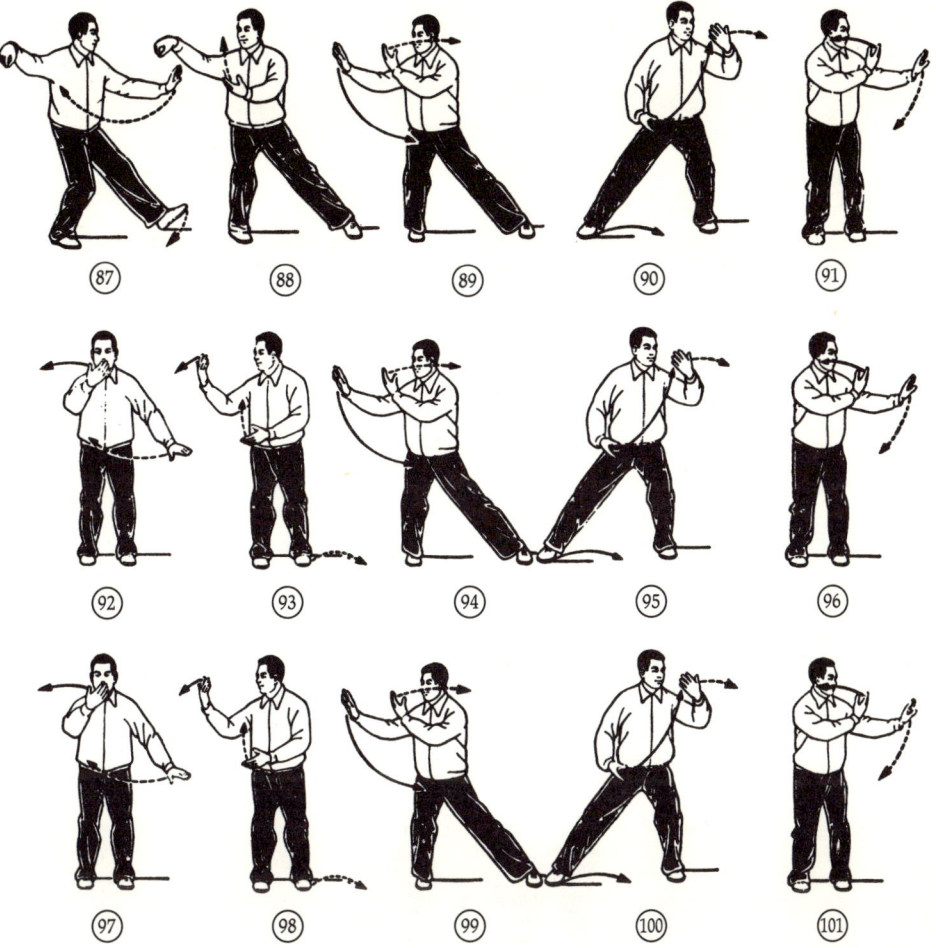

⑨⓪ + ⑨①: Wir verlagern, uns nach links drehend, das Körpergewicht auf das linke
Bein. Dabei beschreibt die linke Hand einen Bogen — am Gesicht vorbei —, wobei sich
die Handfläche allmählich nach außen dreht. Währenddessen beschreibt die rechte
Hand einen Bogen am Bauch vorbei, dann aufwärts zur linken Schulter, wobei sich die
Handfläche schräg nach innen dreht. Gleichzeitig bringen wir den rechten Fuß näher an
den linken heran (Abstand zwischen beiden Füßen 10 bis 20 Zentimeter). Wir blicken
auf die rechte Hand.

⑨② + ⑨③ + ⑨④: Wir verlagern, uns nach rechts drehend, das Körpergewicht auf das
rechte Bein. Die rechte Hand setzt ihre Kreisbewegung nach rechts fort, am Gesicht vorbei, wobei sich die Handfläche allmählich nach außen dreht. Währenddessen setzt die
linke Hand ihre Kreisbewegung fort, am Bauch vorbei, bis zur Höhe der Schulter, wobei
sich die Handfläche schräg nach innen dreht. Dann macht der linke Fuß einen Schritt
seitwärts. Wir schauen auf die linke Hand.

⑨⑤ + ⑨⑥: Wir wiederholen die Bewegungen ⑨⓪ + ⑨①.
⑨⑦ + ⑨⑧ + ⑨⑨: Wir wiederholen die Bewegungen ⑨② + ⑨③ + ⑨④.
①⓪⓪ + ①⓪①: Wir wiederholen die Bewegungen ⑨⓪ + ⑨①.

Form 11: „Peitschenschlag" (Figuren 102 bis 106)

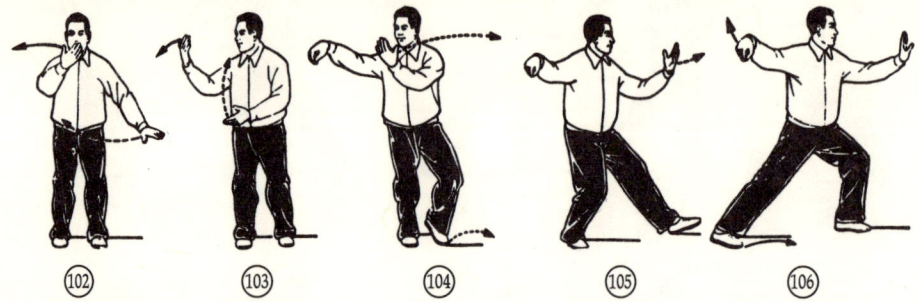

(102) + (103) + (104): Wir drehen den Rumpf nach rechts. Gleichzeitig bewegt sich die rechte Hand nach rechts und bildet einen „Adlerschnabel" (Finger geschlossen und nach unten gerichtet), während die linke Hand die Kreisbewegung fortsetzt, am Bauch vorbei, bis zur rechten Schulter. Das Gewicht wird auf den rechten Fuß verlagert, die Spitze des linken Fußes bleibt auf dem Boden. Der Blick ist auf die linke Hand gerichtet.
(105) + (106): Wir wiederholen die Bewegungen (85) + (86).

Form 12: „Das Pferd streicheln" (Figuren 107 und 108)

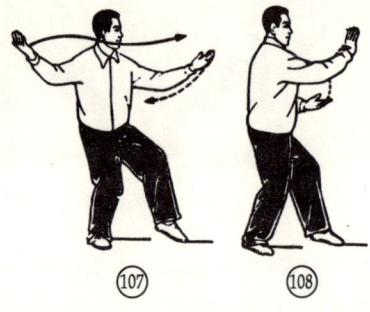

(107): Wir machen mit dem rechten Fuß einen halben Schritt nach vorne und verlagern das Körpergewicht auf den rechten Fuß. Wir öffnen die rechte Hand. Beide Handflächen kehren wir nach oben. Die linke Ferse hebt sich langsam vom Boden ab. Der Blick ist auf die linke Hand gerichtet.
(108): Wir drehen den Körper leicht nach links und schieben die rechte Hand (Handfläche zeigt jetzt nach vorne) in Augenhöhe vorwärts. Die linke Hand (Handfläche nach oben) ziehen wir zurück bis vor die linke Hüfte. Wir blicken auf die rechte Hand.

Form 13: „Rechtes Bein nach vorne strecken" (Figuren 109 bis 114)

(109) + (110) + (111): Wir kreuzen die Hände über dem Rücken des rechten Handgelenks, die linke Handfläche weist nach oben, die rechte nach vorn. Während wir den linken Fuß erheben und einen Schritt nach vorne machen, beschreibt jede Hand einen Bogen nach unten. Wir blicken geradeaus.

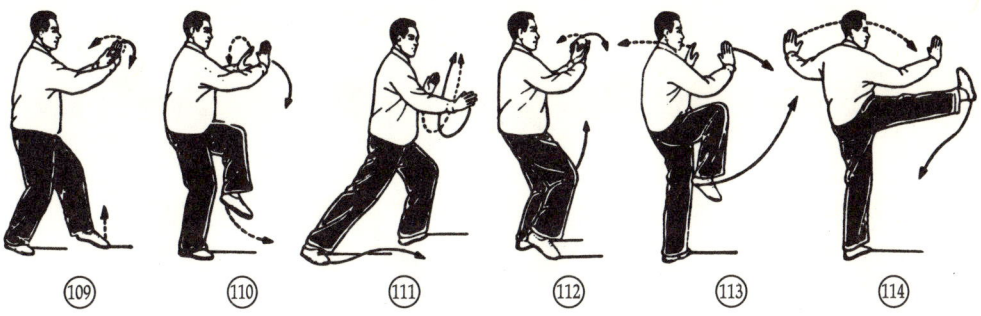

(109)   (110)   (111)   (112)   (113)   (114)

(112): Beide Hände setzen ihre Kreisbewegungen fort, bis sie sich vor dem Brustkorb kreuzen (die Handflächen zeigen nach innen; der Rücken der linken Hand liegt über der Innenseite des rechten Handgelenks). Gleichzeitig ziehen wir den rechten Fuß an den linken Fuß heran, wobei nur die Spitze des rechten Fußes den Boden berührt.

(113) + (114): Während wir die Hände in Schulterhöhe seitlich ausstrecken (die Ellbogen bleiben jedoch leicht abgewinkelt, die Handflächen zeigen nach außen), erheben wir das rechte Bein mit abgebogenem Knie und strecken den Fuß allmählich nach vorne. Wir blicken auf die rechte Hand.

Form 14: „Die Ohren des Gegners treffen" (Figuren 115 bis 118)

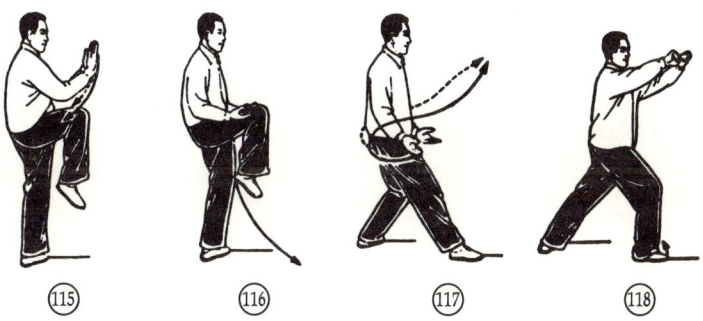

(115)   (116)   (117)   (118)

(115) + (116): Wir ziehen den rechten Fuß zurück, indem wir das Knie beugen (der Oberschenkel ist mehr oder weniger waagrecht). Die beiden Hände bringen wir vor dem Brustkorb zusammen, beide Handflächen kehren wir schräg nach oben. Dann lassen wir beide Hände nach unten gleiten an beide Seiten des Knies. Wir blicken geradeaus.

(117) + (118): Wir senken langsam den rechten Fuß zu Boden, das Bein streckend. Während wir das Körpergewicht auf das rechte Bein verlagern, gehen beide Hände herunter, die sich langsam zu lockeren Fäusten ballen. Dann beschreiben die Hände bzw. Fäuste einen Bogen aufwärts und vorwärts in einer Art Zangenbewegung (die Fingerknöchel zeigen schräg nach oben), bis die Fäuste in Augenhöhe nur mehr rund 10 Zentimeter voneinander entfernt sind. Der Blick ist auf die rechte Faust gerichtet.

Form 15: „Wenden und linkes Bein nach vorne strecken" (Figuren 119 bis 124)

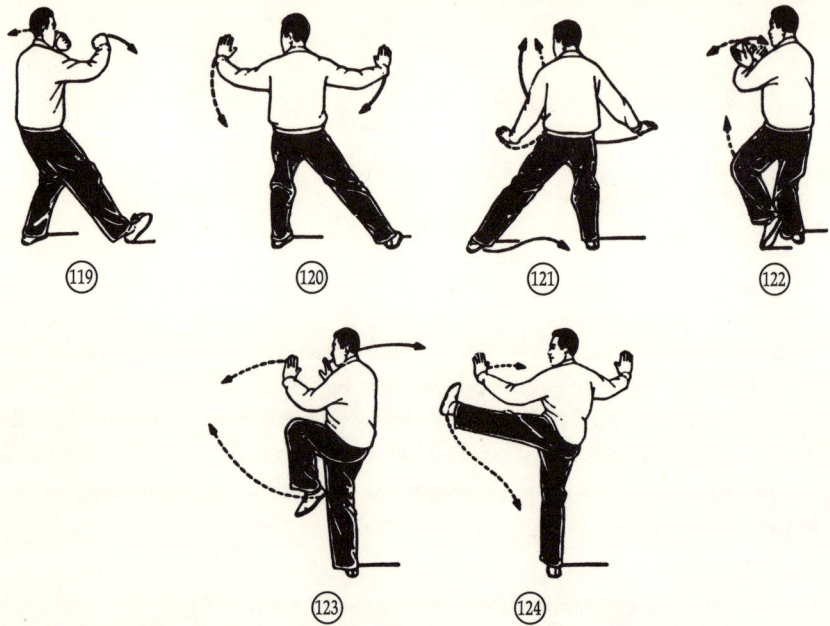

119 + 120: Wir verlagern das Körpergewicht, uns nach links drehend, auf das linke Bein. Das linke Bein ist abgebogen, die erhobene rechte Fußspitze dreht sich nach innen. Gleichzeitig öffnen wir die Fäuste und strecken die Hände seitlich in Schulterhöhe aus, die Handflächen weisen nach vorn. Wir schauen auf die linke Hand.

121 + 122: Wir verlagern das Körpergewicht auf das rechte Bein und ziehen den linken Fuß an den rechten Fuß heran, wobei nur die linke Fußspitze den Boden berührt. Gleichzeitig kreisen beide Hände seitlich nach unten und dann nach oben, bis sie sich vor der Brust kreuzen (rechter Handrücken gegen die Innenseite des linken Handgelenks, beide Handflächen nach innen).

123 + 124: Während wir die Hände in Schulterhöhe seitlich ausstrecken (die Ellbogen bleiben jedoch leicht abgewinkelt, die Handflächen zeigen nach außen), erheben wir das linke Bein mit abgebogenem Knie und strecken den Fuß allmählich nach vorn. Wir blicken auf die linke Hand.

Form 16: „Hinunter drücken und auf dem linken Bein stehen" (Figuren 125 bis 131)

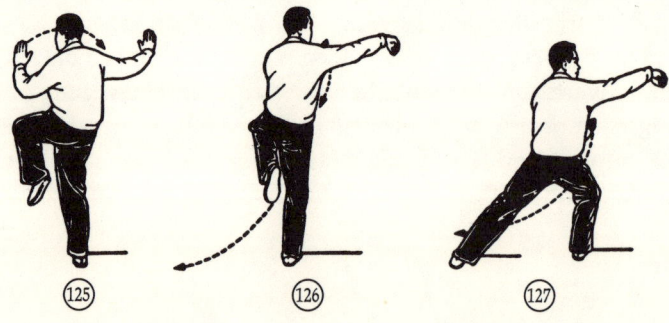

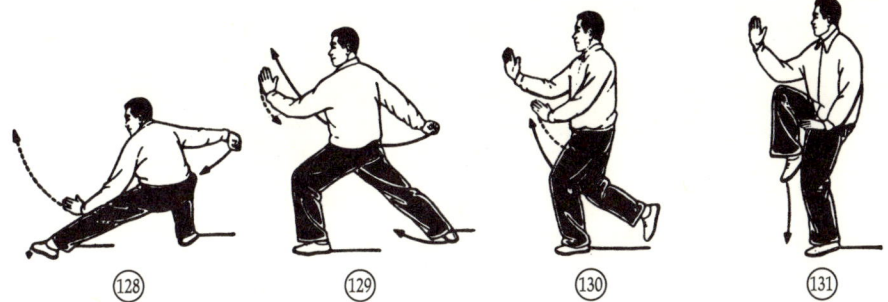

(128) (129) (130) (131)

(125) + (126): Wir ziehen den linken Fuß ein, indem wir das Bein abbiegen. Der Oberschenkel ist mehr oder weniger waagrecht. Mit der rechten Hand formen wir einen „Adlerschnabel" (die Finger sind geschlossen und nach unten gerichtet), während die linke Hand einen Bogen nach rechts beschreibt bis zur rechten Schulter. Die linke Handfläche ist schräg nach innen gerichtet. Wir blicken auf die rechte Hand.

(127) + (128): Wir gehen mit dem rechten Standbein langsam in kauernde Stellung und strecken das linke Bein seitwärts aus. Die linke Hand (mit der Handfläche nach vorne) folgt der Bewegung des linken Fußes. Der Blick ist auf die linke Hand gerichtet.

(129): Wir verlagern das Körpergewicht auf den linken Fuß, indem wir das rechte Bein strecken und das linke abbiegen. Der linke Arm setzt die Bewegung nach vorne fort (Handfläche nach rechts), während die rechte Hand hinter dem Rücken hinunterfällt, wobei die geschlossenen Fingerspitzen nach rückwärts zeigen. Der Blick ist auf die linke Hand gerichtet.

(130) + (131): Wir erheben langsam den rechten Fuß mit gebeugtem Knie. Gleichzeitig öffnen wir die rechte Hand, die nach vorne und nach oben schwingt bis in Augenhöhe, wobei der gebeugte Ellbogen über dem rechten Knie liegt. Die Finger der rechten Hand zeigen nach oben, die rechte Handfläche zeigt nach links. Zugleich senken wir die linke Hand bis zur linken Hüfte, die Handfläche zeigt nach unten.

Form 17: „Hinunter drücken und auf dem rechten Bein stehen" (Figuren 132 bis 138)

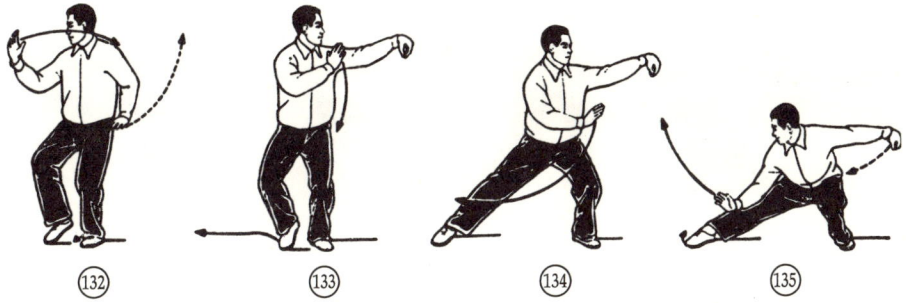

(132) (133) (134) (135)

(132) + (133): Wir setzen den rechten Fuß neben den linken Fuß mit den Zehenspitzen auf den Boden und drehen uns nach links, die Zehen des linken Fußes als Drehpunkt benützend. Gleichzeitig erheben wir die linke Hand seitwärts und aufwärts bis Schulterhöhe und bilden mit den Fingern einen „Adlerschnabel", während die rechte Hand, der Kör-

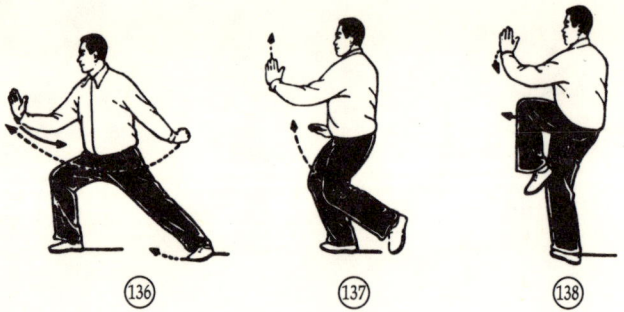

⑬⑥   ⑬⑦   ⑬⑧

perdrehung folgend, einen Bogen beschreibt bis zur linken Schulter. Die Finger der rechten Hand zeigen nach oben. Wir blicken auf die linke Hand.

⑬④ + ⑬⑤: Wir wiederholen die Bewegungen der Figuren ⑫⑦ + ⑫⑧, vertauschen aber jeweils „rechts" und „links".

⑬⑥: Wir wiederholen die Bewegungen der Figur ⑫⑨, vertauschen aber jeweils „rechts" und „links".

⑬⑦ + ⑬⑧: Wir wiederholen die Bewegungen der Figuren ⑬⓪ + ⑬①, vertauschen aber jeweils „rechts" und „links".

Form 18: „Das Weberschiffchen auf beiden Seiten führen" (Figuren 139 bis 149)

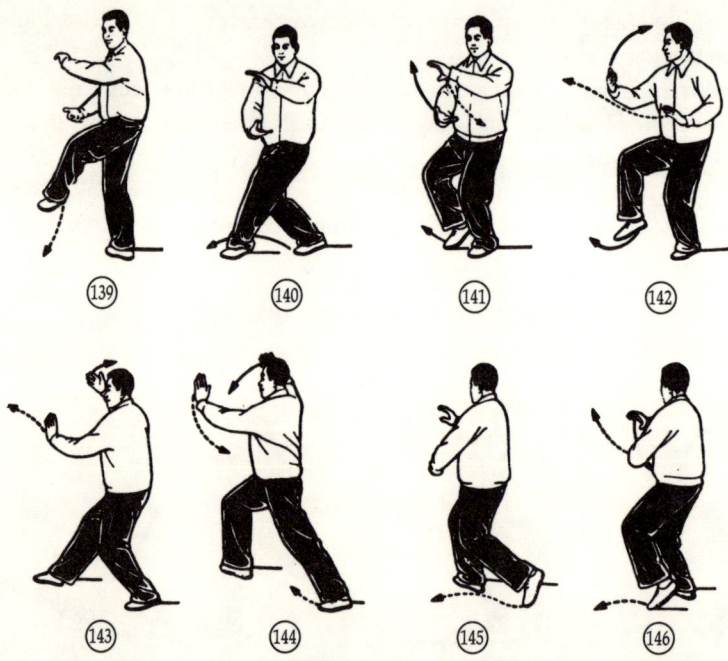

⑬⑨ + ⑭⓪ + ⑭①: Wir stellen den linken Fuß auf den Boden (Fußspitze leicht nach außen), wir heben die Ferse des rechten Fußes und ziehen den rechten Fuß an den linken Fuß heran, wobei nur die Spitze des rechten Fußes den Boden berührt. Gleichzeitig führen wir mit den Händen vor der linken Brustseite die Geste des „Ballhaltens" aus (mit der linken Hand oben). Der Blick ist auf den linken Vorderarm gerichtet.

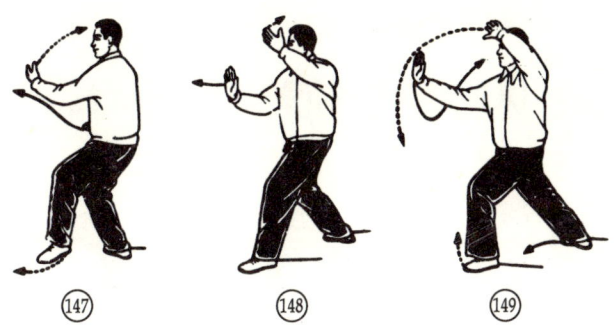

(147) (148) (149)

(142) + (143) + (144): Wir wenden den Körper nach rechts und machen mit dem rechten Fuß einen Schritt nach vorne. Gleichzeitig führen wir die rechte Hand aufwärts bis vor die rechte Schläfe (Handfläche schräg nach oben), während wir mit der linken Hand in Nasenhöhe nach vorne stoßen (Handfläche nach vorn). Wir blicken auf die linke Hand.

(145) + (146): Wir verlagern das Körpergewicht ein wenig zurück und ziehen den linken Fuß an den rechten heran, wobei nur die Spitze des linken Fußes den Boden berührt. Gleichzeitig führen die Hände vor der rechten Brustseite die Geste des „Ballhaltens" aus (mit der rechten Hand oben). Der Blick ist auf den rechten Vorderarm gerichtet.

(147) + (148) + (149): Wir wiederholen die Bewegungen der Figuren (142) + (143) + (144), vertauschen aber jeweils „rechts" und „links".

Form 19: „Die Nadel auf dem Meeresgrund" (Figuren 150 + 151)

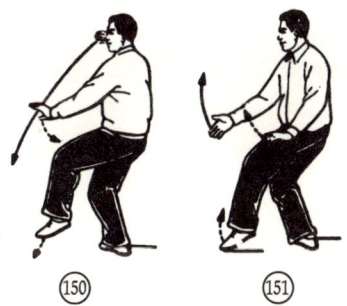

(150) (151)

(150) + (151): Wir machen mit dem rechten Fuß einen halben Schritt nach vorn und verlagern das Körpergewicht auf das rechte Bein. Während wir nun den linken Fuß auf den Zehenspitzen ein wenig nach vorne bewegen, erheben wir die rechte Hand bis an die Seite des rechten Ohrs und schlagen sie schräg nach unten (bis Kniehöhe). Die Handfläche weist nach links und die Finger zeigen nach unten. Die linke Hand beschreibt inzwischen einen Bogen nach vorne und nach unten bis zur linken Hüfte, mit Handfläche nach unten.

Form 20: „Die Arme als Fächer" (Figuren 152 bis 154)

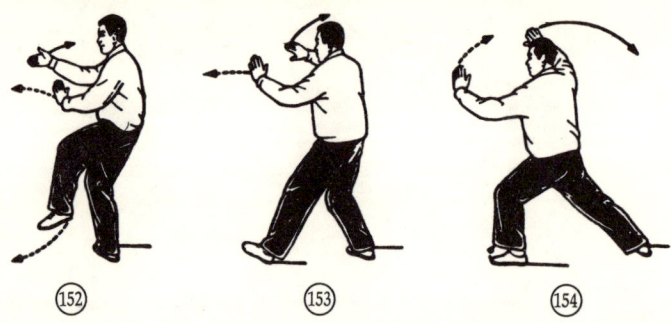

152   153   154

⑫ + ⑬ + ⑭: Während wir mit dem linken Fuß einen Schritt nach vorne machen, erheben wir die Hände. Die rechte Hand steigt über den Kopf hinaus (Handfläche schräg nach außen), die linke Hand steigt bis Nasenhöhe (Handfläche nach vorn). Wir blicken auf die linke Hand.

Form 21: „Wenden, abwehren und mit der Faust schlagen" (Figuren 155 bis 161)

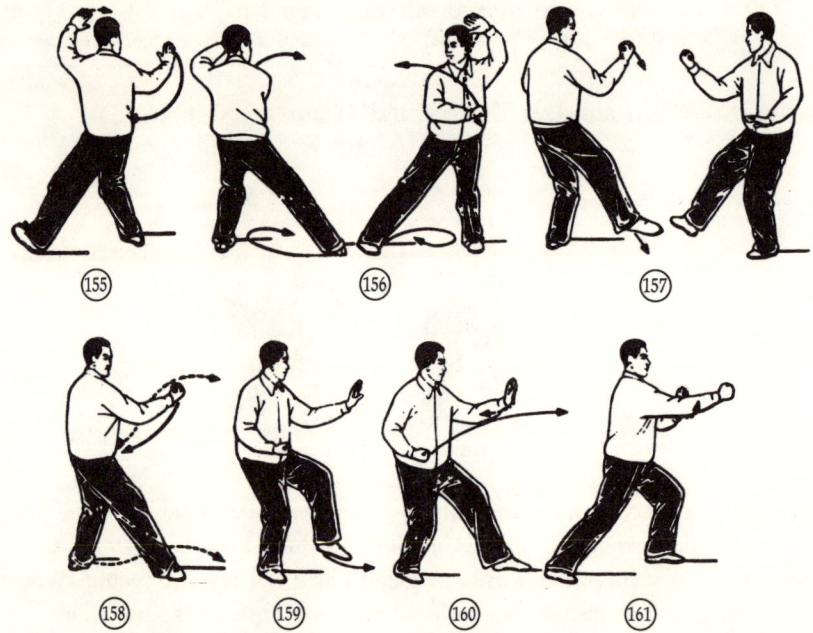

155   156   157

158   159   160   161

⑮ + ⑯: Wir „setzen uns zurück" und verlagern das Gewicht auf das rechte Bein. Wir drehen den Körper nach rechts, die Spitze des linken Fußes kehrt sich nach innen. Dann verlagern wir erneut das Körpergewicht auf das linke Bein. Während wir den Körper auf der linken Ferse nach rechts drehen, beschreibt die rechte Hand einen Bogen nach rechts und dann nach unten bis vor die linke Seite des Brustkorbes. Die Finger der rechten Hand schließen sich zu einer Faust, die Fingerknöchel weisen nach oben. Die linke Hand führen wir kreisend bis an die linke Stirnseite (die Fläche der linken Hand zeigt schräg nach oben). Wir blicken geradeaus.

⑮⑦ + ⑮⑧: Während wir den rechten Fuß zurückziehen und, ohne daß er vorher den Boden berührt, einen Schritt nach vorne machen, stoßen wir mit der rechten Faust nach vorne (Handknöchel nach oben). Die linke Hand senkt sich dabei neben die linke Hüfte (Handfläche nach unten und Finger nach vorne). Wir blicken auf die rechte Faust.

⑮⑨ + ⑯⓪: Während wir mit dem linken Fuß einen Schritt nach vorne machen, ziehen wir die rechte Hand (Faust) zur Hüfte zurück und machen mit der linken Hand eine abwehrende Bewegung nach vorne (Handfläche nach vorn).

⑯①: Abermals stoßen wir mit der Faust der rechten Hand in Brusthöhe nach vorn, das Körpergewicht auf den linken Fuß verlagernd. Die linke Hand liegt an der Seite des rechten Vorderarmes. Der Blick ist auf die rechte Faust gerichtet.

Form 22: „Dicht verschließen" (Figuren 162 bis 167)

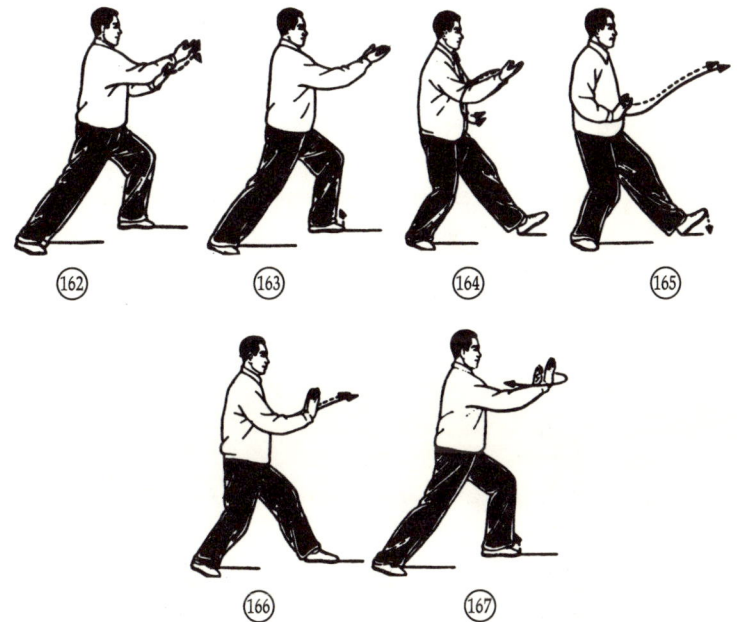

⑯② + ⑯③ + ⑯④: Wir öffnen die Faust der rechten Hand, und die linke Hand (Handfläche nach oben) gleitet unter den rechten Vorderarm. Dann trennen wir die Hände schulterbreit und ziehen sie langsam zurück, während wir, uns „zurücksetzend", das Körpergewicht voll auf das rechte Bein verlagern und die Spitze des linken Fußes heben. Wir blicken geradeaus.

⑯⑤ + ⑯⑥ + ⑯⑦: Wir kehren die Handflächen vor der Brust nach unten und stoßen sie vorwärts und aufwärts, bis die Handgelenke die Schulterhöhe erreicht haben. Die Handflächen zeigen nach vorne. Das Gewicht verlagert sich dabei auf den linken Fuß, dessen Knie gebeugt ist. Wir blicken zwischen den Händen hindurch.

Form 23: „Hände kreuzen" (Figuren 168 bis 171)

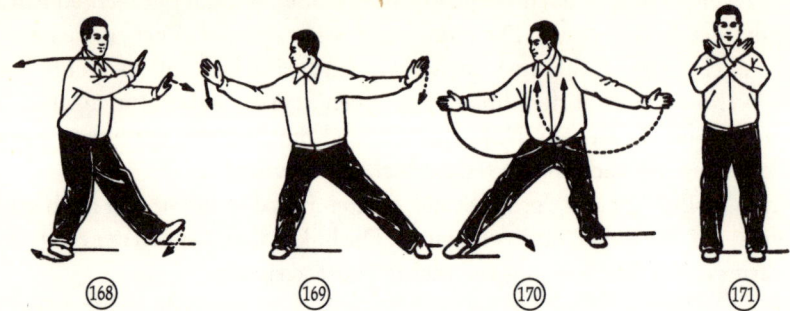

⑯ ⑰ ⑱ ⑲

⑯ + ⑰: Wir verlagern das Schwergewicht auf das rechte Bein, indem wir uns „zurücksetzen" und das rechte Knie abbiegen. Wir drehen den Körper nach rechts, wobei sich die Spitze des linken Fußes nach innen richtet. Beide Hände bewegen sich, der Körperdrehung folgend, im Bogen seitwärts, bis sie in Schulterhöhe ausgebreitet sind. Wir blicken auf die rechte Hand.

⑱ + ⑲: Das Körpergewicht verlagert sich langsam auf das linke Bein, und den rechten Fuß ziehen wir an den linken heran. Die Füße stehen nun parallel auf dem Boden, schulterbreit voneinander entfernt. Währenddessen bewegen sich die Hände im Halbkreis nach unten, sie kreuzen sich vor dem Bauch. Die gekreuzten Hände erheben wir, bis sich die Handgelenke in Schulterhöhe befinden. Die rechte Hand liegt außen, beide Handflächen zeigen nach innen.

Form 24: „Endstellung" (Figuren 172 bis 174)

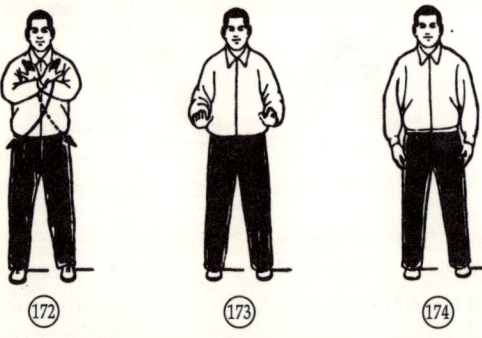

⑫ ⑬ ⑭

⑫ + ⑬ + ⑭: Wir drehen die Handflächen nach außen und senken die Hände bis zu den Hüften. Wir lassen die Hände natürlich fallen. Wir ziehen den linken Fuß an den rechten heran. Wir blicken geradeaus. Der ganze Körper ist entspannt. Schluß.

Gewiß: Aller Anfang ist schwer. Wenn Sie aber, täglich übend, jede Woche eine Form erlernen, können Sie, wie gesagt, nach einem halben Jahr alle 174 Figuren. Nach und nach wird es Ihnen gelingen, die Figuren ineinanderfließen zu lassen zu einer einzigen kontinuierlichen Bewegung.

Sie können sicher sein, eine bessere Heilgymnastik als die Bewegungskunst des chinesischen Schattenboxens gibt es nicht.

DER SONNENGRUSS

Das Herzstück der indischen Gesundheitsgymnastik ist der Sonnengruß, der aus zwölf Körperstellungen besteht, die in ununterbrochenem Bewegungsfluß ausgeführt werden und von fünf tiefen Atemzügen begleitet werden.

Wer den Sonnengruß regelmäßig übt, nimmt Energie auf und lädt energetisch unterversorgte Körperzonen auf. Die lebenskraftsteigernde Übungsreihe erhöht also den Widerstand des Körpers gegen Grippe und Infektionskrankheiten.

Wie gesagt: die zwölf Stellungen sind miteinander zu verbinden. Sie gehen ineinander über.

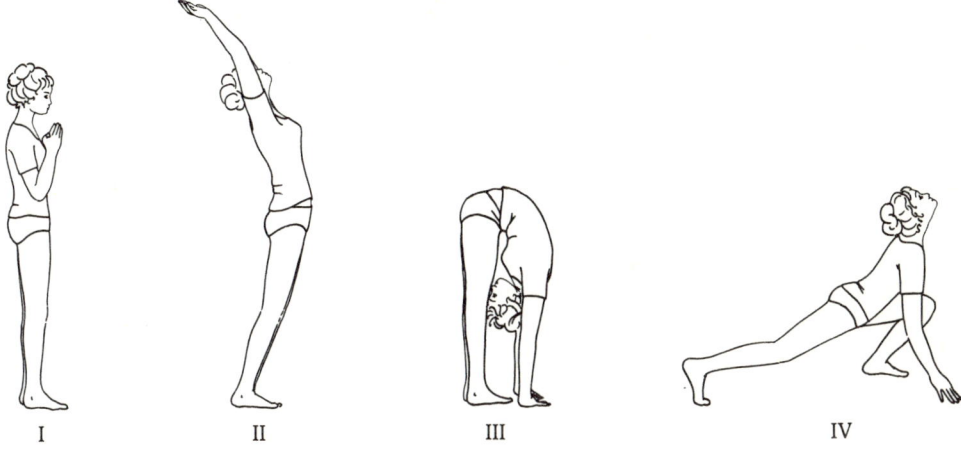

I II III IV

I. Wir stehen aufrecht, die Hände vor der Brust gefaltet.

II. *Einatmend* heben wir die Arme himmelwärts über den Kopf und beugen den Oberkörper leicht zurück.

III. *Ausatmend* beugen wir uns (mit gestreckten Beinen) nach vorne und berühren mit den Händen den Boden.

IV. *Einatmend* strecken wir das rechte Bein zurück, dessen Knie den Boden berührt. Das linke Knie beugt sich. Die Hände bleiben auf dem Boden. Den Kopf legen wir in den Nacken zurück.

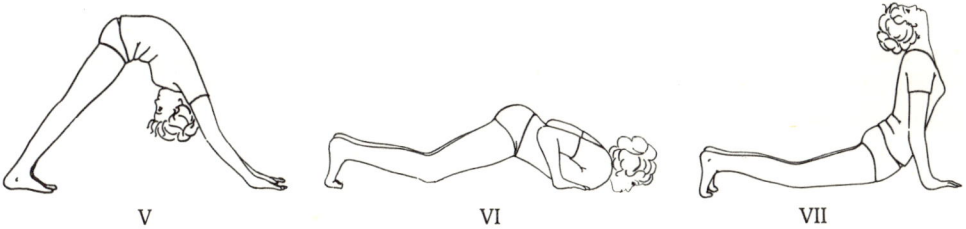

V VI VII

V. *Ausatmend* setzen wir das linke Bein neben das rechte und heben das Gesäß. Der Körper bildet einen Berg. Den Kopf lassen wir einfach hängen.

VI. Den *Atem anhaltend* senken wir den Körper, bis Hände, Füße, Knie, Brust und Kinn (nicht aber Schenkel und Bauch) den Boden berühren. Das Gesäß bleibt also leicht erhoben.

VII. *Einatmend* strecken wir die Arme und biegen Oberkörper und Kopf zurück.

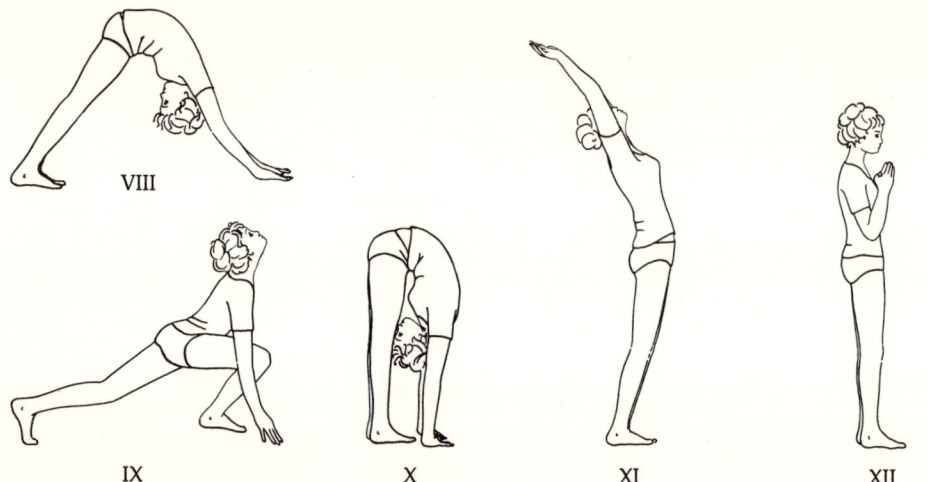

VIII. *Ausatmend* heben wir das Gesäß und lassen den Kopf locker hängen. Stellung wie bei Übung V.

IX. *Einatmend* setzen wir das rechte Bein abgewinkelt nach vorne und strecken das linke Bein nach hinten. Den Kopf legen wir in den Nacken zurück. Stellung wie bei Übung IV.

X. *Ausatmend* strecken wir die Beine und beugen den Oberkörper nach vorne, bis die Hände den Boden erreichen. Stellung wie bei Übung III.

XI. *Einatmend* stellen wir uns aufrecht, die Arme über den Kopf erhebend, und bilden ein leichtes Hohlkreuz. Stellung wie bei Übung II.

XII. *Ausatmend* legen wir die Hände vor der Brust zusammen wie beim Gebet und entspannen uns. Stellung wie bei Übung I.

Atmen wir tief und bedachtsam!

Praktizieren wir täglich ein- bis dreimal den Sonnengruß. Er vitalisiert uns und schützt uns so gegen Krankheitserreger.

DIE ACHT BROKATSTÜCKE

Wie kostbaren feinen Seidenbrokat schätzen die Chinesen eine aus acht Übungen bestehende Gesundheitsgymnastik, die an die 1000 Jahre alt und daoistischen Ursprungs ist. Sie nennen sie daher „Ba duan jin" = Acht Brokatstücke.

Jedes der acht Brokatstücke hat eine ganz spezielle Heilwirkung, aber alles in allem vermehrt die elegante Übungsreihe bei regelmäßigem Training unsere innere Stärke, unsere Lebensenergie (Qi), unsere Vitalität. Sie lädt schwache Körperbereiche mit Energie auf und bringt stockende Energie in Fluß. Das harmonisiert den Organismus und aktiviert den Abwehrmechanismus des Körpers. Gleichzeitig dienen die acht Brokatstücke der Schönheit.

In ihrer Einfachheit sind die acht Brokatstücke die beste chinesische Methode, unsere Widerstandskraft zu pflegen bzw. — wenn wir zu den Geschwächten und Anfälligen zählen — zu steigern.

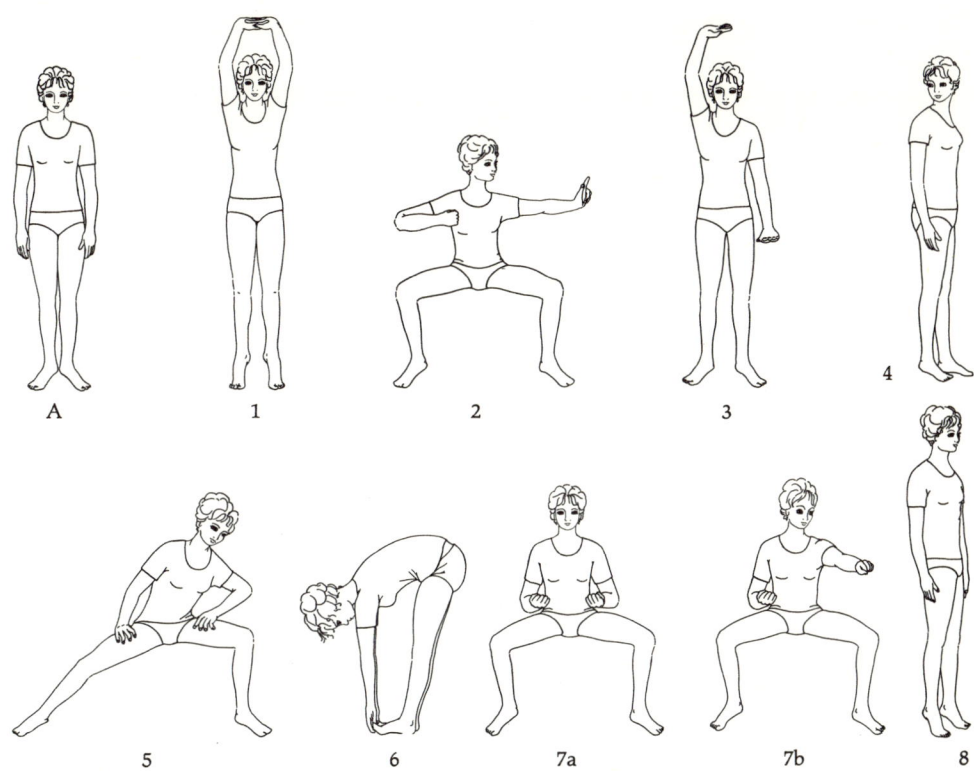

A   1   2   3   4

5   6   7a   7b   8

Ausgangsstellung (Zeichnung A): Wir stehen aufrecht, die Fersen berühren einander, die Zehen zeigen leicht nach außen, die Arme hängen seitlich locker herab. Wir entspannen und sammeln uns. Erst wenn der Atem ruhig geworden ist, fangen wir an.

1. Übung („Den Himmel mit den Händen stützen"):
Wir heben gleichzeitig die Arme hoch und verschränken die Finger über dem Kopf (Handflächen nach unten). Dann drehen wir in einem die Handflächen nach oben, heben die Fersen vom Boden ab und strecken die Arme, als ob wir mit den verschränkten Handflächen den Himmel stützen wollten (Nr. 1). Während des beschriebenen Bewegungsablaufes atmen wir tief ein. Dann atmen wir tief aus, während wir langsam in die Ausgangsstellung zurückkehren, die Arme seitlich senkend und die Fersen auf den Boden aufsetzend.
Wir führen die Übung 1 achtmal hintereinander durch.

2. Übung („Den Bogen spannen wie beim Adlerschießen"):
Ausgangsstellung (A). Wir machen mit dem linken Bein einen Schritt zur Seite, gehen in die Knie (Reithaltung) und kreuzen vor der Brust die Arme (linker Arm innen, rechter Arm außen).
Wir ballen die Hände zu Fäusten. Während wir den linken Arm nach links ausstrecken (und den Kopf nach links mitdrehen), spreizen wir den Zeigefinger und den Daumen. Gleichzeitig ziehen wir mit dem abgewinkelten rechten Arm nach rechts (Nr. 2). Kurzum, wir ahmen die Bewegungen eines Bogenschützen nach. Dann kehren wir in die Ausgangsstellung zurück.

Nun machen wir mit dem rechten Bein einen Schritt zur Seite und wiederholen die Übung, jedoch seitenverkehrt.

Während wir den einen Arm strecken und mit dem anderen den Bogen spannen, atmen wir tief ein. Und während wir in die Ausgangsstellung zurückkehren, dann einen Schritt zur Seite machen und die Beine zur Reithaltung beugen, atmen wir tief aus.

Achtmal hintereinander, abwechselnd nach rechts und nach links zielend.

3. Übung („Einen Arm heben"):

Ausgangsstellung (A). Wir heben die rechte Hand mit der Handfläche nach außen hoch. Wir winkeln das Handgelenk schließlich ab, so daß die Handfläche nach oben zeigt und die Fingerspitzen nach links weisen. Dabei strecken wir den rechten Arm nach oben, während die linke Hand (Handfläche nach unten, Fingerspitzen nach vorne) nach unten drückt (Nr. 3). Dann kehren wir in die Ausgangsstellung zurück und wiederholen die Übung seitenverkehrt.

Wenn wir die eine Hand nach oben strecken und die andere Hand nach unten drücken, atmen wir ein. Wenn wir in die Ausgangsstellung zurückkehren, atmen wir aus. Achtmal.

4. Übung („Nach hinten schauen"):

Ausgangsstellung (A). Wir drehen langsam den Kopf (bei unbewegten Schultern) so weit als möglich nach rechts und blicken nach hinten (Nr. 4). Dabei atmen wir ein. Bei der Rückkehr in die Ausgangsstellung atmen wir aus.

Achtmal, abwechselnd nach rechts und nach links zurückschauend.

5. Übung („Köpfeln"):

Ausgangsstellung (A). Dann Reithaltung. Die Hände stützen wir auf die Oberschenkel bei den Leistenbeugen.

Wir beugen den Oberkörper nach vorne und machen, das rechte Bein durchstreckend, mit dem Kopf von unten nach oben eine halbkreisförmige Bewegung nach links wie beim „Köpfeln" (Nr. 5). Dabei atmen wir ein. Dann kehren wir — ausatmend — in die Ausgangsstellung zurück.

Achtmal, abwechselnd nach rechts und links köpfelnd.

6. Übung („Zehen ergreifen"):

Ausgangsstellung (A). Wir beugen langsam den Oberkörper bei gestreckten Beinen tief nach vorne und fassen mit den Händen die Zehen (Nr. 6). Dabei atmen wir aus. Dann kehren wir — einatmend — in die Ausgangsstellung zurück. Die zweite Phase der 6. Übung besteht darin, ausatmend den Oberkörper langsam nach hinten zu beugen, während wir die beiden Hände mit dem Handrücken auf den Rücken legen (in Nierenhöhe). Dann kehren wir — einatmend — in die Ausgangsstellung zurück.

Achtmal, sich abwechselnd nach vorne und nach hinten beugend.

7. Übung („Faust ballen und mit Tigerblick schauen"):

Reiterstellung einnehmen und in Hüfthöhe die Hände — mit den Innenseiten nach oben — zu Fäusten ballen (Nr. 7 a).

Wir stoßen, die funkelnden Augen aufreißend wie ein Tiger, mit der linken Faust nach vorne (7 b). Die Faustinnenseite wird bei der Streckung des Arms nach unten gekehrt.

Wir kehren in die Reiterstellung zurück und stoßen mit der rechten Faust nach vorne. Beim Vorstrecken der Faust atmen wir aus, beim Zurücknehmen atmen wir ein. Achtmal, abwechselnd mit der linken und mit der rechten Faust „boxend".

8. Übung („Die Fersen vom Boden abheben"):
Ausgangsstellung (A). Wir heben die Fersen etwa fünf Zentimeter vom Boden ab und strecken gleichzeitig den Kopf nach oben. Dabei atmen wir ein (Nr. 8). Bei der Rückkehr in die Ausgangsstellung atmen wir aus.
Achtmal.

Wer die acht Brokatstücke oder acht Schätze, wie sie auch genannt werden, regelmäßig täglich übt, stärkt seine Lebenskraft, die Krankheiten Widerstand bietet.

SPIEL DER FÜNF TIERE

Eine alte und beliebte Heilgymnastik des Ostens ist das „Spiel der Fünf Tiere" (Wuqinxi), das in China in zahlreichen Variationen überliefert ist. Die Urfassung schuf, wie gesagt, Hua Tuo, der große Arzt aus der Han-Zeit im 2. Jahrhundert. Sie ahmt den kühnen Sprung des Tigers, die Halsstreckung des Hirschen, den ruhigen und festen Gang des Bären, das gewandte Hüpfen des Affen sowie den Flug des Vogels nach. Hua Tuos Spiel der Fünf Tiere ist die erste schriftlich belegte Heilgymnastik der Welt. Die Imitation des Tigers, des Hirschs, des Bären, des Affen und des Vogels (Adlers, Kranichs) beschränkt sich nicht auf die Nachahmungen der Tierbewegungen: Der Übende fühlt sich in die Verhaltensweise der Tiere ein.
Um das Übergewicht der chinesischen Heilgymnastik in Grenzen zu halten, stellen wir keine der vielen chinesischen Traditionen und Schulen des Spiels der Fünf Tiere vor, sondern eine japanische Spielart, die Dr. med. Takashi Nakamura propagiert und die besonders leicht zu erlernen ist.

Tiger:
a) Wir stützen uns mit Händen und Füßen auf den Boden und recken das Gesäß hoch (T 1). Das ist die Ausgangsstellung Nummer eins. Die Tigerübung a besteht darin, mit den Füßen vor und zurück zu hüpfen. Siebenmal.
b) Ausgangsstellung Nummer 2 ist eine Liegestützhaltung (T 2). Die Tigerübung b besteht darin, den Bauch durchhängen zu lassen und gleichzeitig den Kopf zu heben (T 3) und anschließend in die gestreckte Liegestützhaltung zurückzukehren. Vierzehnmal.

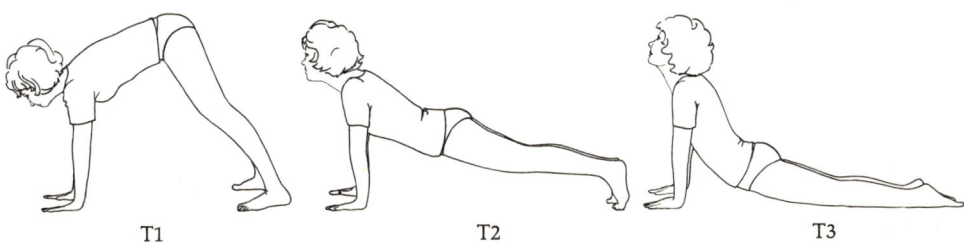

T1   T2   T3

Hirsch:

Ausgangsstellung wie bei Tigerübung a (T 1).

a) Bei der Hirschübung a drehen wir den Kopf dreimal nach links und anschließend dreimal nach rechts (H 1).

b) Bei der Hirschübung b werfen wir abwechselnd das linke und das rechte Bein gestreckt in die Höhe. Je siebenmal.

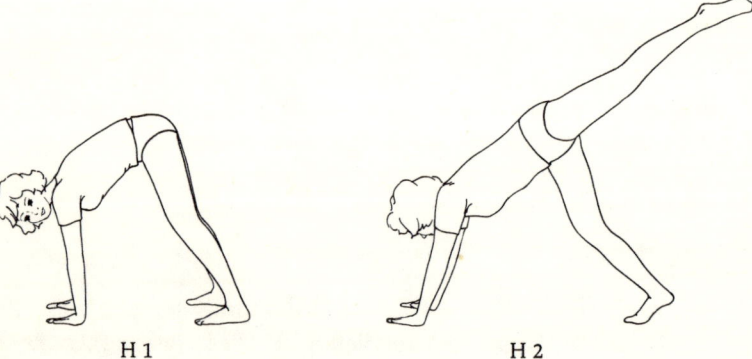

H 1   H 2

Bär:

a) Wir legen uns auf den Rücken und ziehen die Knie an, die wir mit den Armen auf die Brust drücken. Dabei hebt sich der Kopf (B 1). So rollen wir nach links — siebenmal —, und nach rechts — ebenfalls siebenmal (B 2).

b) Wir knien uns nieder, berühren mit der Stirn den Boden und strecken die Arme nach vorne.

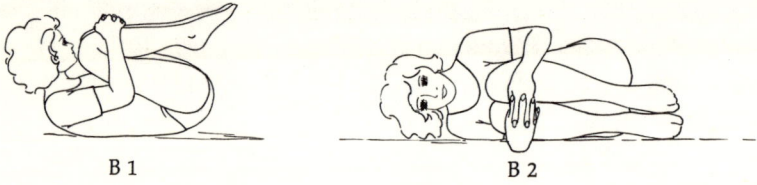

B 1   B 2

Affe:

a) Wir hängen uns mit den Knien an eine Stange (oder einen stabilen Ast). Die Hände halten sich an der Stange fest. Die Arme sind dabei gestreckt. So schwingen wir nach vorne und nach hinten. Je siebenmal.

b) Schließlich lösen wir behutsam die Hände von der Stange und legen sie mit ineinander verflochtenen Fingern in den Nacken.

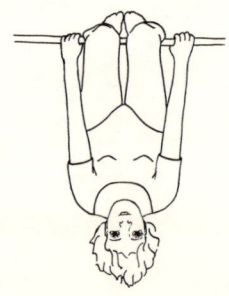

Vogel:

a) Wir stehen auf einem Bein. Das andere Bein strecken wir nach hinten, während wir gleichzeitig die Arme zur Seite strecken und den Oberkörper nach vorne beugen, so daß der Körper und die gestreckten Gliedmaßen eine Waagrechte bilden. Den Kopf heben wir (V 1).

In der beschriebenen Haltung drehen wir den Kopf abwechselnd nach rechts und nach links. Je siebenmal. Dann wechseln wir das Standbein und wiederholen die Übung.

b) Auf einem Bein stehend strecken wir das andere Bein nach hinten, die Arme aber nach vorne (!) aus. In der Waagrechten winkeln wir das gestreckte Bein und ergreifen den Fuß mit der entsprechenden Hand (V 2). So verharren wir eine Weile. Dann wechseln wir das Standbein und wiederholen die Übung.

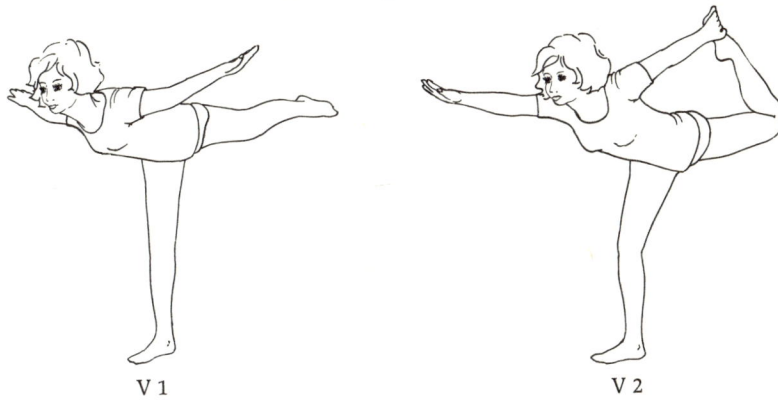

V 1   V 2

(23) Körperbeherrschung durch Yoga

Zeittempo, Fortschritt, Wohlstand, Technik, Automatisierung fordern ihren Tribut: Der moderne Zivilisationsmensch ist kein aktiver, dynamischer, beschwingter Siegesaspirant. Er ermüdet rasch, schläft schlecht, altert früh. Er hat Gewichtssorgen, leidet an Bandscheibenschäden, Hämorrhoiden, Krampfadern, Blähungen, Verstopfung, Muskelschwäche, Kreislaufbeschwerden. Die Nerven lassen ihn im Stich, er ist vergeßlich, abgeschlagen, verkrampft.

Die indische Kunst des *Yoga* (Geschichtliches und Philosophisches S. 95) hilft uns, Gesundheit, Seelenruhe, Spannkraft und Lebensfreude zurückzugewinnen.

In Indien wird Yoga seit 4000 Jahren geübt, um Gebet und Betrachtung zu fördern. Ob der Übende Christ, Hindu, Buddhist oder Moslem ist, Yoga vertieft seine Religion.

Darüber hinaus dient aber Yoga der Gesundheit. Yoga vitalisiert den Körper und regeneriert den Geist. Durch regelmäßig praktizierten Yoga können wir die Nerven schonen, einen gesunden Schlaf gewinnen, uns jung und rüstig erhalten, das Wohlbefinden heben und die Energie steigern, damit wir dem Leben und der Zeit gewachsen sind.

Zur Übung brauchen wir nur eine Decke, eine Matte oder einen Teppich als Unterlage. Yoga trainieren wir nie mit vollem Magen, am günstigsten ist die Zeit vor dem Frühstück oder vor dem Nachtmahl.

Die Übungen werden grundsätzlich langsam und sachte ausgeführt, ohne Hast, ohne schnelle Bewegung, ohne „Schwung".

Die Heilkraft des Yoga entfaltet sich nur in der regelmäßigen Übung. Wenigstens eine Viertelstunde sollten wir daher täglich dem Yoga widmen.

Hatha-Yoga arbeitet den ganzen Körper durch und belebt und stärkt das Knochensystem, das Muskelsystem, das Herz-Kreislauf-System, das Lymphsystem, das Drüsensystem, den Atmungsapparat, den Verdauungsapparat, den Harnapparat, das Nervensystem und die Sinnesorgane.

Zur Entfaltung der Körperkräfte und zur Integration von Leib, Geist und Seele schlagen wir ein aus 24 Asanas (Asana = Haltung, Stellung, Sitz) bestehendes Hatha-Yoga-Programm vor:

Totenlage (Shavasana)

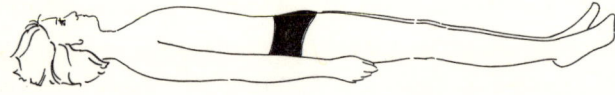

Technik:
Wir legen uns flach auf den Rücken, strecken Arme wie Beine aus und schließen die Augen. Die Atmung ist regelmäßig, tief und langsam. Wir lockern und entspannen alle Muskeln und Körperteile, bis eine wohlige Wärme den „leblosen" Körper durchfließt.

Programm:
1. Woche: Täglich 1 Minute Totenlage (wir lösen uns von Alltagssorgen und Berufsproblemen).

2. Woche: Täglich 2 Minuten Totenlage (wir schalten ab und entspannen nach und nach die Zehen, Füße, Knöchel, Unterschenkel, Waden, Knie, Oberschenkel).

3. Woche: Täglich 3 Minuten Totenlage (wir schalten ab und entspannen die genannten Körperteile, ferner Hüfte, Kreuz, Bauch, Brust, Rücken, Nacken, Schulter, Arme und Hände).

4. Woche: Täglich 4 Minuten Totenlage (wir schalten ab und entspannen alle genannten Körperteile, ferner Kinn, Lippen, Wangen, Nase, Augen, Schläfen, Stirn, Kopfhaut).

Ab 5. Woche: Täglich 5 Minuten unbeschwerte Totenlage mit Entspannung aller Körperteile.

Und zwar stellen wir die fünfminütige Totenlage an den Schluß des täglichen Yogatrainings. Zudem führen wir Shavasana nach jeder anstrengenden Yogastellung 1 Minute aus.

Wirkung:

Shavasana, die sogenannte Totenlage, ist ein ideales Heilmittel gegen jede körperliche, geistige oder nervliche Ermüdung und Erschöpfung. Bei Erregung, Angst, Streß, Spannung, Schlafstörungen ist die Totenlage beruhigend und krampflösend wie erquickender Balsam.

Kobra (Bhujangasana)

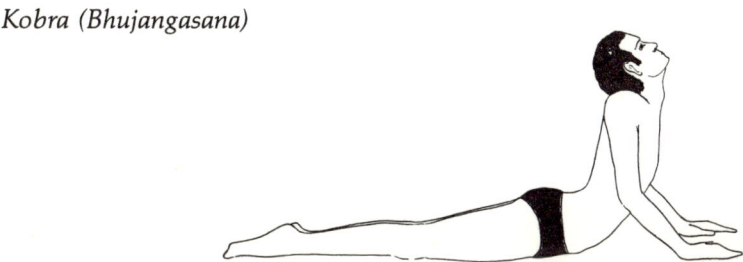

Technik:

Wir liegen auf dem Bauch, die Stirn berührt den Boden. Wir erheben allmählich, gestützt auf Hände und Arme, den Oberkörper. Der Unterleib bleibt mit dem Boden in Berührung. Den Kopf biegen wir nach hinten. Wir atmen regelmäßig, langsam und tief.

Programm:

1. Woche: Täglich erheben wir in der Bauchlage zuerst nur Kinn und Kopf rund 10 Sekunden.

2. Woche: Täglich erheben wir in der Bauchlage 20 Sekunden Kopf und Schultern.

3. und 4. Woche: Täglich erheben wir in der Bauchlage 30 Sekunden Kopf und Brust.

Ab 5. Woche: Täglich erheben wir in der Bauchlage 1 Minute Kopf, Brust und Bauch (bis zum Nabel). Wir beugen den Oberkörper so weit wie möglich zurück. Die Augen schauen zum Plafond.

Wirkung:

Die Kobrastellung erhält den Körper elastisch, geschmeidig, schlank und jung. Sie durchblutet, massiert, belebt und entfettet speziell die Rücken- und Bauchpartie. Sie lindert oder verhindert Kreuzschmerzen und Bandscheibenschäden. Und sie kuriert chronische Verstopfung.

Diamant (Vajrasana)

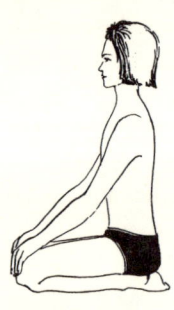

Technik:
Wir knien und setzen uns zurück auf die Fersen. Der Oberkörper ist kerzengerade. Die Hände ruhen auf den Knien. Wir atmen tief.
Programm:
1. Woche: Täglich 15 Sekunden Diamantsitz.
2. Woche: Täglich 30 Sekunden.
3. Woche: Täglich 1 Minute.
4. Woche: Täglich 2 Minuten.
Ab 5. Woche: Täglich 3 Minuten.

Wirkung:
Der Diamantsitz oder Fersensitz bekämpft Ischias, Gicht und Rheuma ebenso wie Krampfadern. Wirbelsäule und Kreuz erholen sich. Die Nerven ruhen aus. Der Diamantsitz sichert außerdem eine leichte Verdauung.

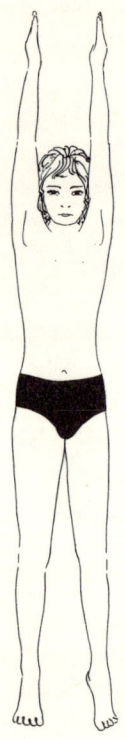

Baum (Vrikshasana)

Technik:
Wir stehen aufrecht und strecken, die Arme über den Kopf erhebend, unseren Körper zur vollen Länge; das ganze Gewicht ist auf den Zehenspitzen. Beim Strecken atmen wir tief ein, bei der Rückkehr in die Ausgangsstellung atmen wir aus.

Programm:
Von Anfang an zehnmal.

Wirkung:
So einfach und leicht die Übung ist, sie wirkt sich ungemein günstig auf den ganzen Organismus aus. Die mit Tiefatmung verbundene Baumstellung entfaltet die Lunge, regt den Kreislauf an, entspannt den Körper, beruhigt bei Nervosität, beseitigt Müdigkeit und stimuliert die Verdauungsorgane.

Brücke (Bandhasana)

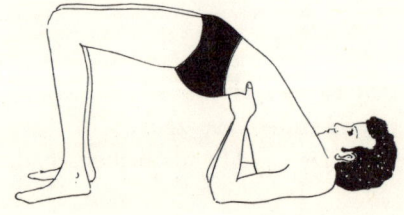

Technik:

Wir liegen auf dem Rücken und winkeln die Beine an. Mit den Händen (Daumen oben, Finger unten) stützen wir die Hüften und heben behutsam den Rücken empor, so hoch wie möglich. Bei der Brücke ruht der durchgebogene Körper auf dem Hinterkopf, den Schultern, den Oberarmen und den Fußsohlen.

Programm:

1. Woche: Einatmend nehmen wir die Brückenpositur ein, ausatmend senken wir den Körper und kehren in die Ausgangsstellung (Rückenlage mit angewinkelten Beinen) zurück. Täglich einmal.
2. Woche: Täglich zweimal.
3. Woche: Dieselbe Übung täglich dreimal, jeweils eine Entspannungspause dazwischen.
4. Woche: Täglich harren wir in der Brückenstellung 30 Sekunden aus und atmen dabei regelmäßig.
Ab 5. Woche: Täglich 1 Minute Brückenstellung.

Wirkung:

Die Brücke lockert die Steifheit des Körpers. Sie hält das Rückgrat geschmeidig und elastisch. Und ein gesundes Rückgrat bürgt für Jugendlichkeit. Die Brücke lindert Rückenleiden, die im allgemeinen Vorboten der Vergreisung sind. Außerdem ist die Brückenübung eine Wohltat für das Nervensystem.

Adler (Garudasana)

Technik:

Wir stehen auf dem leicht im Knie gebeugten linken Bein und schlingen das rechte Bein um das linke. Dann legen wir die Unterarme überkreuz, ebenso die Oberarme. Die aneinandergedrückten Handflächen formen gleichsam den Schnabel eines Adlers.

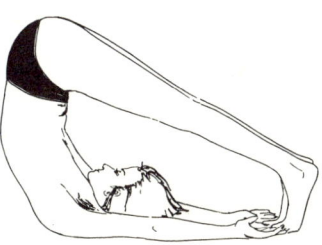

Programm:

1. Woche: Täglich 10 Sekunden Adlerhaltung.
2. Woche: Täglich 20 Sekunden.
Ab 3. Woche: Täglich eine halbe Minute.

Wirkung:

Wer andauernd sitzt, am Schreibtisch, im Auto, am Fernsehschirm, tut gut daran, seinen Bewegungsmangel durch die Adlerhaltung auszugleichen, sonst werden die Muskeln erschlaffen und die Gelenke „einrosten".

Bogen (Dhanurasana)

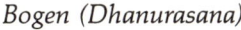

Technik:

Wir liegen flach auf dem Rücken, erheben beide Beine und die Hüfte. Langsam senken wir die gestreckten Beine hinter dem Kopf, bis die Zehenspitzen den Boden berühren. Die zurückgeklappten Hände ergreifen die Zehen.

Programm:

Keine Eile! Wenn Ihre Füße den Boden nicht erreichen, verharren Sie täglich in der Position, die Sie erreichen können, so lange, bis es Ihnen unbequem wird.

Wenn Sie nach Wochen oder Monaten so weit sind, daß die Zehen den Boden berühren, bleiben Sie zunächst 10 Sekunden in der extremen Position. Nach und nach dehnen Sie die Zeit auf eine Minute aus.

Wirkung:

Die Bogenstellung bekämpft Verstopfung, verleiht der Wirbelsäule Biegsamkeit und Elastizität, verbessert die Durchblutung des Körpers und beschert uns Schlankheit.

Kamel (Ushtrasana)

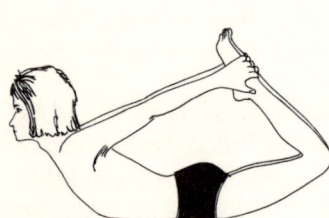

Technik:

Wir liegen flach auf dem Bauch und biegen die Beine ab. Wir strecken die Arme nach hinten und ergreifen die Fußknöchel. Schließlich erheben wir den Oberkörper und die Knie vom Boden, indem wir die Knöchel mit den Händen hochziehen.

Bruchleidende dürfen die Kamelhaltung nicht ausführen!

Programm:

1. Woche: Täglich einmal Kamelhaltung, 5 Sekunden in der extremen Position.
2. Woche: Täglich zweimal 5 Sekunden.
3. Woche: Täglich dreimal 5 Sekunden.
4. Woche: Täglich einmal Kamelhaltung, 10 Sekunden in der extremen Position.
5. Woche: Täglich einmal 20 Sekunden.

Ab 6. Woche: Täglich einmal Kamelhaltung, eine halbe Minute in der extremen Position.

Wirkung:

Die Kamelhaltung fördert die Verdauung, schiebt das Altern hinaus, weil es das Rückgrat stärkt, baut Fettpolster an den Hüften ab, stärkt die Lunge, lindert Rücken- und Kreuzschmerzen und vervollkommnet unsere Haltung.

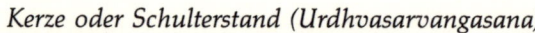

Kerze oder Schulterstand (Urdhvasarvangasana)

Technik:

Wir legen uns flach auf den Rücken, die Beine geschlossen. Langsam erheben wir die Beine (mit gestreckten Knien), die Hüfte und den Rumpf. Dabei stützen wir mit den Händen den Rücken. Wir schieben den Körper höher und höher, bis er senkrecht auf den Schultern ruht. Wir achten auf rhythmische Atmung.

Programm:

1. Woche: Täglich 5 Sekunden in der extremen Position.
2. Woche: 10 Sekunden.
3. Woche: 20 Sekunden.
4. Woche: 30 Sekunden.
Ab 5. Woche. Täglich eine Minute.

Wirkung:

Die Kerze bekämpft Krampfadern und entspannt übermüdete, überlastete und geschwollene Beine, ist also eine Wohltat für alle, die in Beruf und Haushalt gezwungen sind, andauernd zu stehen.

Die Kerze kräftigt und stimuliert die Schilddrüse, verbessert also den Stoffwechsel. Sie hilft bei Verstopfung, Verdauungsschwäche und Hämorrhoiden.

Verboten ist die Kerze bei hohem Blutdruck und bei Schilddrüsenüberfunktion!

Leichter Sitz (Sukhasana)

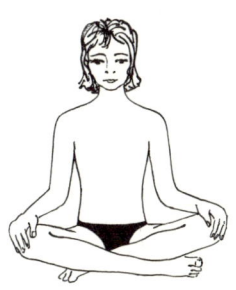

Technik:

Wir setzen uns bequem auf den Boden und kreuzen die Beine im „Schneidersitz". Der linke Fuß liegt unter dem rechten Oberschenkel und der rechte Fuß unter dem linken Oberschenkel. Die Hände ruhen auf den Knien. Der Oberkörper ist aufrecht.

Programm:

1. Woche: Täglich eine Minute Leichter Sitz mit innerer Sammlung.
2. Woche: 2 Minuten.
3. Woche: 3 Minuten.
4. Woche: 4 Minuten.
Ab 5. Woche: Täglich 5 Minuten.

Wirkung:

Der sogenannte Leichte Sitz erhöht die Beweglichkeit der Knie und die Leistungsfähigkeit der Hüft- und Oberschenkelmuskulatur. Er dient zur Erholung nach längerem Stehen. Der Leichte Sitz schaltet Muskel- und Nervenspannungen aus, fördert die Gelassenheit, Gemütsruhe und Ausgeglichenheit, hebt die Stimmung, ist also vorzüglich geeignet für Tiefatmung, Betrachtung und Gebet.

Rad (Chakrasana)

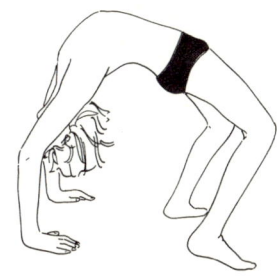

Technik:

In der Rückenlage ziehen wir bei gebogenen Knien die Fersen so nah als möglich an das Gesäß heran und plazieren die Hände bei aufwärtszeigenden Ellbogen seitlich des Kopfes. Wir verlagern unser Gewicht auf Hände und Füße, füllen unsere Lungen mit Luft, und erheben den Körper in Radform. Während der Radstellung setzen wir die Tiefatmung fort.

Programm:

Wir machen täglich mehrere Versuche, die Radstellung zu meistern. Wenn wir einmal die extreme Position längere Zeit (zirka 15 Sekunden) beibehalten können, führen wir die Übung einmal täglich aus.

Wirkung:

Die Radstellung erhält die Elastizität des Rückgrates, schiebt also das Altern hinaus. Der Körper bleibt geschmeidig, spannkräftig, federnd.

Die Radstellung ist eine Waffe gegen Hüftspeck, Doppelkinn und unreinen Teint. Sie durchblutet das Gehirn besser und erhöht die Gedächtnisleistung. Und sie bekämpft Blähsucht, Verstopfung und Eßunlust.

Halber Drehsitz (Ardha Matsyendrasana)

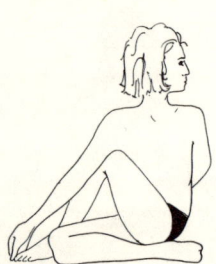

Technik:

Wir sitzen auf dem Boden und legen die Sohle des rechten Fußes an die Innenseite des linken Oberschenkels. Dann heben wir den linken Fuß über das rechte Knie. Mit der rechten Hand ergreifen wir die Zehen des linken Fußes. Das linke Knie wird in die rechte Achselhöhle gelegt, was uns erst nach längerem Training gelingen dürfte. Schließlich wenden und drehen wir die Wirbelsäule mit Körper und Kopf nach links.

Die Übung kann ebenso seitenverkehrt durchgeführt werden.

Programm:

Nach fünf Wochen eine halbe Minute täglich.

Wirkung:

Der Halbe Drehsitz ist gut gegen Rheuma, Hexenschuß, Rückenschmerzen, Fettleibigkeit, Verdauungsstörungen. Er regt den ganzen Körper an.

Dreieck (Trikonasana)

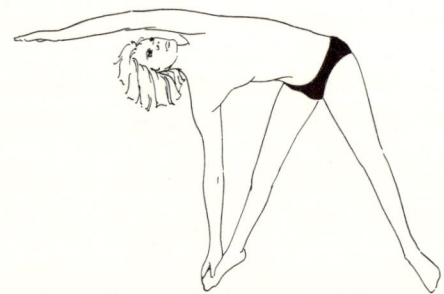

Technik:

Wir stehen aufrecht, die Füße gespreizt, die Arme in Schulterhöhe seitlich gestreckt. Wir atmen ein. Beim Ausatmen beugen wir den Oberkörper nach rechts und bemühen uns, mit der rechten Hand den rechten Fuß zu berühren. Anfangs werden wir wahrscheinlich nur das Knie oder die Wade erreichen. (Die Knie bleiben gestreckt. Der linke Arm ist parallel zum Boden.)

Programm:

15 Sekunden täglich Dreieckhaltung nach der einen, 15 Sekunden nach der anderen Seite.

Wirkung:

Die Dreieckhaltung ist ein ideales Schlankheitstraining. Sie entfettet besonders die Taille. Die Übung regt die Blutzirkulation an und überwindet Schlaffheit.
Sie lindert Rückenschmerzen und macht die Wirbelsäule geschmeidig.

Kuhmaul (Gomukhasana)

Technik:

Wir setzen uns auf die linke Ferse. Wir bringen das rechte Bein über das linke und legen die rechte Ferse ans Gefäß. Die beiden Hände — die linke von unten, die rechte von oben — greifen auf dem Rücken zusammen, die Finger ineinandergehakt.

Programm:

1. Woche: 10 Sekunden täglich.
2. Woche: 20 Sekunden.
3. Woche: 30 Sekunden.
4. Woche: 40 Sekunden.
5. Woche: 50 Sekunden.
Ab 6. Woche: 1 Minute täglich, einmal in der beschriebenen Form, einmal seitenverkehrt.

Wirkung:

Der Sitz „Wie das Maul einer Kuh" fördert eine gerade Haltung. Er ist gut für die Lunge und gut gegen Asthma. Er bekämpft Müdigkeit, Eßunlust, Schwächlichkeit, Gicht, Ischias, Kreuzschmerzen, Hämorrhoiden, Verdauungsschwäche.

„Kopf ans Knie" (Janushirasana)

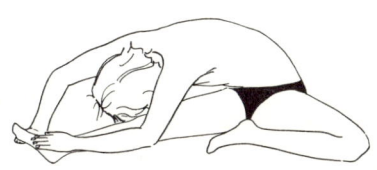

Technik:

Wir setzen uns auf den Boden, strecken das rechte Bein aus und legen die linke Fußsohle an die Innenseite des rechten Oberschenkels. Wir atmen ein. Beim Ausatmen beugen wir langsam und sanft den Oberkörper über das gestreckte rechte Bein und greifen mit den Händen nach dem Fuß. Im Idealfall berührt die Stirn das Knie.

Programm:

Wir beugen uns so weit vor, wie es uns möglich ist, und verharren in dieser Stellung 10 Sekunden.

Sobald wir die Übung perfekt meistern, also mit den Händen die Zehen erfassen und mit der Stirn das Knie berühren, verharren wir täglich 15 Sekunden in der extremen Position. Einmal Kopf ans rechte Knie, einmal — die Übung seitenverkehrt ausführend — den Kopf ans linke Knie.

Wirkung:
Die „Kopf-ans-Knie"-Stellung wird empfohlen gegen Bandscheibenschäden, Ischias, Übergewicht und vorzeitiges Altern. Die Übung massiert die Bauchorgane und hilft der Verdauung.

Löwe (Simhasana)

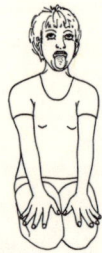

Technik:
Wir nehmen den Fersensitz (Vajrasana) ein. Wir atmen stark durch den Mund aus. Dabei strecken wir mit aller Kraft die Zunge so weit wie möglich heraus, drehen die Augäpfel aufwärts und spreizen die Finger.

Programm:
Wir verharren täglich 15 Sekunden in der extremen Position.

Wirkung:
Die Löwenstellung ist besonders vorteilhaft für Kehle und Zunge, die eine erhöhte Blutzufuhr erhalten. Sie wird bei Halsweh empfohlen und verleiht angeblich eine klarere Stimme.

Heuschrecke (Shalabhasana)

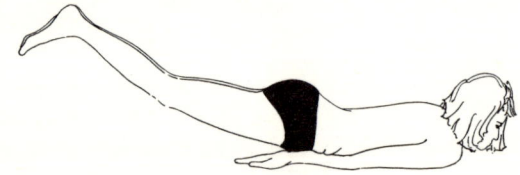

Technik:
Wir liegen flach auf dem Bauch, die Beine geschlossen, die Arme an den Seiten.
Wir atmen ein und heben, die Hände auf den Boden pressend, mit einer raschen Bewegung die beiden gestreckten Beine hoch.

Programm:
Lassen wir uns nicht entmutigen! Früher oder später wird es uns gelingen, täglich 15 Sekunden in der extremen Position zu verharren.

Wirkung:
Die Heuschreckenhaltung belebt Nieren und Nebennieren, stärkt die Bauch-, Hüft- und Rückenmuskulatur, behebt Kreuzschmerzen, fördert die Verdauung und ist ein Schlankmacher.

Vordere Streckhaltung (Purvottanasana)

Technik:
Wir liegen mit über den Kopf gestreckten Armen auf dem Rücken. Wir heben die gestreckten Beine und den Oberkörper vom Boden ab und fassen mit den Händen zunächst die Knie und schließlich die Zehen.

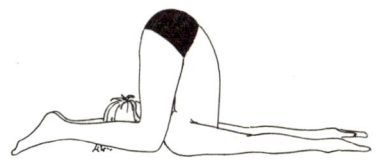

Programm:
1. Woche: 10 Sekunden täglich in der extremen Position.
2. Woche: 20 Sekunden.
Ab 3. Woche eine halbe Minute.

Wirkung:
Die Vordere Streckhaltung fördert den Gleichgewichtssinn. Sie beruhigt die Nerven, belebt den Blutkreislauf und überwindet Müdigkeit.

„Ohr ans Knie" (Karnapidasana)

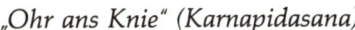

Technik:
Wir liegen mit ausgestreckten Beinen auf dem Rücken, die Arme anliegend. Wir erheben die Beine mit gestreckten Knien und senken sie hinter den Kopf. Dann beugen wir die Knie, die wir neben den Ohren auf dem Boden plazieren.

Programm:
Keine Eile, überanstrengen wir uns nicht! Wir haben Zeit, Übung macht den Meister. Wenn wir die Übung beherrschen, verharren wir täglich 15 Sekunden in der extremen Position.

Wirkung:
„Ohr ans Knie" belebt den Blutkreislauf, vertreibt Schläfrigkeit und Schlappheit, kräftigt Rücken und Nacken, bekämpft Rheuma und Asthma und regt die Darmtätigkeit an. Verboten ist „Ohr ans Knie" bei Herzleiden, hohem Blutdruck und Schilddrüsenüberfunktion.

Vollkommener Sitz (Siddhasana)

Technik:
Mit gespreizten Beinen sitzend, winkeln wir das linke (rechte) Bein an und legen die Fußsohlen an die Innenseite des rechten (linken) Oberschenkels. Dann knicken wir das rechte (linke) Bein und legen den Fuß mit der Ferse nach oben an das Schambein. Die ineinandergelegten Hände ruhen auf der rechten (linken) Ferse.

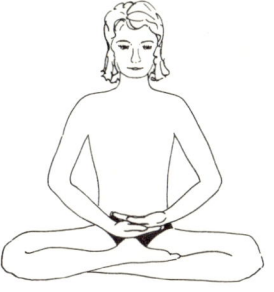

Programm:

Mit Geduld und Ausdauer lernen wir den Vollkommenen Sitz. Wenn wir ihn beherrschen, führen wir ihn täglich drei Minuten aus.

Wirkung:

Der Vollkommene Sitz ist ein idealer Meditationssitz, der den Geist beruhigt, Gelassenheit verleiht und die Konzentration fördert. Er dient zur Entspannung und Erholung nach Erschöpfung durch längeres Stehen, durch Überanstrengung oder Schwerarbeit. Der vollkommene Sitz beugt zudem Haltungsschäden vor.

Rückenstreckhaltung (Pashchimottanasana)

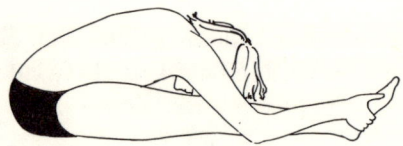

Technik:

Auf dem Boden sitzend, Arme und Beine nach vorne gestreckt, beugen wir Kopf und Rumpf vorwärts und abwärts und greifen mit den Händen nach den Füßen. Den Kopf senken wir so tief, daß er die Knie berührt.

Programm:

Beugen wir uns so weit wie möglich vor. Eines Tages wird es uns gelingen, mit der Stirn die Knie zu berühren, 5 Sekunden, 10 Sekunden, 15 Sekunden lang. Wenn wir die Übung beherrschen, verharren wir täglich 15 Sekunden in der extremen Position.

Wirkung:

Die Rückenstreckhaltung stimuliert die Bauchorgane und bekämpft hartnäckige Verstopfung ebenso wie chronische Leber- und Nierenträgheit. Sie reduziert Bauchspeck und Übergewicht, hemmt Ischias und Kreuzweh, streckt das Rückgrat zu maximaler Länge und hält es dadurch elastisch.

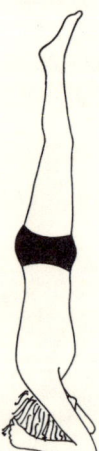

Kopfstand (Shirshasana)

Technik:

Wir knien vor einem Kissen und beugen den Kopf bis auf die Unterlage. Den Hinterkopf legen wir in die von den verschränkten Händen geformte Mulde. Langsam strecken wir die Beine, und erheben vorsichtig die Zehen und die Beine vom Boden. Erst wenn wir das sichere Gleichgewicht gefunden haben, strecken wir behutsam die Beine.

Programm:

Lassen wir uns Zeit, Wochen und Monate. Wenn der Zeitpunkt gekommen ist, daß wir auf dem Kopf stehen können, führen wir die Übung in der ersten Woche 15 Sekunden, in der zweiten 30 Sekunden, in der dritten 45 Sekunden und ab der vierten Woche eine Minute aus.

Wirkung:

Der Kopfstand verleiht frisches Aussehen, macht munter, stärkt das Gedächtnis, verbessert den Schlaf. Übermüdete und überlastete Beine erholen sich. Der Kopfstand ist angezeigt bei Krampfadern und Hämorrhoiden. Er bremst den Haarausfall. Bei Nervosität beruhigt er.

Streng verboten ist der Kopfstand bei hohem Blutdruck, bei Kreislaufbeschwerden und Herzfehlern! Senioren sollen den Kopfstand nicht in ihr Programm aufnehmen, es sei denn, sie sind die Übung seit langem gewohnt!!!

Diamant im Liegen (Suptavajrasana)

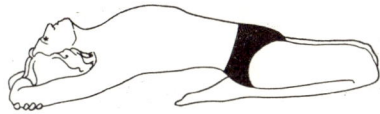

Technik:

Im Fersensitz beugen wir uns, gestützt auf die Arme, vorsichtig zurück, bis der Hinterkopf den Boden berührt. Die Arme verschränken wir hinter dem Kopf.

Programm:

Mit der Zeit werden wir die Schwierigkeiten dieser Übung überwinden und in der Lage sein, 10, 20, 30 und 60 Sekunden täglich in der extremen Position zu verharren. Bei einer Minute bleiben wir. Nichts erzwingen!

Wirkung:

Die Diamanthaltung kräftig das Rückgrat, fördert die Elastizität, verhütet oder lindert die gefürchtete Zivilisationsgeißel der Bandscheibenschäden, entfettet den Bauch, regt Magen, Darm, Milz, Leber und Bauchspeicheldrüse an und steigert das allgemeine Wohlbefinden.

Pfau (Mayurasana)

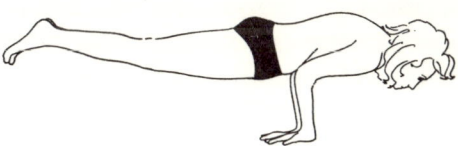

Technik:

Wir knien. Die Knie sind gespreizt. Zwischen den Knien stützen wir die Handflächen (mit den Fingerspitzen nach hinten) auf den Boden und drücken die Ellbogen gegen den Nabel. Wir berühren mit der Stirn den Boden und strecken die Beine aus. Schließlich heben wir, auf den Vorderarmen balancierend, Beine und Kopf vom Boden weg. Das gesamte Gewicht des gestreckten Körpers wird von den Händen getragen.

Programm:

Der „Pfau" ist eine der schwierigsten Yogaübungen. Werden wir also nicht ungeduldig. Unser Ziel ist es, täglich eine halbe Minute in der extremen Position zu verharren.

Wirkung:

Die Pfaustellung beseitigt Verstopfung und Blähungen. Alle Verdauungs- und Ausscheidungsorgane werden gekräftigt, Leber, Milz, Nieren, Magen, Darm, Blase, Bauchspeicheldrüse, die durch die Pfauhaltung besser funktionieren. Die Pfauhaltung ist auch ein vorzüglicher Schlankmacher.

Verboten ist die Pfauhaltung bei Magengeschwüren und bei starker Gastritis.

(24) Meditation: den Geist entrümpeln

„Stellen Sie sich folgendes vor: Ihre Organe sind die Fabriksarbeiter, Ihr Geist der Arbeitgeber. Wenn der Vorgesetzte nie da ist oder sich nicht um die Beschwerden der Arbeiter kümmert (er ist mit seinen eigenen Angelegenheiten so sehr beschäftigt, daß er nicht sieht, wie die Arbeiter unter schlechten Arbeitsbedingungen leiden, daß sie überarbeitet sind oder unterbezahlt), dann fühlen sich die Arbeiter möglicherweise so entmutigt und enttäuscht, daß sie entweder streiken oder allesamt kündigen. Die Fabrik wird stillgelegt, es werden keine Produkte mehr hergestellt, und zurück bleibt der Arbeitgeber, der mit den Arbeitern zu verhandeln sucht. Aber seine Macht ist gebrochen, wenn die Arbeiter die Fabrik bereits stillgelegt haben. Möglicherweise nehmen sie ihre Arbeit nie wieder auf, und er verliert in der Folge seinen Lebensunterhalt."

Das Bild stammt von Mantak Chia, der im überbeanspruchten Geist den wahren Schuldigen erkennt, wenn Körper und Gesundheit rebellieren oder zusammenbrechen, während wir geneigt sind, die Schuld auf schlechte Gene, auf das Alter, auf das Schicksal oder auf den Arzt zu schieben.

Den überbeanspruchten Geist zu entlasten, den vollgestopften Geist zu entrümpeln, den verstaubten Geist zu säubern, den zerstreuten Geist zu sammeln usw. — mit anderen Worten: zu meditieren —, das beugt der vorzeitigen Kapitulation des Körpers vor.

„Meditation ist eine Arznei", sagt Shree Rajneesh, „die einzige Medizin, die es gibt." Gesundheit ist freilich nur eine „erwünschte Nebenwirkung" der Meditation. Denn Meditation ist im Grunde ein „Heilsmittel" und nicht nur ein „Heilmittel". Doch ein einem „Gesundheitsbuch" sei es uns gestattet, die Meditation als Arznei herauszustellen, wissend, daß sie letzten Endes aber zum Schneegipfel der Mystik führt.

Der Mystiker — im Osten der erleuchtete Zen-Meister, Dao-Meister, Yoga-Meister, Sufi-Meister etc. — befreit, entfesselt, „erlöst" sein Wahres Wesen. (Wir verzichten aber im Zusammenhang mit der Mystik auf das Wort Erlösung — wie es Buddhisten und Hindus für die Befreiung gebrauchen — weil es für Christen eine ganz andere Bedeutung hat).

Um das Unbeschreibliche zu beschreiben, werden vielerlei Ausdrücke gebraucht: Durchbruch zum Wesen, Erfahrung des Wesens, Einswerden mit dem Wesen, Seinsfühlung, Seinserfahrung, Wirklichkeitsschau, Rückkehr zur All-Einheit, Erwachen zu sich selbst, Verwirklichung des Wahren Selbstes usw.

Worum geht es dabei? Wir normal Sterblichen, die wir uns mit unserem Ich identifizieren, leben auf der Ebene der relativen Wahrheit, nämlich auf der Stufe der Dualität: Ich und alles andere. Im Ich sind wir getrennt. Wenn aber auf dem Höhenflug der Mystik das Ich eingeht, geht das Selbst auf, das Wahre Selbst, das größer ist als das Ich. Der Mystiker verliert das Ich im unteilbaren Einen. Er ist nicht mehr abgegrenzt durch seine Haut, sondern verschmolzen mit der Erde unter sich und dem Himmel über sich. Er sieht, wie der hl. Ignatius von Loyola sagt, „alles in Einem". Der Mystiker erlebt die nahtlose Verbundenheit des „Individuums" mit dem All-Einen. Er erfährt sich entgrenzt und eins mit dem Grenzenlosen.

„Der Unterschied von Ich und Nicht-Ich war zu Ende", bekannte der erleuchtete Dao-Philosoph Liezi. „Danach hörten auch die Unterschiede der fünf Sinne auf, alle wurden einander gleich. Da verdichteten sich die Gedanken, der Leib war frei, Fleisch und Bein lösten sich auf, ich hatte keine Empfindung mehr davon, worauf der Leib sich stützte, wohin der Fuß trat: ich folgte dem Wind nach Osten und Westen wie ein Baumblatt oder trockene Spreu, und wirklich weiß ich nicht, ob der Wind mich trieb oder ich den Wind." So spricht einer, der im Dao weilt und wandelt.

Während in China die äußere Alchimie der Dao-Magier das Unsterblichkeitselixier in Zinnober suchte, suchte und fand die innere Alchimie dieses in der Meditation, die die Begrenzungen des Bewußtseins sprengt und zur Selbsterfüllung führt.

Schon der Einiger Chinas, der Qin-Kaiser Shi Huangdi, schlug den inneren Weg zur Unsterblichkeit ein, nachdem er auf dem äußeren Weg nicht ans Ziel gekommen war. Er bestieg den heiligsten Berg Chinas, den Taishan, um, dem Himmel nahe, fastend zu meditieren und sich der Gesetzmäßigkeit des Alls auszuliefern, was nach chinesischer Naturphilosophie allein zur Selbstverwirklichung führt.

In seinem Kern hat der Mensch teil am Göttlichen. Die christlichen Mystiker sprechen vom „göttlichen Funken" im Menschen. Wenn die Buddhisten von der Buddhanatur sprechen, so hindert die Christen nichts, vom „inneren Christus" zu sprechen. „Nicht mehr ich lebe, sondern Christus lebt in mir", sagte der hl. Paulus.

Freilich, Meditation als Weg zur Selbstverwirklichung ist nicht daoistisch oder buddhistisch, nicht hinduistisch oder muslimisch, und nicht christlich, sondern menschlich.

Das uns eingeborene übernatürliche Sein, unser Wesen, ist aber verstellt, unterdrückt, blockiert durch das „Welt-Ich", das sich an der Vorstellung von der Getrenntheit festkrallt und nicht die gegenseitige Verflechtung der Dinge und die der Vielfalt zugrundeliegende Einheit gewahrt.

Der Mystiker aber entlarvt das Ich als Gespenst und kehrt heim in die Geborgenheit der ursprünglichen Ganzheit. Er kommt „zurück vom Exil in die Heimat", wie Dürckheim sich ausdrückt. Er ist „bei sich".

Dem „gesunden Menschenverstand" und dem im begrifflichen Denken kreisenden Intellektualismus bleibt der Weg des sich selbst und alles, was er weiß, vergessenden Mystikers verschlossen, der Weg, der den Menschen über sich selbst hinausführt.

Der gehirnbeherrschte Mensch wird die Mystik ohnehin als nebelhaften und wirren Obskurantismus abtun, nicht wissend, daß er — nach einer Metapher Zhuangzis — einem Brunnenfrosch, der Kreatur einer engen Welt, gleicht, dem man vom Ozean erzählt. Oder einem Sommerinsekt, der Kreatur einer bestimmten Jahreszeit, dem man vom Eis erzählt. Der Blickwinkel ist zu beschränkt. Mystik entzieht sich der Reichweite des Rationalisten, Logikers und Intellektuellen.

Das Ziel der Meditation ist also die Mystik. Doch für den seiner Gesundheit zuliebe Meditierenden ist der Weg schon das Ziel.

Denn der regelmäßig Meditierende wird mit sich einig, schneidet und sondert sich nicht ab, braucht keinen Feind mehr, den er hassen kann, erlebt sich eingebunden, fühlt und fügt sich in das Weltganze ein, ist aufgeschlossen im Alltag, akzeptiert das Leben, ruht in seiner Mitte, fällt nicht auseinander, ist beweglich, unvoreingenommen, spontan, kreativ, zuversichtlich, zufrieden, nicht mehr chronisch begehrend, wach, empfindsam, heiter, optimistisch, gelassen, ausgewogen, zurückhaltend, gütig, in seiner Selbstlosigkeit sachlich, tolerant usw.

Das alles sind Grundhaltungen, die Lebensenergie freisetzen und speichern und dadurch den Organismus befähigen, sich gegen krankheitsverursachende Faktoren erfolgreich zur Wehr zu setzen.

Meditation ist also vom heilkundlichen Standpunkt ein hochwirksames Medikament und Kräftigungsmittel.

Wer bereit ist zu meditieren und sich umschaut nach Meditationsangeboten, begegnet einer verwirrenden Vielfalt an Techniken, Methoden, Wegen, Spielregeln — und Lehrern. Aber nicht alle sind Meister, die sich im Meditationsboom als Lehrer anbieten. Darunter sind aufgeblasene Groß- und Wichtigtuer, Schaumschläger, Geschäftemacher, Neurotiker, die zum Psychiater gehören, selbsternannte Gurus, die von ihrer eigenen Wichtigkeit berauscht sind und Personenkult und unkritische Unterwerfung fordern oder sich wie Geheimniskrämer gebärden.

Noch eines: Wer meditiert, und sei es à la Zen, à la Yoga oder à la Dao, muß nicht gleichzeitig den Buddhismus, den Hinduismus oder den Daoismus als Religion schlucken. Meditation ist, wie gesagt, eine zeitlos menschliche Erfahrung, die nicht an eine bestimmte Religion, aus der sie hervorgegangen ist, gebunden ist.

Wir nehmen in unser Programm der Lebenspflege keine Mischmaschmeditation auf, sondern stellen eine Reihe bewährter Methoden bzw. Wege vor. Probieren Sie alle aus. Entscheiden Sie sich aber schließlich für einen Ihnen gemäßen Weg, der Ihrer Persönlichkeit gut tut, und bleiben Sie dabei. Es bringt nichts, Meditationsmethoden wie Hemden zu wechseln. Methoden sind nur Fahrzeuge, die uns in den Zustand der Versenkung bringen, Vehikel auf der Abenteuerreise nach innen. Meditieren tun wir aber erst, wenn wir das Gefährt nicht mehr brauchen.

Die Methoden sind also verschieden, aber sie haben in der Regel eines gemeinsam: Sie verschließen die Sinne (Bhagavad-Gita: „Wie die Schildkröte ihre Beine einzieht, so zieht der Meditierende seine Sinne ein") und schalten das unablässige Kreisen der Gedanken unseres Alltagsbewußtseins aus. Meditation besteht nämlich im Fasten des Geistes.

Der menschliche Geist ist „ein nicht zugerittenes Pferd, das überallhin geht, nur nicht dahin, wo wir wollen", sagt die große katholische Mystikerin Theresia von Avila. Unser Geist gaukelt von Einfall zu Einfall, wie ein Schmetterling von Blume zu Blume. Er vagabundiert im Zickzack-Kurs. Die andrängenden Gedanken „sind hartnäckiger als Fliegen, die einen verwundeten Büffel umschwirren" (John Blofeld). In unserem Gehirn laufen wie auf der Kinoleinwand Filme ab bzw. Filmfetzen. Wie der Affe von Wipfel zu Wipfel hüpft, springen unsere Gedanken von einer Trivialität zur andern. Erinnerungen und Erwartungen huschen durch unser Hirn. So leben wir in ständiger Ablenkung dahin. Die Meditationsmethoden sind allesamt Kniffe, um das „innere Geschwätz" zu stoppen und den ziellos schweifenden und streunenden sowie herumzappelnden Geist zur Ruhe zu bringen — Bedingung und Grundlage jeder Selbstfindung.

Für alle Meditationen gilt, was ein daoistischer Abt zu John Blofeld gesagt hat: „Wenn Gedanken auftauchen, folge ihnen nicht, sondern behandle sie wie welkes Laub, das durch den Wind gespannter Aufmerksamkeit zerstreut wird." Mit anderen Worten: Auftauchende Gedanken bekämpfen wir nicht, wehren wir nicht ab, unterdrücken wir nicht, anderseits lassen wir uns nicht auf sie ein. Wir lassen sie vorüberziehen wie Wolken. Wir kümmern uns nicht um sie. Sie gehen uns nichts an. Oder wir holen den undisziplinierten Geist freundlich und sachte zurück, wenn wir bemerken, daß er abirrt.

Meditation läßt sich nicht erzwingen mit Willenkraft. Wie der Schlaf senkt sie sich auf uns herab. Sie kommt auf leisen Sohlen zu Besuch. Aktivisten, die auf Anstrengungen zu bauen pflegen, müssen lernen, daß Meditation Geduld braucht und allein dem Loslassen und Geschehenlassen entspringt. Sie ist nicht machbar. Sie passiert. Man kann sie nicht an den Haaren herbeiziehn, wie Shree Rajneesh betont.

Ergebnisse zu erwarten, und sei es Gesundheit, zerstört die Meditation.

Methoden:

• *Zazen*

Zazen heißt wörtlich „gesammelt sitzen" (za = sitzen, zen = Sammlung des Geistes). Zazen ist eine dem Buddhismus entsprungene indisch-chinesisch-japanische Meditationsschule.

Zazen beginnt mit der *Körperhaltung*.

Die fruchtbarste Haltung ist der Lotossitz. Wir setzen uns auf ein rundes, fünf bis acht Zentimeter hohes Kissen oder notfalls auf eine mehrmals gefaltete Decke. Im Lotossitz ruht der Mensch in seinem natürlichen Schwerpunkt und erreicht körperliche und geistige Stabilität.

Beim viertel Lotossitz ziehen wir den rechten Fuß an den linken Oberschenkel heran und legen den linken Fuß auf die Wade des rechten Beins. Oder umgekehrt.

Beim halben Lotossitz ziehen wir den rechten Fuß an den linken Oberschenkel heran und legen den linken Fuß mit der Sohle nach oben auf den rechten Oberschenkel. Oder umgekehrt. Die Knie berühren den Boden.

Beim vollen Lotossitz legen wir den rechten Fuß auf den linken Oberschenkel und den linken Fuß auf den rechten Oberschenkel. Die Knie berühren den Boden.

Den Oberkörper samt Kopf halten wir kerzengerade, ohne ihn jedoch anzuspannen. Die Hände ruhen — mit den Handrücken nach unten — wie ineinandergelegte Schalen (die linke Hand oben, die rechte unten) im Schoß. Die Spitzen der gestreckten Daumen berühren einander. Die Handhaltung bedeutet: Ich bin offen und empfangsbereit.

Die Augen sind halbgeöffnet, denn ganz offene Augen begünstigen die Ablenkung und ganz geschlossene Augen das Träumen und Dösen. Die halb geschlossenen Augen richten wir auf einen ein bis zwei Meter entfernten Punkt auf dem Boden oder auf der Wand, ohne den Punkt zu fixieren. Der Blick ruht vielmehr auf dem Punkt.

Die Zunge berührt leicht den Gaumen an der Wurzel der oberen Zähne.

Mit der richtigen Körperhaltung verbinden wir die richtige *Atmung*: die Zwerchfellatmung. Wir atmen unhörbar durch die Nase aus und ein — sanft, tief und langsam. Wir lassen den Atem los. Nicht ich atme, es atmet mich. Wir achten auf die Atemwelle, wie sie kommt und wie sie geht.

Das ist Zazen: Dasitzen und warten, unbewegt und still sitzen, in sich gekehrt sitzen — und alles fallen lassen, was den Geist fesselt bzw. besetzt hält, Gedanken, Vorstellungen, Bilder, Worte, Namen, Begriffe, Meinungen, Konzepte, Erscheinungen usw., bis „Funkstille im Kopf" herrscht. Der Zustand, der durch Zazen erreicht wird, ist keineswegs Bewußtlosigkeit, sondern im Gegenteil vollkommene Wachheit, die aber inhaltlos ist. Hellwache Aufmerksamkeit kennzeichnet das Reine Bewußtsein.

In den Zustand der Versunkenheit, d. h. des wachen Nichtdenkens, zu gelangen, ist im Grunde eine Lebensaufgabe. Daher haben die Zenmeister für Anfänger Hilfsmittel eingeführt: das Zählen der Atemzüge sowie die Beschäftigung mit einem Koan.

Zählen der Atemzüge: Wir sammeln den Geist, indem wir die Atemzüge zählen. Wenn wir bei zehn angelangt sind, beginnen wir von vorne. Das Einatmen zählen wir mit den ungeraden Zahlen 1, 3, 5, 7, 9, und das Ausatmen mit den geraden Zahlen 2, 4, 6, 8, 10. Die Konzentration auf das Zählen der Atemzüge befreit uns von abschweifenden Gedanken und läßt uns zur Ruhe kommen. Wenn wir uns verzählen, lassen wir uns nicht beirren, sondern fangen bei eins an.

Koan: Ein Koan ist ein „Rätsel", das mit Logik und Verstand nicht zu lösen ist, sodaß es den verzweifelten Geist dazu treibt, das begriffliche Denken zu überschreiten. Um der Sackgasse bzw. Fallgrube zu entrinnen, ringt der Geist um ein intuitives Verständnis des Koans, bis sich der innere Widerspruch des Paradoxons in einer höheren Einheit auflöst. Der Übende verbeißt sich in ein Koan, er hat es gleichsam Tag und Nacht im Sinn. Er stößt dabei auf die Grenzen des Denkens und muß sich einer neuen Dimension öffnen jenseits des Jedermannsbewußtseins, der Dimension des Überbewußtseins.

Beispiele bekannter Koan-Rätselsprüche:

○ „Was war mein Gesicht, bevor mein Vater und meine Mutter geboren wurden?"
○ „Höre den Ton beim Klatschen einer Hand!"
○ „Mu!" („Nichts!"): Ein Mönch fragte Meister Joshu: „Hat ein Hündlein Buddha-Natur (Vollkommenheit) oder nicht?" Joshu antwortete: „Mu!" (= „Nichts!").

Der christliche Zenmeister P. Hugo Lassalle SJ meint, daß sich christliche Glaubensgeheimnisse, die mit der Vernunft nicht zu begreifen sind, als Koan eignen, wie z. B.: „Nicht mehr ich lebe, sondern Christus lebt in mir."

Üben wir regelmäßig Zazen, möglichst zur gleichen Zeit zunächst 15, später 30 Minuten täglich. Am besten ist es, sich zu Beginn der Führung eines erfahrenen Zenmeisters anzuvertrauen und in Gemeinschaft zu meditieren.

• *Mantra*

Die Mantrameditation ist eine der Yoga-Meditationen, die vom Nahen bis zum Fernen Osten praktiziert wird. Sie besteht darin, eine Silbe, ein Wort oder einen kurzen Satz — eine kraftgeladene Sakralformel — ständig zu wiederholen. Man kann das Mantra entweder laut sprechen bzw. singen oder murmeln bzw. summen oder innerlich vor sich her sagen oder nur denken. Das Mantra wirkt einerseits schon durch seine Bedeutung und andererseits durch seinen Klang und Rhythmus. Wir schwingen mit der Vibration des Mantras, das Mantra vibriert in Körper, Seele und Geist.

Entscheidend ist aber, daß wir uns rückhaltlos an das Mantra hingeben — mit Haut und Haaren. Daß wir uns im Mantra gleichsam auflösen.

Als Mantra eignet sich im Grunde jeder Laut, der uns zusagt und uns anzieht. Das Mantra aller Mantren im Osten ist AUM (OM), der Urton des Universums. Indische Yogis rezitieren auch „Hare Krishna", arabische Sufis „Allahu", und chinesische Daoisten hauchen „Ha", „Hü", „Ho", „Hi" und „SSi". Europäer können z. B. das klangvolle „Ja" meditieren. Für gläubige Christen herrscht kein Mangel an heiligen Symbollauten: „Amen", „Halleluja", „Kyrie eleison" usw.

Die christliche Mantratradition schlechthin ist das sogenannte Herzens- oder Jesusgebet, wie es in den „Aufrichtigen Erzählungen eines russischen Pilgers" überliefert ist: „Setz dich still und einsam hin, neige den Kopf, schließe die Augen, atme recht leicht, blicke mit deiner Einbildung in dein Herz, führe den Geist (das Denken) aus dem Kopf ins Herz.

Beim Atmen sprich leise, die Lippen bewegend oder nur im Geiste: ‚Herr Jesus Christus, erbarme dich meiner!' Gib dir Mühe, alle fremden Gedanken zu vertreiben. Sei nur still, und habe Geduld, und wiederhole diese Beschäftigung recht häufig."

Wichtig ist, daß das Stoßgebet dem Rhythmus des Atems folgt und schließlich mit dem Atem verschmilzt. Es gibt keine Regel, wie die Worte des Herzensgebetes auf den Atem verteilt werden. Eine Möglichkeit ist aber, beim Einatmen „Herr Jesus Christus" und beim Ausatmen „Erbarme dich meiner" zu beten, sanft fließend.

• *Nada*

Das Sanskritwort Nada heißt Klang, Ton, Schall, Geräusch, Gedröhn, Gebrüll.

Um das Denken hinter sich zu lassen, also zu meditieren, ist die Konzentration auf Klänge überhaupt — nicht nur auf klangvolle Silben oder Worte (Mantras) — ein bewährter Weg. Meditation heißt hier einfach: ganz Ohr sein.

Bei Musikmeditation empfiehlt es sich, mit Johann Sebastian Bach und Ravi Shankar oder verwandte Musiker zu beginnen.

Die Welt der Töne erschöpft sich aber nicht in Musik. Die Klänge der Natur bieten sich an, meditiert zu werden. Wir lassen uns lauschend hineinfallen in das Plätschern und Gurgeln des Baches, das Rauschen des Meeres, das Tosen des Wasserfalls, das Trommeln und Prasseln des Regens, das Seufzen des Windes, das Stöhnen des Sturmes, das Orgeln der Gipfelluft, das Grollen des Gewitters, das Rascheln der Blätter, das Wispern der Bäume, das Summen der Bienen, das Zirpen der Grillen, das Zwitschern der Vögel, das Schlagen der Nachtigall ebenso wie das Krächzen der Krähen . . .

Selbst „Mißtöne" können durch Meditation zu melodischen Tönen werden: das Bellen von Hunden, das Brummen von Motoren und das Lärmen des Großstadtverkehrs, das Schnarchen des Nachbarn oder das Ticken einer Uhr. Wenn wir „Mißtöne" nicht ablehnen, sondern uns von ihnen tragen lassen bzw. uns in sie versenken, hören sie nach und nach auf, uns zu belästigen.

Die Nadameditation — das Erlebnis der Welt als Klang — vollzieht sich, wenn beim Zuhören unser Ego verschwindet, wenn sich also Körper und Seele in seliger Entrückung gleichsam auflösen im Klang. Dann vernehmen wir den Ton einer anderen Welt.

• *Leit-Bilder*

Dem einen fällt es leichter, „ganz Ohr" zu sein, dem anderen aber, „ganz Auge" zu sein. Visuelle Meditationsobjekte — Leit-Bilder — sind im Osten in erster Linie Yantras bzw. Mandalas. Das sind aus Kreisen, Quadraten und anderen geometrischen Formen aufgebaute mystische Diagramme, die kosmische oder göttliche Kräfte symbolisieren, Muster, die zahlreiche unterschiedliche Elemente — Sinnbilder der Vielfalt — zu einer Einheit zusammenführen. Die Yantras oder Mandalas sind Vorlagen für sogenannte „Visualisierungen". Dabei vergegenwärtigt sich der Meditierende in einer inneren Schau mystische Wahrheiten.

Das Kreuz könnte für gläubige Christen zum Yantra oder Mandala werden. In der Kreuzmeditation kann sich der Mensch — so Dürckheim — als Kreuzungspunkt der Vertikalen (des überraumzeitlichen Lebens) und der Horizontalen (des raumzeitlichen Daseins) erfahren und sich durchdringen lassen von den zusammengehörenden Gegensätzen Yin und Yang.

Ein allen zugängliches Leit-Bild der Meditation ist z. B. eine brennende Kerze. Wir konzentrieren uns auf die Flamme, d. h. wir richten unser ganzes Sein „bis zu den Zehenspitzen" auf die Flamme. Wir füllen uns dabei mit Licht. Unser Körper wird leicht und steigt wie die Flamme empor.

Die Natur ist reich an Leit-Bildern. Wir können eine Blume, ein Baumblatt, einen Baum, einen Stein, ein Sandkorn, einen Felsen, einen Hügel, Wolken, einen Stern, Schnee, eine Holzmaserung, den Himmel oder das Meer meditieren in totalem Schauen. In allem ist der gesamte Kosmos enthalten. Wir bleiben bei der Bildmeditation nicht Zuschauer, wir werden selbst der Teil der Natur, den wir meditieren. Wir dringen z. B. in die Blume ein und die Blume dringt in uns ein. Oder: Wir lassen den Stern sich in uns spiegeln, bis er in uns aufgeht. Wir verleiben uns gleichsam die Wolken ein. Das heißt, sich in die Geheimnisse der Natur versenken.

- *Lächeln*

„Wenn der Herausgeber der Saturday Review, Norman Cousins, sich alte Marx-Brothers-Filme anschaute, um seine Bindegewebserkrankung ,wegzulachen', warum nutzen dann nicht Ärzte und Krankenschwestern die Energie des Lächelns, um ihren Patienten zu helfen, gesund zu werden? Vielleicht sollten unsere Krankenhäuser Clowns und Spaßmacher einstellen, um die Patienten zum Lachen zu bringen. Vor allem aber, warum wurde das Lächeln nie als vorbeugendes Mittel eingesetzt? Wenn wir doch unseren Freunden, unserer Familie, den Menschen, die wir lieben, zulächeln, warum dann nicht auch uns selbst?"

So fragt Mantak Chia, den wir schon zu Beginn des Meditationskapitels zitiert haben. Er ist ein Meister östlicher Künste und Wege (vom Thai-Boxen bis zu Taiji).

„Im alten China", fährt er fort, „lehrten Daoisten, daß ein andauerndes inneres Lächeln, ein Lächeln zu sich selbst, Gesundheit, Glück und langes Leben sichert. Warum? Sich selbst zulächeln ist wie ein Bad in Liebe: Du wirst Dein eigener bester Freund. Wer mit einem inneren Lächeln lebt, lebt in Harmonie mit sich selbst."

Mantak Chia übermittelt uns eine alte daoistische Meditation des inneren Lächelns in vier Schritten. Wir sitzen dabei auf einer Sesselkante, den Rücken gerade haltend. Die Zungenspitze legen wir auf den Gaumen.

1. Schritt: Wir erfüllen unsere geschlossenen Augen mit innerem Lächeln. Die visuelle Entspannung zieht auf geheimnisvolle Weise die Entspannung des Nervensystems nach sich.

2. Schritt: Wir senden das innere Lächeln auf der *vorderen* Körperlinie von den Augen hinunter zu Gesicht, Hals, Herz, Lungen, Leber, Nieren und Nebennieren, Bauchspeicheldrüse und Milz bis zum Nabel.

3. Schritt: Wir senden das innere Lächeln auf der *mittleren* Körperlinie von den Augen hinunter zu Mund, Speiseröhre, Magen, Dünndarm, Dickdarm und Mastdarm.

4. Schritt: Wir senden das innere Lächeln auf der *hinteren* Körperlinie von den Augen hinunter durch die Wirbelsäule, Wirbel für Wirbel, in die Schamgegend. Das mit Liebe erfüllte Lächeln durchströmt die 7 Halswirbel, die 12 Brustwirbel, die 5 Lendenwirbel sowie Kreuzbein und Steißbein.

Wie ein prickelnder Wasserfall durchschießt das Lächeln, das nicht aufgesetzt ist, sondern von innen kommt, mühelos die Organe und den Organismus und verwandelt den

Körper. Das innere Lächeln entfesselt eine ungeheure Lebensenergie, die wir am Schluß der Meditation im Nabelbereich (Dantian) speichern, indem wir uns vorstellen, wie sich die Energie spiralenförmig zirka 4 Zentimeter unterhalb des Nabels einrollt.
(Die Reihenfolge der Ausbreitung des Lächelns ist einzuhalten, weil sie sich an den kleinen Energiekreislauf gemäß der Akupunkturlehre anlehnt).
Das ist die daoistische Meditation des Lächelns, bekanntgemacht von Mantak Chia, und besonders empfohlen allen, die das Leben todernst nehmen, mit finsterem Gesicht und zusammengebissenen Zähnen herumlaufen, und griesgrämig, gedrückt und versauert den Kopf hängen lassen. Denn Traurigkeit verbindet sich mit Krankheit, während Heiterkeit ein Bundesgenosse der Gesundheit ist.

• *Tu, was du tust!*

Eine Meditation, die während aller Tätigkeiten des Lebens geübt werden kann, ist Satipatthana: die Methode der Achtsamkeit. Sie ist mit dem Alltag gekoppelt. „Entweder du meditierst immer — oder niemals", sagte schon der hl. Antonius.
Normalerweise ist unser Denken und Handeln von der Vergangenheit oder der Zukunft beherrscht. Wir leben nicht im gegenwärtigen Augenblick. Wir handeln automatisch und sind mit unseren Gedanken weit weg von dem, was wir jeweils tun. Wir sind zersplittert, zerstreut zwischen Erinnerungen und Wünschen, abgelenkt von hundert und tausend Dingen.
Mein „Göd" (Firmpate) im oberösterreichischen Mühlviertel war ein einfacher Bauer, aber er beherrschte, ohne es zu wissen, Satipatthana wie ein fortgeschrittener Hinayana-Buddhamönch auf Sri Lanka. Eines Tages besuchte ich ihn auf seinem 900 Meter hoch gelegenen Einschichthof und klopfte an die Tür. Kein „Herein" war zu hören, obwohl er zuhause war (denn durch das Fenster hatte ich ihn schon erblickt). Ich trat ein, aber er nahm mich nicht wahr. Ich trat an ihn heran, er aber blickte nicht auf. Denn er betrieb Satipatthana-Meditation: Er schnitt Zwiebeln und war „ganz bei der Sache". Er ging auf im Zwiebelschneiden. Er hatte den Zwiebelschneidenden vergessen und war selbst zum Zwiebelschneiden geworden. Die Trennung war verschwunden. Erst als ich ihm auf die Schultern klopfte, kehrte er in die Welt der Dualität zurück.
Jede Beschäftigung — von der kultischen Handlung bis zur banalsten Verrichtung — wird zur Meditation, wenn wir uns in die Tätigkeit verlieren, ob wir gehen, sitzen, stehen oder liegen, sprechen oder zuhören, ob wir aufstehen oder uns hinsetzen, ob wir uns waschen, essen, Kräuter sammeln, musizieren, singen, malen, töpfern, Teppich knüpfen, schnitzen, stricken, tanzen, schwimmen, joggen, putzen, spielen, gärtnern usw. Nicht nur das Blumenstecken, die Teezeremonie und die Kalligraphie können zum „Weg" werden, sondern ebenso das Zwiebelschneiden.
Aber: Wenn du Zwiebel schneidest, schneide Zwiebel! Mit ungeteilter Aufmerksamkeit. Tu es nicht achtlos oder halbbewußt. Tu es nicht mechanisch, während die Gedanken anderswo sind, etwa beim guten Schulzeugnis deines Sprößlings, bei der unverschämt hohen Rechnung eines Handwerkers, bei den Zwistigkeiten im Büro, beim kommenden Betriebsausflug, bei der ausfälligen Bemerkung eines Nachbarn oder bei der Planung eines Griechenlandurlaubes.
Der Alltag ist das Übungsfeld der Satipatthana-Meditation, des aufmerksamen, sorgfältigen, hingegebenen Tuns. Wenn wir im Sehen, Schmecken, Riechen, Tasten und Hören

leben, praktizieren wir Satipatthana. Satipatthana, „Übung der rechten Aufmerksamkeit", heißt: den Augenblick nicht verpassen, sondern in jedem Augenblick gegenwärtig sein. Das ist volles Leben.

- *Wuwei*

Ziel der chinesischen Naturphilosophie und Naturmedizin ist es, das Leben selbst zur Meditation zu machen, also in Einklang mit der Natur zu leben. Jenen Himmelsweg nennen die Chinesen „Wuwei".

Wuwei: das ist Nichthandeln. Gemeint ist nicht, sich müßig auf die faule Haut zu legen, sondern sich ungeschäftig auszuliefern der natürlichen Spontaneität des Dao, das, wenn unsere Sinnestore geschlossen sind, aus dem Innersten aufsteigt. („Wenn kein Gedanke sich regt, empfinde ich das Pulsieren des Dao", sagte ein Einsiedler zu John Blofeld).

Der Dao-Mensch ist wie die Wolke, die am Himmel segelt. Er tut durch Nichttun. Der Dao-Mensch, frei von Eigenaktion, „läßt sich leben".

Der Weise des Wuwei ist alles andere als apathisch. Denn Wuwei ist nicht Passivität, sondern aktionslose Aktivität. Wuwei ist Nicht-Selbstbehauptung, ist Geschehenlassen, ist müheloses und spontanes Mit-der-Natur-Gehen, ist Handeln ohne Berechnung, ohne Vorteilsdenken, ohne Habgier und ohne Ehrgeiz. Wie die Pflanze intuitiv dem Licht zustrebt, und wie der Fisch im Wasser gleitet und der Vogel in der Luft schwebt, so bewegt sich der Wuwei-Weise in Übereinstimmung mit der Notwendigkeit des Augenblicks, sorglos und gelassen.

Die unvermeidlichen Dinge zu nehmen, wie sie kommen, das ist Wuwei. Wer dem Dao des Himmels folgt, kennt nicht Gram noch Enttäuschung. Verlust, Verfall und Tod sind ihm wie Gewinn, Wachstum und Leben.

Das tiefste Geheimnis der Gesundheit, der Bewahrung der geistigen und körperlichen Kräfte, der Verjüngung und der Langlebigkeit erblickt die chinesische Naturheilkunde im Wuwei mit seiner heiteren Ruhe und erhabenen Gemütsverfassung.

„Meditation ist Leben", sagt Shree Rajneesh. „Nicht meditativ sein heißt nicht leben."
Im Grunde bräuchte der Mensch das Meditieren aber gar nicht zu lernen. Er müßte bloß verhindern, es zu verlernen. Wir müssen also werden wie die Kinder.

(25) Fortpflanzung und Lust — ist das alles?
(Sexualität und Enthaltsamkeit)

Als Mann und Frau erschuf Gott den Menschen, steht in der Bibel.

In der einen Ecke unserer Gesellschaft wurde die sexuelle Befreiung ausgerufen, und in deren Namen feiern die modernen Libertins und Lebemänner Orgien in entfesselter Raserei, von Sexologen angefeuert. Geil, obszön, ausschweifend und wollüstig gebärden sich die Sexualmagier, Playboys und Porno-Grafen, die Tabus niederreissen, das Fleisch aufpeitschen und zügellose Sexualität fordern.

In der anderen Ecke kauert die lustlose Prüderie der Puritaner, die sinnliche Freuden verdammen und Frauen und Mädchen wie Töchter des Teufels zu fürchten scheinen. Sex ist für sie triebhaft tierisch, unrein, lasterhaft — den geistigen Weg verbarrikadierend.

Im Spannungsfeld zwischen freizügigem Hedonismus und kompromißloser Sittenstrenge steht unsereins. Die Genußmenschen raten, dem Trieb blind nachzugeben und ihn auszuleben, die abstinenten Asketen wecken Schuldgefühle.

Wie steht die ganzheitliche Erfahrungs- und Naturheilkunde des Fernen Ostens zu Sexualität und Enthaltsamkeit? Was ist heilsam von Standpunkt der traditionellen orientalischen Medizin, Sexkonsum oder Entsagung?

Die altasiatische Heilkunde sagt zu beidem: „Ja, aber . . .“

Das Geschlechtsleben hat in der indischen und chinesischen Tradition, speziell im Tantra und im Dao, sogar eine metaphysische und mystische Dimension als Weg, sich selbst zu vergessen und über das Ich hinauszuwachsen in der Einheit mit dem Du.

Unsere westliche Medizin und Psychotherapie mögen ein befriedigendes Geschlechtsleben befürworten mit der Begründung, daß Sex ein Naturtrieb sei, den man nicht ungestraft — ohne Schaden für Körper und Seele — zurückhalten könne. Der rein medizinische Gesichtspunkt ist also bei uns mehr oder weniger der einer „Abreaktion“.

Für die Heiler des Ostens ist Sex als Abreaktion im Grunde aber nichts anderes als Selbstbefriedigung zu zweit. Sexualpraxis als gegenseitiges Besitzergreifen dient nämlich der Bestätigung und Bestärkung des Ego, der Betonung des Ich in uns. Der Mensch mit Egopflege bleibt aber in sich eingesperrt. Im Osten besteht die Selbstverwirklichung nicht darin, sein Ego aufzublasen wie einen Luftballon, sondern darin, das Ichjoch abzuschütteln. Selbstverwirklichung in der Selbstaufgabe — das ist Mystik, in der die Medizin des Ostens wurzelt und mit ihr der Begriff der Vollgesundheit.

Sich zu vergessen und zu verlieren, im anderen zu vergehen, die Gegensätze auszulöschen, in einer überindividuellen Einheit zu verschmelzen — das ist „gesunde“ Sexualität im Sinne altasiatischer Heilkunst.

„Wenn man dem Anschein glaubt“, schreibt Cécile Sagne in ihrem Buch „Geheiligter Eros“ (Reihe „Fernöstliche Weisheiten“), „verfolgt die Sexualität ein doppeltes Ziel, und zwar den Fortbestand der Art und das Lustgefühl. Doch als geistige Verwirklichung verfolgt sie in Wahrheit ein metaphysisches Ziel: die Rückkehr zur Nicht-Dualität . . .“

In der Ekstase glühender Leidenschaft, wenn alle Ichs und Dus zerschmolzen sind, erlebt das wahre Selbst den Vorgeschmack des Einen. Entschwunden sind alle Gedanken wie in der Meditation. Im Akt der „Entpersonalisierung“, wenn der nicht-duale Bewußtseinszustand erreicht ist, hören Vergangenheit und Zukunft, die der Zeit angehören, zu bestehen auf. Wir treten in die Gegenwart ein, die der Ewigkeit angehört.

Stümper der Liebeskunst sind also die Playboys und Phallokraten auf ihren Sexparties, wenn sie das Geheimnis der Liebeskunst in der körperlichen Inbesitznahme vermuten. „Ich liebe dich" sagen wir, meinen aber: „Liebe mich!" In der Egodominanz bleibt jeder ein Gefangener. Sex als Mittel zur Selbstbehauptung ist Unterjochung und Versklavung des anderen. „Ich will" und „Gib mir" sind Feinde der Liebe, die ein Weihegeschenk ist. Profitdenken zerstört die Liebe.

Und wer in der Sexualität nicht mehr sieht als eine Entkrampfung bzw. Entladung eines biologisch bedingten Spannungszustandes, bleibt eine Marionette, ein Spielball, ein an die Mechanismen des Begehrens geketteter Sklave. Er weiß rein gar nichts von den heilsamen Zusammenhängen der Liebe.

Kurzum: Was der Verherrlichung und Vergöttlichung des Ego dient, selbst wenn man sich bei der Paarung orientalischer Lusttechniken und Liebesmittel bedient und sich das exotische Mäntelchen eines tabufreien Tantrismus umhängt, entspricht nicht dem Sexualverständnis der östlichen Medizin.

Flüchtiges Vergnügen intensiviert und erweitert sich zur Glückseligkeit im Mysterium der Liebe. Die Übereinstimmung und der Austausch im Ineinanderverströmen und Ineinanderverschwinden befreit die im Ich eingesperrte Kraft, die unser kosmisches Bewußtsein erweckt und unser Leben verwandelt. Das ist der Kern der Sexualtherapie der östlichen Heilkunde.

Zwar erscheint Asien an der Oberfläche prüde. In China zum Beispiel geht das auf das Konto von Konfuzius, der es für unschicklich erklärte, in der Öffentlichkeit Sexuelles zu bereden oder zur Schau zu stellen. Die Chinesen lieben es, Erotik und Sexualität in raffinierten Wortspielen blumig zu umschreiben. Doch im verborgenen Kämmerlein des Privatlebens sind die Asiaten unbefangener. Sie haben ein natürlicheres Verhältnis zur Sexualität als die Westler. Wie immer aber die Praxis des Geschlechtslebens in Asien aussieht, die Orientalen haben ein Ideal der Sexualität vor Augen, das der Vollgesundheit dient. In Indien wird Bhoga (sinnlicher Genuß) zu Yoga (Vereinigung mit dem Absoluten, dem Ewigen und Unendlichen), und in China steht das „Regen-und-Wolken-Spiel" — wie die Chinesen den Liebesakt nennen — im Dienst der kosmischen Harmonie von Yin und Yang, von Erde und Himmel.

Sinnlichkeit ist also in Asien nicht unbedingt ein Hindernis auf dem Weg zur Vergeistigung. Sie kann im Gegenteil zum kraftspendenden Potential innerer Verwandlung werden. Wenn sich in der Verschlungenheit des Paares das Ego „neutralisiert", wird Lebensenergie entbunden. Das ist gesund.

Laozi sagt: „Wer das Dao der Liebe nicht kennt, wird nie ein hohes Alter erreichen, denn die Vereinigung von Mann und Frau bedeutet die Harmonie von Himmel und Erde." Und dem Gelben Kaiser wird enthüllt: „Wenn ein Paar dem Dao der Liebe folgt, wird der Mann gesund und jugendlich bleiben und die Frau hundert Krankheiten vermeiden!"

Fassen wir zusammen: Das „gesunde" Geschlechtsleben ist nicht von Habgier und Egoismus getrieben. Es ist kein Nehmen oder Fordern wie im machtstrebenden Sex der Machos. Es ist zudem keine banale und mechanische Handlung. Vielmehr ist es ein Loslassen vom Ich, ein Sichöffnen, ein Empfangen. Und es ist ungekünstelt und spontan. Das Geschlechtsleben ist eingebettet in den Weltprozeß der gegenseitigen Durchdringung der einander widerstrebenden und gleichzeitig ergänzenden Kräfte Yin und Yang. Daher ist es normal und natürlich. Es dient der Befreiung und Erhebung des Menschen. Das ist der Grundtenor, wiewohl es religiöse Strömungen in Asien gibt — wie zum Beispiel die indische Sekte der Jainas —, die Sex nur als Zugeständnis an die menschliche Schwäche dulden.

Wenn aber die Sinnlichkeit als Mittel des geistigen Fortschritts und der Entfaltung der Persönlichkeit — besser gesagt, des nicht-dualen Wesens des Menschen — positiv gesehen wird, so heißt das anderseits nicht, daß die Heilkunst des Ostens der Maßlosigkeit das Wort redet. Sie warnt im Gegenteil vor übermäßigem Geschlechtleben.

Sex als energiespendende „Kraftbatterie", das ist die eine Seite. Die andere Seite: Im Osten lebt die Überzeugung, daß das Sichauflösen im sexuellen Akt, das Aufgehen im anderen, zwar Energie entfesselt, daß aber Samenverlust Energieverlust ist. Bei Exzessen wird der Punkt überschritten, bis zu dem das Geschlechtsleben gesundheitsfördernd ist.

Besonders in Indien leidet das Geschlechtsleben unter der Überängstlichkeit der Männer, durch Verströmen des Spermas Energie einzubüßen. Wer übertreibt, verschwendet und vergeudet Lebenskraft, erschöpft die Energiereserven, schwächt seine Gesundheit. Die Mitte ist gesund, sagt der Osten.

Jenseits des Sexuellen fordert die Entfaltung der Gesundheit die Aussöhnung des „Weiblichen" und des „Männlichen" in jedem Menschen. Wie im Yin der Keim des Yang und im Yang der Keim des Yin enthalten ist, so trägt die Frau einen männlichen Pol und der Mann einen weiblichen Pol in sich.

„Der wahre Seelenfriede — diese unveränderliche, unermeßliche Freude — verweigert sich uns so lange, wie die beiden Naturen in uns nicht ausgesöhnt und vereint sind", faßt Cécile Sagne den traditionellen östlichen Standpunkt zusammen. Es geht dabei ganz und gar nicht darum, weibische Männer einerseits oder Amazonen anderseits zu erstreben. Es geht um die Harmonie und die Ausgeglichenheit.

„Weibliche" Werte in östlicher Sicht sind z. B. Zartheit, Mitleid, Sanftmut, Friedfertigkeit, Demut, Empfänglichkeit, Passivität, Aufgeschlossenheit, Introvertiertheit, Unbeweglichkeit, Weichheit usw. Das weibliche Element ist verharrend, ruhend, nachgebend, erhaltend, bergend, ausgestaltend, instinktiv, intuitiv, emotional, devotional . . .

Das männliche Element ist beweglich, aktiv, analytisch, hart, variierend, schöpferisch, kritisch, begrenzend, definierend, rational, produktiv, extrovertiert, aggressiv, anregend . . .

Wir leben im Westen in einer vermännlichten Welt der Tatmenschen, der Macher und Manager, einer Welt des trockenen Intellektualismus, einer von Verhärtung und Versteinerung bedrohten Welt der Herzlosigkeit. Die Kultur Asiens ist ausgeglichener, sie unterdrückt nicht das Weibliche.

In jedem Individuum leben weibliche und männliche Tugenden bzw. Prinzipien. Die Gesundheit erfordert es, daß wir nicht einen Teil unseres Wesens verstümmeln. Ein Mann muß z. B. weinen dürfen, ohne als Memme taxiert zu werden. Der einseitig verstandesbetonte Mann ohne Gefühl ist wie die einseitig gefühlsbetonte Frau ohne Geist ein Zerrbild des Menschen.

C. G. Jung nennt den verdrängten weiblichen Zug eines Mannes „Anima" und den verdrängten männlichen Zug einer Frau „Animus". Wenn Anima und Animus nicht zusammengeführt und in die Persönlichkeit eingebunden werden, verfehlt der Mensch sein Selbst. Er bleibt ein Zerrissener und Gespaltener, ein Stückwerk. Überdies bleibt er auf der sexuellen Ebene unfähig zum Austausch mit dem anderen Geschlecht.

Verhängnisvoll ist es für den Mann, das Weibliche in sich nicht zuzulassen, und für die Frau, das Männliche in sich nicht zuzulassen.

Ein Künstler bzw. eine Künstlerin weiß wohl, daß alle Kreativität versiegt, wenn in ihm (ihr) nicht ein jedes das andere durchdringt: die „weibliche" Empfänglichkeit und Aufnahmebereitschaft die „männliche" Gestaltungskraft und umgekehrt.

Beherzigen wir, schon der Gesundheit zuliebe, was uns das Dao-de-jing sagt:

„Erkennt eure Mannheit,
bewahrt eure Weibheit!"

Wer das schafft, ist ein erwachter, befreiter Weiser.

Wenn die maßvolle Sexualität gesund ist, ist also die Enthaltsamkeit ungesund!? Das Entweder-Oder-Denken entspricht dem Westen, nicht aber dem Osten.

Bei aller natürlichen Bejahung des Geschlechtsverkehrs ist im „spirituellen" Osten selbstverständlich die Enthaltsamkeit Gütesiegel einer höheren Stufe der Selbstverwirklichung, aber . . . Nur der zur Heiligkeit Reife wächst durch Enthaltsamkeit, ein anderer mag durch sie verkümmern und schrumpfen.

Wer alles losgelassen hat, genießt das Universum. Er ist bedingungslos glücklich. Kein Gedanke bezieht sich mehr auf das eigene Ich. Er hat sich vereinheitlicht. Die Gegensatzvereinigung ist ihm geglückt. Freunde wie Feinde, Häßlichkeit wie Schönheit, Krankheit wie Gesundheit, Leben wie Tod sind ihm eins. Er lebt jenseits von Zuneigung und Abneigung. Die Angst ist erloschen.

Wer nicht mehr in der Vorstellung der Spaltung verharrt, der verdrängt oder unterdrückt nicht die Sexualität, wenn er sich dem Brahmacharya (Zölibat, Enthaltsamkeit, Keuschheit) weiht. Er transmutiert die Sexualität in spirituelle Energie.

Gesundheitlich bedenklich erscheint den Heilern des Ostens aber, wenn ein Unberufener mönchische Anwandlungen bekommt und dem Körper willensmäßig Enthaltsamkeit aufzwingt, solange der Betreffende noch unter Hochdruck des Ich leidet. Das soll im mönchischen und geistlichen Stand vorkommen — im Osten. Dort unterscheidet man zwischen Mönchen und Weltkindern im Ordenshabit und geistlichen Gewand. Dem traditionellen chinesischen Arzt wäre es übrigens ein Leichtes, durch Fühlen des Pulses festzustellen, wer von den Klosterinsassen wirklich und wer nur scheinbar enthaltsam lebt. Der chinesische Heiler spricht vom „echten Mönchspuls", der den enthaltsam Lebenden kennzeichnet.

Die Bhagavad-Gita unterscheidet:

„Die Enthaltsamen rennen fort von dem, was sie wünschen,
Tragen aber ihre Wünsche mit sich.
Wenn ein Mensch in die Wirklichkeit eingeht,
Läßt er auch seine Wünsche hinter sich."

Eine Zen-Anekdote zur Illustration: Die beiden Mönche Tanzan und Ekido gingen in einem Platzregen des Weges. An einer Wegkreuzung erblickten sie ein schönes Fräulein, das die überschwemmte Straße überqueren wollte, es aber nicht wagte angesichts der Pfützen und Lachen. Denn die Maid trug einen kostbaren Kimono aus Seide. Tanzan bot kurzerhand dem Mädchen seine Hilfe an und trug es auf seinen Armen, selbst bis zu den Knöcheln im Morast watend, über die Straße, ohne daß das Mädchen schmutzig wurde. Schweigend setzten die Mönche ihren Weg fort. Nach Einbruch der Dunkelheit rasteten sie in einem Kloster. Plötzlich sagte Ekido zu Tanzan: „Wir Mönche dürfen Frauen nicht berühren, überhaupt wenn sie jung und hübsch sind. Das ist gefährlich." Tanzan erwiderte: „Ich ließ die junge Frau dort stehen. Warum trägst du sie noch immer?"

Tanzan ist schon in die Wirklichkeit eingegangen, Ekido noch nicht, um in der Sprache der Bhagavad-Gita zu reden. Der eine ist schon selbstlos, der andere noch ichverhaftet. Einem Ichverhafteten, der die Sexualität unterbindet, wird sie unaufhörlich mit fruchtlosen Träumereien quälen. Ich kenne einen berühmten Yogi, der die Keuschheit zum Schlüssel seines Yogaweges macht, der aber die Verleugnung seiner Sexualität mit Sexbesessenheit bezahlt. Wer das Urbedürfnis und den Naturtrieb der Sexualität einfach negiert, gelangt dadurch nicht zur Keuschheit. Er wird sich im Gegenteil dauernd mit Sexualität beschäftigen, er wird ständig um sexuelle Fragen kreisen. Er wird das Geschlechtliche, herausgelöst aus der Ganzheit und Einheit des Menschen, fixieren. Das behauptet jedenfalls die Heilkunde des Ostens, die dem gewaltsam Enthaltsamen prophezeit, daß sich seine Leidenschaft hinter Masken verbergen wird. Er verlagert z. B. die Liebe auf die Leibspeise.

Er sucht unter der Selbstfolter Ersatzbefriedigungen. Häufig öffnet sich unterdrückte Sexualität Ventile in Herrschsucht, Machtstreben, Bedürfnis nach Ruhm, Haschen nach öffentlichem Applaus und dergleichen. Oder sie schlägt um in Bösartigkeit oder in Bigotterie. Puritanismus mit der unerbittlichen Forderung bedrückender Restriktionen kann unbewußtes sexuelles Begehren sein.

Vollkommenheit gipfelt in der mystischen sowie heilkundlichen Sicht des Ostens jedenfalls nicht darin, zur persönlichen Befriedigung Zölibat zu halten und Virginität zu bewahren.

Begierden kann man nicht ausmerzen, „indem man sie in die Katakomben unserer Erinnerungen zurückdrängt" (Jean-Michel Varenne). Enthaltsamkeit ist vielmehr eine Seinsweise, die nur denen zum Fortschritt gereicht, die nicht mehr ichverhaftet sind. Sie können mit dem erleuchteten japanischen Zenmeister Rinzai fragen: „Wo ist mein Körper? Ich habe ihn verloren."

Und mit der indischen Heiligen Anandamayi Ma können sie sagen: „Die Menschen sprechen von denen, die der Welt entsagt haben, und staunen. Aber in Wirklichkeit seid ihr es, die auf alles verzichtet haben. Was ist das ‚alles'? Gott!"

(26) Lebens-Mittel (Ernährung)

Schon auf einem alten ägyptischen Papyrus ist zu lesen: „Das meiste von dem, was wir essen, ist überflüssig. Wir können nur ein Viertel davon verbrauchen. Von den übrigen drei Vierteln leben die Ärzte."

Wir Bewohner der Schlaraffenländer sind versucht, bis zur Völle zu essen. Wir stopfen uns voll — und wundern uns, daß wir immer müde sind. Wenn Büromenschen am Schreibtisch große Esser sind wie weiland die Schmiede am Amboß, müssen sie in Kauf nehmen, daß die unverwertete Nahrung als Abfall den Organismus belastet. Die Vielesser geraten nicht nur aus der Fasson, sondern züchten allerlei Leiden: Verstopfung, hochgradige Darmfäulnis, Gicht, Verkalkung, Entzündung der Nieren, der Leber, der Harnwege usw.

Die ganzheitliche Erfahrungsheilkunde der altasiatischen Kulturen behauptet daher: Wenig essen ist viel essen. Denn das Wenige kann der Körper verwerten.

Die goldene Gesundheitsregel des Orients lautet: Iß nie, ohne Hunger zu haben, und erhebe dich vom Tisch, bevor du ganz satt bist. Sich nur zu zwei Drittel zu sättigen bringt Gesundheit, Klarheit und Konzentrationskraft. Erinnern wir uns an den Spruch der Lateiner: „Ein voller Bauch studiert nicht gern."

Wir essen also zuviel — und wir essen das Falsche.

Erwarten Sie bitte nicht, daß unser Buch den 1001 Ernährungslehren eine neue hinzufügt. Die einen schwören auf vegetarische Kost, die anderen auf lacto-vegetarische Kost (Verzicht nicht nur auf Fleisch, sondern außerdem auf tierische Produkte wie Milch, Butter, Eier, Käse und Honig) und die dritten auf Rohkost. Mit Übereifer werden die mitunter gegensätzlichen Ernährungslehren zu Religionen erhoben und deren Schöpfer wie Propheten verehrt. Die einen glauben an Bruker, die anderen an Bircher-Benner, die dritten an Schnitzer oder Atkins oder Hay oder Ohsawa. Viele erwarten ihr Heil von Joghurt und Kefir, viele von Zitrusfrüchten, viele von Weizengrassäften, viele von Miso und Arrowroot (Pfeilwurz) usw. Modern ist auch der Glaube, daß Kalorienzählen selig macht.

Wir überlassen die endlose Diskussion über Diätprogramme anderen und möchten nur die Grundregeln gesunder Ernährung in der fernöstlichen Heilkunde darlegen.

Die Nahrung ist das Medikament der Medikamente. Das ist die Grundregel der ganzheitlichen Heilkunde vom Nahen bis zum Fernen Osten. Die Nahrung ist das Lebens-Mittel schlechthin.

Selbst ein Vertreter der westlichen Medizin schreibt die Gesundheit und Schönheit zu 30 Prozent der Vererbung, zu 30 Prozent der Körperpflege und zu 40 Prozent (!) der Ernährung zu.

Die alten Asiaten wissen schon seit Jahrtausenden um die Heilsubstanzen der Nahrungsmittel. Am chinesischen Kaiserhof waren Ärzte für Diätetik Berater der Kochkünstler, und in Indien setzte der berühmte Arzt Caraka schon um Christi Geburt Diät zur Erhaltung der Gesundheit und zur Abwehr der Krankheit ein. Er war wie die alten Araber und die alten Chinesen der Meinung, daß in erster Linie die Ernährung für Gesundheit oder Krankheit verantwortlich ist.

Man ist also doch, was man ißt!

Das Gleichgewicht der Nahrung ist das Um und Auf der gesunden Ernährung. Ideal ist die ausgewogene Mischkost. Jede einseitige Ernährung ist ungesund. Neben der Sachkenntnis bedarf es also der Phantasie, um die grundlegenden Elemente der Nahrung richtig auszubalancieren.

In altchinesischer Sprechweise muß in der Nahrung das Gleichgewicht zwischen Yin und Yang herrschen, wobei zur Bestimmung von Yin und Yang die Farbe, der Geschmack, der Geruch, die Form, die Konsistenz, das Wachstum, der Standort des Nahrungsmittels u. a. m. berücksichtigt werden.

In altindischer Sprechweise muß in der Nahrung eine Harmonie herrschen zwischen süßem, salzigem, saurem, scharfem, bitterem und herbem Geschmack.

Alle sechs Geschmacksrichtungen sind lebenswichtig, keine darf weggelassen werden. Die süße Geschmacksrichtung spendet u. a. Energie und baut das Gewebe auf, die saure fördert die Verdauung, die scharfe regt die Nerven an und belebt Herz und Verdauung, die bittere ist blutreinigend, die herbe hilft bei Durchfall und Atembeschwerden.

Keine der sechs Geschmacksrichtungen darf also fehlen — und keine darf anderseits überwiegen.

Allzu süße Nahrung führt beispielsweise zu Husten, Schnupfen, Asthma, Verdauungsbeschwerden, Fettsucht, Zuckerkrankheit . . ., allzu saure Nahrung zu Muskelschwäche, Magengeschwüren und Entzündugen . . ., allzu salzige zu Haarausfall, Gastritis und hohen Blutdruck . . ., allzu scharfe zu allgemeiner Schwäche, Schwindel, Nervenschmerzen, Schädigung der Schleimhäute des Magen-Darm-Traktes . . ., allzu bittere zu Niedergeschlagenheit . . . und allzu herbe zu Verstopfung, Blähungen usw. Jedes Übermaß einer bestimmten Geschmacksrichtung ist schädlich.

Es geht uns bei allem natürlich nicht um die Propagierung des Ayurveda oder einer anderen altasiatischen heilkundlichen Tradition, sondern um das Prinzip der ausgewogenen Ernährung, das alle ganzheitlichen Gesundheitssysteme beherzigen.

Jeden mag eine andere Ernährungslehre ansprechen. Die Ernährungsgrundsätze der Makrobiotik behandeln wir Seite 80 ff., die des Ayurveda Seite 92 ff. und die der arabischen Sufi-Heilkunst Seite 109 f. Für sich spricht die Ernährungsweise der Hunzas (S. 115 ff.). Orientieren Sie sich.

Indien entwickelte sogar einen eigenen „Anna-Yoga", einen Yoga der Nahrung, der die richtige Ernährung — die Pflanzung, die Zubereitung und das Essen der Nahrung — zu einem Weg zu Gott erhebt. Das klingt in einer Konsumgesellschaft wie der unsrigen gotteslästerlich. Anna-Yoga ist aber kein Pfad für Gourmets, sondern für Gottsucher. Der Yoga der Nahrung sei nur der Kuriosität halber angeführt, auf ihn einzugehen verbietet jedoch der Rahmen eines Gesundheitsbuches.

Wir können uns bei der ausgewogenen Zusammenstellung der Speisekarte ruhig auch an den Begriffen der westlichen Naturwissenschaften orientieren, die von den Grundnährstoffen Eiweiß, Fett und Kohlehydrate und von Mineralstoffen sowie Spurenelementen spricht.

Wohlbefinden und Aussehen des Menschen hängen von der harmonischen Mischung der genannten Vitalsubstanzen ab.

○ Das *Eiweiß* dient u. a. dem Zellenaufbau. Zuwenig davon führt zu Ausfallserscheinungen bis zu brüchigen Knochen und zuviel davon zu Schlackenbildung. Hochwertiges Protein (Eiweiß) enthalten z. B. Milch, Käse, Ei, Fleisch, Fisch, Soja, Hefe und Getreidekeime.

○ *Kohlehydrate* verwandelt der Körper in Energie — und Fett. Die tägliche Zufuhr soll — je nach Arbeitsleistung — zwischen 250 und 400 Gramm liegen. Kohlehydratträger sind Kartoffeln, Brot, Teigwaren, Reis, Mehl, Zucker, Hülsenfrüchte, Obst usw.

○ *Fett* benötigen wir eine geringe Menge. Zu bevorzugen sind naturreine, unbehandelte, kaltgeschlagene Öle.

○ Die ausreichende *Vitamin*zufuhr gewährleisten frische Früchte, Gemüse und Salate.

○ *Mineralsalze* (u.a. zum Gewebsaufbau) sind im Obst, im Frischgemüse, in Salaten, Kräutern und im Getreide enthalten.

○ Und *Spurenelemente* in der angemessenen Dosis bietet pflanzliche Nahrung.

Gesunde Ernährung im Sinne der Weisen des Ostens ist nicht nur ausgewogen, sondern zudem einfach, rein und frisch (am besten erntefrisch).

Fertiggerichte und Konserven, totgemahlenes Mehl, totgekochtes Gemüse, geschälter und polierter Reis, gehärtete Fette, Industriezucker, Tiefgefrorenes und dergleichen entsprechen nicht der gesunden, das heißt der natürlichen Ernährung. Ebensowenig denaturierte Lebensmittel mit chemischen Konservierungsmitteln, Farbstoffen, synthetischen Aromastoffen und anderen künstlichen Zutaten.

Die Benutzung von giftigen Chemikalien in der Landwirtschaft, von Herbiziden, Pestiziden, Fungiziden, Insektiziden, Kunstdünger und diversen Wachstumsregulatoren reduziert die Qualität und den Nährwert des Obstes und Gemüses, das vom Anbau her schon gesund sein soll. Und das Fleisch der aus Massenzuchtställen und Käfigen kommenden und mit Antibiotika, Chemikalien und Hormonen aufgepäppelten Tiere ist ein durch und durch unnatürliches Nahrungsmittel.

Wer sich im Sinne der östlichen Weisen ausgewogen und natürlich ernähren will, soll zudem zehn Grundregeln der altasiatischen Medizin beachten:

1. Jeglicher Fanatismus in Sachen Ernährung ist ungesund, ob es sich um einen gewaltsamen „Braunen-Reis-Vegetarismus" östlicher Provenienz oder um Vitaminfreßsucht westlicher Prägung handelt. Besessenheit von strengen Regeln und starren Vorschriften in der Ernährung ist pathologisch. Ticks und Marotten verraten einen Eßneurotiker, keinen gesundheitsbewußten Natur-Menschen.

2. Essen ist ein festlicher Genuß und nicht eine langweilige Nahrungsaufnahme.

3. Wir nehmen uns daher Zeit zum Essen und kosten die Bissen aus, anstatt sie hastig hinunterzuschlingen. Auskosten ist mehr als langsam zu essen und jeden Bissen mechanisch 50mal zu kauen und mit Speichel zu mischen.
   Wir nehmen Speis und Trank nicht nur auf, wir lassen sie auf der Zunge zergehen. Wir lassen uns das Essen wie das Leben munden. Wer sich voll einläßt auf das Schmecken, dem wird das Essen zur erquickenden Meditation. „Je nach der Einstellung kann das bedächtige Kauen einiger Reiskörner zu einem tieferen Geschmackserlebnis führen als das Verschlingen eines köstlichen Bratens" (Dürckheim).

4. Der Eßplatz soll angenehm sein.

5. Die Stimmung bei Tisch soll entspannt sein. Erregung macht die Speisen unverdaulich. Wer beim Essen Gefühle des Ärgers, der Angst, der Traurigkeit, der Eifersucht, des Hasses, der Rache usw. hegt, wandelt die Nahrung in Gift um. Wohlwollen, Heiterkeit, Liebe, Dankbarkeit machen die Mahlzeit zu einer gesegneten. Ein Tischgebet ist also von der Heilkunde her verdauungsfördernd.

6. Wir trinken nicht zu den Mahlzeiten. Denn Getränke verdünnen die Verdauungssäfte, halten also die Verdauung auf.

7. Wir essen, was in der Gegend wächst. Einen Bananen verzehrenden Eskimo strebt die Naturheilkunde nicht an. Lange Transportwege vermindern auch den natürlichen Energiegehalt der Lebensmittel. Nicht das Exotische macht also das Gesunde aus, eher das jeweils Einheimische.

8. Grundlage menschlicher Ernährung ist nach Masanobu Fukuoka, dem weltberühmten japanischen Zen-Landwirt, „das, was der Himmel für den Ort und die Jahreszeit vorschreibt". Das heißt zweierlei: Die Nahrungsmittel sollen der Umgebung entstammen. Und: Sie sollen mit der jeweiligen Saison übereinstimmen.

9. Essen wir mit dem Körper, nicht mit dem Verstand, fordert der genannte Masanobu Fukuoka. Mit anderen Worten: Wählen wir die Nahrung nicht mit dem Kopf aus. Der Körper ist der kundige Führer in der natürlichen Ernährung. Er weiß, was er braucht. Horchen wir also in uns hinein, worauf der Körper Appetit hat.
   Freilich ist in der Regel unser Instinkt — die Weisheit unseres Körpers — nicht mehr klar. Unser Geschmackssinn ist geschädigt. Daher müssen wir die verlorengegangene Sensibilität neu entwickeln durch die Lebenspflege, deren Pfeiler wir gerade behandeln (Atmung, Bewegung, Körperbeherrschung, Meditation usw.). Der instinktsichere Mensch soll seinem Körper erlauben, selbst seine Nahrung auszusuchen, meint Fukuoka, der vom naturwissenschaftlichen Mikrobiologen zum Bio-Bauern umgesattelt hat.

10. Die Speisen sollen in der Regel nur kurz gekocht werden. „Wenig Hitze erhöht die Energie, viel Hitze zerstört die Energie", sagt die chinesische Medizin.

Drei Viertel aller Gesundheitsstörungen in unseren Breiten werden — einer modernen medizinischen Statistik zufolge — durch Fehlernährung verschuldet. Die alten Weisen der asiatischen Heilkunde weisen einen Weg zu einer Ernährung, die ein Höchstmaß an Energie hervorbringt und Gesundheit, Kraft, Lebensfreude, Schönheit und geistige Beweglichkeit verleiht.

(27) Großer Hausputz (Fasten)

Das sogenannte „Marienfasten" vom 1. bis 15. August war eine alte christliche Tradition, die längst aus dem kirchlichen Alltag verschwunden ist. Leider, meinen Ärzte wie Dr. Ulf Böhmig. Denn Fasten ist gesund und stellt im Hochsommer (August) und zum Winterausklang (Februar/März) in den Industrieländern geradezu eine „ernährungsphysiologische Notwendigkeit" dar. Die Fastenzeit vor dem Osterfest und das Marienfasten im August werden also aus heilkundlicher Sicht propagiert, während Theologen und Kirchenmänner Schritt für Schritt die Bedeutung des Fastens abgeschwächt haben.

Die neue Bußordnung vom Jahre 1966 hat den wöchentlichen Fastengrundsatz in der Kirche durchbrochen. Als gebotene Fasttage gelten für Katholiken heute nur noch der Aschermittwoch und der Karfreitag. Die evangelische Kirche kennt überhaupt keine Fastengebote. Die Juden haben das Fasten auf das Jom-Kippur-Fasten reduziert.

Die Moslems halten einen eigenen Fastenmonat, den Ramadan. Im neunten Monat des islamischen Mondjahres enthalten sich die Muslime von Tagesanbruch bis Sonnenuntergang des Essens, Trinkens und Rauchens. Und im Buddhismus und Hinduismus gehört Fasten sowieso zum Kern der Religion.

Alle großen Religionsstifter — wie Christus, Moses, Mohammed, Buddha, Shankara usw. — hatten tiefe Fastenerfahrungen, und alle großen Religionssysteme (ausgenommen der Parsismus) empfehlen oder gebieten ihren Gläubigen Fasttage.

Uralt ist das Wissen der Menschheit, daß Fasten Geist, Seele und Körper reinigt und erneuert. Fasten ist seit Jahrtausenden eine religiöse und spirituelle Übung. Ein „königlicher Heilweg". Fasten bringt den Menschen Gott näher und führt zu einer vertieften Selbsterfahrung. Es öffnet Tore zu sonst verschlossenen Bereichen des Bewußtseins. Im Fasten gewinnen wir ein neues Selbstwertgefühl, Sicherheit, vermehrte Kraft und wachsenden Mut, Fortschritte in der Wahrheitserkenntnis und Harmonisierung des inneren Menschen.

Yoga-Asketen fasten, um außergewöhnliche Fähigkeiten zu erlangen und die Macht der Dämonen zu brechen, und Indianer fasteten, um Naturgewalten zu besänftigen und Jagd- oder Kriegsglück herbeizuzwingen.

Der Fastende lädt seelischen Müll ab, löst sich von schmutzigen und stinkenden Krusten des Gemütes und des Geistes wie schwermütigen Stimmungen und häßlichen Gedanken. Er fühlt sich erleichtert. Er befreit sich von Niedrigem und erhebt sich zu Höherem. Er findet zu innerer Ordnung, wird freier und froher, genußfähiger, liebesfähiger und ausgeglichener.

Das alles sind Grundpfeiler des Heilwerdens des ganzen Menschen, sprich: Grundpfeiler der Gesundheit — im Sinne der ganzheitlichen Heilkunde der alten Asiaten und Indianer. Es ist also ein Gebot der Gesundheit, zu fasten und zu beten bzw. zu meditieren, zur inneren Einkehr und Sammlung eine Kerze anzuzünden oder ein Räucherstäbchen abzubrennen, seinem Leben hier und da eine andere Richtung zu geben und alte Gewohnheiten zu unterbrechen. Gesund kann nur sein oder werden, wer Herr seiner Gewohnheiten ist und nicht mehr Sklave seiner Gewohnheiten.

Fasten bringt aber nicht nur spirituellen Nutzen, sondern ebenso somatischen (körperlichen). Im Sinne der seelisch-geistig-körperlichen Gesundheit sagte der Prophet Mohammed: „Das Fasten ist die allerwichtigste Arznei".

Bekannt ist, daß das Bergvölkchen der Hunzas im Himalaya keinen Arzt brauchte, solange die harte Umwelt die Hunzas zwang, jedes Frühjahr eine längere Fasten- bzw. Hungerperiode (manchmal bis zu zwei Monaten) durchzustehen. Später wurden haltbare Lebensmittel importiert, und mit der ausreichenden Ernährung für das ganze Jahr bekamen die Hunzas unsere typischen Zivilisationskrankheiten. Ebenso konnte man bei nomadisierenden Indianerstämmen, die im Durchschnitt nur jeden zweiten Tag Beute machten und zwischendurch notgedrungen „fasten" mußten, feststellen, daß sie kerngesund waren. (Etwas ganz anderes ist natürlich die ständige Unter- und Fehlernährung in den Hungergebieten der Erde.)

Bei vielen Krankheiten — nicht nur bei Übergewicht und Fettsucht oder bei Magenverstimmung — bewährt sich Fasten als zentrales Heilmittel. Unter anderem bei : Rheuma, chronischer Verstopfung, Durchfall, Hautkrankheiten (Schuppenflechte, Ekzeme), Bronchitis, Asthma, Migräne, Grippe, Mandelentzündung, chronischen Entzündungen der Gallen- und Harnwege, Drüsenleiden, Herz- und Kreislaufstörungen. Zudem entlastet Fasten die Kniegelenke und Bandscheiben.

Dreierlei bewirkt das Fasten auf der Ebene des Körpers: erstens Erholung des Verdauungsapparates und Schonung des Organismus (30 Prozent des gesamten Energieaufwandes beansprucht die Verdauungsarbeit), zweitens biologische Säuberung und Entgiftung des Körpers von Stoffwechselrückständen und drittens Mobilisierung der Heilungskräfte, die krankhafte Prozesse beseitigen.

Krankheit ist im Grunde eine „aktive Entgiftungsbemühung des Körpers". Ihr können wir vorbeugen: durch Fasten.

Das Fasten wird mit dem großen Hausputz verglichen. Die Schlacken und überflüssigen, belastenden, störenden, krankmachenden Stoffe werden ausgeschieden. Also: Treten wir die Reise ins neue Wohlbefinden an, das heißt, fasten wir von Zeit zu Zeit — in Verbindung mit einer Loslösung von Terminkalender, Telefon, Illustrierten, Fernsehen . . .

Denn die Reizüberflutung von außen stört die Begegnung mit Gott und mit sich selbst. Freilich, eine richtige, über eine Woche dauernde Fastenkur, die ein großer Segen ist, sollten wir nur unter Kontrolle eines mit naturheilkundlicher Medizin vertrauten Arztes machen. Denn es können Heilungskrisen eintreten.

Feste und Fasten sind wie zwei Pole im Leben. Das Fasten gehört zu den Festen wie das Schlafen zum Wachen — und wie das Yin zum Yang.

Nach der „Generalüberholung" (Fasten) fühlen wir uns „wie neugeboren".

(28) Harmonie durch Heilfarben

Farben sind Naturkräfte, die, wenn wir sie mit Bedacht nutzen, die Ausgeglichenheit und Abgewogenheit unserer Persönlichkeit fördern und unsere Lebensenergie regulieren.

Schon der alte Goethe wußte: „Die Farben Gelb, Rotgelb (Orange) und Gelbrot stimmen regsam, lebhaft, strebend." Und Napoleon bevorzugte instinktiv grüne Röcke — um seine feurige Natur zu besänftigen.

Daß Farben die Pflanzen, Tiere und Menschen beeinflussen, ist eine Urerfahrung. Es lag also nahe — jedenfalls für die alten Ägypter, Chinesen, Inder, Tibeter, Indianer usw. —, sich die Macht der Farben in der Heilkunde dienstbar zu machen.

Im alten Ägypten wurden in „Sonnenlicht-Heiltempeln" Krankheiten mit Licht- und Farbeffekten behandelt. Die alten Chinesen tauchten beispielsweise Darmkranke in gelbes Licht, das heißt, sie verhängten die Fenster im Raum des Darm-Patienten mit gelben Vorhängen bzw. Schleiern, wissend, daß Gelb den Darm stärkt. Und die alten Inder spannten über Scheintote rote Tücher zur Wiederbelebung. Indiens ayurvedische Medizin wußte schon früh die Farben als Heilkraft zu nutzen — nicht nur das vitalisierende Rot bei Scheintoten.

Unsere eigene Volksheilkunde schätzt ebenso die Farben als Heil- und Kraftquellen, und heute regt sich im Schatten der Schulmedizin die moderne Farbheilkunde, Chromotherapie oder Colortherapie genannt.

Die heilkundliche Farbenbehandlung bewegt sich zwischen dem Wärmepol Rot und dem Kältepol Blau.

Grundsätzlich gilt: Rot und Orange, Gelb sowie Gelbgrün sind „Wachstumsfarben", die zum Beispiel bei Magersucht, Appetitmangel, Bronchitis, Rheumatismus, Hexenschuß, Haarausfall, Hautleiden angebracht sind. Blau und Violett sowie Blaugrün hingegen sind „Hemmungsfarben", die unter anderem bei Abszessen, Eiterungen, Hämorrhoiden, Warzen, Gicht, Schnupfen, Blasenkatarrh, Gelenksentzündung, Fettsucht angebracht sind.

Wie können wir uns des Heilmittels, Verjüngungsmittels und Verschönerungsmittels Farbe bedienen?

• Erstens durch *Farbenbestrahlung:* Es gibt natürlich professionelle Geräte für Farblichtbestrahlung, aber Schreibtisch-, Steh- und Nachttischlampen sind ebenso brauchbar in Verbindung mit farbigen elektrischen Birnen oder mit Farbfiltern bzw. Farbgläsern bzw. farbigen Zellgläsern. Letztere sind leicht, unzerbrechlich und biegsam.

Wer die Sonnenstrahlen nützen will, kann leicht farbiges Zellglas am Fenster aufhängen.

Bei künstlichen Lichtquellen empfehlen sich Glühbirnen zwischen 60 und 100 Watt.

Dauer der Farbenbestrahlung 15 bis 30 Minuten. In hartnäckigen Fällen eine Stunde oder länger.

Die höchste Wirkung erzielt die Farbenbestrahlung natürlich auf den bloßen Körper.

• Zweitens durch *Farbenbeleuchtung:* Sie ist schwächer als die Farbenbestrahlung.

Bei Farbenbestrahlung und Farbenbeleuchtung Vorsichtsmaßregeln für elektrische Geräte beachten!

• Drittens durch *Farbensehen:* Wir umgeben uns mit den entsprechenden Farben in Kleidung und Wohnung (Tapeten, Vorhänge, Teppiche usw.).

• Viertens durch *Farbenessen:* In Krankheitsfällen empfehlen die Praktiker der Farbheilweise, regulierende „Naturfarben" zu essen — als Rohkost. Beispiele: für Rot Kirschen, Paradeiser, Himbeeren, für Orange Orangen und Karotten, für Gelb Eidotter, Trauben, Bananen, für Grün Salate und Gemüse, für Blau Zwetschken, für Violett Heidelbeeren.

• Fünftens durch *Farbenmeditation:* Wir fühlen uns in die entsprechenden Farben ein, oder wir versenken uns mittels unserer Vorstellungskraft in die gewünschten Farben. Oder wir betrachten einfach ausgewählte Farben im Buch der Natur (Wiesen, Wälder, Wässer, Blumen, Früchte, Himmel . . .).

Rot

ist die Farbe der Bewegung, der Aktivität, der Tatkraft, der Tüchtigkeit, der Heftigkeit, der Energie, des Mutes, des Feuers, der Hitze, der Erregung, der Leidenschaftlichkeit und der Liebe, anderseits des Krieges, der Vernichtung, des Angriffs und des Infernos. Rot ist die Signalfarbe der Natur.

In einem roten Zimmer werden wir, wie jeder erfahren kann, gereizt und aufgepeitscht. Wir bekommen Platzangst.

Rot erhitzt, belebt, regt an, reizt, treibt an, beschleunigt, entstaut, tonisiert, vitalisiert. Es stimmt Sportler, zum Beispiel Boxer, kampfesmutig.

Wem es in seiner Umgebung an Rot mangelt, der neigt zu Appetitlosigkeit, Stuhlverstopfung, Blutmangel, allgemeiner Schwäche, Lustlosigkeit. Rotmangel verschlimmert zudem Haltungsschäden. Ein Zuviel an Rot kann hingegen zu nervösen Störungen und innerer Unruhe sowie zu Entzündungen führen. Und ebenso zur Explosion des Sexualtriebs.

In der Naturheilkunde dient rote Farbe bzw. rotes Licht unter anderem zur Bekämpfung von Kreislaufschwäche, Blutniederdruck, Durchblutungsstörungen der Arme und Beine, Gefäßverengung, Blutstockung, Blutarmut, Bleichsucht, Rheumatismus, Ischias, Gicht, Hexenschuß, Asthma, Katarrh, Sexualschwäche, Hautleiden, Ausschlägen, Flechten, Frostschäden, Haarausfall, Lähmungserscheinungen, Appetitlosigkeit, Abmagerung, Schlafsucht, Alpdrücken und Niedergeschlagenheit.

Orange

ist die Farbe des Erfolgs. Orange wärmt, mildert, kräftigt, baut auf, heitert auf. Das unaufdringliche Orange ist gesundheitsfördernd auf allen Linien.

In der Naturheilkunde wird Orange eingesetzt u. a. gegen Nieren- und Blasenerkrankungen, Lungenerkrankungen, Stoffwechselbeschwerden, Verstopfung, Blähungen, Schluckauf, Krämpfe, Menstruationsbeschwerden, Beschwerden in den Wechseljahren, Furunkel, Abszesse, Kälte und Schlaffheit.

Hervorgehoben wird die drüsenanregende Eigenschaft des orangenen Lichts bzw. der orangenen Farbe.

Orange ist gleichzeitig ein Schönheitsmittel, das den Glanz der Haut bewahrt.

Orange spendet Energie und Kraft für die Sexualität und ebenso für sexuelle Enthaltsamkeit. In Indien ist Orange die Mönchsfarbe der Entsagung. Sie wandelt die sexuelle Energie in spirituelle Energie um. Ein „Wundermittel" ist Orange im seelischen Bereich. Es hellt das Gemüt auf, stärkt die Nerven, macht Müde munter. Es hilft gegen Trägheit und Teilnahmslosigkeit sowie gegen Konzentrationsmangel und Vergeßlichkeit.

Gelb

ist die Farbe der Kreativität, der Intelligenz und des Verstandes. Gelb ist leicht, schwerelos, heiter, munter, behaglich und sanft reizend. Es strahlt eine gemäßigte Wärme aus und hat — alles in allem — ausgleichenden Charakter.

In der Naturheilkunde wird Gelb geschätzt, weil es das Drüsensystem kräftigt und stärkt, die Sekretion fördert, die Schleimhäute aktiviert, die Leber anregt, den Stoffwechsel und die Verdauung begünstigt, den Kreislauf belebt, Kalkablagerungen auflöst, den Appetit erhöht, den Magen stimuliert usw. Gelb ist also gut gegen Bronchitis, Husten, bei Funktionsstörungen der Leber, bei Darmträgheit, Darmkatarrh, Magenkatarrh usw.

Gelb regt Verständnis und Intelligenz an, fördert Denkkraft und Scharfsinn, hilft also beispielsweise bei Lernstörungen und leistet unpraktischen Menschen gute Dienste. Es hebt das Selbstbewußtsein und macht Mut.

Gelb ist ein vorzügliches Mittel gegen Müdigkeit und Schläfrigkeit. Wer zu ständiger Mattigkeit und Arbeitsunlust neigt, kann etwa mit gelben Tapeten oder gelben Fensterscheiben dagegen ankämpfen. Gelb ist ein Energiespender, bringt den Geist in Schwung und ist eine Sonne für Gemütskranke.

Grün

ist die Farbe des Lebens und des Wachstums, die Farbe des Ausgleichs und der Harmonie, die Farbe der „Neutralität". Grün vermittelt und besänftigt, bewirkt Entspannung, Entlastung, Erholung, wohlige Ruhe und Regeneration. Es erzeugt ein Frischegefühl. In der Naturheilkunde gilt Grün als reinigend und desinfizierend. Es mildert Empfindungen und Verbrennungen. Es ist Balsam für Wunden.

Beschwerden, die mit grüner Farbe und mit grünem Licht behandelt werden, sind unter anderen: Asthma, Bronchitis, Husten, Infektionen, Bluthochdruck, Gelenksentzündungen, Gicht, offene Wunden, Wetterfühligkeit und Nervenleiden.

Grün, das „Meistertonikum der Natur", ist bei vegetativer Dystonie, also bei allen Störungen des vegetativen Nervensystems, die Heilfarbe schlechthin. Es beschwingt.

Ein heißblütiger Choleriker kann sich mit Grün beruhigen oder kann mit Grün beruhigt werden. Seelische Erschütterungen und Nervenüberreizungen klingen ab durch Grün. Gegen Hastigkeit und Übereilung hilft Grün. Melancholiker und Hypochonder sollten sich mit gelblichem Grün umgeben.

Blau

ist die Farbe des Geistes, der Reife und der Zuverlässigkeit — und im Osten die Farbe des reinen Bewußtseins. Es ist anderseits die Farbe der Bewegungsarmut, der Ruhe, des Friedens, der Kälte und der Dunkelheit.

Blau wirkt kühlend, hemmend, abbauend, zersetzend, auflösend, stillend, stauend, verhärtend, zusammenziehend, dämpfend, beruhigend und hypnotisch. Es hat friedliche Schwingungen.

Bissige Nerze wurden durch Behandlung mit Blaulicht friedlich und handzahm. Wer einen aggressiven Partner hat, soll entwaffnendes Blau tragen.

Wem es in seiner Umgebung an Blau mangelt, der ist anfällig für Fieberhaftigkeit, Unrast, Geschäftigkeit, Überaktivität. Wer mit Blau überfüttert ist, neigt zu Lethargie. Blau verstärkt Schüchternheit.

Ein Schlafzimmer in Blau ist eine Wohltat bei chronischen Schlafstörungen. Ein ärztliches Wartezimmer in Blau ist angstdämpfend.

In der Naturheilkunde bewährt sich Blau bei Blutandrang, Bluthochdruck, Hämorrhoiden, Koliken, Neuralgien, Schnupfen, Entzündungen, Schwellungen, Fieberzuständen, Blutungen, Abszessen, Eiterungen, Jucken, Kropf, Kopfschmerzen, Migräne, Nackenschmerzen, Schlafstörungen, Verstopfung durch verkrampften Darm, Lungenkrankheiten, Leberstörungen, Nierenleiden, Herzjagen, Fettsucht. Blau ist insgesamt schmerzlindernd. Blau, die kälteste Farbe, ist eine Nervennahrung und ein Beruhigungsmittel. Es ist hilfreich bei Angst- und Erregungszuständen. Es bewirkt Gelassenheit.

Violett

ist die erhabene Farbe der Mystik und des kosmischen Bewußtseins. Die Farbe der Spiritualität ist aber gleichzeitig die Farbe der Macht und der Distanz.

Violett wird das „Morphium der Farben" genannt. Es ist hypnotisch, dämpfend, entspannend. Es erweckt das Gefühl körperlicher Leichtigkeit.

Für Künstler und Geistesarbeiter ist Violett anregend. Es öffnet die Pforten der Einsicht und Wahrnehmung, es schärft den Sinn für das Schöne.

In der Naturheilkunde gilt Violett als Appetitzügler, ist also für Übergewichtige heilsam. Es hilft ferner gegen Durchfall. Violett ist Milz bildend und Lymphe anregend. Bei Nervenleiden wird Violett abwechselnd mit Blau eingesetzt.

(29) Die Gesundheitspunkte — magische Knöpfe?

Als man bei einer Olympiade den Hochsprung-Weltrekordler Dwight Stones und den Diskus-Weltrekordler Mac Wilkins über ihre Rezepte befragte, antworteten sie: Akupressur.

Die Massage der Energiepunkte durch Fingerdruck ist die einfachste und behutsamste Methode, gesund und leistungsstark zu bleiben. Sie ist leicht erlernbar, kostet nichts — und ist gefahrlos. Man braucht dazu nur ein paar Minuten Zeit und die Finger als Massage-Instrumente.

Akupressur ist in China das Hausmittel schlechthin. Akupressur lernen in der Volksrepublik die Kinder in der Volksschule und die Arbeiter in der Fabrik und die Bauern auf dem Feld, instruiert von Barfußärzten. Die Selbstbehandlung durch Akupressur erstickt millionenfach Krankheiten im Keim.

Die Punktbehandlung fußt auf dem von den alten Chinesen entdeckten Energiesystem (S. 67 ff.).

128 Gesundheitspunkte, alphabetisch gereiht, stellen wir am Ende des Kapitels vor, „magische Knöpfe" gleichsam, auf die zu drücken sich lohnt, sei es zur Erhaltung von Jugendlichkeit, Wohlbefinden und Frische, sei es zur Linderung oder Heilung von Krankheiten.

Die Tabelle für die Praxis enthält Hinweise, wie Sie die genannten Punkte auffinden. Sie erfahren deren chinesische Namen in der modernen offiziellen Pinyin-Umschrift und die medizinwissenschaftliche Kurzformel aus Buchstaben und Ziffern. Die Buchstaben des Kennzeichens sind nichts anderes als die Abkürzung des Meridiannamens, und die Zahl verrät, der wievielte der durchnumerierten Punkte einer Energieleitbahn der genannte Gesundheitspunkt ist.

Das ist der Kode:

H   = Herzmeridian
Dü   = Dünndarmmeridian
B   = Blasenmeridian
N   = Nierenmeridian
KS   = „Meister des Herzens"-Meridian (KS sind die Anfangsbuchstaben von Kreislauf und Sexualität)
3E   = „Dreifacher Erwärmer"-Meridian
G   = Gallenblasenmeridian
Le   = Lebermeridian
Lu   = Lungenmeridian
Di   = Dickdarmmeridian
M   = Magenmeridian
MP   = Milzmeridian (MP = Milz/Pankreas)
KG   = Konzeptionsgefäß
LG   = Lenkergefäß
PaM = Punkt außerhalb eines Meridians

Zur Technik: Um die Gesundheitspunkte anzuregen, bedienen sich Akupressur und Shiatsu des Fingerdrucks und Taiki der Pflastermagneten.

Der Fingerdruck

Während sich die Spezialisten, also die Akupressur- und Shiatsu-Therapeuten, der Finger, des Handgelenks, der Handflächen, der Ellbogen, der Knie und der Füße bedienen, beschränkt sich der Laie bei der Selbstbehandlung oder Partnerbehandlung auf seine Finger: auf Daumen, Zeigefinger oder Mittelfinger. Das klassische Instrument ist der Daumen.

In der Regel wird die Kuppe des Daumens oder Fingers zur Behandlung benutzt, in besonderen Fällen aber ein Fingernagel. Der Druck schwankt zwischen sanft, mittelstark und kräftig. Ihr Gespür — ihr „Fingerspitzengefühl" im wahrsten Sinne des Wortes — verrät Ihnen jeweils die angemessene Druckstärke. Empfindliche Stellen erfordern naturgemäß nur leichten Druck. Nie ist der Druck heftig. Hinterlassene blaue Flecken sind das Mal eines Pfuschers und nicht eines Könners.

Um bei Bedarf die Kraft im Zeigefinger zu erhöhen, pressen wir den Mittelfinger auf den Zeigefinger.

Der Druck mit den Fingerspitzen ist senkrecht auszuüben.

Neben der Druckmethode ist noch die Reibmethode gebräuchlich: der Daumen- oder Fingerballen führt reibende Kreisbewegungen auf dem Energiepunkt aus, verbleibt aber dabei auf dem Punkt. Bei schwächlicher Körperkonstitution und bei Kleinkindern wird mit der Fingerkuppe behutsam auf die Punkte geklopft.

Die Fingerspitzen reizen einen Punkt im allgemeinen zwischen drei Sekunden (z. B. auf dem Hals) und fünfzehn Sekunden (z. B. auf der Brust), gelegentlich dreißig Sekunden, und zwar mehrmals hintereinander in kurzen Abständen.

Wir sollten die Pressur regelmäßig täglich (oder mehrmals täglich) eine bis fünf Minuten, maximal eine Viertelstunde, durchführen, jedoch nie nach einer Mahlzeit.

Taiki

Wenn wir durch die (im Handel erhältlichen) Magnete die Energiepunkte anregen wollen, kleben wir die Magnetpflaster einfach auf die gereinigte Haut und belassen sie dort mindestens eine Woche und höchstens einen Monat.

Die Pflastermagnete sind hautfreundlich und zudem rostfrei und wasserabstoßend, so daß sie uns nicht hindern, wie gewohnt zu baden und zu brausen. Wer will, kann gleichzeitig bis zu zehn Punkte mit Magneten behandeln.

Die Magnettherapie ist ungefährlich und frei von schädlichen Nebenwirkungen. Nur Patienten mit Herzschrittmachern wird davon abgeraten.

Doppelt ist die Wirkung, wenn wir ab und zu mit dem Finger auf den Magnetkern drücken und den darunter liegenden Energiepunkt zusätzlich stimulieren. Das bringt die Lebensquellen zum Fließen.

Die Energiepunkte sind in der Regel „Doppelpunkte", d. h.: der jeweilige Punkt befindet sich symmetrisch auf beiden Körperhälften. Grundsätzlich behandeln wir das Punktpaar, möglichst gleichzeitig und gleichmäßig. Behandeln wir also nicht nur den in unserer Illustration markierten Punkt. Sondern ebenso sein Gegenstück auf der anderen Körperseite.

Was die Reihenfolge der Punktbehandlung betrifft, so ist es günstig, bei den Extremitäten zu beginnen und allmählich nach innen fortzuschreiten.

Wenn wir versehentlich die falsche Stelle pressen, so schadet es uns zwar nicht, aber ebensowenig nutzt es uns. Wenn wir vorbeugen oder heilen wollen, müssen wir also den Punkt exakt treffen.

Zur Lokalisierung dienen erstens eine kurze Beschreibung, zweitens eine Illustration — und drittens Ihr Tastgefühl: Die Energiepunkte sind normalerweise hochempfindlich. Sie sind drucksensibler als ihre Umgebung.

Wer sich den Luxus eines Suchgerätes leisten will: Es gibt im Handel Akupunkturstäbe, die die Punkte haargenau orten, und zwar durch Messung des elektrischen Hautwiderstandes.

Für nicht leicht erreichbare Punkte brauchen Sie Ihren Partner oder eine Hilfsperson. Akupressur ist risikolos. Lediglich bei Schwangerschaft, hohem Fieber, akuten Infektionskrankheiten wie Typhus oder Diphterie, schweren Herz- und Kreislaufstörungen, Knochenbrüchen und Hautleiden soll der medizinische Laie eine Akupressur-Selbstbehandlung unterlassen.

Im Gegensatz zu Akupressur eignen sich Akupunktur und Moxibustion nicht für die Heimbehandlung. Doch mehr und mehr unserer Ärzte lassen sich in diesen chinesischen Heildisziplinen schulen, sodaß Akupunktur und Moxibustion heute allgemeines Interesse finden.

Akupunktur (zhen)

„Mein Gott, das kann nicht wahr sein', sagt unentwegt der wissenschaftliche Verstand. Und doch steht man da und sieht es." Der das sagte ist Arzt, Universitätsprofessor und Herzspezialist von Weltrang: Dr. Dimond. Er sprach von den heilenden Nadeln Chinas, von der Akupunktur, die Dr. Dimond in China studieren konnte.

Vor seinen Augen wurde beispielsweise ein Patient, der an Tuberkulose litt, operiert. Dem Kranken wurde eine Nadel in den linken Arm gestochen. Das schaltete den Schmerz aus, so daß dem Patienten bei hellwachem Bewußtsein die Hälfte eines Lungenflügels entfernt werden konnte.

„Der Brustkorb des Patienten klaffte weit", schilderte der verblüffte Dr. Dimond die Operation. „Ich konnte sein Herz zucken sehen, und die ganze Zeit über sprach der Mann rege und überlegt mit uns. Als der Eingriff etwa bis zur Hälfte fortgeschritten war, erklärte er, er sei hungrig, worauf die Ärzte eine Pause machten und ihm eine Konserve mit Kompott zu essen gaben."

Damals horchte die Welt auf, war doch Dr. Dimond einer jener prominenten amerikanischen Ärzte, die angeblich zur Heilung des sterbenskranken Mao nach China gerufen worden waren. Doch Dr. Dimond kam nach China, um zu lernen, nicht um zu lehren. „Ich konnte den Chinesen auf medizinischem Gebiet wirklich nichts Neues erzählen", erklärte er.

Daß die chinesische Heilkunst der Akupunktur seinerzeit in der Weltpresse Schlagzeilen machte, dafür sorgte aber in erster Linie der amerikanische Starjournalist James Reston („New York Times"), der 1971 über Presse und Fernsehen von medizinischen Sensationen aus Chinas Operationssälen berichtete. Der Zufall wollte es, daß Reston schließlich selbst in China erkrankte. Und er ließ sich im „Antiimperialistischen Krankenhaus" in

Peking mit den „Wundernadeln" gegen seine Magenschleimhautentzündung behandeln. Sie wurde in zwanzig Minuten behoben. „Man spürt ein Prickeln, das ist alles", beschrieb er die Nadelstiche.

Seither macht die Akupunktur von sich reden. Wunderkur oder Scharlatanerie? Die einen schwören auf Chinas Wundernadeln, die schmerzfrei vielerlei Krankheiten heilen. Die anderen sehen in der Akupunktur ein magisches oder mythisches Suggestivverfahren, wobei übersehen wird, daß sie auch bei Dackeln, griechischen Landschildkröten, Kühen, Federvieh und anderen Tierpatienten wirkt.

Lange hat sich die westliche Schulmedizin über die Akupunktur lustig gemacht. Ernst genommen wird die Akupunktur erst, seit Operationen in China von angesehenen Ärzten aus Amerika und Europa fachmännisch unter die Lupe genommen werden können. Der Sprache und des Atems beraubt waren und sind die ärztlichen Augenzeugen aus dem Westen, keineswegs aber die Patienten, die während der Operation plaudern, lächeln, essen und trinken.

Das Prestige der Akupunktur erhöhte sich bei uns noch, als prominente Persönlichkeiten des Westens Heilung durch Nadeln suchten. Von dem amerikanischen Publizisten James Reston haben wir schon gesprochen. Und die italienische Opernsängerin Anna Moffo wurde durch die simplen Nadeln von ihrem Bandscheibenleiden erlöst. Der österreichische Oberarzt Dr. Otto Ludwig ließ sich seine zerklüfteten Mandeln entfernen — ohne Betäubung, aber schmerzfrei durch die chinesischen Nadeln.

Der Beweis war also erbracht, daß die Akupunktur nicht nur bei den Rotchinesen wirkte, die ihren Mao gelesen hatten.

Die Akupunktur dient nicht nur als Narkoseersatz dazu, bei Operationen die Schmerzempfindlichkeit aufzuheben. Sie heilt vor allem. Sie hilft bei zahlreichen Krankheiten. Der Heilkundige kann, wenn er die Hunderte unsichtbaren Einstichstellen kennt, mit Nadeln den Energiestrom je nach Bedarf schwächen, stärken, konzentrieren, umleiten und so das Lebensgleichgewicht wiederherstellen.

Das lateinische Wort „Akupunktur" (=Nadelstecherei) haben übrigens die katholischen Missionare geprägt, als sie im 17. Jahrhundert in China der uralten medizinischen Schule des Pikens begegneten.

Jene Jesuiten machten Europa damals mit der chinesischen Nadelstecherei bekannt, die vor dem Jahr 1000 schon den Weg nach Japan, Korea und Indien gefunden hatte.

Die mißtrauische europäische Medizin mokierte sich von vornherein über die eigentümliche Therapie. Nichtsdestoweniger widmeten zwei Ärzte, die die chinesische Nadelmedizin in Japan kennengelernt hatten, der Akupunktur zwei Bücher. Der Holländer Ten Rhyne veröffentlichte seine Schrift 1683 und der Deutsche Engelbrecht Kaempfer sein Buch „Die Heilung des Durchfalls mit Hilfe der in Japan geübten Akupunktur" 1712.

In Frankreich gab es im 18. und 19. Jahrhundert Ärzte, die die chinesische Nadelstecherei praktizierten. Die Akupunktur wurde dort vorübergehend sogar Mode. In Paris herrschte geradezu eine Akupunkturmanie, so daß sich Patienten in einem Spital der französischen Hauptstadt „gegen die mit Nadeln bewaffneten Ärzte" empörten.

In Deutschland erforschte der Medizinprofessor Johann Baptist Friedreich die Nadeltherapie; er legte seine Erfahrungen 1825 auf einem Kongreß in Frankfurt am Main einem Kreis von Naturforschern und Ärzten vor. 1829 erwarb der Schwede Gustaf Landgren sein Doktorat an der Universität Uppsala mit einer Dissertation über Akupunktur.

Alles in allem führte die Akupunktur in Europa aber ein Schattendasein als Kuriosum und Außenseitermedizin. Erst in unseren Tagen trat die Akupunktur ihren Siegeszug um die Welt an.

Ein Wiener Arzt, der „gelernte Chirurg" Professor Dr. Johannes Bischko, ist einer der Pioniere, die eine Brücke von der Schulmedizin zur Akupunktur geschlagen haben. Im März 1972 wurde die 35jährige Wiener Hausfrau Elfriede Schebesta als erste Patientin außerhalb Chinas bei einer Mandeloperation durch Akupunktur schmerzfrei gemacht — von Professor Bischko. Bischko erklärte: „Ich stach die Punkte Dickdarm 4 und Lunge 11, und schon nach zwei Minuten war die Patientin im Hals völlig schmerzunempfindlich . . ."

Einerseits ist es die Wiener Schule, die im Westen der Akupunktur zum Durchbruch verholfen hat, und andererseits die deutsch-französische Schule, die speziell in der Ohrakupunktur (Aurikulotherapie) Fortschritte erzielte.

Zur Vorbeugung und Heilung von Krankheiten werden also an bestimmten Stellen haarfeine Nadeln aus Gold, Silber oder Edelstahl in die Haut gestochen. Ursprünglich bestanden die Nadeln aus Stein, später aus Kupfer oder Eisen.

Eine Methode besteht darin, eine einzige Nadel zu stechen und ein paar Minuten lang zu drehen. Nach einer anderen Methode werden mehrere (höchstens 16) Nadeln gestochen und zirka eine Viertelstunde stecken gelassen.

Der Vorteil der Akupunktur ist, daß sie keine unerwünschten Nebenwirkungen hat.

Verboten ist aber Akupunktur im allgemeinen bei Infektionskrankheiten, Entzündungen innerer Organe, Krebs, Geisteskrankheiten, multipler Sklerose, Drüsenerkrankungen, Nieren- oder Gallensteinen, hohem Fieber und Trunkenheit.

Moxibustion (jiu)

Moxa ist die Latinisierung des japanischen Wortes Mokusa. Dessen Bedeutung ist: „Brennkraut".

Schon in den vorchristlichen Jahrhunderten wurden in China Heilpflanzenblätter zusammengerollt zu Stäbchen. Mit den angeglühten Kräuterstäbchen wurden die Energiepunkte gebrannt. Das hinterließ häßliche Narben. Heute werden die Reizpunkte nicht mehr gebrannt, sondern nur mehr erwärmt.

Zum Moxen wird vorzugsweise Beifuß (Artemisia vulgaris) verwendet. Die Beifußblätter werden getrocknet und gerieben oder zermalmt. Aus dem pulverisierten Beifuß werden Kegelchen, Kügelchen oder Stäbchen („Zigarren") geformt. Die schwach glühende Beifußzigarre, die zirka 10 bis 20 cm lang und 1 ½ cm dick ist, läßt man 2 oder 3 cm direkt über dem Akupunkturpunkt abbrennen, zirka 5 Minuten lang.

Bei Verwendung von Beifußkegeln, die je nach beabsichtigter Reizwirkung weizenkorngroß, erbsengroß oder kirschengroß sein können, wird das Kegelchen mit einer Pinzette auf den Energiepunkt gesetzt und mit einem Räucherstäbchen entzündet. Bevor aber die Hautstelle überhitzt oder versengt wird, ist der Kegel zu entfernen. Das ist die direkte Moxibustion mit dem Beifußkegel.

Die indirekte Moxibustion bedient sich einer Unterlage. Das Brennmaterial wird auf eine Scheibe Ingwer, Knoblauch, Zwiebel, Eisenhut oder einen flach gedrückten Schnittlauch gelegt. So wird die Hitze gemindert und der Punkt angenehm durchwärmt.

Die Prozedur des „Heilbrennens" wird mehrmals wiederholt.

In China steht die Moxibustion gleichberechtigt neben der Akupunktur, im Westen erfreut sich das Moxen aber (wegen des unangenehmen Geruches?) nicht der gleichen Beliebtheit wie das Akupunktieren.

Die Chinesen haben also drei Methoden, die Energiepunkte zu reizen bzw. anzuregen: Erstens durch Nadelung (= Akupunktur), zweitens durch Brennen oder Erwärmen (= Moxibustion) und drittens durch Massieren (= Akupressur).
Für den Hausgebrauch ist aber, wie gesagt, nur die Akupressur anzuraten. Der bei uns eingebürgerte Name Akupressur ist freilich nicht zutreffend. Denn acus heißt Nadel. Doch der Druck auf die Reizpunkte wird, wie wir wissen, durch die Daumenkuppe oder die Finger erzeugt — nicht durch eine Nadel.
Name hin, Name her: Wer sich auf die Kunst der Lebensförderung versteht, bedient sich der Akupressur bzw. der Gesundheitspunkte.

Es folgt die Liste der meistgebräuchlichen Energiepunkte mit den Heilanzeigen:

Baihui (LG-20):
am höchsten Punkt der Schädelmittellinie bzw. am Schnittpunkt der Schädelmittellinie mit der Linie, die die Spitzen der beiden Ohren verbindet.
Gegen: hohen und niedrigen Blutdruck, Hitzschlag, Hämorrhoiden, Katzenjammer, Kropf, allgemeine Schwäche, Schlafstörungen, Nervosität, Depression, Konzentrationsschwäche, Kopfschmerzen, Reizblase und Ohrensausen.

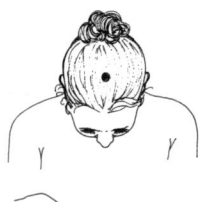

Binao (Di-14):
auf der Außenseite des Oberarmes, am Rande des Deltamuskels.
Gegen: Asthma, Rheuma und vorzeitiges Altern.

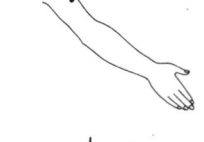

Burong (M-19):
am Vorderrand der achten Rippe (in Höhe des Zwerchfells).
Gegen: Sodbrennen, Blähungen, Brechreiz, Schluckauf, Leberbeschwerden und Schlafstörungen.

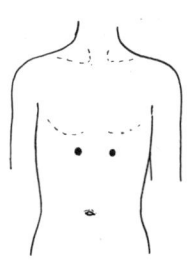

Changqiang (LG-1):
an der Spitze des Steißbeins.
Gegen: Hämorrhoiden, Gallenblasenbeschwerden, Blasenkatarrh und Prostatabeschwerden.

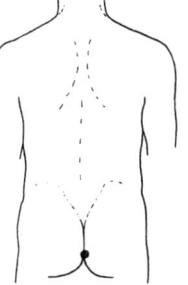

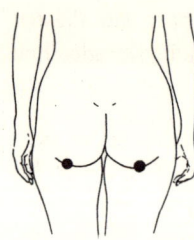

Chengfu (B-50):
in der Mitte der Gesäßfalte.
Gegen: eingeschlafene Beine, Hämorrhoiden, Verstopfung, Mastdarmbeschwerden, Übergewicht, Muskelverspannungen und -verkrampfungen im Kreuz, Ischias, Harnblasenentzündung, Wechselbeschwerden und vorzeitiges Altern.

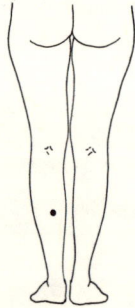

Chengshan (B-57):
auf der Rückseite des Unterschenkels in der Wadenmitte.
Gegen: eingeschlafene Arme und Beine, Hämorrhoiden, Verstopfung, Durchfall, Mastdarmbeschwerden, Übergewicht, Kopfschmerzen, Bandscheibenschäden (Rückenschmerzen), Kreuzschmerzen, Hexenschuß, Ischias, Wadenkrampf und vorzeitiges Altern.

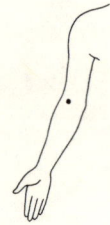

Chize (Lu-5):
in der Beugefalte des Ellbogens, an der Außenseite der harten Sehne.
Gegen: Husten, Schnupfen, Erkältung, Migräne, Rheuma, Hexenschuß, Schwerhörigkeit und vorzeitiges Altern.

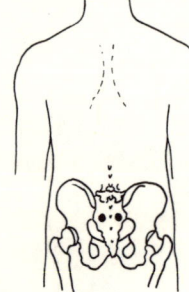

Ciliao (B-32):
im zweiten Sakralloch. (Im Kreuzbein — Rückwand des Beckens — befinden sich zu beiden Seiten der Körpermittellinie Grübchen, die sogenannten Sakrallöcher).
Gegen: Kältegefühl in der Kreuzbeinregion (Durchblutungsstörungen), Verstopfung, Bandscheibenschäden (Rückenschmerzen), Blasenkatarrh, Bettnässen, Potenzschwäche, Menstruationsbeschwerden, Wechselbeschwerden, Prostatabeschwerden.

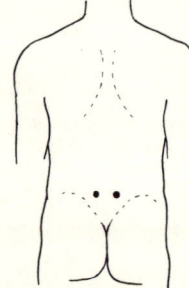

Dachangshu (B-25):
auf dem Rücken am oberen Beckenrand (in Höhe des vierten/fünften Lendenwirbels), zwei Querfinger von der Wirbelsäulenmittellinie entfernt.
Gegen: Hämorrhoiden, Verstopfung, Durchfall, Darmstörungen, Blähungen, Nierenentzündung, Schlafstörungen, Nacken- und Schulterschmerzen, Bandscheibenbeschwerden, Kreuzschmerzen, Rheuma, Ischias und vorzeitiges Altern.

Daheng (MP-15):
eine Handbreit neben dem Nabel.
Gegen: Verstopfung, Durchfall, Bauchweh, Dickdarmentzündung,
Blähungen und Prostatabeschwerden.

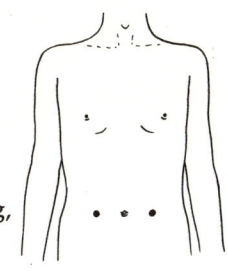

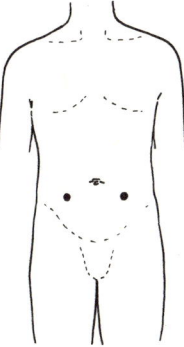

Daju (M-27):
zwei Daumenbreit seitlich und unterhalb des Nabels bzw. zwei Daumenbreit unter Tianshu (M-25).
Gegen: niedrigen Blutdruck, Verstopfung, Durchfall, Darmstörungen, Leberbeschwerden, Antriebsschwäche, Schlafstörungen, Konzentrationsschwäche, Potenzschwäche und Menstruationsschmerzen.

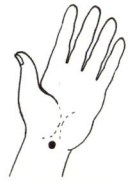

Daling (KS-7):
in der Mitte der inneren Handgelenksfalte.
Gegen: niedrigen Blutdruck, Rheuma und vorzeitiges Altern.

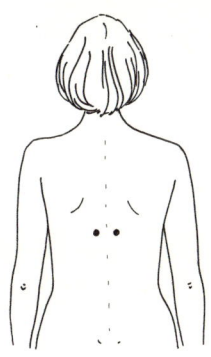

Danshu (B-19):
auf dem Rücken (in Höhe der Vertiefung zwischen den Dornfortsät-
zen des zehnten und elften Brustwirbels), zwei Querfinger von der
Wirbelsäulenmittellinie entfernt.
Gegen: Verstopfung, Durchfall, Magenweh, Gastritis, Sodbrennen,
Blähungen, Schluckauf, Diabetes, Erkrankungen der Leber und der
Gallenblase, Kopfweh, Potenzschwäche, Menstruationsbeschwer-
den und Bindehautentzündung.

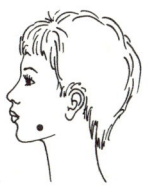

Daying (M-5):
auf dem Unterkiefer.
Gegen: Rachenkatarrh und Zahnschmerzen im Oberkiefer.

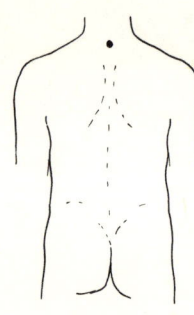

Dazhui (LG-14):
auf dem Rücken unterhalb der Dornfortsatzspitze des siebten Halswirbels.
Gegen: Hämorrhoiden, Asthma, Halsweh, Schnupfen, Erkältung, Fieber, Durchfall, Schilddrüsenerkrankung, allgemeine Schwäche, Energiemangel, Kopfweh, Nacken- und Schulterschmerzen, Ohrensausen, vorzeitiges Altern und Allergien.

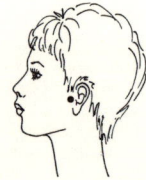

Ermen (3E-21):
vor dem Ohreingang, oberhalb von Tinghui (G-2).
Gegen: Zahnschmerzen, Schwerhörigkeit und Ohrensausen.

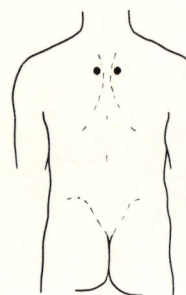

Feishu (B-13):
auf dem Rücken (in Höhe zwischen den Dornfortsätzen des dritten und vierten Brustwirbels), zwei Querfinger von der Wirbelsäulenmittellinie entfernt.
Gegen: Asthma, Bronchitis, Husten, Erkältung, allgemeine Schwäche, Energiemangel, Nervosität, Konzentrationsschwäche, Kopfschmerzen, Nacken- und Schulterschmerzen und vorzeitiges Altern.

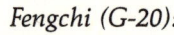

Fengchi (G-20):
an der Schädelbasis über dem Haaransatz, in der Halsvertiefung zwischen den Ansätzen des Trapezmuskels und des Kopfdrehers bzw. zwei Daumenbreit seitlich von Tianzhu (B-10).
Gegen: hohen Blutdruck, Schwindel, Halsweh, Schnupfen, Heuschnupfen, Erkältung, Katzenjammer, allgemeine Schwäche, Schlafstörungen, Kopfweh, Nackenschmerzen und -steife, Rheuma, geschwollene Augen, Bindehautentzündung, Ohrensausen und vorzeitiges Altern.

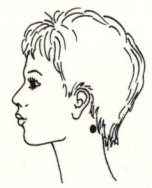

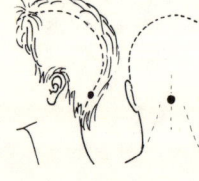

Fengfu (LG-16):
zwischen dem Hinterhauptsbein und dem ersten Halswirbel bzw. in der Nackenmitte einen Daumenbreit oberhalb des Haaransatzes.
Gegen: hohen Blutdruck, niedrigen Blutdruck, Schlaganfall, Rachenkatarrh, Heuschnupfen, Erkältung, Übelkeit, Aufstoßen, Energiemangel, Kopfschmerzen, steifen Hals, Bindehautentzündung und Ohrgeräusche.

Fengmen (B-12):
auf dem Rücken zwei Querfinger seitlich des Unterrandes des zweiten Brustwirbelfortsatzes.
Gegen: Asthma, Husten und Erkältung.

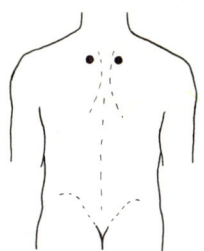

Fengshi (G-31):
an der Außenseite des Oberschenkels. Wenn wir die Arme herab hängen lassen, weist die Mittelfingerspitze auf den Fengshi-Punkt.
Gegen: Durchblutungsstörungen in den Beinen und Ischias.

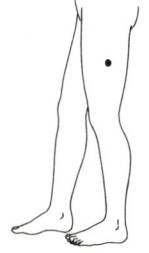

Fuliu (N-7):
an der Innenseite des Unterschenkels, drei Querfinger oberhalb von Taixi (N-3).
Gegen: eingeschlafene Beine, Heuschnupfen, Nierenentzündung, Frigidität, Wechselbeschwerden und Prostatabeschwerden.

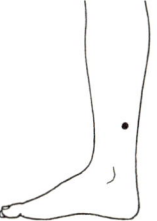

Ganshu (B-18):
auf dem Rücken (in Höhe der Vertiefung zwischen den Dornfortsätzen des neunten und zehnten Brustwirbels), zwei Querfinger von der Wirbelsäulenmittellinie entfernt.
Gegen: Hämorrhoiden, Bronchialasthma, Magenweh, Colitis, Diabetes, Schilddrüsenerkrankung, Erkrankungen der Leber und der Gallenblase, allgemeine Schwäche, Energiemangel, nervliche Erschöpfung (Neurasthenie), Schlafstörungen, Erregung, Konzentrationsschwäche, Nacken- und Schulterschmerzen, Potenzschwäche, Prostatavergrößerung und Bindehautentzündung.

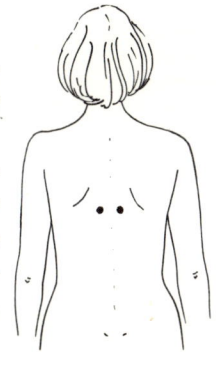

Gaohuang (B-38):
auf dem Rücken über den Schulterblättern (in Höhe zwischen den Dornfortsätzen des vierten und fünften Brustwirbels), vier Querfinger von der Wirbelsäulenmittellinie entfernt.
Gegen: niedrigen Blutdruck, Husten, Schmerzen und Muskelsteife im Nacken und in den Schultern, Potenzschwäche und unregelmäßige Menstruation.

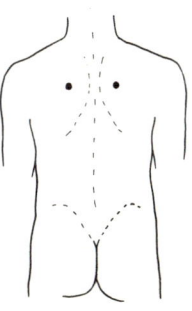

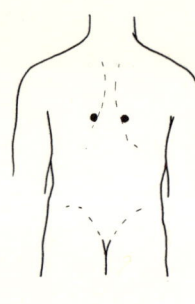

Geshu (B-17):
auf dem Rücken in Höhe des Unterrandes des siebten Brustwirbel-
dornfortsatzes, zwei Querfinger von der Wirbelsäulenmittellinie
entfernt.
Gegen: hohen Blutdruck, Rachenkatarrh, Gastritis, Sodbrennen,
Schluckauf, allgemeine Schwäche, Energiemangel, Schlafstörungen,
Menstruationsstörungen und -beschwerden sowie vorzeitiges
Altern.

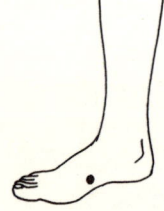

Gongsun (MP-4):
auf der Fußinnenseite neben dem Ende des ersten Mittelfuß-
knochens.
Gegen: Durchfall, Verdauungsstörungen, Bauch- und Magenschmerzen, Blähungen, Übelkeit, Kopfweh und Menstruationsschmerzen.

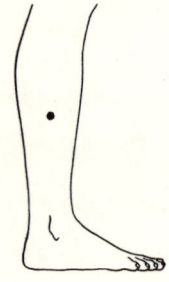

Guanming (G-37):
an der Beinaußenseite sechs Querfinger oberhalb des Knöchels.
Gegen: Zahnweh, Gallenblasenbeschwerden, Sehstörungen, Kurzsichtigkeit, Nachtblindheit und übermüdete Augen.

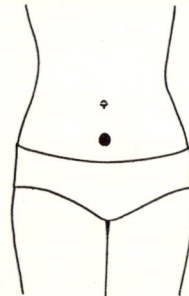

Guanyuan (KG-4):
auf der Mittellinie der Körpervorderseite, vier Querfinger unterhalb
des Nabels bzw. eine Handbreite oberhalb des Schambeinknochens.
Gegen: hohen Blutdruck, Durchblutungsstörungen, eingeschlafene
Beine, Durchfall, Magenbeschwerden, Blähungen, Schilddrüsenerkrankung, Übergewicht, allgemeine Schwäche, Schlafstörungen,
Blasenentzündung, Potenzschwäche, Frigidität, Menstruationsschmerzen, Prostatavergrößerung und vorzeitiges Altern.

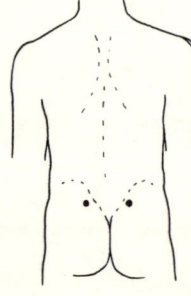

Guanyuanshu (B-26):
zwischen dem fünften Lendenwirbel und dem Beckenknochen.
Gegen: Verdauungsschwäche, Hämorrhoiden, Antriebsschwäche,
Kreuzschmerzen, Frigidität und Ohrensausen.

Hegu (Di-4):
im Winkel zwischen Daumen und Zeigefinger — auf dem höchsten Punkt des Muskelwulstes, der erscheint, wenn wir den Daumen an den Zeigefinger legen.
Gegen: hohen Blutdruck, Schwindel, eingeschlafene Arme, Asthma, Halsschmerzen, Mandelentzündung, Schnupfen, Heuschnupfen, Fieber, Verstopfung, Durchfall, Magenkrämpfe, Schilddrüsenerkrankung, Übergewicht, Zahnschmerzen im Unterkiefer, Leberbeschwerden, Antriebsschwäche, vegetative Dystonie, Schlafstörungen, Nervosität, Nikotinsucht, Kopfschmerzen, Hexenschuß, Menstruationsschmerzen, Wechselbeschwerden, ermüdete Augen, Fehlsichtigkeit und Schmerzen aller Art.

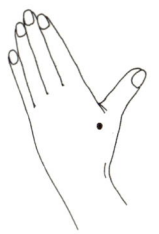

Houxi (Dü-3):
seitlich hinter dem kleinen Finger in einem Grübchen.
Gegen: eingeschlafene Hände und Arme, Verstopfung, Bindehautentzündung und Ohrensausen.

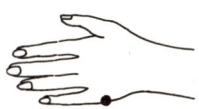

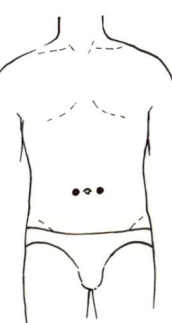

Huangshu (N-16):
einen Kleinfingerbreit seitlich des Nabels.
Gegen: niedrigen Blutdruck, Bronchitis, Husten, Verstopfung, Durchfall, Katzenjammer, Schilddrüsenerkrankung, Leberbeschwerden, allgemeine Schwäche, Energiemangel, Schlaflosigkeit, Gereiztheit, Konzentrationsschwäche, Potenzschwäche, Prostatavergrößerung, Schwerhörigkeit und vorzeitiges Altern.

Jiache (M-6):
an der höchsten Stelle des Kaumuskels (bei zusammengebissenen Zähnen).
Gegen: Rachenkatarrh, Zahnschmerzen im Oberkiefer und Prostatabeschwerden.

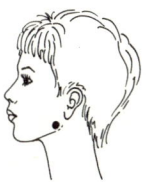

Jianjing (G-21):
in der Mitte zwischen Nacken und Schulterrand, etwas nach hinten in einer Vertiefung.
Gegen: hohen und niedrigen Blutdruck, Bronchialasthma, Husten, Halsweh, Schnupfen, Erkältung, nervliche Erschöpfung, Gereiztheit, Kopfschmerzen, Nacken- und Schulterschmerzen, schwache Milchbildung bei stillenden Müttern, müde Augen und vorzeitiges Altern.

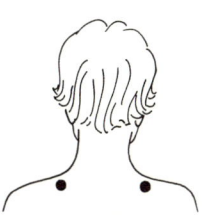

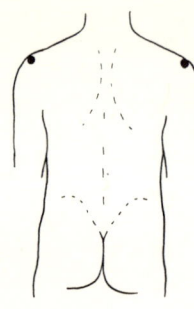

Jianyu (Di-15):
an der Außenseite des Oberarms, und zwar am Schulterende seitlich (in der Vertiefung an der Außenseite des Schulterblattes).
Gegen: hohen Blutdruck, steife und schmerzende Schultern, Rheuma und vorzeitiges Altern.

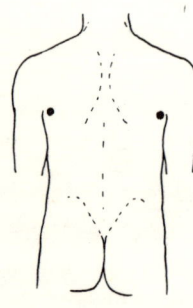

Jianzhen (Dü-9):
auf dem Rücken unterhalb der Schulter, in der Vertiefung oberhalb der Achselfalte.
Gegen: steife Schultern.

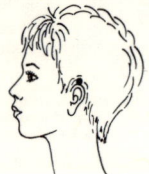

Jiaosun (3E-20):
oberhalb des Ohres.
Gegen: Schwerhörigkeit.

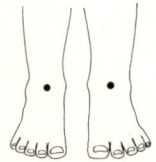

Jiexi (M-41):
auf dem Fußrücken hinten, im Mittelpunkt der Sprunggelenksfalte.
Gegen: kalte Füße, Verstopfung, Durchfall, Magenbeschwerden, Schluckauf, Zahnschmerzen, Kopfweh, Bandscheibenschäden (Rückenschmerzen), Rheuma und Ischias.

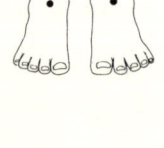

Jingming (B-1):
in der Falte im inneren Augenwinkel, dort, wo sich bei Brillenträgern die Augengläser an der Nase abstützen.
Gegen: Schnupfen, Kropf, Migräne, müde und geschwollene Augen und Bindehautentzündung.

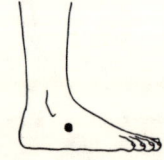

Jinmen (B-63):
einen Querfinger vor und unter dem äußeren Knöchel.
Gegen: Kopfweh, Lendenschmerzen und Beinschmerzen.

Jiuwei (KG-15):
am Zwerchfell bzw. am Ende des Schwertfortsatzes des Brustbeins.
Gegen: Bronchitis, Husten, Magenweh, Katzenjammer, Schluckauf, Antriebsschwäche, Schlafstörungen, innere Unruhe und Depressionen.

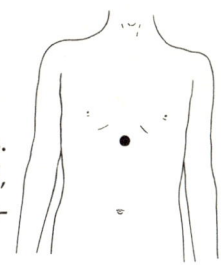

Juliao (M-3):
auf der Unterseite der Backenknochen, in einer Linie unter den Pupillen.
Gegen: Nasenverstopfung, Heuschnupfen, Zahnschmerzen (besonders im Unterkiefer), Gesichtsverspannung und Schwerhörigkeit.

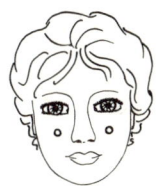

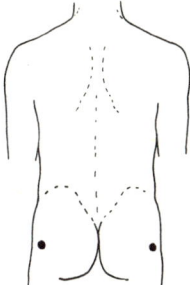

Juliao (G-29):
knapp hinter der Mitte des Hüftknochens.
Gegen: Übergewicht, Ischias und vorzeitiges Altern.

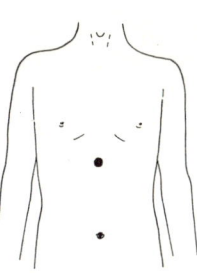

Juque (KG-14):
zwei Daumenbreit unterhalb des unteren Brustbeines.
Gegen: Herzjagen, Bronchitis, Husten, Gastritis, Sodbrennen, Blähungen, Brechreiz, Katzenjammer, Schluckauf, Schilddrüsenerkrankung, Leberbeschwerden, allgemeine Schwäche, Energiemangel, Schlafstörungen, Gereiztheit und Konzentrationsschwäche.

Kongui (Lu-6):
auf der Innenseite des Unterarms in der Mitte der Speichenlänge.
Gegen: Hämorrhoiden, Asthma, Bronchitis, Husten, Rachenkatarrh, Erkältung, Schluckauf und Nikotinsucht.

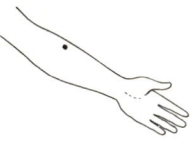

Kunlun (B-60):
in der Mulde zwischen Außenknöchel und Ferse bzw. Achillessehne.
Gegen: Schwindel, kalte Füße, Krampfadern, Schnupfen, Heuschnupfen, Übergewicht, Zahnschmerzen, Kopfweh, Rheuma, Ischias, Hexenschuß, Schwerhörigkeit und gegen Schmerzen aller Art.

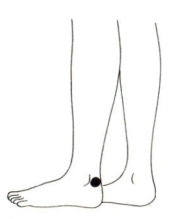

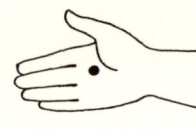

Laogong (KS-8):
in der Mitte der Handfläche.
Gegen: Herzjagen, Hämorrhoiden und Gereiztheit.

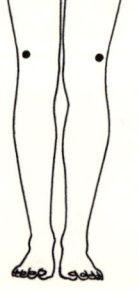

Liangqiu (M-34):
auf der Vorderseite des Oberschenkels am Oberrand der Mulde, die
bei gestrecktem Bein an der Außenseite der Kniescheibe entsteht.
Gegen: Verstopfung, Durchfall, Verdauungsbeschwerden, Magenkrämpfe, Sodbrennen, Übergewicht, Arthritis im Knie und vorzeitiges Altern.

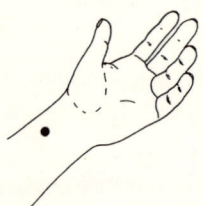

Lieque (Lu-7):
auf der Innenseite des Unterarms, und zwar zwei Querfinger oberhalb des daumenseitigen Endes der Handgelenksfalte. Dort, wo der
Arzt den Puls mißt.
Gegen: eingeschlafene Arme, Hämorrhoiden, Asthma, Husten,
Erkältung, Dickdarmentzündung (Colitis), allgemeine Schwäche
und Kopfweh.

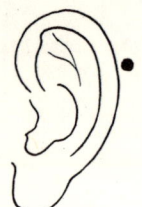

Luxi (3E-19):
hinter dem Ohr.
Gegen: Schwerhörigkeit und Ohrengeräusche.

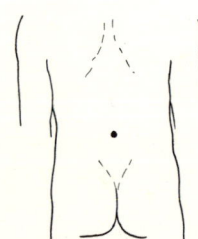

Mingmen (LG-4):
auf der Mittellinie der Körperrückseite zwischen dem zweiten und
dritten Lendenwirbel. (Entspricht der Höhe des Nabels auf der Körpervorderseite).
Gegen: hohen Blutdruck, Schilddrüsenerkrankung, Antriebsschwäche, Kopfweh, Kreuzschmerzen, Hexenschuß, Potenzschwäche und
Ohrensausen.

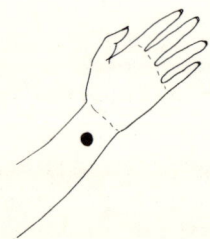

Neiguan (KS-6):
auf der Innenseite des Unterarms, zwei Daumenbreit oberhalb der
Handgelenksfurche zwischen den beiden großen Sehnen.
Gegen: hohen und niedrigen Blutdruck, Kreislaufschwäche, Herzjagen,
Bronchialasthma, Hustenreiz, Halsweh, Magenkrämpfe, Übelkeit,
Brechreiz, Schluckauf, Diabetes, Übergewicht, Müdigkeit, Schlafstö-
rungen, Nervosität, innere Unruhe, Gereiztheit, Erregung, Depressio-
nen, Nikotinsucht, Vergeßlichkeit, Kopfweh und Sexualstörungen.

Pishu (B-20):
auf dem Rücken, zwei Querfinger von der Wirbelsäulenmittellinie entfernt, in Höhe zwischen dem elften (vorletzten) und zwölften (letzten) Brustwirbel.
Gegen: Verstopfung, Durchfall, Magenbeschwerden, Gastritis, Dickdarmentzündung (Colitis), Sodbrennen, Blähungen, Übelkeit, Katzenjammer, Beschwerden, die mit Milz und Bauchspeicheldrüse zusammenhängen, Diabetes, Gereiztheit, Potenzschwäche, unregelmäßige Menstruation, müde Augen und Fehlsichtigkeit (Kurz- sowie Weitsichtigkeit).

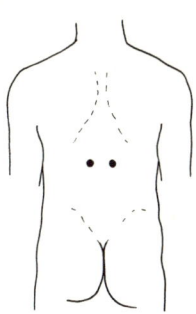

Qihai (KG-6):
in der Bauchmitte, zwei Querfinger unterhalb des Nabels.
Gegen: Husten, Verstopfung, Durchfall, Magenschmerzen, Antriebsschwäche, Vergeßlichkeit, Reizblase, Potenzschwäche, Frigidität, Menstruationsschmerzen und Prostatabeschwerden.

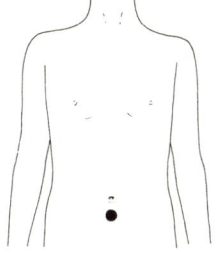

Qimai (3E-18):
hinter dem Ohr, unterhalb von Luxi (3E-19).
Gegen: Schwerhörigkeit und Ohrgeräusche.

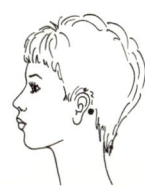

Qimen (Le-14):
am Vorderrand der neunten Rippe (auf einer Linie mit der Brustwarze).
Gegen: hohen Blutdruck, Verstopfung, Durchfall, Sodbrennen, Blähungen, Katzenjammer, Schluckauf, Leberbeschwerden, allgemeine Schwäche, Energiemangel, Schlafstörungen, Gereiztheit, Konzentrationsschwäche, Menstruationsschmerzen und mangelnde Milchbildung bei stillenden Müttern.

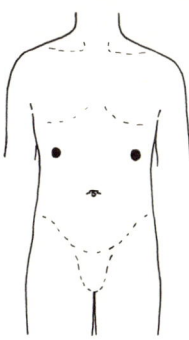

Qishe (M-11):
am oberen Ende des Brustbeins, zwei Querfinger seitlich der Halsmittellinie.
Gegen: Halsweh, Brechreiz, Schluckauf, Schilddrüsenerkrankung, Kopfschmerzen, Muskelsteife und -schmerzen im Nacken und in den Schultern sowie Schwerhörigkeit.

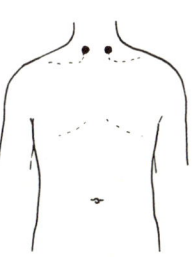

Quchi (Di-11):

am Ende der Ellbogenfalte an der Armaußenseite.
Gegen: hohen und niedrigen Blutdruck, eingeschlafene Arme, Hämorrhoiden, Halsweh, Mandelentzündung, Schnupfen, Erkältung, Fieber, Durchfall, Magenbeschwerden, Schilddrüsenerkrankung, Übergewicht, Zahnschmerzen (Unterkiefer), Leberbeschwerden, Antriebsschwäche, Konzentrationsschwäche, Kopfschmerzen, Schulter- und Ellbogenschmerzen sowie Rheuma.

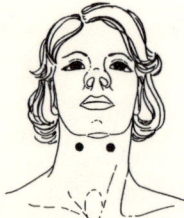

Rangu (N-2):

am Innenrand des Fußes auf dem höchsten Punkt des Fußgewölbes.
Gegen: Durchblutungsstörungen, eingeschlafene Beine, Durchfall, Blasenstörungen, Potenzschwäche sowie Menstruationsstörungen und -schmerzen.

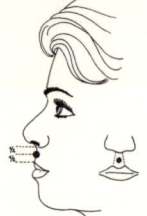

Renying (M-9):

einen Querfinger neben dem Oberrand des Adamsapfels.
Gegen: hohen Blutdruck, Heiserkeit, Schnupfen, Erkältung, Schluckauf und Frigidität.

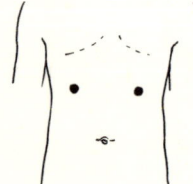

Renzhong (LG-26):

in der Mitte der Furche zwischen Oberlippe und Nase.
Gegen: niedrigen Blutdruck, Kreislaufschwäche, Bewußtlosigkeit, Hitzschlag, Epilepsie, Zahnschmerzen, Erregung, Gereiztheit, Kreuzschmerzen, Hexenschuß und Menstruationsschmerzen.

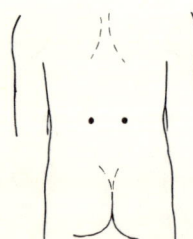

Riyue (G-24):

am Rande des Brustkorbs zwischen der siebten und achten Rippe, in einer Linie unter der Brustwarze.
Gegen: Leberstörungen und Gallenblasenkrankheiten.

Sanjiaoshu (B-22):

auf dem Rücken, zwei Querfinger seitlich des Unterrandes des ersten Lendenwirbeldornfortsatzes.
Gegen: hohen Blutdruck, Kreislaufschwäche, Hämorrhoiden, Durchfall, Magenprobleme, Übergewicht, Nierenentzündung, nervliche Erschöpfung, Kreuzschmerzen, Ischias, Potenzschwäche, Menstruationsschmerzen und vorzeitiges Altern.

Sanyinjiao (MP-6):
am Hinterrand des Schienbeins, drei Daumenbreit oberhalb des inneren Knöchels.
Gegen: hohen Blutdruck, eingeschlafene Arme und Beine, Bronchitis, Husten, Verdauungstörungen, Durchfall, Magenbeschwerden, Appetitlosigkeit, Blähungen, Diabetes, Übergewicht, allgemeine Schwäche, Energiemangel, nervliche Erschöpfung (Neurasthenie), vegetative Dystonie, Schlaflosigkeit, innere Unruhe, Konzentrationsschwäche, Kopfweh, Kreuzschmerzen, Rheuma, Fußgelenksschmerzen, Harnblasenentzündung, Bettnässen, Potenzschwäche, Frigidität, Menstruationsbeschwerden und Wechselbeschwerden.

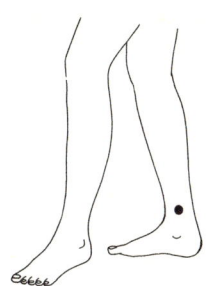

Shangguan (G-3):
einen Querfinger über dem oberen Jochbeinrand.
Gegen: Migräne, Wechselbeschwerden, Bindehautentzündung und Schwerhörigkeit.

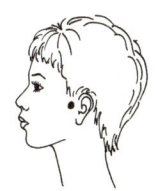

Shangliao (B-31):
im ersten Sakralloch. Im Kreuzbein (Rückwand des Beckens) befinden sich zu beiden Seiten der Körpermittellinie Grübchen, die sogenannten Sakrallöcher.
Gegen: Bandscheibenschäden (Rückenschmerzen), Potenzschwäche, Menstruationsschmerzen, Wechsel- und Prostatabeschwerden.

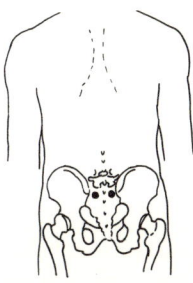

Shangwan (KG-13):
fünf Daumenbreit oberhalb des Nabels.
Gegen: Aufstoßen.

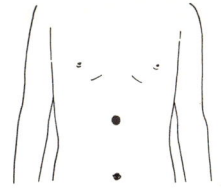

Shangxing (LG-23):
einen Daumenbreit hinter dem vorderen Haaransatz auf der Mittellinie der Schädeldecke.
Gegen: Nasenverstopfung, Heuschnupfen und Kopfweh.

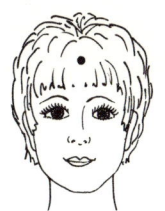

Shangyang (Di-1):
am daumenseitigen Nagelfalzwinkel des Zeigefingers.
Gegen: Fieber, Durchfall und Zahnweh.

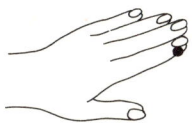

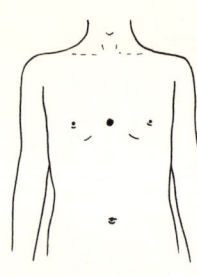

Shanzhong (KG-17):
in der Mitte zwischen den Brustwarzen: auf dem Brustbein in der Höhe des vierten Zwischenrippenraumes.
Gegen: hohen Blutdruck, Herzjagen, Bronchialasthma, Husten, Schluckauf, Schilddrüsenerkrankung, Übergewicht, Antriebsschwäche, Schlaflosigkeit, Gereiztheit, Beklemmung, Konzentrationsschwäche, Potenzschwäche und mangelnde Milchbildung bei stillenden Müttern.

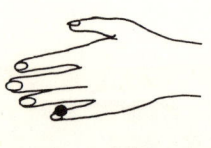

Shaochong (H-9):
am innenseitigen Nagelbettwinkel des kleinen Fingers.
Gegen: Mattigkeit durch niedrigen Blutdruck, Schwindel, Depression und Verstimmung.

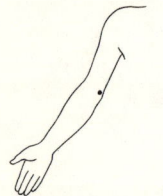

Shaohai (H-3):
am inneren Ende der Ellbogenfalte.
Gegen: hohen Blutdruck, Herzjagen, Bronchitis, Antriebsschwäche, Energiemangel und Depression.

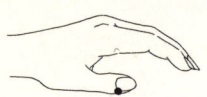

Shaoshang (Lu-11):
an der Außenseite des Daumens neben dem Nagelbettwinkel.
Gegen: Husten, Halskrankheiten und Heiserkeit.

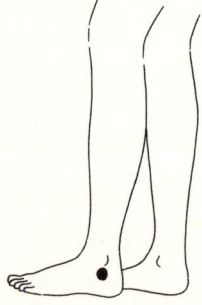

Shenmai (B-62):
zwei Daumenbreit unterhalb des äußeren Fußknöchels.
Gegen: Einschlafstörungen.

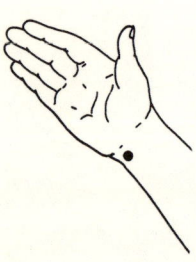

Shenmen (H-7):
auf dem Handgelenk innen, und zwar auf der Seite des kleinen Fingers.
Gegen: hohen Blutdruck, Herzjagen (Herzrhythmusstörungen), Halsschmerzen, Verstopfung, Kropf, vegetative Dystonie, Schlafstörungen, Nervosität, Erregung, Prüfungsangst, Lampenfieber, seelische Disharmonie, Konzentrationsschwäche, Rheuma und vorzeitiges Altern.

Shenshu (B-23):
zwei Querfinger seitlich der Wirbelsäulenmittellinie in der Höhe des Unterrandes des zweiten Lendenwirbeldornfortsatzes.
Gegen: hohen und niedrigen Blutdruck, Hämorrhoiden, Bronchitis, Husten, Verstopfung, Durchfall, Verdauungsstörungen, Sodbrennen, Diabetes, Schilddrüsenerkrankung, Übergewicht, Nierenleiden, Leberbeschwerden, allgemeine Schwäche, Energiemangel, Schlaflosigkeit, Gereiztheit, Konzentrationsschwäche, steife Schultern, Bandscheibenschäden (Rückenschmerzen), Ischias, Potenzschwäche, Frigidität, Menstruationsschmerzen, Wechselbeschwerden, Prostatavergrößerung, Schwerhörigkeit und Ohrensausen.

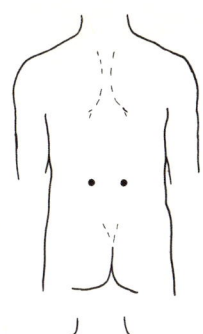

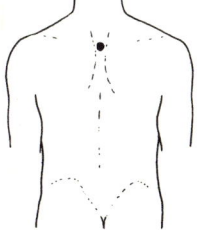

Shenzhu (LG-12):
auf dem Rücken zwischen dem dritten und vierten Brustwirbel.
Gegen: Asthma, Bronchitis, Erkältung und Menstruationsschmerzen.

Shousanli (Di-10):
an der Armaußenseite zwei Querfinger unterhalb des Endes der Ellbogenfalte in der Verlängerungslinie des Zeigefingers.
Gegen: Verstopfung, Durchfall, Verdauungsschwäche, Zahnschmerzen im Unterkiefer, allgemeine Schwäche, Energiemangel, nervliche Erschöpfung (Neurasthenie), Migräne, Rheuma und Schmerzen in Armen und Beinen.

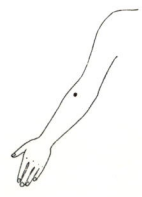

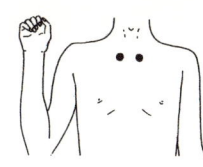

Shufu (N-27):
am Unterrand des Schlüsselbeins neben dem Brustbein.
Gegen: Bronchitis, Husten und Prostatabeschwerden.

Shugu (B-65):
am äußeren Fußrand nach dem vorderen Drittel, seitlich des fünften Mittelfußgelenkköpfchens.
Gegen: Herzjagen, Hämorrhoiden, Durchfall, Blasenkatarrh, Wechselbeschwerden, Prostatabeschwerden und ermüdete Augen.

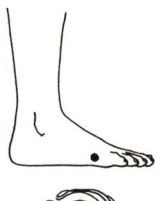

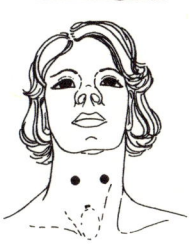

Shuitu (M-10):
zwei Querfinger unter Renying (M-9).
Gegen: Heiserkeit, Schnupfen, Erkältung und Wechselbeschwerden.

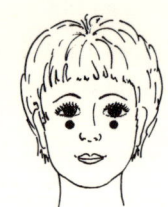

Sibai (M-2):
seitlich der Nase, einen Daumenbreit unterhalb des knöchernen Augenhöhlenrandes.
Gegen: Kropf und Zahnschmerzen (besonders im Oberkiefer).

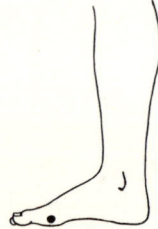

Taibai (MP-3):
seitlich hinter dem Grundgelenk der großen Zehe in einem Grübchen.
Gegen: Herzjagen, Verstopfung, Durchfall, Magenschmerzen, Darmbeschwerden, Blähungen, Übelkeit, Zahnschmerzen, Depressionen und Kopfweh.

Taichong (Le-3):
auf dem Fußrücken zwei Daumenbreit oberhalb der Falte zwischen der großen und der zweiten Zehe.
Gegen: Schwindel, Krampfadern, Mandelentzündung, Durchfall, Verdauungsstörungen, Blähungen, Diabetes, Leberbeschwerden, Antriebsschwäche, Schlafstörungen, Erregung, Konzentrationsschwäche, Kopfweh, Muskelkrämpfe, Harnblasenentzündung, Menstruationsbeschwerden und Zyklusstörungen, überanstrengte Augen und Bindehautentzündung.

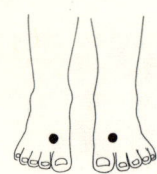

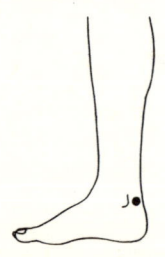

Taixi (N-3):
zwischen Innenknöchel und Achillessehne.
Gegen: niedrigen Blutdruck, Blässe, Kurzatmigkeit, nächtliche Schweißausbrüche, Blähungen, Übergewicht, Funktionsstörungen der Nieren, allgemeine Schwäche, Energiemangel, nervliche Erschöpfung (Neurasthenie), Gereiztheit, Rheuma, Potenzschwäche, Menstruationsschmerzen, Prostatavergrößerung und Ohrgeräusche.

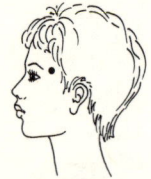

Taiyang (PaM-9):
in der Mitte der Vertiefung an der Schläfe, einen Daumenbreit hinter dem Ende der Augenbraue.
Gegen: Schnupfen, Erkältung, allgemeine Schwäche, Kopfweh, Bindehautentzündung und Augenkrankheiten.

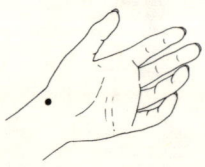

Taiyuan (Lu-9):
an der Daumenwurzel, und zwar an der Innenseite der Sehne, die hervortritt, wenn die Finger gestreckt sind.
Gegen: niedrigen Blutdruck, Bronchitis, Husten, Rachenkatarrh, Aufstoßen, Rheuma und vorzeitiges Altern.

Tianding (Di-17):
drei Daumenbreit seitlich und einen Daumenbreit unterhalb des Adamsapfels.
Gegen: hohen Blutdruck, Halsweh, Schluckauf und Schwerhörigkeit.

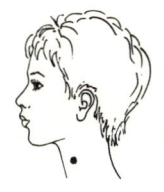

Tianliao (3E-15):
zwischen Halsansatz und Schulter auf dem Rücken.
Gegen: Rachenkatarrh und steife Schultern.

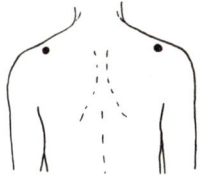

Tianrong (Dü-17):
am Kieferwinkel unterhalb des Ohrs.
Gegen: Angina, Brechreiz, Kopfschmerzen, Muskelsteife und Schmerzen im Nacken und in den Schultern sowie Schwerhörigkeit.

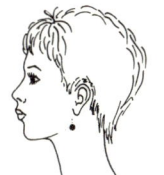

Tianshu (M-25):
zwei Daumenbreit seitlich des Nabels.
Gegen: Hämorrhoiden, Verstopfung, Durchfall, Leibschmerzen, Gastritis, Sodbrennen, Katzenjammer, Depressionen, Menstruationsschmerzen und unregelmäßigen Zyklus, Wechselbeschwerden und vorzeitiges Altern.

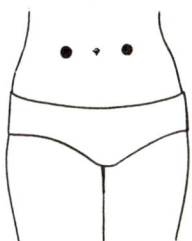

Tiantu (KG-22):
in der weichen Mulde am oberen Ende des Brustbeins (wo gewöhnlich der Krawattenknoten der Herrn sitzt).
Gegen: Asthma, Halsweh, Mandelentzündung, Schluckauf, Schilddrüsenerkrankung, Nikotinsucht und Migräne.

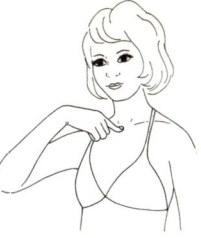

Tianzhu (B-10):
jeweils an der Außenseite der großen Nackenmuskeln, knapp oberhalb des Haaransatzes. „Kratzpunkt" heißt der Punkt im Volksmund, weil man sich mit Vorliebe an dieser Stelle kratzt.
Gegen: hohen und niedrigen Blutdruck, Heiserkeit, Halsweh, Schnupfen, Heuschnupfen, Erkältung, Katzenjammer, Schilddrüsenerkrankung, Leberbeschwerden, allgemeine Schwäche, Schlaflosigkeit, Depressionen, Konzentrationsschwäche, Kopfschmerzen, Halswirbelsäulensyndrom (Muskelsteife bzw. Schmerzen im Nacken und in den Schultern), ermüdete Augen sowie vorzeitiges Altern.

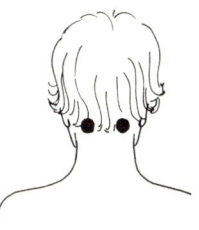

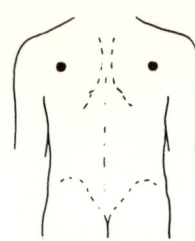

Tianzong (Dü-11):
in der Vertiefung der Schulterblattmitte, zwei Querfinger unterhalb der Schulterblattgräte.
Gegen: Neuralgie und steife Schultern.

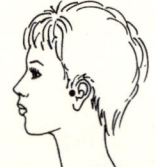

Tinggong (Dü-19):
in einer Vertiefung gerade vor dem Ohr.
Gegen: Schwerhörigkeit und Ohrenklingen.

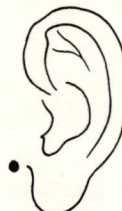

Tinghui (G-2):
direkt vor dem Ohrläppchen in einer Vertiefung.
Gegen: Zahnweh, Schwerhörigkeit und Ohrenklingen.

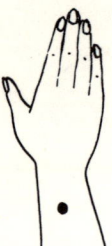

Waiguan (3E-5):
zwei Daumenbreit oberhalb der Handwurzelquerfalte auf der Außenseite des Unterarms zwischen den beiden Unterarmknochen.
Gegen: hohen Blutdruck, Mandelentzündung, Erkältung, Fieber, Verstopfung, Kopfschmerzen, Migräne, Nacken- und Schulterschmerzen, Hexenschuß, Bindehautentzündung, Mittelohrentzündung und Ohrensausen.

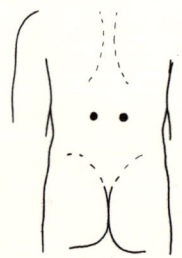

Weishu (B-21):
zwei Querfinger seitlich der hinteren Körpermittellinie in Höhe zwischen dem zwölften Brustwirbel und dem ersten Lendenwirbel.
Gegen: Hämorrhoiden, Verstopfung, Durchfall, Magenbeschwerden und -krämpfe, Gastritis, Sodbrennen, Blähungen, Brechreiz, Diabetes, Übergewicht, Migräne, Menstruationsstörungen und -beschwerden sowie vorzeitiges Altern.

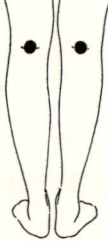

Weizhong (B-54):
im Mittelpunkt der Kniekehle.
Gegen: hohen Blutdruck, Ohnmacht, Hitzschlag, Fieber, Stoffwechselstörungen, Übergewicht, Nierenentzündung, Kopfweh, Muskelverspannungen und -verkrampfungen im Kreuz, Rheuma, Ischias, Hexenschuß, Harnblasenentzündung, Bettnässen und vorzeitiges Altern.

Xiabai (Lu-4):
auf dem Bizeps, bei anliegenden Armen in Höhe der Brustwarzen.
Gegen: Asthma, Bronchitis und Husten.

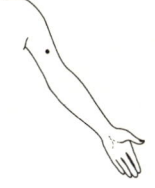

Xialiao (B-34):
im vierten Sakralloch. Im Kreuzbein (Rückwand des Beckens) befinden sich zu beiden Seiten der Körpermittellinie Grübchen, die sogenannten Sakrallöcher.
Gegen: Potenzschwäche und Menstruationsschmerzen.

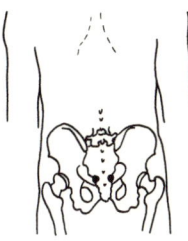

Xiawan (KG-10):
zwei Daumenbreit oberhalb des Nabels.
Gegen: Magengeschwür.

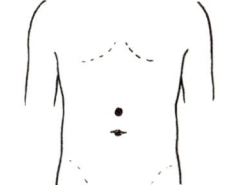

Xingjian (Le-2):
knapp hinter der Schwimmhaut zwischen der großen Zehe und der
zweiten Zehe (näher zur großen Zehe).
Gegen: hohen Blutdruck, Schwindelanfall, Asthma, Migräne,
Schlaflosigkeit, überanstrengte Augen und Bindehautentzündung.

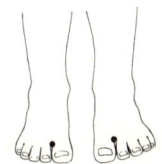

Xinshu (B-15):
auf dem Rücken in Höhe des fünften Brustwirbeldornfortsatzes, zwei
Querfinger von der Wirbelsäulenmittellinie entfernt.
Gegen: hohen und niedrigen Blutdruck, Herzjagen, Asthma, Bron-
chitis, Husten, Blähungen, Schluckauf, Schilddrüsenerkrankung,
Schlaflosigkeit, Gereiztheit und Potenzschwäche.

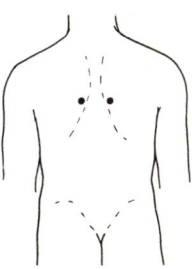

Xuehai (MP-10):
auf dem Oberschenkel, drei Querfinger oberhalb der Kniefalte.
Wenn ein Partner seine rechte Hand auf Ihr rechtes Knie legt, berührt
seine Daumenspitze Xuehai.
Gegen: Juckreiz, Nesselfieber, Verstopfung, Übergewicht, Menstruationsstörungen und -beschwerden sowie Wechselbeschwerden.

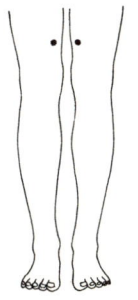

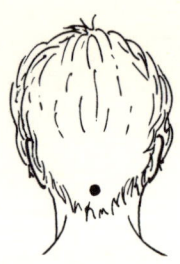

Yamen (LG-15):
im Nacken auf der Mittellinie, einen Kleinfingerbreit oberhalb des
Haaransatzes, zwischen dem ersten und dem zweiten Halswirbel.
(Etwas unterhalb des Fengfu = LG-16).
Gegen: Nasenbluten, Erkältung und Kopfweh.

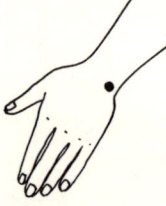

Yangchi (3E-4):
auf der oberen Handgelenksquerfalte in einer Vertiefung in der Verlängerung des Ringfingers.
Gegen: niedrigen Blutdruck, Kopfschmerzen, Schulter- und Arm-
schmerzen, Rheuma, Potenzschwäche und vorzeitiges Altern.

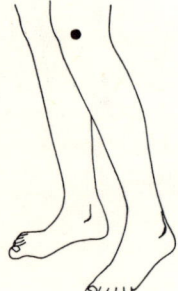

Yanglingquan (G-34):
unter dem Wadenbeinköpfchen.
Gegen: Rachenkatarrh, Verstopfung, Durchfall, durch Übersäuerung bedingte Magenschleimhautentzündung (hyperacide Gastritis),
Völlegefühl, Appetitlosigkeit, Blähungen, Entzündung und Erkrankungen der Leber und der Gallenblase, Kopfweh, Bandscheibenbeschwerden, Kreuzschmerzen, Ischias, Schmerzen in den Beinen und
Harnblasenbeschwerden.

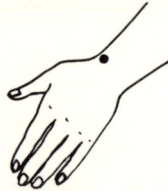

Yangxi (Di-5):
auf dem Handrücken an der Daumenwurzel, zwischen den Sehnen,
die bei gestrecktem Daumen hervortreten.
Gegen: niedrigen Blutdruck und Rheuma.

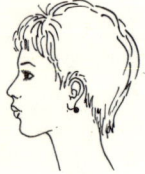

Yifeng (3E-17):
hinter dem Ohrläppchen in der Furche vor dem Warzenfortsatz.
Gegen: Schnupfen, Erkältung, Schilddrüsenerkrankung, Schwerhörigkeit und Ohrenklingen.

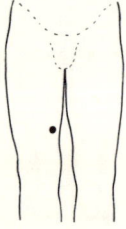

Yinbao (Le-9):
auf der Innenseite des Oberschenkels, vier Daumenbreit oberhalb
der Kniebeugefalte.
Gegen: Potenzschwäche.

Yingxiang (Di-20):
in einer Vertiefung der Nasen-Lippen-Falte neben dem Nasenflügel.
Gegen: Angina, Schnupfen, Heuschnupfen, Erkältung, verspanntes
Gesicht und Menstruationsschmerzen.

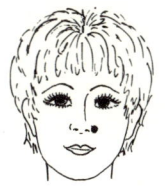

Yinlian (Le-11):
zwei Daumenbreit unterhalb des Beinansatzes auf der Innenseite des
Oberschenkels.
Gegen: Potenzschwäche, Frigidität und Menstruationsschmerzen.

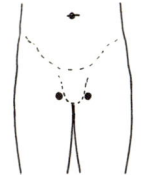

Yinlingquan (MP-9):
auf der Innenseite des Knies unter dem Gelenkknorren des
Schienbeins.
Gegen: niedrigen Blutdruck, eingeschlafene Beine, Asthma, Bronchitis, Husten, Durchfall, Magenbeschwerden, Verdauungsstörungen,
Kniegelenksbeschwerden, Beinschwellungen, Harnblasenentzündung, Menstruationsbeschwerden und Wechselbeschwerden.

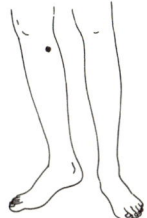

Yinmen (B-51):
auf der Rückseite des Oberschenkels zwischen Gesäßfalte und Kniekehle; zirka 15 Zentimeter unterhalb der Gesäßfalte.
Gegen: eingeschlafene Beine, Husten, Kreuzschmerzen, Ischias und
vorzeitiges Altern.

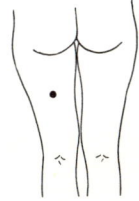

Yintang (PaM-3):
in der Mitte der Nasenwurzel zwischen den Augenbrauen.
Gegen: Schnupfen, Heuschnupfen, vegetative Dystonie, Schlaflosigkeit, Kopfweh und Bindehautentzündung.

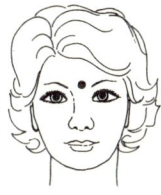

Yongquan (N-1):
auf der Fußsohle, und zwar knapp vor der Grenze des vorderen Drit-
tels zu den hinteren zwei Dritteln der Fußsohle. Zwischen
Großzehen- und Kleinzehenballen.
Gegen: hohen und niedrigen Blutdruck, Schwindel, Bewußtlosigkeit, Bronchialasthma, Verstopfung, Durchfall, Übergewicht, Nierenentzündung, Energieschwäche, vegetative Dystonie, Wetterfühligkeit, Schlaflosigkeit, Erregung, Konzentrationsschwäche, Kopfschmerzen, Rheuma, Harnblasenbeschwerden, Potenzschwäche,
Menstruationsschmerzen, Ohrgeräusche und vorzeitiges Altern.

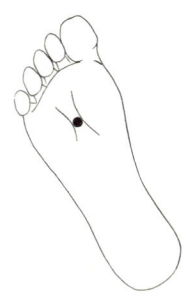

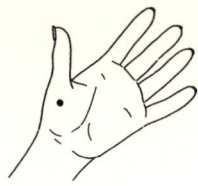

Yuji (Lu-10):
auf dem Daumenballen.
Gegen: Husten und Angina.

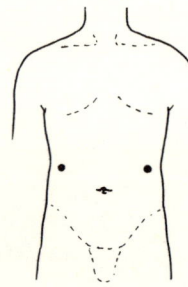

Zhangmen (Le-13):
unter der vorderen Spitze des Brustkorbs.
Gegen: hohen Blutdruck, Leibschmerzen, Übelkeit, Schluckauf und
Menstruationsschmerzen.

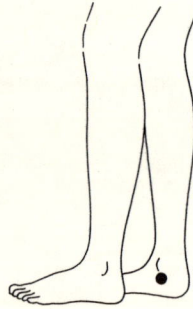

Zhaohai (N-6):
einen Daumenbreit unter dem Innenknöchel.
Gegen: niedrigen Blutdruck, allgemeine Schwäche, Energiemangel,
Schlaflosigkeit, Potenzschwäche, Menstruationsschmerzen und
Wechselbeschwerden.

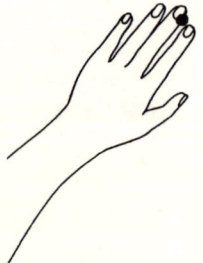

Zhongchong (KS-9):
am zeigefingerseitigen Nagelbettwinkel des Mittelfingers. Bei hohem
Blutdruck nur sanft akupressieren.
Gegen: hohen Blutdruck, Kreislaufschwäche, Durchblutungsstörungen, eingeschlafene Arme und Beine.

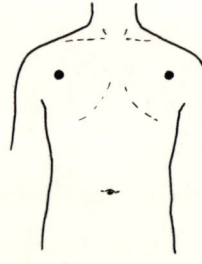

Zhongfu (Lu-1):
vor der Schulter zwei Querfinger unterhalb des seitlichen Schlüssel-
beines. Sehr empfindlich.
Gegen: Herzjagen, Asthma, Bronchitis, Husten, Erkältung, Übergewicht, Antriebsschwäche, Gereiztheit, steife Schultern, Rheuma und
Bindehautentzündung.

Zhongji (KG-3):
auf dem Unterbauch vier Daumenbreit unterhalb des Nabels, direkt
oberhalb der Blase.
Gegen: Reizblase, Blasenkatarrh, Potenzschwäche, Menstruationsschmerzen und Prostatavergrößerung.

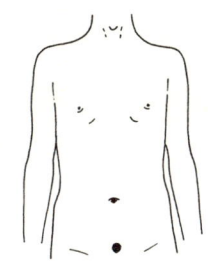

Zhongliao (B-33):
im dritten Sakralloch. Im Kreuzbein (Rückwand des Beckens) befinden sich zu beiden Seiten der Körpermittellinie Grübchen, die sogenannten Sakrallöcher.
Gegen: Verstopfung, Potenzschwäche, Menstruationsschmerzen und
Prostatavergrößerung.

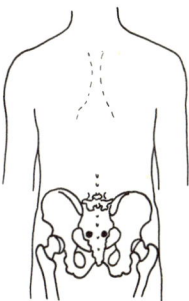

Zhongwan (KG-12):
auf der Mittellinie der Körpervorderseite, in der Mitte zwischen
Bauchnabel und Schwertfortsatz.
Gegen: niedrigen Blutdruck, Husten, Verstopfung, Durchfall,
Erkrankungen des Magens und des Zwölffingerdarms (Schleimhaut-
entzündungen und Geschwüre), Sodbrennen, Blähungen, Übelkeit,
Brechreiz, Katzenjammer, Schluckauf, Diabetes, Schilddrüsenerkrankung, Übergewicht, Leberbeschwerden, Erkrankungen der Gallenblase, allgemeine Schwäche, Energiemangel, nervliche Erschöpfung, Schlafstörungen, Potenzschwäche, Menstruationsbeschwerden und vorzeitiges Altern.

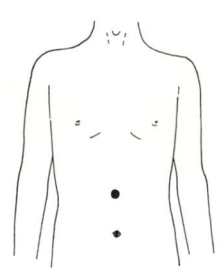

Zhubin (N-9):
fünf Daumenbreit oberhalb des Innenknöchels hinter dem Schien-
beinrand auf dem Muskel.
Gegen: Antriebsschwäche, Konzentrationsschwäche und Potenzschwäche.

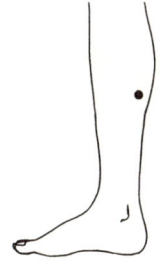

Zuanzhu (B-2):
am inneren Beginn der Augenbrauen.
Gegen: Schnupfen, Kropf und Kopfschmerz.

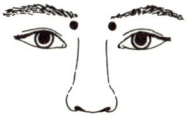

Zusanli (M-36):

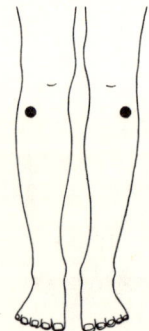

an der Vorderseite des Beins, eine Handbreit unterhalb der Kniescheibe, einen Daumenbreit seitlich außen. Wenn wir die Handin-
nenfläche auf die Kniescheibe legen, befindet sich der genannte
Punkt unterhalb der Ringfingerspitze.

Gegen: hohen und niedrigen Blutdruck, Durchblutungsstörungen,
eingeschlafene Beine, Hämorrhoiden, Krampfadern, Fieber, Ver-
stopfung, Durchfall, durch mangelnde Magensäure bedingte Magenschleimhautentzündung (atrophische Gastritis), sonstige Erkrankungen des Magens und des Zwölffingerdarms, Sodbrennen, Blähungen,
Übelkeit, Diabetes, Schilddrüsenerkrankung, Übergewicht,
Zahnschmerzen, Nierenentzündung, Leberbeschwerden, allgemeine
Schwäche, Energiemangel, nervliche Erschöpfung (Neurasthenie),
Schlafstörungen, Gereiztheit, Angst, Unruhe, innere Verkrampfung,
Lampenfieber, Prüfungsangst, Konzentrationsschwäche, Nikotin-
sucht, Kopfschmerzen, Bandscheibenschäden, Rückenschmerzen,
Kreuzschmerzen, Ischias, Potenzschwäche und Menstruationsbe-
schwerden.

Pengzu, Chinas Methusalem, soll der Legende nach 800 Jahre alt geworden sein.

Also sprach Pengzu: „Der Mensch erreicht mit seiner Lebenskraft, selbst wenn er über
keine magischen Mittel verfügt, bei richtiger Lebenspflege ein Alter von 120 Jahren, wenn
nicht, dann hat er leichtfertig die Lebensenergie geschädigt . . . Der Weg der Pflege des
Langen Lebens besteht einfach darin, das Leben nie zu verletzen und der Lebenskraft
freien Lauf zu lassen."

„Richtige Lebenspflege", die laut Chinas Apostel der Langlebigkeit eine Lebensspanne von
120 Jahren erwarten läßt, stützt sich aber auf die eben erklärten zehn Pfeiler: Kräuter-
kraft (z. B. Ginseng), Atmung, Bewegung, Körperbeherrschung, Meditation, Sexuali-
tät/Enthaltsamkeit, Ernährung, Fasten, Heilfarben und Energiepunkte.

Abschnitt 2:

Von Asthma bis Zahnweh

Herz-Kreislauf-Gefäße

(30) Die faustgroße Wunderpumpe

Die Killer schlechthin in den Industrieländern sind heute die Herz-Kreislauf-Gefäß-Erkrankungen. Sie sind die Volksseuche Nummer eins. Jeder dritte Mensch der Industrienationen stirbt an einer Herz-Kreislauf-Gefäß-Erkrankung.

Das Herz pumpt als Motor das Blut durch den Körper, sodaß einerseits die Milliarden Zellen Tag und Nacht mit Sauerstoff und anderen Lebensstoffen versorgt werden und anderseits die schädlichen Abfälle des Organismus abtransportiert werden. Zudem ist das freifließende Blut mit der Aufgabe betraut, zu heilen und Angreifer abzuwehren.

Pro Minute befördert das gesunde Herz im Normalfall 4 bis 7 Liter Blut und bei Belastungen bis zu 30 Liter in den Umlauf. Der faustgroße Hohlmuskel, Herz genannt, hat also ein gewaltiges Pensum zu erfüllen.

Die Zulieferung des Sauerstoffs und aller lebenswichtigen Nährstoffe an alle Bedarfspunkte erfolgt im Körperkreislauf über die Arterien mit ihren feinen und feinsten Verästelungen. Wenn nun das Blut als Transportmittel den Sauerstoff und die Nährstoffe an die Organe und Gewebe abgegeben hat, nimmt es die beim Stoffwechsel anfallenden Schlacken und giftigen Abbaustoffe wie Kohlendioxid in Empfang und strömt zurück zum Herzen. Der Abtransport der Stoffwechselschlacken und der Kohlensäure erfolgt über die Venen.

90.000 Kilometer lang ist das Adernetz, in dem das Blut unaufhörlich durch den Körper kreist.

Heute leidet ein Heer von Patienten an zu hohem oder zu niedrigem Blutdruck, an Kreislaufschwäche, Herzschwäche, Gefäßverkalkung und anderen Durchblutungsstörungen, an Schwindel, an Herzjagen, an eingeschlafenen Armen oder Beinen, an Hämorrhoiden und an Krampfadern.

• *Hoher und niedriger Blutdruck:*
Der Druck, mit dem das Blut durch die Blutgefäße gepreßt wird, heißt Blutdruck. Er hängt von der Herzleistung und vom Widerstand der Gefäße ab. Gemessen wird er bekanntlich an der Armarterie.

Ist der Blutdruck zu hoch (über 160 mm Hg), ist zwar die Blutversorgung gesteigert, aber die Blutgefäße und das Herz werden stark belastet und unterliegen vorzeitigem Verschleiß.

Ist der Blutdruck zu niedrig (unter 100 mm Hg), so werden Herz und Gefäße zwar geschont, aber die durch die Gefäße getriebene Blutmenge ist nicht ausreichend.

• Wenn das zügige Strömen des Blutes in den Gefäßen behindert ist — durch *Herz-schwäche* oder *Kreislaufschwäche* (ihrerseits bedingt durch nachlassende Herzleistung, absinkenden Blutdruck oder mangelhafte Atembewegung) — kommt es zu *Durchblutungsstörungen*. Ein Paradebeispiel ist die Gefäßverkalkung (Arteriosklerose), wenn es an den Innenwänden der Gefäße zu Ablagerungen kommt, so daß die ursprünglich elastischen Arterien zu engen Röhren erstarren, die die Blutzirkulation einschnüren.

• *Schwindelgefühl*: Wenn der Boden zu schwanken scheint und es einem schwarz vor den Augen wird, kann die Ursache des Schwindelgefühles im Herz-Kreislauf-Gefäß-System liegen. Schwindel, Benommenheit und Bewußtseinsstörungen können nämlich einhergehen beispielsweise mit hohem oder niedrigem Blutdruck, mit Herzschwäche (Herzinsuffizienz), mit einem labilen Kreislauf und mit Durchblutungsstörungen des Gehirns. Sie können jedoch ebenso durch Ungleichgewicht des vegetativen Nervensystems (wie Wetterfühligkeit), Infektionskrankheiten sowie Alkohol- oder Nikotinmißbrauch ausgelöst werden. Oder nicht zuletzt durch eine Erkrankung bzw. Infektion des Innenohrs, das das Gleichgewichtsorgan enthält.

• *Herzjagen*: Wenn das Herz verrückt spielt — der Mediziner spricht von Herzrhythmusstörung — sind oft nervliche Belastung (Ärger und Angst, Sorge und Streß) oder Kaffee, Alkohol und Tabak schuld. Neben einer vegetativen Labilität und dem Genußmittelmißbrauch können beispielsweise noch Fettsucht, Schilddrüsenüberfunktion oder Blutarmut dazu beitragen, daß der Herzschlag „entgleist".
Der normale Herzschlag des gesunden Menschen beträgt in Ruhe 60 bis 80 Schläge. Bei unregelmäßigem Herzschlag kann der Puls zu langsam oder zu schnell sein. Verlangsamter Herzschlag kann zu Ohnmacht führen, beschleunigter kann verbunden sein mit Angstgefühlen, Depression, Kurzatmigkeit, Schweißausbrüchen, Frösteln . . .
Wenn das Herz bis zum Hals schlägt, wenn es klopft, stolpert, jagt und rast, probieren Sie es mit östlichen Methoden, den Herzschlag zu stabilisieren.

• *Eingeschlafene Arme* und *Beine:* Die Arme und Beine kribbeln, sie werden taub, gefühllos, blutleer, kalt, kurzum: sie schlafen ein. Je entfernter eine Körperzone vom Herzen ist, umso anfälliger ist sie naturgemäß für die Unterversorgung mit arteriellem Blut. Die Zehen und Fingerspitzen, die Füße und Hände und überhaupt die Gliedmaßen haben am meisten an Minderdurchblutung zu leiden. Die Medizin spricht von „peripheren" Durchblutungsstörungen.
Die tieferen Ursachen sind vielfältig (Verkalkung, niedriger Blutdruck, Nikotinkonsum und, nicht zu vergessen, Ungleichgewicht des vegetativen Nervensystems).
Bei der sogenannten „Schaufensterkrankheit" sind die darunter Leidenden durch Wadenschmerzen gezwungen, jeweils nach 100 oder 200 Schritten zu pausieren. Um unauffällig stehen bleiben zu können, pflegen sie Schaufenster zu betrachten. Sauerstoffmangel in den Beinmuskeln löst den Schmerz aus.

• *Hämorrhoiden:* Gleichsam Krampfadern an der Aftermündung sind die Hämorrhoiden, jene kirschgroßen Erweiterungen an den Analgefäßen. Die Knoten der krampfhaft angeschwollenen Venen erzeugen Schmerz und neigen zu Blutungen. Es gibt innere und äußere (d. h. aus dem After austretende) Hämorrhoiden.

In China leiden 60 % der Städter und 70 % der Landbewohner an Hämorrhoiden! Wir haben die Hämorrhoiden in den Abschnitt Herz-Kreislauf-Gefäße eingebaut, sie hätten aber ebenso einen berechtigten Platz im Abschnitt Verdauungsapparat. Denn nicht selten hängen sie mit hartnäckiger Stuhlverstopfung, chronischer Mastdarmentzündung, Fettsucht, ballaststoffarmer Kost oder stark gewürztem Essen zusammen. Dazu kommen als Ursachen Bewegungsmangel, sitzende Lebensweise, erschlaffte Muskeln, allgemeine Schwäche, Schwangerschaft, hoher Blutdruck und Arterienverkalkung.

• *Krampfadern:* Krankhaft erweiterte Blutadern, oft fingerdicke Stränge, schimmern bläulich durch die Haut des Unterschenkels: Krampfadern. Von den Füßen zum Herzen zurückfließendes Blut staut sich in den schlaffen Venen. In erster Linie sind es Frauen, die an Krampfadern leiden. Menschen, denen zarte Venenwände und Bindegewebsschwäche sozusagen angeboren sind, neigen zur Bildung von Krampfadern. Besonders gefährdet sind Frauen mit stehenden Berufen: Friseusen, Verkäuferinnen, Kellnerinnen, ebenso Frauen mit sitzenden Schreibtischberufen, Sekretärinnen zum Beispiel. Oft treten nach einer Schwangerschaft Krampfadern auf. Ferner können chronische Stuhlverstopfung, schnürende Sockenhalter, Bleistiftabsätze, enganliegende Jeans oder Übergewicht erweiterte Blutadern fördern.

Die westliche Medizin verordnet meistens Gummistrümpfe, die verhüten, daß sich das Blut in den erweiterten Venen staut, oder sie „verödet" die sichtbaren Krampfadern mittels Injektionen. Natürlich gibt es auch eine Überfülle von Salben, Tabletten und Tropfen gegen Venenleiden.

Die Akupressur und andere östliche Methoden können voll ausgeprägte Krampfadern nicht mehr rückgängig machen, aber sie können die oft mit den nach außen drückenden blauen Venen verbundenen Beinschmerzen und Wadenkrämpfe lindern. Und sie können durch die Stärkung des Bindegewebes die Ausbildung von Krampfadern verhindern bzw. eine Verschlimmerung des Leidens bremsen.

Die geschlängelten bläulichen Venenstränge an den Waden, am Fußrücken oder am Oberschenkel sind mehr als nur ein Schönheitsfehler. Sie können zu Venenentzündungen führen und im Spätstadium schwer heilende Unterschenkelgeschwüre (offene Beine) bilden.

HOHER BLUTDRUCK

Akupressur, Shiatsu und Taiki

Behandeln Sie, wenn Sie unter Bluthochdruck leiden, durch Fingerdruck bzw. Pflastermagnet die Gesundheitspunkte:

Guanyuan (KG-4)	Fengfu (LG-16)
Jianjing (G-21)	Geshu (B-17)
Sanyinjiao (MP-6)	Jianyu (Di-15)
Shenshu (B-23)	Mingmen (LG-4)
Quchi (Di-11)	Qimen (Le-14)
Yongquan (N-1)	Renying (M-9)

Zusanli (M-36)	Sanjiaoshu (B-22)
Fengchi (G-20)	Shaohai (H-3)
Hegu (Di-4)	Shenmen (H-7)
Neiguan (KS-6)	Tianding (Di-17)
Weizhong (B-54)	Tianzhu (B-10)
Xingjian (Le-2)	Waiguan (3E-5)
Xinshu (B-15)	Zhangmen (Le-13)
Baihui (LG-20)	Zhongchong (KS-9)
Chengshan (B-57)	

(Beschrieben sind die Punkte in Kapitel 29).

Yoga

Hathayoga bietet gegen hohen Blutdruck die Körperhaltungen:
○ „Totenlage" (Shavasana)
○ „Bogen" (Dhanurasana)
○ „Kopf ans Knie" (Janushirasana)
○ „Vollkommener Sitz" (Siddhasana)
○ „Rückenstreckhaltung" (Pashchimottanasana)
(Beschrieben sind die Asanas in Kapitel 23).

Farbtherapie

Heilfarben bei hohem Blutdruck sind Blau (möglichst Ganzkörperbestrahlung) und Grün.
(Erklärt ist die Farbheilbehandlung in Kapitel 28).

Bewegung und Atmung

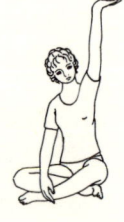

I.
Zur Normalisierung des Blutdrucks (bei hohem oder niedrigem Blutdruck angebracht):
Wir sitzen im Schneidersitz. Zuerst heben wir — einatmend — den linken Arm (mit der Handfläche nach oben) hoch (Abb.). Beim Senken des Armes atmen wir aus. Dann strecken wir — einatmend — in gleicher Weise den rechten Arm.
Abwechselnd, je achtmal.

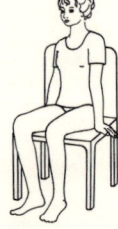

II.
Zur Normalisierung des Blutdrucks:
Wir sitzen aufrecht und mit gelockerter Beinmuskulatur auf einem Sessel und legen die Handflächen seitlich auf die Sitzfläche. Dann drücken wir achtmal kräftig mit der linken Hand auf den Sessel, als wollten wir uns von der Sitzfläche abheben (tun es aber nicht wirklich) (Abb.). Schließlich drücken wir achtmal mit der rechten Hand.

III.

Zur Normalisierung des Blutdrucks:

Wir setzen uns auf den Boden und ziehen das linke Bein an. Das Knie umfassen wir mit verschränkten Händen.

Wir atmen ein. Die Luft anhaltend, drücken wir das Knie fest zusammen. Dann lassen wir locker und atmen dabei aus. Achtmal.

Anschließend umklammern und pressen wir — in der Atempause nach dem Einatmen — das rechte Knie. Ebenfalls achtmal.

IV.

Den Gefühlsdruck, der bei Bluthochdruck mit im Spiel ist, lösen wir durch die Bewegungsübung „Flügelheben": Wir sitzen im Fersensitz und verschränken die Hände hinter dem Rücken. Die Schulterblätter schieben wir zusammen.

Einatmend heben wir die Schultern sowie die gestreckten Arme hoch und lassen gleichzeitig den Kopf nach hinten fallen.

Ausatmend kehren wir zurück in die Ausgangsposition.

Fünfmal.

V.

Eine dreiteilige Kopfgymnastik, die bei hohem Blutdruck nützlich ist:

a) Wir lassen den Kopf nach vorne fallen und beugen ihn anschließend nach hinten. Je zehnmal.

b) Wir neigen den Kopf nach rechts und dann nach links. Je zehnmal.

c) Wir drehen den Kopf nach rechts und dann nach links. Je zehnmal.

VI.

Die den Blutdruck normalisierenden indischen, chinesischen und tibetischen Atemübungen sind beschrieben in Kapitel 21.

VII.

Die ideale Heilgymnastik gegen hohen Blutdruck ist das chinesische Schattenboxen, Taiji genannt. (s. Kapitel 22).

VIII.

Unregelmäßigen Blutdruck regulieren wir ferner durch die Übungen 1 („Den Himmel mit den Händen stützen"), 2 („Den Bogen spannen wie beim Adlerschießen") und 7 („Faust ballen und mit Tigerblick schauen") der „Acht Brokatstücke". (s. Kapitel 22).

Massage

I.

Die japanische Heilkunde empfiehlt bei Bluthochdruck die kräftige Massage der Mittelfinger. Wir massieren und ziehen mit Daumen und Zeigefinger der einen Hand jeweils den Mittelfinger der anderen Hand.

II.

Eine andere Empfehlung der japanischen Massagetherapie gegen hohen Blutdruck: Wir drücken mit den Fingern beider Hände auf die Magengrube.

III.

Bei Bluthochdruck massieren bzw. kneten wir mit den Fingern beider Hände jeweils eine Kniekehle.

IV.

Ferner sollen Hochdruckpatienten mit streichenden Handbewegungen nacheinander die Stirn, die Schläfen, den Hinterkopf und den Nacken (bis zum siebten Halswirbel) und zuletzt die Schultern massieren. Drei Minuten.

Arzneien

Die Inder empfehlen zur Blutdrucksenkung u. a.: Kerbeltee. Die Chinesen z. B.: Chrysanthemenblütentee; Safran als Tee oder Abkochung; grünen Tee (S. 78 f.); Ginseng (Kapitel 20); Zwiebel (bzw. Zwiebelsaft oder Zwiebeltee) und Knoblauch (der hohen Blutdruck senkt, ausgenommen den durch Nierenleiden bedingten). Knoblauchzehen oder Knoblauchkapseln, regelmäßig eingenommen, helfen also bei Schwindel, Benommenheit, Kopfschmerzen, Ohrensausen usw. aufgrund von Blutdruckerhöhung. In China und Indien wird der Blutdruck außerdem durch die in Indien heimische Rauwolfie gesenkt.

Sonstiges

Allgemeine Tips für die unter Bluthochdruck Leidenden:
Essen Sie salzarm! Gehen Sie spazieren und schwimmen Sie (aber locker)! Und vor allem: Drosseln Sie Ihr Lebenstempo!
Tiefenentspannung und Meditation (Kapitel 24) sind geboten.

NIEDRIGER BLUTDRUCK

Akupressur, Shiatsu und Taiki

Behandeln Sie, wenn Sie unter zu niedrigem Blutdruck leiden, durch Fingerdruck bzw. Pflastermagnet die Gesundheitspunkte:

Jianjing (G-21)	Fengfu (LG-16)
Neiguan (KS-6)	Gaohuang (B-38)
Quchi (Di-11)	Huangshu (N-16)
Shenshu (B-23)	Renzhong (LG-26)
Daling (KS-7)	Shaochong (H-9)
Xinshu (B-15)	Taixi (N-3)
Yangchi (3E-4)	Taiyuan (Lu-9)
Yinlingquan (MP-9)	Tianzhu (B-10)
Zhaohai (N-6)	Yangxi (Di-5)
Zhongwan (KG-12)	Yongquan (N-1)
Baihui (LG-20)	Zusanli (M-36)
Daju (M-27)	

(Beschrieben sind die Punkte in Kapitel 29).

Yoga

Hathayoga bietet gegen niedrigen Blutdruck die Körperhaltungen:

○ „Kobra" (Bhujangasana)
○ „Bogen" (Dhanurasana)
○ „Kerze" (Urdhvasarvangasana)
○ „Heuschrecke" (Shalabhasana)
○ „Ohr ans Knie" (Karnapidasana)
○ „Vollkommener Sitz" (Siddhasana)
○ „Rückenstreckhaltung" (Pashchimottanasana)
○ „Kopfstand" (Shirshasana)

(Beschrieben sind die Asanas in Kapitel 23).

Farbtherapie

Heilfarbe bei niedrigem Blutdruck ist Rot (möglichst Ganzkörperbestrahlung).
(Erklärt ist die Farbheilbehandlung in Kapitel 28).

Bewegung und Atmung

I.
Zur Normalisierung des Blutdrucks praktizieren wir regelmäßig die im Kapitel „Hoher Blutdruck" unter „Bewegung und Atmung" geschilderten Übungen I, II und III.
II.
Unregelmäßigen Blutdruck regulieren wir ferner durch die Übungen 1 („Den Himmel mit den Händen stützen"), 2 („Den Bogen spannen wie beim Adlerschießen") und 7 („Faust ballen und mit Tigerblick schauen") der „Acht Brokatstücke". (Kapitel 22).
III.
Die den Blutdruck ausgleichenden indischen, chinesischen und tibetischen Atemübungen sind beschrieben in Kapitel 21.

Massage

Bei niedrigem Blutdruck massieren wir bevorzugt den Hinterkopf, die Schulterblätter und die Zone zwischen den Schulterblättern.

Arzneien

Die Inder und Tibeter empfehlen zur Erhöhung des Blutdrucks u. a.: Muskatnuß, die bei uns als aromatisches Küchengewürz bekannt ist. Die Chinesen empfehlen z. B.: Ginseng (Kapitel 20); Gelbwurzel (Kurkuma); Süßholz (Lakritze) und Knoblauch, der den Blutdruck normalisiert (d. h. er senkt hohen und er erhöht niedrigen Blutdruck). Knoblauchzehen und Knoblauchkapseln helfen also, wenn sie regelmäßig eingenommen werden, bei Pulsjagen nach Kräfteverbrauch, starker Hitze- und Kälteempfindlichkeit, rascher Ermüdbarkeit usw. aufgrund von krankhaft niedrigem Blutdruck.

Sonstiges

- Wassertreten in der bis unter die Knie mit kaltem Wasser gefüllten Badewanne hilft bei niedrigem Blutdruck. Täglich eine Minute. (Die Knie erheben wir dabei so hoch wie möglich). Höchste Vorsicht ist geboten, daß Sie in der Badewanne nicht ausrutschen!
- Eine allmorgendliche kühle Ganzwaschung mit Waschlappen nützt bei niedrigem Blutdruck. Nachher schlüpfen wir nochmals ins Bett zum Aufwärmen.

KREISLAUFSCHWÄCHE / Durchblutungsstörungen / Herzschwäche

Akupressur, Shiatsu und Taiki

Bei Kreislaufschwäche und Durchblutungsstörungen behandeln Sie durch Fingerdruck bzw. Pflastermagnet die Gesundheitspunkte:

Yongquan (N-1)   Renying (M-9)
Neiguan (KS-6)   Renzhong (LG-26)
Guanyuan (KG-4)   Sanjiaoshu (B-22)
Rangu (N-2)
Bei Herzschmerzen:
Shenmen (H-7)
(Beschrieben sind die Punkte in Kapitel 29).

Yoga

Hathayoga bietet zur Belebung des Blutkreislaufs die Körperhaltungen:
- „Kobra" (Bhujangasana)
- „Baum" (Vrikshasana) mit Tiefatmung
- „Bogen" (Dhanurasana)
- „Dreieck" (Trikonasana)
- „Kopf ans Knie" (Janushirasana)
- „Vordere Streckhaltung" (Purvottanasana)
- „Ohr ans Knie" (Karnapidasana)
- „Rückenstreckhaltung" (Pashchimottanasana): preßt das Blut in die Randbezirke des Körpers.
- „Diamant im Liegen" (Suptavajrasana)
- „Pfau" (Mayurasana): stark durchblutungsfördernd, aber bei hohem Blutdruck und bei Herzschwäche meiden.

Bei *Herzmuskelschwäche* empfiehlt Hathayoga die Körperstellung:
- „Kamel" (Ushtrasana)

Für *Herzkranke:*
- „Totenlage" (Shavasana): entlastet das Herz.
(Beschrieben sind die Asanas in Kapitel 23).

Farbtherapie

Kreislaufbelebend sind die Farben Rot und Gelb. Heilfarbe bei Herzschwäche (Altersherz) ist Rot. (Erklärt ist die Farbheilbehandlung in Kapitel 28).

Bewegung und Atmung

I.
Den Kreislauf beleben die im Kapitel „Hoher Blutdruck" unter „Bewegung und Atmung" geschilderten Übungen I, II und III.
II.
Das ideale Kreislaufmittel ist das chinesische Schattenboxen Taiji (Kapitel 22). Es stärkt das Herz und bewirkt eine gute Durchblutung des ganzen Körpers.
III.
Herzstärkend und durchblutungsfördernd ist gleichermaßen der indische „Sonnengruß".
(Kapitel 22).
IV.
Der Herzkräftigung und Kreislaufbelebung dienen ferner die Übungen 1 („Den Himmel mit den Händen stützen"), 2 („Den Bogen spannen wie beim Adlerschießen") und 7 („Faust ballen und mit Tigerblick schauen") der „Acht Brokatstücke". (Kapitel 22).
V.
Zur Besserung des Blutumlaufs trägt das „Spiel der Fünf Tiere" bei, die erste schriftlich belegte Heilgymnastik der Welt. (Beschrieben und bebildert in Kapitel 22).
VI.
Die den Blutkreislauf und das Herz anregenden indischen, chinesischen und tibetischen Atemübungen sind beschrieben in Kapitel 21.

Massage

I.
Bei Herz-Kreislauf-Störungen, namentlich bei Herzschwäche, schlägt die „Do-in"-Therapie vor, mit dem Finger unter die Oberlippe zu fahren und das Zahnfleisch in der Mitte (also unter der Nase) sanft zu massieren.
II.
Herzstärkend und kreislaufanregend ist die mehrminütige Massage des kleinen Fingers beider Hände.
III.
Bei Herzschwäche ist wie bei niedrigem Blutdruck die Massage des Hinterkopfes, der Schulterblätter und der Zone zwischen den Schulterblättern nutzbringend.

Arzneien

Chinas Apotheke ist reich an natürlichen Heilmitteln bei Herz-Kreislauf-Erkrankungen: Ginseng, die Heilwurzel schlechthin, ist die beste Arznei zur Herz- und Kreislaufstärkung. (Kapitel 20).
Zwiebel ist in der chinesischen (und indischen) Medizin ein Heilmittel bei Kreislaufstörungen. Besonders angebracht ist die Zwiebel, glauben die Chinesen, bei Neigung zu

Thrombosen. Die Chinesen essen die Zwiebel vorzugsweise mit Reis oder Hirse. Sie essen sie roh, gekocht, gebraten oder gebacken. Eine chinesische Spezialität ist zerriebene Zwiebel mit Honig gemischt. Heilkraft enthalten ebenso Zwiebelsaft und Zwiebeltee.

Kreislaufunterstützend und herzstärkend sind laut chinesischer Heilkunde ferner der Saft der Maulbeere, Weißdornblütentee, Safran (als Tee oder Abkochung), grüner Tee (S. 78 f), Basilikum, Ingwer, Lauch, Walnuß und Mango.

Die tibetische und indische Heilkunde halten die Muskatnuß für heilkräftig bei Herzleiden und Kreislaufbeschwerden.

Als Herztonikum empfiehlt Indiens Ayurveda außerdem: Reis (unpoliert), Honig, Buttermilch (aus Kuhmilch), Äpfel, Kardamom und Cayennepfeffer.

Die islamische Sufimedizin hält die Zitrone, den Fenchel und (wie die indische Heilkunde) den Apfel für herzstärkend.

Sonstiges

- Ein Ayurveda-Rezept: Dem Badewasser eine halbe Tasse Natriumcarbonat (Soda) beimengen — das pflegt nicht nur die Haut, sondern fördert den Blutumlauf.
- Streß abbauen zur Entlastung des Herzens.
- Bei Kreislaufschwäche salzarm essen.
- Meditation (Kapitel 24) hilft bei Kreislaufbeschwerden.

SCHWINDEL / Bewußtlosigkeit

Akupressur, Shiatsu und Taiki

Bei Schwindel werden folgende Gesundheitspunkte gedrückt:
Yongquan (N-1): auch bei Bewußtlosigkeit

Fengchi (G-20)	Hegu (Di-4)
Taichong (Le-3)	Shaochong (H-9)

(Beschrieben sind die Punkte in Kapitel 29).

Yoga

Hathayoga bietet gegen Schwindelgefühle die Körperhaltungen:
- „Bogen" (Dhanurasana)
- „Kerze" (Urdhvasarvangasana)
- „Rückenstreckhaltung" (Pashchimottanasana)
- „Kopfstand" (Shirshasana)

(Beschrieben sind die Asanas in Kapitel 23).

Farbtherapie

Erleichterung bei Schwindel bringt die Farbe Grün.
(Erklärt ist die Farbheilbehandlung in Kapitel 28).

Bewegung und Atmung

Schwindelgefühle verschwinden durch „Taiji". (Kapitel 22).

Wer zu Schwindelgefühlen neigt, kann Abhilfe schaffen durch regelmäßige Übung der Tiefatmung (indische, chinesische und tibetische Beispiele in Kapitel 21).

Massage

Bei Benommenheit und Schwindelgefühlen bewährt sich das „Schlagen himmlischer Pauken", eine chinesische Methode, die im Kapitel „Schwerhörigkeit" unter Massage (I) beschrieben und bebildert ist. Zudem helfen bei Schwindel zwei Qi-Gong-Übungen, die in Kapitel „Vegetative Dystonie" unter „Massage (I und II)" erklärt sind.

Arzneien

Bei Schwindelgefühlen bieten sich an: Chrysanthemenblütentee, Sesam als Abkochung, Tagetes als Abkochung sowie Honig. Das sind ein paar chinesische Ratschläge.

Sonstiges

Die altindische Heilkunde (Ayurveda) rät Schwindeligen, eine Zwiebel aufzuschneiden und deren Dämpfe einzuatmen.

HERZJAGEN / Herzrhythmusstörungen

Akupressur, Shiatsu und Taiki

Bei Herzjagen (Herzstolpern) behandeln Sie durch Fingerdruck bzw. Pflastermagnet die Gesundheitspunkte:

Shenmen (H-7)	Shugu (B-65)
Neiguan (KS-6)	Taibai (MP-3)
Shanzhong (KG-17)	Xinshu (B-15)
Laogong (KS-8)	Zhongfu (Lu-1)
Juque (KG-14)	

Bei Herzrhythmusstörungen:
Shenmen (H-7)
(Beschrieben sind die Punkte in Kapitel 29).

Yoga

Hathayoga bietet zur Erleichterung bei Herzjagen die Körperhaltungen:
- „Totenlage" (Shavasana)
- „Bogen" (Dhanurasana)
- „Kerze" (Urdhvasarvangasana)
- „Rückenstreckhaltung (Pashchimottanasana)
(Beschrieben sind die Asanas in Kapitel 23).

Farbtherapie

Heilfarbe bei Herzjagen ist Blau.
(Erklärt ist die Farbheilbehandlung in Kapitel 28).

Bewegung und Atmung

I.
Den Herzschlag harmonisieren die im Kapitel „Hoher Blutdruck" unter „Bewegung und Atmung" geschilderten Übungen I, II und III.
II.
Gegen Herzunruhe bewähren sich ferner „Taiji", der „Sonnengruß", die „Acht Brokatstücke" und das „Spiel der Fünf Tiere". (Beschrieben und bebildert in Kapitel 22).
III.
Den Herzrhythmus harmonisiert die Tiefatmung. (Indische, chinesische und tibetische Beispiele der Tiefatmung in Kapitel 21).

Massage

Bei Herzjagen helfen zwei Qi-Gong-Übungen, die im Kapitel „Vegetative Dystonie" unter „Massage (I und II)" beschrieben und bebildert sind.

Arzneien

Ginseng und Süßholz (Lakritze) leisten gute Dienste bei Herzstolpern. Ebenso ist die beruhigende Rauhwolfie bei Herzrhythmusstörungen und nervöser Erregbarkeit angebracht.

Sonstiges

Grübelei, versichern die Chinesen, bewirkt u. a. Herzjagen. Eine gewisse Sorglosigkeit ist daher bei Herzunruhe heilsam.
Wie Balsam wirkt bei Herzunruhe Meditation (Kapitel 24).

EINGESCHLAFENE ARME UND BEINE

Akupressur, Shiatsu und Taiki

Wenn Ihre Arme kribbeln und einschlafen, behandeln Sie durch Fingerdruck bzw. Pflastermagnet die Gesundheitspunkte:
Chengshan (B-57)

Hegu (Di-4)	Quchi (Di-11)
Houxi (Dü-3)	Sanyinjiao (MP-6)
Lieque (Lu-7)	Zhongchong (KS-9)

Bei kribbelnden und einschlafenden Beinen:

Chengfu (B-50)   Sanyinjiao (MP-6)
Chengshan (B-57)   Yinlingquan (MP-9)
Fengshi (G-31)   Yinmen (B-51)
Fuliu (N-7)   Zhongchong (KS-9)
Guanyuan (KG-4)   Zusanli (M-36)
Rangu (N-2)
(Beschrieben sind die Punkte in Kapitel 29).

Yoga

Hathayoga bietet gegen Durchblutungsstörungen in den Armen und Beinen die Körperhaltung:

○ „Adler" (Garudasana)

Gegen Durchblutungsstörungen in den Füßen und Beinen:

○ „Diamant" (Vajrasana)

(Beschrieben sind die Asanas in Kapitel 23).

Farbtherapie

Heilfarbe bei Taubheitsgefühl, Gefäßverengung bzw. Durchblutungsstörungen in Armen und Beinen ist Rot.
(Erklärt ist die Farbheilbehandlung in Kapitel 28).

Bewegung und Atmung

Gegen Durchblutungsstörungen in Armen und Beinen helfen die selben Bewegungsübungen wie bei allgemeinen Durchblutungsstörungen. (Siehe Kapitel Kreislaufschwäche).
Speziell der Durchblutung der Gliedmaßen dienen aber folgende Bewegungsübungen:
I.
Wir nehmen zwei Kastanien (oder Kieselsteine etc.) in die Hand und bewegen sie andauernd, achtgebend, daß uns die Kastanien nicht aus der Hand fallen. Eine Minute in der linken und eine Minute in der rechten Hand.
II.
Abwechselnd spreizen wir die Finger und ballen die Hände zu Fäusten. Je zwanzigmal.
III.
Auf einem Stuhl sitzend, legen wir die Hände in den Nacken. Dann drehen wir den Oberkörper im Wechsel nach links und nach rechts. Je zwanzigmal.
IV.
Auf einem Stuhl sitzend, strecken wir abwechselnd ein Bein aus. Das rechte wie das linke Bein je zwanzigmal.
V.
Wir sitzen auf einem Stuhl mit gestreckten Beinen, nur die Fersen berühren den Boden. Dann bewegen wir — die Fersen bleiben dabei auf dem Boden — zwei Minuten lang die Füße kreisförmig.

Selbst wenn die Durchblutungsnot der Extremitäten durch Arterienverkalkung bedingt ist, sind die fünf geschilderten Übungen dienlich.

Massage

I.
Bei Durchblutungsstörungen der Gliedmaßen (Arteriosklerose inbegriffen) sowie kalten Händen und Füßen klopfen wir mit der lockeren Faust oder klatschen wir mit der Handfläche auf Arme und Beine.
II.
Eingeschlafene Beine behandeln wir durch Massage der Außenseite des Unterschenkels bis zu den Außenknöcheln.

Arzneien

Greifen Sie bei eingeschlafenen Armen und Beinen zu den natürlichen Kreislaufmitteln, die im Kapitel Kreislaufschwäche unter Arzneien angeführt sind. Roggen beugt — laut Ayurveda — der Arteriosklerose vor.

HÄMORRHOIDEN

Akupressur, Shiatsu und Taiki

Hilfreich bei Hämorrhoiden ist die Pressur oder Pflastermagnetbehandlung der Gesundheitspunkte:

Baihui (LG-20)

Chengshan (B-57)

Ganshu (B-18)

Changqiang (LG-1)

Chengfu (B-50)

Dachangshu (B-25)

Tianshu (M-25)

Dazhui (LG-14)

Guanyuanshu (B-26)

Kongui (Lu-6)

Lieque (Lu-7)

Quchi (Di-11)

Sanjiaoshu (B-22)

Shenshu (B-23)

Shugu (B-65)

Weishu (B-21)

Zusanli (M-36)

(Beschrieben sind die Punkte in Kapitel 29).

Yoga

Hathayoga bietet gegen Hämorrhoiden die Körperhaltungen:
- „Kamel" (Ushtrasana)
- „Kerze" (Urdhvasarvangasana)
- „Rad" (Chakrasana)
- „Kuhmaul" (Gomukhasana)

○ „Heuschrecke" (Shalabhasana)
○ „Ohr ans Knie" (Karnapidasana)
○ „Kopfstand" (Shirshasana)
(Beschrieben sind die Asanas in Kapitel 23).

Farbtherapie

Heilfarbe bei Hämorrhoiden ist Blau.
(Erklärt ist die Farbheilbehandlung in Kapitel 28).

Bewegung und Atmung

I.
„Den Anus heben" heißt eine Übung zur Hämorrhoiden-
behandlung: Wir liegen auf dem Rücken, die gestreckten
Beine über Kreuz, wobei Rücken und Lenden sich nicht
vom Boden erheben. Einatmend spannen wir das Gesäß
an, ziehen den After zusammen und drücken die Innenseiten der Oberschenkel aneinander; ausatmend lockern
wir die Muskelspannung. Zwanzigmal, dreimal täglich.

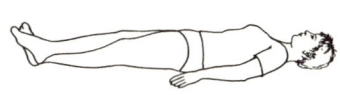

II.
Wir liegen auf dem Rücken, legen die Hände unter den
Kopf und ziehen die Fersen — die Beine abbiegend — ans
Gesäß heran. Einatmend heben wir das Becken und
kneifen den Anus zusammen, und ausatmend senken
wir das Becken und entspannen die Gesäßmuskeln.
Zwanzigmal, dreimal täglich.

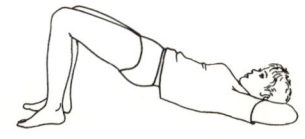

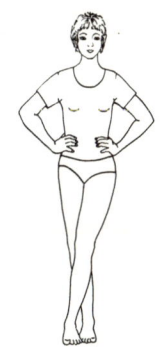

III.
Wir stehen mit gekreuzten Beinen, die Hände in die
Hüfte gestützt. Einatmend pressen wir die Beine gegeneinander und ziehen After und Gesäß zusammen, und
ausatmend lockern wir die Muskulatur. Zwanzigmal,
dreimal täglich.

Massage

Die Do-in-Therapie schlägt zur Bekämpfung von Hämorrhoiden vor:
I.
Wir klopfen mit lockerer Faust auf den Oberkopf.
II.
Sitzend trommeln wir mit den Fersen auf den Boden.

Arzneien

Indiens Ayurveda verordnet gegen Hämorrhoiden: Zwiebel; Feigen mit Milch; Pfeffer; den Tee der Heilpflanze Krauser Ampfer (Rumex crispus) sowie Aloesaft.

Die arabische Sufimedizin rät bei knotiger Verdickung der unteren Mastdarmblutadern zu Auberginen (Melanzani) und ebenso zu Feigen.

Die alten Chinesen schwören auf Ingwer und bieten außerdem das Rezept: Sesamsamen in Wasser kochen und mit der Flüssigkeit die Hämorrhoiden befeuchten.

KRAMPFADERN

Akupressur, Shiatsu und Taiki

Gegen Krampfadern empfiehlt sich die Behandlung folgender Gesundheitspunkte durch Fingerdruck oder Pflastermagnet:

Taichong (Le-3)   Kunlun (B-60)

(Beschrieben sind die Punkte in Kapitel 29).

Yoga

Hathayoga bietet zur Bekämpfung von Krampfadern die Körperhaltungen:
- „Diamant" (Vajrasana)
- „Kerze" (Urdhvasarvangasana)
- „Kopfstand" (Shirshasana)
- „Diamant im Liegen" (Suptavajrasana)

(Beschrieben sind die Asanas in Kapitel 23).

Farbtherapie

Bei Krampfadern ist zur Aktivierung des Bindegewebes grundsätzlich die Farbe Rot dienlich, bei Krampfadernschmerzen ist aber die Farbe Blau wohltuend.

(Erklärt ist die Farbheilbehandlung in Kapitel 28).

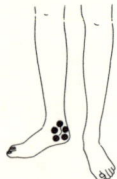

Massage

Zur Überwindung der Bindegewebeschwächen massieren wir kräftig die Zone rund um die inneren Fußknöchel an beiden Füßen. Dreimal am Tag, morgens, mittags und abends.

Atemwege

(31) Wenn uns die Luft wegbleibt

Im Herbst und im Frühjahr — in den naßkalten Übergangszeiten — haben Husten, Heiserkeit, Schnupfen und Bronchitis Saison. Unsere Luftwege sind gereizt und entzündet, der Rachen ist gerötet und geschwollen. Wir „bellen". Unsere Atmung rasselt und pfeift und zischt.

Quälende Hustenanfälle, Reizhusten, Keuchatmung, Atemnot, Stechen auf der Brust und Abhusten eines zähen Auswurfs . . . Die Fachleute sprechen bei derlei Warnungszeichen geheimnisvoll von CURS, das heißt „chronisches unspezifisches respiratorisches Syndrom", verständlicher gesagt: „hartnäckige, nicht genau zu beschreibende Erkrankung der Atemwege".

Durch die Atemwege sind die Lungen mit der Außenwelt verbunden, die Lungen, die einerseits Sauerstoff aus der Luft in das Blut aufnehmen und anderseits das in hoher Konzentration giftige Kohlendioxidgas aus dem Körper entfernen.

Ein Gradmesser der Gesundheit der Lungen ist ihre Vitalkapazität. Bei Frauen beträgt sie gewöhnlich 2500 bis 3000 ml, bei Männern 3500 bis 4000 ml. Die Vitalkapazität ist die maximale Luftmenge, die wir nach vollständiger Einatmung ausatmen können. Wenn sie unter das Normalniveau absinkt, kommt es zu Luftnot und schnappender Kurzatmigkeit.

Regelmäßige Pflege der Tiefatmung — erforschten japanische Gesundheitsexperten — kann die Vitalkapazität der Lungen um 300 bis 400 ml vergrößern, also die Lungenfunktion erheblich verbessern.

• Unter den Ursachen für Arbeitsunfähigkeit stehen heute *Asthma* und *Bronchitis* an zweiter Stelle hinter den Herz- und Kreislauferkrankungen. Und die Hälfte aller Heilverfahren bei Kindern (!) betrifft Asthma und Bronchitis. Jeder zweite Raucher und jeder zehnte Nichtraucher leidet an chronischer Bronchitis.

Die Bronchien sind Abzweigungen und Verästelungen der Luftröhre im Brustraum und in der Lunge. Wenn die Bronchien entzündet sind, behindern sie den Atemstrom (Bronchitis).

Asthma aber kommt durch einen Krampf von Bronchien zustande.

Chronische Bronchitis wird ausgelöst erstens durch Rauchen, zweitens durch eine Infektanfälligkeit (allgemeine Abwehrschwäche) und drittens durch verschmutzte Luft.

Die beste Vorbeugung gegen Bronchitis ist also:
1. nicht bzw. nicht unmäßig zu rauchen.
2. Sich abzuhärten und die körpereigenen Abwehrkräfte zu steigern, um nicht infolge des schwachen Immunsystems häufig Erkältungskrankheiten bzw. grippalen Infekten zum Opfer zu fallen, die mit Vorliebe den Bereich der oberen Luftwege angreifen. Die Abhärtung beginnt schon mit der guten Durchlüftung der Wohnung.
3. Möglichst staubige, rauchige oder giftige Luft zu meiden, die ständig die Bronchialschleimhaut reizt.

• *Husten* wird ausgelöst, wenn Nerven in den Transportwegen für die Luft — in Rachen, Kehlkopf, Luftröhre oder Bronchien — gereizt werden. Durch den Hustenreflex hilft sich der Körper selbst. Er bläst mit einem explosionsartigen Luftstrom — dem Hustenstoß — die Reizteilchen bzw. Fremdkörper weg.

Es gibt den Husten mit Schleimproduktion und den trockenen Reizhusten. Raucherhusten zählt in der Regel zur zweiten Kategorie, ebenso nervöser Husten.

• Eine gewöhnliche *Erkältung* zieht häufig *Heiserkeit* (Entzündung der Stimmbänder) und *Halsweh* (Entzündung der Mandeln und des Rachens) nach sich.

Rauher, kratziger Hals, der uns zum Räuspern zwingt, tritt aber nicht nur im Gefolge einer Erkältung auf, sondern ebenso bei Rauchern, Sängern, Schauspielern und Rednern. Wenn die krächzende Stimme oder das „tonlose" Flüstern nach ein paar Tagen nicht nachlassen, unbedingt den Arzt aufsuchen.

• Zu unterscheiden von der gewöhnlichen Erkältung (grippaler Infekt) ist die bedrohlichere echte *Grippe*, die durch das Influenza-Virus ausgelöst wird und meist in Epidemien auftritt.

• *Fieber* ist eine Maßnahme des Körpers, mit Viren fertigzuwerden, die bei höheren Temperaturen zugrunde gehen.

• Bekanntlich dauert *Schnupfen*, wenn wir ihn mit Medikamenten behandeln, zwei Wochen, und wenn wir nichts gegen ihn unternehmen, vierzehn Tage.

In der naßkalten Schnupfenzeit haben wir die Nase voll. Die rote Nase läuft, der Hals kratzt, die Augen tränen. Wir niesen. Wir sind leicht benommen. Die Entzündung und Schwellung der Nasenschleimhaut, Schnupfen genannt, die Nasenverstopfung, befällt Tausende und Millionen erkälteter Menschen.

Können fernöstliche Methoden der harmlos-lästigen Nasenschleimhautentzündung Herr werden? Wir können Schnupfen jedenfalls lindern und verkürzen. Besser als heilen ist aber bekanntlich vorbeugen. Neben warmen Socken, festen Schuhen und Vitamin C gibt es eine Reihe von Hilfsmitteln, der Rhinitis, wie die Ärzte den Schnupfen nennen, vorzubeugen. Akupressur ist nur eine der Waffen, die den Ausbruch des Nasenkatarrhs verhindern können.

• Im Mai, Juni, Juli, August bekommen Jahr für Jahr Millionen Menschen einen lästigen *Heuschnupfen*, eine allergische Nasenschleimhautentzündung, durch Blütenstaub (Pollen) verursacht. Das Ergebnis der Überempfindlichkeit: Juckreiz in Nase, Augen, Gaumen und Rachen, Niesen, Tränenfluß, Lichtscheu, Kopfweh, manchmal Fieber und sogar Lungenasthma.

In den Industrieländern sind nahezu 20 % der Bevölkerung, also jeder fünfte Mensch, zeitweilig von der allergischen Rhinitis betroffen, kurioserweise vorwiegend Akademiker und Manager. Das läßt darauf schließen, daß bei Heuschnupfen Streß eine Rolle spielt.

In unseren Apotheken gibt es hunderterlei chemische Mittel gegen Bronchitis, Asthma usw., von Tabletten bis zu Sprays, aber die alten Heilkundigen Asiens gehen anders gegen Erkrankungen der Atemwege vor. In erster Linie fördern sie die schöpferische Leistung des Organismus.

ASTHMA

Akupressur, Shiatsu und Taiki

Bei Asthma behandeln wir durch Fingerdruck oder Pflastermagnet die Gesundheitspunkte:

Zhongfu (Lu-1)	Lieque (Lu-7)
Feishu (B-13)	Neiguan (KS-6)
Jianjing (G-21)	Shenzhu (LG-12)
Shanzhong (KG-17)	Tiantu (KG-22)
Binao (Di-14)	Xiabai (Lu-4)
Dazhui (LG-14)	Yingjian (Le-2)
Ganshu (B-18)	Xinshu (B-15)
Hegu (Di-4)	Yinlingquan (MP-9)
Kongui (Lu-6)	Yongquan (N-1)

(Beschrieben sind die Punkte in Kapitel 29).

Yoga

Hathayoga bietet gegen Asthma und zur Entfaltung und Stärkung der Lunge die Körperhaltungen:

○ „Kobra" (Bhujangasana)
○ „Baum" (Vrikshasana) mit Tiefatmung
○ „Bogen" (Dhanurasana)
○ „Kamel" (Ushtrasana)
○ „Kerze" (Urdhvasarvangasana)
○ „Rad" (Chakrasana)
○ „Halber Drehsitz" (Ardha Matsyendrasana)
○ „Kuhmaul" (Gomukhasana)
○ „Kopf ans Knie" (Janushirasana)
○ „Heuschrecke" (Shalabhasana)
○ „Ohr ans Knie" (Karnapidasana)
○ „Rückenstreckhaltung (Pashchimottanasana)
○ „Kopfstand" (Shirshasana)
○ „Diamant im Liegen" (Suptavajrasana)
(Beschrieben sind die Asanas in Kapitel 23).

Farbtherapie

Bei Bronchialasthma lindern die Farben Grün und Violett, bei Herzasthma helfen Rot
und Orange. (Erklärt ist die Farbheilbehandlung in Kapitel 28).

Bewegung und Atmung

I.
Gegen Asthma wenden wir die im Kapitel „Bronchitis" unter „Bewegung und Atmung (I)"
geschilderte Heilgymnastik an, die die Atemwege trainiert und elastisch macht.

II.

Zur Stärkung und Reinigung der Lunge pflegen wir die Tiefatmung. (Indische, chinesische und tibetische Beispiele der Tiefatmung in Kapitel 21).

III.

Wer unter Asthma und Bronchitis leidet, soll besonders seine Ausatmung verbessern. Folgende vier Atemübungen helfen dabei:

1. Wir blasen mit der ausströmenden Atemluft einen Faden weg, den wir in einer Entfernung von einem halben Meter aufhängen.

2. Während wir ausatmen, sprechen wir die Silbe „wu". Zunächst halten wir die Silbe fünf Sekunden aus. Durch beharrliche Übung dehnen wir aber die Silbenausatmung auf eine halbe Minute aus.

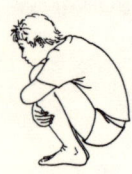

3. Wir sitzen mit gespreizten Beinen locker auf einem Stuhl, die Hände liegen auf dem Bauch. Wir praktizieren die Bauchatmung. Beim Ausatmen beugen wir uns aber tief nach vorne, bis sich der Kopf in Kniehöhe oder unterhalb der Knie befindet. Während wir gleichzeitig mit den Händen das Zwerchfell sanft nach oben drücken. Dann atmen wir tief ein, während wir, die Hände lockernd, in die aufrechte Ausgangslage zurückkehren. Zehnmal.

4. Wir stehen aufrecht. Tief einatmend erheben wir die Arme über den Kopf. Während wir ausatmen, gehen wir in die Hocke und umschlingen mit den Armen die Knie. Zehnmal.

Massage

I.

Wir legen die linke Handfläche unter die rechte Achsel und reiben mit kräftigen und schnellen Bewegungen an der Körperseite auf und ab. Seitenwechsel. Auf jeder Seite 3 Minuten.

II.

Mit der linken Handfläche reiben wir kreisend um die rechte Brustwarze. Seitenwechsel. Je zwanzigmal.

Arzneien

Die alten Inder empfehlen zur Linderung und Lösung bei Asthma und anderen Bronchialerkrankungen: Majorantee; Kalmuswurzeltee; Süßholz + Ingwer-Tee; eine halbe Tasse frischen Zwiebelsaft mit 2 Teelöffel Honig und einer Prise schwarzen Pfeffer; Ziegenmilch; gezuckerte warme Kuhmilch mit pulverisiertem schwarzen Pfeffer; Gelbwurzel (Kurkuma); Leinsamen; Tomaten; Meerrettich (Kren); Datteln; Feigen und Auberginen (Melanzani).

Die alten Chinesen preisen zur Lungenstärkung bei Asthma als Hausmittel an: Ginseng (Kapitel 20); Süßholz (Lakritze); Haselnüsse und Hirse. Ebenso eine Abkochung von Huflattichblättern.

Ein chinesisches Rezept mit Huflattich und Ingwer, empfohlen bei Atembeschwerden und durch Rauch, Staub oder Infektion bedingte Reizungen des Rachens und der Lunge: 7 Gramm frische Ingwerwurzel zerreiben und in einem halben Liter kaltem Wasser aufstellen. 10 Minuten auf kleiner Flamme kochen lassen und abseihen. Mit der heißen Abkochung werden 28 Gramm Huflattichblätter übergossen. Umrühren und zugedeckt auskühlen lassen. Abseihen, abermals erhitzen und 1 Eßlöffel Honig hinzufügen. Bei Beschwerden im Atemtrakt morgens, mittags und abends 1 Tasse.

Die alten Sufis des Vorderen Orients haben für krampfartige Anfälle von Atemnot, also Asthma, folgendes Rezept: 1 Teelöffel Ingwerpulver mit einem Viertelliter kaltem Wasser ansetzen und ziehen lassen. 1 Teelöffel lauwarm zum Schlafengehen.

Sonstiges

- Bei Lungenbeschwerden tut es gut, den Brustkorb mit „TIGER BALM" einzureiben. Das befreit gleichzeitig verstopfte Atemwege, weil wir die Verdunstung der chinesischen Pflanzensalbe inhalieren. („Tiger Balm" ist in Gesundheitsläden, in Ostasiengeschäften und in manchen Drogerien erhältlich).
- Asthmatiker sollten viel schwimmen, das verringert und mildert Bronchialspasmen.
- Trübsinn und Traurigkeit sind Krankheitserreger, die die Lunge befallen. Lassen Sie also davon ab, Trübsal zu blasen. Das schwächt die Lungen. Lungenstärkende seelische Heilmittel sind hingegen Frohsinn und Heiterkeit.

BRONCHITIS

Akupressur, Shiatsu und Taiki

Bei Bronchitis behandeln Sie durch Fingerdruck oder Pflastermagnet die Punkte:

Zhongfu (Lu-1)	Sanyinjiao (MP-6)
Yinlingquan (MP-9)	Shaohai (H-3)
Feishu (B-13)	Shenshu (B-23)
Ganshu (B-18)	Shenzhu (LG-12)
Huangshu (N-16)	Shufu (N-27)
Jiuwei (KG-15)	Taiyuan (Lu-9)
Juque (KG-14)	Xiabai (Lu-4)
Kongui (Lu-6)	Xinshu (B-15)

(Beschrieben sind die Punkte in Kapitel 29).

Yoga

Hathayoga bietet gegen Bronchitis die selben Körperhaltungen wie gegen Asthma.

Farbtherapie

Heilfarben bei Bronchitis sind Gelb und Grün im Wechsel.
(Erklärt ist die Farbheilbehandlung in Kapitel 28).

Bewegung und Atmung

I.

Um die Schlacken aus den Bronchien abzutransportieren und die Atemwege zu trainieren und elastisch zu machen, führen wir eine chinesische Übung aus, die sich in fünf Phasen gliedert.

Landbewohner machen die Übung mit allen Phasen einmal (nach dem Aufstehen), Großstädter zweimal (nach dem Aufstehen und vor dem Schlafengehen) und Bewohner von Industriegebieten dreimal (morgens, abends und zusätzlich in der Mittagspause).

Die Übung macht also die Bronchien durchlässig für die Atemluft.

Bei der gesamten Übung sitzen wir im Schneidersitz auf dem Boden, die Schultern halten wir durchgehend ruhig und den Oberkörper aufrecht.

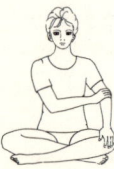

1. Phase: Wir stützen die linke Hand auf das linke Knie. Mit der rechten Hand umfassen wir den linken Ellbogen. Beim Einatmen halten wir den Ellbogen locker, beim Ausatmen mit festem Druck. (Wir atmen restlos aus). Fünfmal den linken Ellbogen locker bzw. fest haltend ein- bzw. ausatmen.

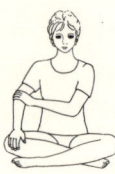

2. Phase: Wir wechseln dann zur rechten Seite, das heißt, wir stützen die rechte Hand auf das rechte Knie und fassen mit der linken Hand den rechten Ellbogen. Fünfmal den rechten Ellbogen locker bzw. fest haltend ein- bzw. ausatmen.

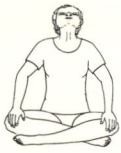

3. Phase: Wir stützen jetzt beide Hände auf die Knie. Dann beugen wir den Kopf (bei unbewegten Schultern!) nach hinten in den Nacken, während wir einatmen und senken den Kopf nach vorn auf die Brust, während wir gründlich ausatmen. Fünfmal.

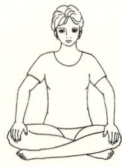

4. Phase: Wir atmen — die Hände nach wie vor auf den Knien, aber diesmal mit unbewegtem aufrechten Kopf — fünfmal hintereinander ein und aus. Nach jedem Einatmen halten wir kurz den Atem an, wobei wir in der Atempause dreimal schlucken und uns dabei vorstellen, daß der Atem nach und nach bis drei Fingerbreit unterhalb des Nabels sinkt.

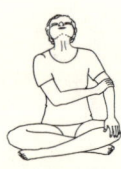

5. Phase: Mit dem Atmen verbundenes Ellbogenanfassen und gleichzeitiges Kopfbewegen. Wir tun also drei Dinge zugleich: Einatmen, lockerer Griff an den Ellbogen und den Kopf nach hinten beugen. Und dann Ausatmen, fester Griff an den Ellbogen und Kopf nach vorn senken. Fünfmal mit Anfassen des linken Ellbogens und fünfmal mit Anfassen des rechten Ellbogens.

II.

Zur Stärkung und Reinigung der Lunge pflegen wir die Tiefatmung. (Indische, chinesische und tibetische Beispiele der Tiefatmung in Kapitel 21).

III.

Bei Bronchitis praktizieren wir ferner die im Kapitel Asthma unter „Bewegung und Atmung (III)" beschriebenen vier Atemübungen.

Massage

- Wir führen mit der Handfläche reibende Kreisbewegungen um die Brustwarze aus. Auf beiden Seiten je zwanzigmal. Die schleim- und krampflösende Brustmassage hat sich bei Bronchitis ebenso wie bei Asthma und bei Erkältungskrankheiten bewährt.
- Ferner massieren wir die Daumenballen.

Arzneien

Altindiens Ayurveda propagiert bei Bronchitis u. a.: Borretsch; Kardamom; Anistee; Kalmuswurzeltee sowie honiggesüßte warme Milch mit pulverisiertem schwarzen Pfeffer oder frisch ausgepreßtem Zwiebelsaft (2 Eßlöffel). Ferner: heiße Senfsamenumschläge. Die Chinesen haben gegen Bronchitis und andere Atembeschwerden ein Huflattich/Ingwer-Rezept erprobt, das im Kapitel Asthma unter „Arzneien" angegeben ist. Die Chinesen empfehlen zur Lungenstärkung überhaupt Hirse und Haselnüsse und bei Erkrankungen der Atemwege wie Bronchitis: Süßholz (Lakritze), Honig sowie Thymian oder Löwenzahn als Abkochung.

Sonstiges

- Kampfer heilt selbst chronische Bronchitis, behaupten chinesische Herbalisten.
  Während wir mit einer Heizlampe den Brustkorb bzw. den Rücken bestrahlen, reiben wir 20 Minuten lang sanft den Brustkorb und dann ebensolang den Rücken mit Kampferöl ein.
  Die Lampe soll wärmen, aber nicht verbrennen!
- Oder: Einreiben mit Rapsöl, gemischt mit Kampferöl.
- Desgleichen tut es bei Lungenbeschwerden gut, den Brustkorb mit der populären chinesischen Pflanzensalbe „Tiger Balm" einzureiben. Die rote Tiger-Balm ist kräftiger, die weiße milder.
- Rauchen aufgeben!
- Sonnenstrahlen ins Herz lassen!

HUSTEN

Akupressur, Shiatsu und Taiki

Gegen Husten behandeln wir folgende Punkte durch Fingerdruck bzw. Pflastermagnet:

Zhongfu (Lu-1)	Neiguan (KS-6)
Shanzhong (KG-17)	Qihai (KG-6)
Yinlingquan (MP-9)	Sanyinjiao (MP-6)
Feishu (B-13)	Shenshu (B-23)
Gaohuang (B-38)	Shufu (N-27)
Huangshu (N-16)	Taiyuan (Lu-9)
Jianjing (G-21)	Xiabai (Lu-4)
Jiuwei (KG-15)	Xinshu (B-15)
Juque (KG-14)	Yuji (Lu-10)
Kongui (Lu-6)	Zhongwan (KG-12)
Lieque (Lu-7)	

(Beschrieben sind die Punkte in Kapitel 29).

Yoga

Hathayoga bietet gegen Husten die Körperhaltungen:
- „Baum" (Vrikshasana) mit Tiefatmung
- „Kerze" (Urdhvasarvangasana)
- „Rad" (Chakrasana)
- „Halber Drehsitz" (Ardha Matsyendrasana)
- „Rückenstreckhaltung" (Pashchimottanasana)
- „Kopfstand" (Shirshasana)

Farbtherapie

Heilfarben bei Husten sind Gelb und Grün.
(Erklärt ist die Farbheilbehandlung in Kapitel 28).

Bewegung und Atmung

I.
Gegen Husten wenden wir die im Kapitel „Bronchitis" unter „Bewegung und Atmung (I)"
geschilderte fünfteilige Heilgymnastik an, die sich gegen alle Störungen der Atemwege
bewährt.
II.
Zur Stärkung und Reinigung der Lunge pflegen wir die Tiefatmung. (Indische, chinesische und tibetische Beispiele der Tiefatmung in Kapitel 21).

Massage

Bei Husten und Erkältungskrankheiten führen wir mit der Handfläche reibende Kreisbewegungen um die Brustwarze aus. Beidseitig je zwanzigmal.

Arzneien

Gegen Husten und Atembeschwerden hilft ein chinesisches Huflattich/Ingwer-Rezept, das im Kapitel Asthma unter „Arzneien" angegeben ist.

Andere chinesische Tips gegen Husten: Süßholz (Lakritze) als Abkochung; Senfkörner als Abkochung oder Senfpulver; Tagetes (getrocknete Blüten) als Abkochung (lindert Erkältungshusten wie Keuchhusten); Huflattichblätter als Abkochung; Thymian als Abkochung; Minze (Tee); Walnüsse, Haselnüsse, Pinienkerne sowie Dattelpflaumen gelten in China als hustenlösend, außerdem Brunnenkresse, in Wasser gekochte, hautlose Erdnüsse, Knoblauch und ebenso Honig.

Die Sufiheiler bieten gegen Husten: Granatapfelsaft; in Wasser aufgeweichte Quittensamen; Walnüsse mit Rosinen.

Ein Sufi-Rezept gegen Husten: 2 Teelöffel Mohn und 3 Teelöffel zerkleinertes Süßholz in einem Viertelliter Wasser kochen und abseihen. Zweimal täglich trinken.

Ein anderes Sufi-Rezept: Gerste in Wasser einweichen und das Wasser trinken.

Altindiens Ayurveda verordnet gegen Husten z. B.: Basilikumtee; Kalmuswurzeltee; Süßholztee; Maulbeersirup; Gelbwurzel (Kurkuma); Aloe-Gallerte; Cayennepfeffer als Gewürz; Leinsamen; Knoblauch (bei trockenem Husten); Auberginen (Melanzani); Datteln; Honig; eine halbe Tasse frischen Zwiebelsaft mit 2 Teelöffel Honig. Bei trockenem Husten kauen die Inder ein Stückchen Nelken. Noch ein indischer Geheimtip: 2 Prisen Gelbwurzel (Kurkuma) und 2 Prisen Salz in einem Glas heißen Wasser auflösen und mit der Mischung gurgeln.

Sonstiges

Zur Lösung des Hustens reiben wir den Brustkorb mit der chinesischen Pflanzensalbe „Tiger Balm" ein.

HEISERKEIT / Halsweh / Mandelentzündung

Akupressur, Shiatsu und Taiki

Bei Heiserkeit, Halsweh (Rachenkatarrh) und Mandelentzündung behandeln wir folgende Gesundheitspunkte durch Fingerdruck bzw. Pflastermagnet:

Hegu (Di-4)	Kongui (Lu-6)
Renying (M-9)	Neiguan (KS-6)
Fengchi (G-20)	Qishe (M-11)
Quchi (Di-11)	Shenmen (H-7)
Shaoshang (Lu-11)	Taichong (Le-3)
Shuitu (M-10)	Tianding (Di-17)
Tiantu (KG-22)	Tianliao (3E-15)
Tianzhu (B-10)	Tianrong (Dü-17)
Dazhui (LG-14)	Waiguan (3E-5)
Fengfu (LG-16)	Yanglingquan (G-34)

Geshu (B-17)   Yingxiang (Di-20)
Jianjing (G-21)   Yuji (Lu-10)
(Beschrieben sind die Punkte in Kapitel 29).

Yoga

Hathayoga bietet gegen Halsweh, Rachenkatarrh und Mandelentzündung die Körper-
haltungen:
- „Kamel" (Ushtrasana)
- „Kerze" (Urdhvasarvangasana)
- „Halber Drehsitz" (Ardha Matsyendrasana)
- „Löwe" (Simhasana): erhöht die Blutzufuhr für Zungengrund, Mundboden, Rachen
  und Kehle
- „Ohr ans Knie" (Karnapidasana)
- „Rückenstreckhaltung" (Pashchimottanasana)
- „Kopfstand" (Shirshasana)
- „Diamant im Liegen" (Suptavajrasana)

(Beschrieben sind die Asanas in Kapitel 23).

Bewegung und Atmung

Mandelentzündung und Halsleiden unterbindet der „Sonnengruß". (Kapitel 22).

Massage

Bei Halsweh und Heiserkeit gehören die Halsvorderseite, der Hinterkopf, die Schultern
und die Magengrube massiert.

Arzneien

Chinesische Hausmittel gegen Halsentzündung sind: Süßholz (Lakritze) als Abkochung;
Löwenzahn als Abkochung; Minze (Tee); Wassermelone.
Die Sufiheiler behandeln Heiserkeit mit in Wasser aufgeweichten Quittensamen. Oder
sie raten, Gerste in Wasser einzuweichen und das Wasser zu trinken.
Die altindische Heilkunde empfiehlt gegen Mandelentzündung und Halsweh, 2 Prisen
Gelbwurzel (Kurkuma) und zwei Prisen Salz in einem Glas heißen Wasser aufzulösen
und mit der entzündungshemmenden Flüssigkeit zu gurgeln.
Förderlich ist laut Ayurveda ebenso, warme Milch mit Pfeffer und Zucker zu trinken.
Zudem ist Ingwer bei Halsentzündung nützlich. Ebenso Maulbeersirup.

Sonstiges

Hals, Nase, Ohren gehören zusammen, für die altasiatische Erfahrungsheilkunde ebenso
wie für die moderne naturwissenschaftliche Schulmedizin.
Bei Hals-, Nasen- und Ohrenbeschwerden dient das „Umrühren des Meeres", eine chinesische Reinigungsmethode, dazu, Fremdstoffe auszuscheiden. Die Übung ist außerdem
bestens geeignet zur Vorbeugung: Sie verhütet eine Entzündung der Mundhöhle bzw. des

Rachens. Der Übende läßt bei geschlossenem Mund die Zunge am äußeren Zahnfleisch kreisen und reibt die Zunge am Gaumen. Dadurch wird der reichlich fließende Speichel umgewälzt. Wenn einmal die Flüssigkeit im Mund „plätschert", wird der Speichel geschluckt.

Neben der Reinigung mit dem Speichel hat die Übung noch einen anderen Effekt: Wenn die Zunge hin und her bewegt wird, werden bestimmte Energiepunkte im Mund, die in Zusammenhang mit Hals, Nase und Ohren stehen, angeregt, was die Eliminierung von Krankheitskeimen fördert.

SCHNUPFEN

Akupressur, Shiatsu und Taiki

Damit die Nasenschleimhäute bei Schnupfen abschwellen, behandeln wir folgende Gesundheitspunkte durch Fingerdruck bzw. Pflastermagnet:

Yingxiang (Di-20)   Renying (M-9)
Hegu (Di-4)   Shuitu (M-10)
Chize (Lu-5)   Taiyang (PaM-9)
Dazhui (LG-14)   Tianzhu (B-10)
Fengchi (G-20)   Yifeng (3E-17)
Jianjing (G-21)   Yintang (PaM-3)
Jingming (B-1)   Zuanzhu (B-2)
Kunlun (B-60)
Quchi (Di-11)
(Beschrieben sind die Punkte in Kapitel 29).

Yoga

Hathayoga bietet gegen Schnupfen und Nasenkrankheiten die Körperhaltungen:
○ „Kerze" (Urdhvasarvangasana)
○ „Rückenstreckhaltung" (Pashchimottanasana)
○ „Kopfstand" (Shirshasana)
(Beschrieben sind die Asanas in Kapitel 23).

Farbtherapie

Im Anfangsstadium ist Schnupfen mit der Farbe Rot zu behandeln (um die Durchblutung der Nasenschleimhäute zu fördern), auf dem Höhepunkt jedoch mit der Farbe Blau (um die Abschwellung der entzündeten Gewebe zu begünstigen).
(Erklärt ist die Farbheilbehandlung in Kapitel 28).

Massage

I. Bei Schnupfen und verstopfter Nase massieren wir sechsmal täglich die Nasenseiten und die Wangenknochen.

II. Zudem massieren wir bei Nasenschleimhautentzündung und Niesen die Halsvorderseite, den Rücken (besonders zwischen den Schulterblättern), das Kreuzbein und die Bauchgegend.

Arzneien

Bei „laufender Nase" ist in China Honig angezeigt, und in Indien: Majorantee; Ingwer; warme Milch mit Pfeffer und Zucker; Milch mit Zucker und Gelbwurzel (Kurkuma) aufkochen und trinken; frische Knoblauchdämpfe einatmen; ein paar Tropfen Nelkenöl oder einen Teelöffel Ingwerpulver oder Eukalyptusblätter in kochendes Wasser, und Dämpfe einatmen; Kalmuswurzelpulver schnupfen.

Sonstiges

- Die Nasendusche (Jalneti) der Yogis beugt Schnupfen vor: Mit einer Schnabelkanne gießen wir bei zur Seite geneigtem Kopf lauwarmes, gesalzenes Wasser in das obere Nasenloch. Durch das untere Nasenloch rieselt das Wasser wieder heraus.
- „Umrühren des Meeres", die chinesische Reinigungsmethode, ist bei Schnupfen ebenso angebracht. (Beschrieben im Kapitel „Heiserkeit" unter „Sonstiges").

HEUSCHNUPFEN

Akupressur, Shiatsu und Taiki

Gegen Heuschnupfen behandeln wir folgende Gesundheitspunkte durch Fingerdruck bzw. Pflastermagnet:

Yingxiang (Di-20)	Juliao (M-3)
Fengchi (G-20)	Kunlun (B-60)
Fengfu (LG-16)	Shangxing (LG-23)
Fuliu (N-7)	Tianzhu (B-10)
Hegu (Di-4)	Yintang (PaM-3)

(Beschrieben sind die Punkte in Kapitel 29).

Massage

Bei Heuschnupfen bzw. Heufieber massieren wir sechsmal täglich die Nasenseiten und die Backenknochen.

Arzneien

Zur Milderung des durch Blütenstaub ausgelösten lästigen Heuschnupfens geben wir ein paar Tropfen Nelkenöl in kochendes Wasser und atmen die Dämpfe ein.

ERKÄLTUNG / Grippe / Fieber

Akupressur, Shiatsu und Taiki

Bei Erkältungskrankheiten, Grippe und Fieber ist die Behandlung folgender Punkte durch Akupressur und Taiki angebracht:

Dazhui (LG-14)	Jianjing (G-21)
Hegu (Di-4)	Kongui (Lu-6)
Quchi (Di-11)	Lieque (Lu-7)
Feishu (B-13)	Renying (M-9)
Fengchi (G-20)	Shuitu (M-10)
Fengmen (B-12)	Taiyang (PaM-9)
Waiguan (3E-5)	Tianzhu (B-10)
Yingxiang (Di-20)	Weizhong (B-54)
Chize (Lu-5)	Zhongfu (Lu-1)
Fengfu (LG-16)	Zusanli (M-36)

(Beschrieben sind die Punkte in Kapitel 29).

Yoga

Hathayoga bietet gegen Erkältung die Körperhaltungen:
○ „Kerze" (Urdhvasarvangasana)
○ „Rückenstreckhaltung" (Pashchimottanasana)
○ „Kopfstand" (Shirshasana)
(Beschrieben sind die Asanas in Kapitel 23).

Farbtherapie

Bei Grippe ist die Farbe Grün zu bevorzugen, bei Fieberzuständen aber die Farbe Blau. (Erklärt ist die Farbheilbehandlung in Kapitel 28).

Bewegung und Atmung

Wer anfällig ist für Grippe bzw. Erkältungs- und Infektionskrankheiten, kann seine Widerstandskraft steigern durch das chinesische Schattenboxen Taiji und den indischen Sonnengruß. (Kapitel 22).

Massage

I.
Wir reiben und erwärmen mit den Zeigefingern den Nasenrücken und die beiden Nasenseiten, damit die Nasenschleimhäute abschwellen.
II.
Bei Erkältungskrankheiten massieren wir mit der Handfläche in reibender Kreisbewegung rund um die Brustwarze. Auf beiden Seiten je zwanzigmal.

Arzneien

Die Sufiheiler empfehlen bei Erkältungs- und Fieberkrankheiten sowie Niesanfällen: Gerstesuppe; Rhabarber; Koriander.

Ein erprobtes Sufirezept gegen Erkältungskrankheiten: 1 Teelöffel Weizenkleie, 5 schwarze Pfefferkörner und eine Messerspitze Salz in einem Viertelliter Wasser kochen. Abseihen. Die Flüssigkeit trinken. Zweimal täglich.

Die Chinesen halten sich bei fiebriger Erkältung an grünen Tee (S 78 f.), an Minzetee, an die Abkochung von Löwenzahn oder Thymian, an Ingwer, Knoblauch, Wassermelonen, Dillsamen und Basilikum.

Altindiens „Wissenschaft vom langen Leben" wendet gegen Erkältungskrankheiten und Grippe u. a. folgende Hausmittel an: Ingwer; Meerrettich (Kren); Gelbwurzel (Kurkuma); Erdbeeren; Himbeeren; Stachelbeeren; frische Marillen (Aprikosen); Kiwi; Kakifrüchte; frisch ausgepreßten Zwiebelsaft (2 Löffel); Saft der Wassermelone; Zitronensaft; Maulbeersirup; Kokosmilch; Honig; Aloe-Gallerte; Basilikumtee; Süßholztee; Cayennepfeffer zum Würzen; Kalmuswurzelpulver als „Schnupftabak".

Sonstiges

- Frischkost genießen! Konservenkost meiden.
- Gefühle zulassen!
- Heißes Fußbad nehmen!
- Für ausreichende Luftfeuchtigkeit in den Wohn- und Arbeitsräumen sorgen.

Dadurch kurbelt der Verkühlte die Selbstreinigung des Körpers an.

Verdauungsapparat + Stoffwechsel

(32) Perfekter als Labors und Fabriken

„Meine Leber ist wesentlich intelligenter als ich", meinte ein amerikanischer Wissenschaftler: „Aber selbst wenn ich wüßte, wie die vielen hundert Enzyme funktionieren, mit deren Hilfe sie meinen Stoffwechsel steuert, könnte mich das nicht retten. Zu komplex ist das Zusammenspiel, zu fein sind die gegenseitigen Abstimmungen auf die einzelnen Aufgaben. Mein Verstand könnte das niemals begreifen."

Verdauung: Die dem Körper zugeführten Nahrungsstoffe werden zerlegt, bis sie wasserlöslich und aufsaugbar sind, sodaß sie durch die Darmwände hindurch ins Blut gelangen können. Die Hauptstationen des Prozesses der Aufschließung der Nahrung sind Mund, Magen und Darm. Der unverdauliche Rest wird mit dem Stuhl ausgeschieden.

Stoffwechsel: Die in die Grundbausteine zerlegten Nahrungsstoffe sowie die in die Lunge aufgenommenen Stoffe setzt der Körper um in Lebensstoffe und in Energie. Die Umwandlung durch „innere Verbrennungsvorgänge" heißt Stoffwechsel. Das Hauptstoffwechselorgan ist die Leber. Wenn der Umsatz des einen oder anderen Stoffes nicht klaglos funktioniert, spricht die Medizin von einer Stoffwechselstörung. Der gestörte Umsatz der Kohlehydrate zum Beispiel ist als Zuckerkrankheit (Diabetes) bekannt.

• Verdauungsstörungen sind zu einer Massenplage geworden. Signale von Verdauungsstörungen können sein: Verstopfung (durch verkrampften Darm oder durch schlaffen, trägen Darm), Durchfall, Schweregefühl im Magen, nervöser Magen, Magenschwäche, Magenkrämpfe, Gastritis, Darmkatarrh, Sodbrennen, Völlegefühl, Appetitmangel, Blähungen, Brechreiz, Erbrechen, saures Aufstoßen. Außerdem: belegte Zunge, schlechter Geschmack im Mund, schlechter Mundgeruch, schwerer Atem, Kopfweh, Herzklopfen, Schwindelgefühl, Hämorrhoiden usw.

Verdauungsbeschwerden haben ihre Wurzeln in einer falschen Ernährungsweise, in schlechten Eßgewohnheiten, in verdorbenen Speisen, in Bewegungsmangel (unsere sitzende Lebensweise in Schule, Beruf und Freizeit verursacht Stauungen im Verdauungskanal) und vor allem in seelischer Überbelastung (z. B. durch Sorgen und Ängste).

Wer zu schnell ißt und nicht ausreichend kaut, wer zuviel Flüssigkeit beim Essen zu sich nimmt oder beim Hinunterschlingen der Speisen Luft schluckt, wer sich überißt oder zuviel Zucker, Fett oder Feinmehl konsumiert usw., soll sich umstellen und die Ursachen seiner Verdauungsstörungen ausschalten.

Jeder zweite Mensch in den hochtechnisierten Ländern leidet an Verdauungstörungen, und jeder zehnte einmal an einem Magen- oder Zwölffingerdarmgeschwür.

• *Aufstoßen:* Sind Sie ein Luftschlucker? Haben Sie die Angewohnheit, mit dem Essen und Trinken größere Luftmengen mitzuschlucken? Bei nervösen, gereizten und angespannten Menschen ist das häufig der Fall, wenn zu hastig gegessen und getrunken wird. Die mehr oder weniger geräuschvolle Folge ist das Aufstoßen, das Rülpsen nach den Mahlzeiten. Das Luftschlucken kann darüber hinaus zu Herzbeklemmungen führen, ausgelöst durch den aufgeblähten Magen. Übrigens ist Luftschlucken die Hauptursache bei Blähungen.

In erster Linie soll natürlich das Luftschlucken von vornherein vermieden werden: durch eine bessere Eßtechnik. Atmen Sie tief aus und schlucken Sie den Bissen zum Zeitpunkt der vollen Ausatmung hinunter, bevor Sie zur Einatmung ansetzen.

Solange Sie aber noch unter Aufstoßen leiden, wenden Sie erfolgreich Akupressur an. Wenn die Ursachen des Aufstoßen andere sind als Luftschlucken, ist der Arzt zuständig. Luftschlucker aber können das Rülpsen mit Akupressur behandeln.

• Eine ernste Stoffwechselkrankheit ist die sogenannte *Zuckerkrankheit* (Diabetes mellitus).

Bei einer Mahlzeit nehmen wir Kohlehydrate auf, die als Zucker ins Blut gelangen. Es ist das in der Bauchspeicheldrüse erzeugte und direkt ins Blut geschüttete Hormon namens Insulin, das den Blutzucker dem Körper nutzbar macht. Bei Insulinmangel kann also der Blutzucker nicht richtig verwertet werden: der Blutzuckerspiegel steigt.

100 Milligrammprozent Zucker im Blut (= 100 Milligramm Zucker in 100 Gramm Blut) beträgt bei Gesunden der Vorrat. Bei Zuckerkranken erhöht sich der Blutzuckerspiegel auf 150 oder 200 oder mehr. Das mit Zucker übersättigte Blut richtet katastrophale gesundheitliche Schäden an, wenn keine Behandlung erfolgt. Die östlichen Methoden der Selbstbehandlung sind bei Zuckerkrankheit unzureichend, aber Begleiterscheinungen können sie mildern.

3 % unserer Bevölkerung sind von Zuckerkrankheit betroffen. Fettsucht erhöht die Bereitschaft zur Zuckerkrankheit. Über 80 % der Diabetiker leiden an Übergewicht.

• *Übergewicht*: Die Österreicher beispielsweise schleppen 20 Millionen Kilogramm überflüssigen Körperspeck mit sich herum, wie der Sozialmediziner Professor Kunze errechnet hat. Die Hauptlast tragen natürlich die Fettsüchtigen: 14 % der österreichischen Männer und 22 % der österreichischen Frauen sind fettsüchtig.

Fettleibigkeit kann, um es in der Medizinersprache zu sagen, endogen oder exogen sein. Endogene — von inneren Faktoren ausgelöste — Fettleibigkeit ist in der Regel auf Drüsenstörungen zurückzuführen. Doch nur 3 % (!) aller Übergewichtigen können sich auf die Drüsen ausreden. Exogene — von äußeren Faktoren ausgelöste — Fettleibigkeit kommt von Freßsucht und Bewegungsmangel her. Deshalb heißt sie Mastfettsucht.

Weniger zu essen und mehr körperliche Bewegung zu machen, ist die beste Vorbeugung gegen Zuckerkrankheit, Herzinfarkt, Hirnschlag, Gefäßleiden, Potenzschwäche und vieles mehr.

• Wenn Sie plötzlich von *Zahnweh* befallen werden, was tun Sie dann? Sie gehen zum Zahnarzt, natürlich. Doch bis Sie auf dem Behandlungsstuhl sitzen — Zahnschmerzen pflegen sich boshafterweise in der Nacht oder zum Wochenende einzustellen — vergeht eine Weile. Inzwischen können Sie durch Akupressur und andere östliche Methoden die durch Reizung der Zahnnerven verursachten Schmerzen beheben. Und wenn Sie schließlich auf dem Behandlungsstuhl sitzen und der Zahnarzt den Bohrer zur Hand nimmt, brauchen Sie nicht nervös, verkrampft oder ängstlich zu sein. Denn Sie können bestimmte Punkte während der Zahnbehandlung massieren, d. h. beidseitig den Daumen gegen den Nagelbettwinkel des Zeigefingers pressen, ohne daß es der Zahnarzt bemerkt, und dadurch schmerzfrei bleiben.

- *Nierenleiden*: 4 Millionen Bürger in der Bundesrepublik Deutschland leiden an Nierenbeckenentzündung, der häufigsten Nierenkrankheit. Die Ärzte bezeichnen sie als die „neue Volkskrankheit". 400.000 BRD-Bewohner leiden an einer chronischen Nierenentzündung und 600.000 an Nierensteinen.

Nierenleiden sind heimtückisch, weil sie zunächst „stumm", also beschwerdefrei, verlaufen können. Sie können sich jahrelang verborgen halten. Doch wenn die Nieren eines Tages versagen bzw. ausfallen, ist die Selbstvergiftung des Körpers unaufhaltsam, sofern nicht eine „künstliche Niere" (Dialysegerät) die Blutwäsche übernimmt oder dem Patienten eine „Spenderniere" eingepflanzt wird.

Die Nieren, paarig angelegte Organe im Lendenbereich, haben nämlich u. a. die Aufgabe, das Blut zu filtern und die beim Stoffwechsel als Nebenprodukte entstehenden Giftstoffe und Schlacken auszusondern. Sie sind die Kläranlage des Körpers. Bis zu 300mal fließt tagtäglich die gesamte Blutmenge durch die Nieren zur Reinigung. Die dem Körper nicht zuträglichen Substanzen, die sich angesammelt haben, werden „herausgefischt" und im Urin ausgeschieden.

- Störungen von *Leber* und *Gallenblase*: Die Leber, die den rechten Oberbauch ausfüllt, hat über 500 verschiedene Funktionen. Sie ist das „Zentrallabor" des Körpers, betraut mit der Produktion und Umwandlung chemischer Substanzen. Sie ist ein perfekter Energielieferant. Unter anderem erzeugt die Leber pro Tag zirka 1 Liter Gallenflüssigkeit zur Fettverdauung. Gespeichert wird die Galle in der Gallenblase.

Überlastet wird die Leber durch Alkohol, schwere, fettreiche Speisen, unkontrollierten Medikamentenkonsum und nicht zuletzt durch Zorn und Geifer.

VERSTOPFUNG

Akupressur, Shiatsu und Taiki

Verstopfung behandeln die Fingerdrucktherapie und Taiki über folgende Punkte:

Dachangshu (B-25)	Chengshan (B-57)
Tianshu (M-25)	Ciliao (B-32)
Weishu (B-21)	Hegu (Di-4)
Zusanli (M-36)	Houxi (Dü-3)
Danshu (B-19)	Huangshu (N-16)
Pishu (B-20)	Jiexi (M-41)
Daheng (MP-15)	Qimen (Le-14)
Daju (M-27)	Shenmen (H-7)
Liangqiu (M-34)	Waiguan (3E-5)
Qihai (KG-6)	Xuehai (MP-10)
Shenshu (B-23)	Yanglingquan (G-34)
Shousanli (Di-10)	Yongquan (N-1)
Taibai (MP-3)	Zhongliao (B-33)
Chengfu (B-50)	Zhongwan (KG-12)

(Beschrieben sind die Punkte in Kapitel 29).

Yoga

Hathayoga bietet gegen Verstopfung die Körperhaltungen:

○ „Kobra" (Bhujangasana)
○ „Baum" (Vrikshasana) mit Tiefatmung
○ „Adler" (Garudasana)
○ „Bogen" (Dhanurasana)
○ „Kamel" (Ushtrasana)
○ „Kerze" (Urdhvasarvangasana): bei Verstopfung durch verkrampften Darm.
○ „Rad" (Chakrasana)
○ „Dreieck" (Trikonasana)
○ „Kuhmaul" (Gomukhasana): schürt das „Verdauungsfeuer"
○ „Kopf ans Knie" (Janushirasana)
○ „Heuschrecke" (Shalabhasana)
○ „Ohr ans Knie" (Karnapidasana)
○ „Rückenstreckhaltung" (Pashchimottanasana): bekämpft selbst hartnäckige Verstopfung.
○ „Pfau" (Mayurasana)

(Beschrieben sind die Asanas in Kapitel 23).

Farbtherapie

Hilfreich bei Verstopfung durch Darmverkrampfung ist die Farbe Blau, und bei Verstopfung durch Darmträgheit die Farbe Gelb. Bei unbestimmter Hartleibigkeit ist die Farbe Orange günstig.

(Erklärt ist die Farbheilbehandlung in Kapitel 28).

Bewegung und Atmung

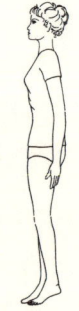

I.

Gegen Verstopfung und Verdauungsstörungen: Wir atmen normal ein und halten kurz den Atem an. Während der kurzen Atempause ziehen wir den Bauch ein. Dann atmen wir in einem Stoß aus, gleichzeitig lassen wir die Bauchdecke zurückfedern.

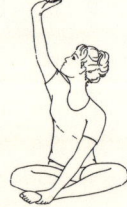

II.

„Kleine Kälte" nennen die Chinesen eine Bewegungsübung, die bei regelmäßiger Praxis selbst chronische Verdauungsbeschwerden behebt.
Wir sitzen im Schneidersitz auf dem Boden, umgreifen mit der linken Hand den linken Fuß und strecken den rechten Arm — mit der Handfläche nach oben — himmelwärts. Der Blick folgt der rechten Hand, wobei sich der

Kopf zur Seite legt. Wir verharren eine Minute lang locker in dieser Haltung, wobei wir achtmal durch die Nase ein- und ebensooft durch den Mund ausatmen.
Dann machen wir die Übung seitenverkehrt. Gleichfalls eine Minute.
Wir wechseln mehrmals die Seiten.
Die Übung „Kleine Kälte" soll nach jeder Mahlzeit ausgeführt werden.

III.

Bei ausbleibendem Stuhlgang:

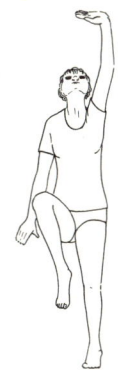

Wir stehen aufrecht. Beim Einatmen strecken wir, das Körpergewicht auf den linken Fuß verlagernd, den linken Arm nach oben, die Handfläche weist zum Himmel und die Fingerspitzen zeigen nach rechts. Die Augen blicken auf den linken Handrücken. Gleichzeitig drücken wir mit der rechten Hand nach unten — die Fingerspitzen zeigen nach vorn — und heben das rechte Knie an (Abb.). Beim Ausatmen kehren wir in die Ausgangstellung zurück.
Wir wechseln die Seite. Im Wechsel je viermal.

IV.

„Reine Klarheit" heißt eine andere verdauungsfördernde chinesische Bewegungsübung, bei der wir wie Bogenschützen agieren.

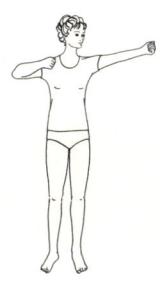

Wir stehen aufrecht. Zuerst zielen wir nach links und drehen dazu den Oberkörper nach links. Während wir den gedachten Bogen spannen, also mit der rechten Hand den Pfeil nach rechts zum Körper heranziehen, atmen wir ein (Abb.). Wenn wir den Pfeil loslassen, atmen wir mit dem davonfliegenden Pfeil aus. Dann tun wir so, als ob wir mit Pfeil und Bogen nach rechts schössen.
Fünfmal in jede Richtung. Nach jeder Mahlzeit.

V.

Wir liegen mit ausgestreckten Beinen auf dem Rücken, die Hände an den Seiten. Dann beugen wir die Beine und ziehen sie an den Oberkörper heran, bis die Oberschenkel den Bauch berühren. Schließlich kehren wir in die Ausgangslage zurück. Fünfzehnmal.

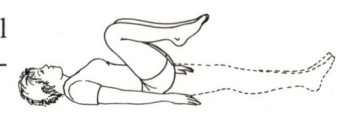

VI.

Wir liegen flach auf dem Rücken und heben nur ein Bein — gebeugt — an, das Knie bis zum Bauch hochziehend. Zusätzlich heben wir den Kopf und drücken das Kinn an die Brust. Dann kehren wir in die Ausgangsposition zurück. Je zehnmal abwechselnd rechtes und linkes Bein anziehen.

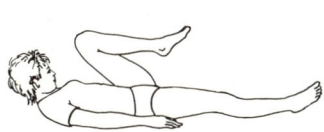

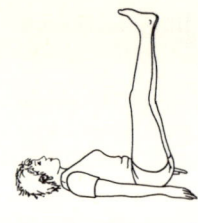

VII.

Wir liegen mit ausgestreckten Beinen auf dem Rücken und heben, ohne die Knie zu beugen, gleichzeitig beide Beine, bis sie einen rechten Winkel mit dem auf dem Boden liegenden Oberkörper bilden. Dann senken wir die Beine langsam. Zehnmal.

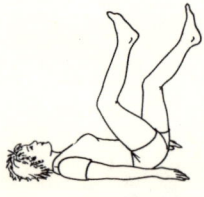

VIII.

„Radfahren": Wir liegen flach auf dem Rücken und heben die Beine, die in der Luft Bewegungen wie beim Radfahren ausführen, also gleichsam in die Pedale treten. Die rhythmischen Beinbewegungen sind sanft, aber schnell. Eine halbe Minute.

IX.

„An den Zehen ziehen": Wir liegen flach auf dem Rücken, die Arme strecken wir diesmal über den Kopf. Dann setzen wir uns auf (ohne die Knie zu beugen) und ergreifen mit der Hand die Zehen. Zehnmal.

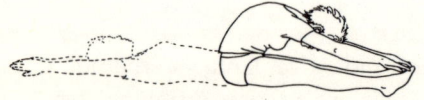

X.

Um regelmäßige Darmentleerung zu erzielen, pflegen wir die Tiefatmung. (Indische, chinesische und tibetische Beispiele der Tiefatmung in Kapitel 21).

XI.

Stuhlträgheit überwinden wir ferner durch „Taiji" (chinesisches Schattenboxen), durch den „Sonnengruß" der Yogis, durch die „Acht Brokatstücke" (besonders die Übungen 1 = „Den Himmel mit den Händen stützen" und 3 = „Einen Arm heben") und durch das „Spiel der Fünf Tiere" (besonders die Bär-Imitation.).

(Beschrieben und bebildert sind die unter XI genannten Heilübungen in Kapitel 22).

Massage

I.

Eine Do-in-Methode gegen Darmträgheit besteht darin, mit lockerer Faust den Oberkopf abzuklopfen.

II.

Eine andere japanische Selbstmassagetherapie bei Verstopfung: Wir massieren jeden Morgen nach dem Aufstehen mit Zeige-, Mittel- und Ringfinger beider Hände die Mastdarmzone (schräg links unter dem Nabel) drei Minuten lang. Anschließend trinken wir ein Glas leicht gesalzenes Wasser.

III.

Eine sanfte Selbstmassage entlang des gesamten Dickdarms ist am wirksamsten: Wir legen uns flach auf den Rücken mit leicht angezogenen Knien. Unter die Knie können wir

zur Entspannung ein Kissen schieben. Wir massieren mit übereinandergelegten Händen (die linke Hand liegt auf der rechten). Wir massieren kreisförmig im Uhrzeigersinn, am rechten Unterbauch beginnend. Die Massage folgt dem aufsteigenden Dickdarm, dann dem querliegenden Dickdarm (vom rechten Rippenbogen waagrecht bis zum linken) und schließlich dem absteigenden Dickdarm senkrecht abwärts und endet am linken Unterbauch.
IV.
Bei nervös bedingter Verstopfung ist zusätzlich die Massage des Halses, des Nackens und des Kreuzes förderlich.

Arzneien

Bei verzögerter Darmentleerung helfen laut chinesischer Heilkunde: Walderdbeeren; Maulbeeren; Bananen; Papaya (auch Papayasaft oder getrocknete Papaya); Pinienkerne; Walnüsse oder Walnußöl; Wassermelonen; Feigen; Pfirsiche; Rhabarberkompott, Spargel; Sauerkrautsaft; in gekochtem Wasser aufgelöster Honig (2 Eßlöffel Honig auf ein Glas Wasser); Basilikum; Aloe; Sesam als Abkochung; Hirtentäscheltee; Hopfentee; Leinöl mit Topfen; Leinsamen mit Joghurt; Weizenkleie in Milch, Saft oder Suppe.
Weizenkleie ist ein Normalisierer der Darmausscheidung, also bei Durchfall ebenso angebracht wie bei Verstopfung. Dreimal täglich 2 Teelöffel voll Kleie, bei Verstopfung mit viel Flüssigkeit.
Ein chinesisches Rezept für ein wirksames Abführmittel: Sesamsamen mit Reis einweichen. Dann zu Paste vermahlen. Mit Wasser verdünnen, süßen und kochen. Die Suppe fördert die Darmentleerung.
Die Spitzenarznei der chinesischen Pflanzenheilkunde bei allen Verdauungsbeschwerden ist Ingwer. Ingwertee und Ingwer-Elixier sind beschrieben im Kapitel „Magenbeschwerden" etc. unter Arzneien.
Die Sufiheiler raten bei Neigung zu Verstopfung, vor den Mahlzeiten Pfirsiche zu essen.
Die altindische Heilkunst verwendet als natürliches Abführmittel wie die chinesische Walnußöl. Andere indische Abführmittel: Papaya; Ananas; Feigen mit Milch; Quittensirup; Pfirsichsirup; Aloe-Gallerte, Erdbeeren (mild abführend); Johannisbeeren; Knoblauch; Zwiebel; Meerrettich (Kren); Anis; Ingwer (u. a. Ingwertee mit 1 Eßlöffel Rizinusöl pro Tasse); Leinsamentee; Süßholztee; Tee vom Krausen Ampfer (Rumex crispus); Cayennepfeffer und schwarzer Pfeffer zum Würzen (reinigt den Dickdarm). Birnen fördern die Darmbewegung, können anderseits aber blähen.
Die altkoreanischen Heilkundigen raten, eine gute Verdauung durch Ginsengtee zu sichern. Vor jeder Mahlzeit 1 Tasse.

Sonstiges

- Zur Vermeidung von Verstopfung dem Körper reichlich Flüssigkeit zuführen (aber keinen russischen Tee) und ballaststoffreiche Ernährung bevorzugen (Vollgetreide, Vollreis, grünes, rohes Gemüse, frisches Obst).
- Bei Verstopfung durch verkrampften Darm scharfe und saure Speisen meiden.
- Allmorgendlich den Körper mit kaltem Wasser abreiben oder, wenn es der Gesundheitszustand zuläßt, kalt duschen bzw. baden (eine Viertelminute). Sehr förderlich bei chronischer Verstopfung.

- Ein täglicher flotter Morgenspaziergang (Viertelstunde bis halbe Stunde) befreit von Verstopfung.
- Kummer lähmt die Verdauung. Ein unbesorgter und zufriedener Mensch leidet im allgemeinen weder an Verstopfung noch an Durchfall noch an Blähungen.

DURCHFALL

Akupressur, Shiatsu und Taiki

Durchfall behandeln die Fingerdrucktherapie und Taiki über folgende Punkte:

Dachangshu (B-25)	Shousanli (Di-10)
Zusanli (M-36)	Taibai (MP-3)
Tianshu (M-25)	Taichong (Le-3)
Danshu (B-19)	Yinlingquan (MP-9)
Guanyuan (KG-4)	Zhongwan (KG-12)
Pishu (B-20)	Chengshan (B-57)
Sanyinjiao (MP-6)	Dazhui (LG-14)
Weishu (B-21)	Huangshu (N-16)
Daheng (MP-15)	Qimen (Le-14)
Gongsun (MP-4)	Rangu (N-2)
Liangqiu (M-34)	Sanjiaoshu (B-22)
Qihai (KG-6)	Shangyang (Di-1)
Quchi (Di-11)	Shugu (B-65)
Shenshu (B-23)	Yongquan (N-1)

(Beschrieben sind die Punkte in Kapitel 29).

Yoga

Hathayoga bietet gegen Durchfall die Körperhaltungen:
○ „Kerze" (Urdhvasarvangasana)
○ „Kopfstand" (Shirshasana)
(Beschrieben sind die Asanas in Kapitel 23).

Farbtherapie

Durchfall bekämpfen wir mit der Farbe Violett.
(Erklärt ist die Farbheilbehandlung in Kapitel 28).

Massage

Bei nervlich bedingtem Durchfall massieren wir Hals, Nacken, Kreuz und Bauch.

Arzneien

Dreimal täglich 2 Teelöffel Weizenkleie stoppen den Durchfall. Ebenso hilft mit heißem Wasser vermischter Honig. Oder Ingwer-Tee sowie Ingwer-Elixier (beschrieben sind die Ingwer-Getränke im Kapitel „Magenbeschwerden" etc. unter „Arzneien"). Oder Brombeerblättertee. Oder Schwarztee. Weitere Mittel der chinesischen Heilkunde gegen Durchfall sind: Reisschleim; getrocknete Dattelpflaumen; Bananen; Muskatnuß; Basilikum und Thymian.

Eine chinesische Spezialität zur Durchfallbekämpfung ist der Rosenblättertee: 3 Gramm getrocknete (oder 6 Gramm frische) Rosenblätter mit kochendem Wasser (1 Tasse) überbrühen und zehn Minuten ziehen lassen. Zweimal täglich, eine Woche lang.

Die Japaner bevorzugen bei Durchfall Salbeitee.

Die Sufiheiler preisen heißes Honigwasser an.

Ein Sufirezept, das bei Durchfall angewendet wird: 3 Teelöffel Ingwerpulver und 5 Teelöffel zermahlener Fenchelsamen werden mit Honig zu einer Paste vermischt. Dreimal täglich 1 Teelöffel davon.

Die altindische Heilkunde kennt u. a. folgende Heilmittel bei Durchfall: Erdbeeren; Brombeeren; getrocknete Heidelbeeren; Zitronensaft; Kokosmilch; Quittensamenschleim (d. h. in Wasser eingeweichte Quittensamen); Haferschleim mit einer Prise Muskat; Aufguß von Himbeerblättern; Eibischwurzeltee; Spinat; Knoblauch; frisch ausgepreßter Zwiebelsaft (2 Eßlöffel); Zimt; Ingwer; geröstetes Kümmelpulver (eine Messerspitze) mit Buttermilch; Muskatnuß; Ziegenmilch.

Sonstiges

- Sich nicht der Traurigkeit und dem Trübsinn ergeben, die auf Dauer den Verdauungsvorgang stören, z. B. durch Diarrhoe.
- Fasten bzw. Teefasten ist vom Nahen bis zum Fernen Osten das probate Heilmittel gegen Durchfall.

MAGENBESCHWERDEN / Darmstörungen / Sodbrennen / Völlegefühl / Appetitlosigkeit

Akupressur, Shiatsu und Taiki

Wenn Sie unter *Magenbeschwerden* (Krämpfen, Schleimhautentzündung, Geschwüren . . .) leiden, behandeln Sie durch Fingerdruck bzw. Pflastermagnet die Punkte:

Tianshu (M-25)	Pishu (B-20)
Weishu (B-21)	Quchi (Di-11)
Zhongwan (KG-12)	Shousanli (Di-10)
Zusanli (M-36)	Taibai (MP-3)
Danshu (B-19)	Taichong (Le-3)
Guanyuan (KG-4)	Yinlingquan (MP-9)

Sanyinjiao (MP-6)
Ganshu (B-18)
Geshu (B-17)
Gongsun (MP-4)
Hegu (Di-4)
Jiuwei (KG-15)
Neiguan (KS-6)
Qihai (KG-6)

Zusanli (M-36): besonders bei atrophischer Gastritis
Jiexi (M-41)
Juque (KG-14)
Liangqiu (M-34)
Xiawan (KG-10)
Yanglingquan (G-34): besonders bei hyperacider Gastritis

Bei Störungen und Erkrankungen des *Darmtraktes* behandeln Sie die Punkte:

Dachangshu (B-25)
Weishu (B-21)
Pishu (B-20)
Tianshu (M-25)
Daheng (MP-15)
Ganshu (B-18)

Shousanli (Di-10)
Taibai (MP-3)
Chengfu (B-50)
Chengshan (B-57)
Lieque (Lu-7)

Bei *Sodbrennen:*

Liangqiu (M-34)
Tianshu (M-25)
Geshu (B-17)
Zhongwan (KG-12)
Burong (M-19)
Danshu (B-19)

Juque (KG-14)
Pishu (B-20)
Qimen (Le-14)
Shenshu (B-23)
Weishu (B-21)
Zusanli (M-36)

Bei *Völlegefühl* und *Appetitlosigkeit:*

Yanglingquan (G-34)   Sanyinjiao (MP-6)

(Beschrieben sind die Punkte in Kapitel 29).

Yoga

Hathayoga bietet gegen Verdauungsschwäche bzw. zur Verdauungsförderung im allgemeinen die Körperhaltungen:

○ „Kobra" (Bhujangasana): regt die Magensaftbildung an und steigert den Appetit
○ „Diamant" (Vajrasana): nach dem Essen fünf Minuten, vermehrt den Blutzustrom in der Bauchhöhle
○ „Kamel" (Ushtrasana): regt die Magensaftbildung an und steigert den Appetit; auch gegen Dickdarmkatarrh
○ „Leichter Sitz" (Sukhasana): vermehrt den Blutzustrom in der Bauchhöhle
○ „Rad" (Chakrasana): auch appetitanregend und gegen Dickdarmkatarrh
○ „Halber Drehsitz" (Ardha Matsyendrasana): auch gegen Dickdarmkatarrh
○ „Kuhmaul" (Gomukhasana): auch appetitanregend
○ „Heuschrecke" (Shalabhasana): auch gegen Dickdarmkatarrh
○ „Vollkommener Sitz" (Siddhasana): vermehrt den Blutzustrom in der Bauchhöhle
○ „Rückenstreckhaltung" (Pashchimottanasana): massiert und erfrischt die Unterleibsorgane, damit sie nicht träge werden, regt die Magensaftbildung an und steigert den Appetit

○ „Diamant im Liegen" (Suptavajrasana)
○ „Pfau" (Mayurasana)
Zur Erleichterung bei *Gastritis, Magengeschwür* und *Dickdarmentzündung:*
○ „Kerze" (Urdhvasarvangasana)
○ „Kopfstand" (Shirshasana)
(Beschrieben sind die Asanas in Kapitel 23).

Farbtherapie

Gegen Appetitlosigkeit helfen die Farben Grün, Orange und Gelb. Gegen Magen- oder
Darmkatarrh die Farbe Gelb, bei akuten Schmerzanfällen und Koliken aber Blau. Grund-
sätzlich ist Gelb die Heilfarbe für Magen- und Darmkranke.
(Erklärt ist die Farbheilbehandlung in Kapitel 28).

Bewegung und Atmung

I.
Gegen Magen- und Darmbeschwerden wenden wir die im Kapitel „Verstopfung" unter
„Bewegung und Atmung" geschilderten verdauungsfördernden atemgymnastischen
Übungen I bis IX an, die eine gesunde Verdauung sichern.
II.
Eine geregelte Verdauung erzielen wir durch „Taiji", durch den „Sonnengruß", durch die
„Acht Brokatstücke" (besonders die Übungen 1 = „Den Himmel mit den Händen stützen"
und 3 = „Einen Arm heben") und durch das „Spiel der Fünf Tiere" (besonders die Bär-
Imitation).
Die genannten heilgymnastischen Übungen, die das Verdauungssystem stärken und die
Peristaltik (fortschreitende Bewegung der Magen-Darm-Muskeln) harmonisieren, sind
beschrieben und bebildert in Kapitel 22.
III.
Um Verdauungsstörungen auszuschalten, pflegen wir die Tiefatmung. (Indische, chinesi-
sche und tibetische Beispiele der Tiefatmung in Kapitel 21).

Massage

I.
Die japanische Do-in-Methode empfiehlt bei Darmstörungen die Wangenmassage und
die kräftige Massage des Mittelfingers. Und bei Magenleiden die kräftige Massage des
Zeigefingers.
II.
Bei akuten Bauchkrämpfen und Darmkrämpfen und überhaupt zur Linderung von Verdauungsbeschwerden bewährt sich die Heilmassage entlang der Wirbelsäule. Der Patient
liegt auf dem Bauch und der Helfer massiert mit den Daumenkuppen jeweils zwei Querfinger rechts und links der Wirbelsäule von oben nach unten.

Arzneien

Die Spitzenarznei der chinesischen Pflanzenheilkunde bei allen Verdauungsbeschwerden
ist Ingwer, ein Balsam für Magen- und Darmkranke.

- Ingwer-Tee: Zirka 15 Gramm der pulverisierten Ingwerwurzel in einen halben Liter kochendes Wasser rühren. Dreimal täglich drei Eßlöffel Tee.
- Ingwer-Elixier: Eine halbe Tasse weißer Reis wird in einer flachen Schale knapp mit Wasser bedeckt und über Nacht stehen gelassen, damit der Reis das Wasser vollständig aufsaugen kann. Der Reis wird am nächsten Morgen in einer Bratpfanne trocken geröstet. Wenn er goldbraun ist, wird er in einem Glasgefäß aufbewahrt, das gegen Feuchtigkeit dicht abgeschlossen werden muß. Das ist der erste Schritt.

Der zweite Schritt besteht darin, 1 Teelöffel voll des gerösteten Reises und ein Stückchen Ingwerwurzel in kochendes Wasser (1 Tasse Wasser) zu geben. 1 Minute kochen lassen, vom Herd nehmen und 5 Minuten stehen lassen. Absieben.

Wer zweimal täglich einen Teelöffel voll Ingwer-Elixier zu sich nimmt, versichern die chinesischen Heiler, stärkt seinen Verdauungsapparat und hat nicht mehr unter Gastritis, Sodbrennen, Blähungen und dergleichen zu leiden.

Als allgemein verdauungsfördernd gelten in China:

Pfefferminztee; Rosmarintee; grüner Tee (S. 78 ff.); Beifuß; Kardamom; Süßholz (Lakritze); Ginseng (Kapitel 20); Basilikum; Dillsamen als Abkochung; Fenchelsamen; Muskatnuß; Knoblauch; Rosmarin; Thymian; Lychee-Früchte; Papaya; Karotten; Lauch; Sojabohnensprossen; Selleriesaft; Gerstenbrei.

In Indien:

Knoblauch; Zwiebel; Ingwer; Kümmel; Kardamom; Kalmus; Koriandertee (Koriandersamen mit heißem Wasser überbrühen und ziehen lassen); Papaya; Orangen; Zitronensaft; Erdbeeren; Äpfel; frische oder getrocknete Marillen (Aprikosen); Pflaumen (Zwetschken); Stachelbeeren; Karotten; Spinat; Tomaten; Weizenschleim; Haferschleim.

In Tibet:

Granatapfel und Gewürznelke.

In der islamischen Sufi-Heilkunst:

Ingwer; Thymian; Zimt.

Ein probates Mittel der arabischen Heilkünstler zur gesunden Verdauung wird folgendermaßen zubereitet: Je einen Teelöffel Fenchelsamen, Gewürznelken und getrockneten Ingwer pulverisieren und mit Honig zu einer dicken Paste verrühren. In einem Glas aufbewahren. Eine Viertelstunde nach jeder Mahlzeit und vor dem Schlafengehen nehmen wir 1 Teelöffel voll davon.

In Korea sichert Ginsengtee (vor jeder Mahlzeit 1 Tasse) eine gute Verdauung.

Die alten japanischen Heiler empfehlen frischen Sojabohnenkäse (Tofu) als Erquickung für Magen und Darm. (Tofu ist in Reformhäusern und Naturkostläden erhältlich).

Gegen spezielle Magen- und Darmleiden bietet die altasiatische Heilkunde u. a. folgende Mittel:

Magen- und Darmgeschwüre bzw. Magen- und Darmkatarrh:
- Dreimal täglich vor den Mahlzeiten frischen Honig. (China und Japan).
- Löwenzahnwurzel pulverisiert, dreimal täglich vor den Mahlzeiten eine Dosis von jeweils anderthalb Gramm. (China).
- Rosenblättertee: 3 Gramm getrocknete (oder 6 Gramm frische) Rosenblätter mit einer Tasse kochendem Wasser überbrühen und 10 Minuten ziehen lassen. Zweimal täglich. (China).

○ Süßholztee, 1 Teelöffel Süßholzpulver pro Tasse. (China und Indien).

○ Alfalfa-Tee. (Indien).

○ Kokosmilch. (Indien).

○ Mangos; Feigen mit Milch; Zwiebel: gegen Dickdarmentzündung. (Indien).

○ Avocados gegen Magengeschwüre. (Indien).

○ Gut für die Darmflora (die beispielsweise nach der Einnahme von Antibiotika geschädigt ist) sind nach indischer Tradition Hirsediät ebenso wie Gelbwurzel (Kurkuma).

Gegen Koliken (heftige Leibschmerzen):

○ Senfkörner als Abkochung oder Senfpulver. (China).

○ Thymian. (China).

○ Gewürznelken; Muskatnuß; Kümmel; Leinsamen; Weizenschleim. (Indien).

Bei überschüssiger Magensäure:

In ein Glas Zitronenwasser zwei Prisen Natron/Speisesoda. (Indien).

Zur Appetitsteigerung:

○ Gelbwurzel/Kurkuma. (China).

○ Muskatnuß, Koriander, schwarzer Pfeffer, Brennessel, Löwenzahn. (Indien).

Sonstiges

● „Umrühren des Meeres" heißt eine verdauungsfördernde chinesische Übung (beschrieben im Kapitel „Heiserkeit" unter „Sonstiges"). Die Übung regt die Speichelproduktion an und beschleunigt die Nahrungsaufschließung.

● Bei überschüssiger Magensäure Apfelessig statt Weinessig verwenden.

● Essen Sie nicht zuviel und nicht zu schnell.

● Lesen Sie das Kapitel 26 („Lebens-Mittel") über Ernährung.

● Ein Sonnenbad nützt bei chronischer Darmentzündung. Mit zehn Minuten pro Tag beginnen und nach und nach auf höchstens 1 Stunde steigern.

BLÄHUNGEN

Akupressur, Shiatsu und Taiki

Gegen Blähsucht werden folgende Gesundheitspunkte durch Fingerdruck bzw. Pflastermagnet behandelt:

Dachangshu (B-25)	Taibai (MP-3)
Weishu (B-21)	Taichong (Le-3)
Zusanli (M-36)	Burong (M-19)
Danshu (B-19)	Taixi (N-3)
Guanyuan (KG-4)	Xinshu (B-15)
Pishu (B-20)	Yanglingquan (G-34)
Daheng (MP-15)	Zhongwan (KG-12)
Gongsun (MP-4)	

(Beschrieben sind die Punkte in Kapitel 29).

Yoga

Hathayoga bietet gegen Blähungen die Körperhaltungen:
- „Kobra" (Bhujangasana)
- „Bogen" (Dhanurasana): auch zur Erleichterung bei Koliken
- „Kamel" (Ushtrasana)
- „Kerze" (Urdhvasarvangasana)
- „Rad" (Chakrasana)
- „Halber Drehsitz" (Ardha Matsyendrasana)
- „Kopf ans Knie" (Janushirasana)
- „Heuschrecke" (Shalabhasana)
- „Vordere Streckhaltung" (Purvottanasana)
- „Rückenstreckhaltung" (Pashchimottanasana)
- „Kopfstand" (Shirshasana)
- „Diamant im Liegen" (Suptavajrasana)
- „Pfau" (Mayurasana)

(Beschrieben sind die Asanas in Kapitel 23).

Farbtherapie

Blähungen (Flatulenz, Meteorismus) werden bekämpft mit der Farbe Orange.
(Erklärt ist die Farbheilbehandlung in Kapitel 28).

Bewegung und Atmung

I.
Gegen Blähungen wenden wir die im Kapitel „Verstopfung" unter „Bewegung und Atmung" geschilderten verdauungsfördernden atemgymnastischen Übungen I bis IX an.
II.
Gegen Blähungen helfen ferner „Taiji", der „Sonnengruß", die „Acht Brokatstücke" (besonders die Übungen 1 = „Den Himmel mit den Händen stützen" und 3 = „Einen Arm heben") sowie das „Spiel der Fünf Tiere" (besonders die Bär-Imitation).
Die unter II genannten Heilübungen sind beschrieben und bebildert in Kapitel 22.

Arzneien

Gegen zu starke innere Gasbildung und gegen Auftreibungen des Leibes (Flatulenz) helfen laut chinesischer Heiltradition:
Ingwer-Tee oder Ingwer-Elixier (beschrieben im Kapitel „Magenbeschwerden etc." unter „Arzneien"); Gelbwurzel (Kurkuma); Fenchelsamen; Dillsamen als Abkochung; Minze (Tee); Thymian; Muskatnuß; Wacholderbeeren (5 Beeren auf einmal essen).
Die Sufiheiler wenden gegen Blähungen u. a. Knoblauch, Koriander und Thymian an.
Die indischen Ayurveda-Heiler raten zu folgenden windtreibenden Mitteln: Zitronensaft mit 2 Prisen Natron (Speisesoda); Ingwertee mit 1 Eßlöffel Rizinusöl pro Tasse; Koriandertee; Majorantee (Aufguß von Blüten und Blättern); Abkochung aus Liebstöckelwurzel; Karotten; Knoblauch; Petersilienblätter; Dill; Kümmel; Leinsamen; Senfsamen; Gewürznelken; Muskatnuß; Kardamom; Gelbwurzel.

Sonstiges

Wenn wir aufhören, Griesgrame zu sein, kann unseren Blähbäuchen die Luft ausgehen.

ÜBELKEIT / Brechreiz / Katzenjammer

Akupressur, Shiatsu und Taiki

Eine Waffe der Fingerdruck- und Taiki-Therapie gegen Übelkeit, Brechreiz und „Kater"
ist die Behandlung folgender Gesundheitspunkte:

Weishu (B-21)	Burong (M-19)
Zhongwan (KG-12)	Fengchi (G-20)
Zusanli (M-36)	Fengfu (LG-16)
Pishu (B-20)	Huangshu (N-16)
Gongsun (MP-4)	Jiuwei (KG-15)
Juque (KG-14)	Qimen (Le-14)
Neiguan (KS-6)	Qishe (M-11)
Taibai (MP-3)	Tianrong (Dü-17)
Tianshu (M-25)	Tianzhu (B-10)
Baihui (LG-20)	

(Beschrieben sind die Punkte in Kapitel 29).

Massage

Um einen Kater zu verscheuchen, drücken wir mit den Fingern (Zeige-, Mittel- und Ringfinger) beider Hände auf die Lebergegend. Zehnmal, verteilt auf 3 Minuten.

Arzneien

Übelkeit oder Brechreiz bekämpfen die Chinesen z. B. durch Ingwer; in Wasser gekochte
Erdnußkerne; Fenchelsamenabkochung bzw. gemahlenen Fenchel; Muskatnuß als
Abkochung oder Pulver; Schwarztee (ohne Zucker, Milch, Zitrone, Rum etc); Korian-
dertee; Thymian.
Die Inder durch: Kokosmilch; Zitronensaft; Himbeeren; frisch ausgepreßten Zwiebelsaft
(2 Eßlöffel), allenfalls honiggesüßt; Zimt; Gewürznelken.

AUFSTOSSEN (Schluckauf)

Akupressur, Shiatsu und Taiki

Gegen Aufstoßen (Schluckauf) akupressieren wir folgende Punkte (Kapitel 29):

Danshu (B-19)	Qimen (Le-14)
Geshu (B-17)	Qishe (M-11)
Jiuwei (KG-15)	Renying (M-9)

Burong (M-19)   Shanzhong (KG-17)
Fengfu (LG-16)   Tianding (Di-17)
Juque (KG-14)   Tiantu (KG-22)
Kongui (Lu-6)   Xinshu (B-15)
Neiguan (KS-6)   Zhongwan (KG-12)

Farbtherapie

Schluckauf wird bekämpft mit der Farbe Orange.
(Erklärt ist die Farbheilbehandlung in Kapitel 28).

Arzneien

Gegen Aufstoßen wenden die Chinesen Gerste und die Sufi-Heiler Minze an. Die Inder trinken bei Schluckauf honiggesüßten Zitronensaft mit einer Prise schwarzen Pfeffer oder nehmen mit Rizinusöl gemischten Honig ein (2 Teile Honig, 1 Teil Rizinusöl).

STOFFWECHSELSTÖRUNGEN (Zuckerkrankheit, Schilddrüsenerkrankung . . .)

Akupressur, Shiatsu und Taiki

Bei allen *Stoffwechselstörungen* drücken wir den Gesundheitspunkt:
Weizhong (B-54)
Zur Linderung der Beschwerden bei *Zuckerkrankheit (Diabetes)* und zur Unterstützung der ärztlichen Behandlung werden folgende Gesundheitspunkte behandelt:
Pishu (B-20)   Shenshu (B-23)
Danshu (B-19)   Taichong (Le-3)
Ganshu (B-18)   Weishu (B-21)
Neiguan (KS-6)   Zhongwan (KG-12)
Sanyinjiao (MP-6)   Zusanli (M-36)
Bei *Schilddrüsenerkrankung* (Kropf bzw. Struma, Basedowsche Krankheit . . .) behandeln wir folgende Gesundheitspunkte durch Fingerdruck bzw. Pflastermagnet:
Dazhui (LG-14)   Quchi (Di-11)
Tiantu (KG-22)   Shanzhong (KG-17)
Baihui (LG-20)   Shenmen (H-7)
Ganshu (B-18)   Shenshu (B-23)
Guanyuan (KG-4)   Sibai (M-2)
Hegu (Di-4)   Tianzhu (B-10)
Huangshu (N-16)   Xinshu (B-15)
Jingming (B-1)   Yifeng (3E-17)
Juque (KG-14)   Zuanzhu (B-2)
Mingmen (LG-4)   Zusanli (M-36)
Qishe (M-11)
(Beschrieben sind die Punkte in Kapitel 29).

Yoga

Hathayoga bietet zur Linderung der Beschwerden bei Zuckerkrankheit (Diabetes) bzw. zur Funktionssteigerung der Bauchspeicheldrüse die Körperhaltungen:

○ „Kobra" (Bhujangasana)
○ „Bogen" (Dhanurasana)
○ „Kamel" (Ushtrasana): Pflichtübung für Diabetiker
○ „Kerze" (Urdhvasarvangasana)
○ „Rad" (Chakrasana)
○ „Halber Drehsitz" (Ardha Matsyendrasana)
○ „Kopf ans Knie" (Janushirasana)
○ „Heuschrecke" (Shalabhasana)
○ „Rückenstreckhaltung" (Pashchimottanasana)
○ „Kopfstand" (Shirshasana)
○ „Diamant im Liegen" (Suptavajrasana)
○ „Pfau" (Mayurasana)

Zur Stimulierung und Kräftigung der *Schilddrüse* und zur Verbesserung des Stoffwechsels:

○ „Kobra" (Bhujangasana)
○ „Kerze" (Urdhvasarvangasana)

(Beschrieben sind die Asanas in Kapitel 23).

Farbtherapie

Heilfarben bei *Stoffwechselstörungen allgemein* sind Orange und Gelb.

Bei *Kropf* (Struma) ist die Farbe Blau anzuwenden.
(Erklärt ist die Farbheilbehandlung in Kapitel 28).

Bewegung und Atmung

I.
Bei Stoffwechselstörungen praktizieren wir „Taiji", die „Acht Brokatstücke" und das „Spiel der Fünf Tiere". (Kapitel 22).
II.
Zur Förderung des Stoffwechsels pflegen wir die Tiefatmung.
(Indische, chinesische und tibetische Beispiele der Tiefatmung in Kapitel 21).

Arzneien

Den Stoffwechsel regen an und verbessern: Ingwer und grüner Tee (S. 78 f.) laut chinesischer Heilkunde.
Knoblauch laut Sufimedizin.
Und neben Knoblauch Auberginen (Melanzani) laut Ayurveda.

Die Diabetesbehandlung unterstützen aus indischer Sicht: Gelbwurzel; Tee aus Heidelbeerblättern; Auberginen (Melanzani); Gurken.

Gegen Kropf verordnet der traditionelle chinesische Arzt Seetang.

Sonstiges

○ Den Körper allmorgendlich kalt abreiben (kalte Körperwaschung). Oder eine Viertelminute kalt duschen, wenn es der Gesundheitszustand erlaubt. Das aktiviert den Stoffwechsel.

○ Zur Erhöhung des Stoffwechsels trägt ein gemächlicher Spaziergang (3 km/h) nach den Mahlzeiten bei.

ÜBERGEWICHT

Akupressur, Shiatsu und Taiki

Im Kampf gegen überflüssige Fettpfunde hilft die Behandlung folgender Punkte durch Fingerdruck bzw. Pflastermagnet:

Shenshu (B-23)   Sanyinjiao (MP-6)
Chengfu (B-50)   Shanzhong (KG-17)
Chengshan (B-57)   Taixi (N-3)
Guanyuan (KG-4)   Weishu (B-21)
Hegu (Di-4)   Weizhong (B-54)
Juliao (G-29)   Xuehai (MP-10)
Kunlun (B-60)   Yongquan (N-1)
Liangqiu (M-34)   Zhongfu (Lu-1)
Neiguan (KS-6)   Zhongwan (KG-12)
Quchi (Di-11)   Zusanli (M-36)
Sanjiaoshu (B-22)

(Beschrieben sind die Punkte in Kapitel 29).

Yoga

Hathayoga bietet als Schlankheitstraining gegen Doppelkinn, Hüftspeck, Hängebauch und dickes Gesäß, kurzum gegen Fettleibigkeit im allgemeinen, folgende Körperhaltungen:

○ „Kobra" (Bhujangasana)
○ „Bogen" (Dhanurasana)
○ „Kamel" (Ushtrasana): idealer Schlankmacher
○ „Kerze" Urdhvasarvangasana)
○ „Rad" (Chakrasana)
○ „Halber Drehsitz" (Ardha Matsyendrasana)
○ „Dreieck" (Trikonasana)
○ „Kopf ans Knie" (Janushirasana)
○ „Heuschrecke" (Shalabhasana)
○ „Ohr ans Knie" (Karnapidasana)
○ „Rückenstreckhaltung" (Pashchimottanasana)
○ „Diamant im Liegen" (Suptavajrasana)
○ „Pfau" (Mayurasana)

Regelmäßig geübt, verhindern die genannten Körperstellungen Fettansatz und bescheren eine geschmeidige Taille und einen wohlproportionierten Körper.
(Beschrieben sind die Asanas in Kapitel 23).

Farbtherapie

Bei Fettleibigkeit leisten die Farben Blau (zur Stabilisierung des vegetativen Nervensystems bei Kummerspeck) und Gelb gute Dienste. Den Appetit zügelt die Farbe Violett. (Erklärt ist die Farbheilbehandlung in Kapitel 28).

Bewegung und Atmung

Fettleibigkeit reduzieren wir durch den „Sonnengruß", die „Acht Brokatstücke" und das „Spiel der Fünf Tiere". Die genannten Fett fortschmelzenden Heilübungen sind beschrieben und bebildert in Kapitel 22.

Massage

Die tägliche Ganzkörpermassage hilft uns, abzuspecken.

Arzneien

Grüner Tee (S. 78 f.) ist ein Schlankmacher.
Die Sufiheiler haben für Übergewichtige ein Rezept zur Zügelung der Eßlust: 1 Teelöffel Baldrianwurzelpulver und 1 Teelöffel geriebene bzw. zermahlene Muskatnuß vermischen und vor jeder Mahlzeit eine Messerspitze des Pulvers einnehmen.
Fettleibige sollen laut Ayurveda Mais als Grundnahrungsmittel wählen. Zur Diät bei Fettüberschüssen gehören in Indien Gurken und Auberginen (Melanzani).

Sonstiges

Um abgelagerte Fette loszuwerden, greifen wir zu den Wundermitteln Bewegung (Stiegen steigen statt Lift benützen usw.) und Fasten.

ZAHNSCHMERZEN

Akupressur, Shiatsu und Taiki

Auf keinen Fall dürfen Sie bei Zahnschmerzen den Zahnarztbesuch aufschieben. Akupressur ist eine Erste-Hilfe-Methode, die keinesfalls eine zahnärztliche Behandlung erübrigt.
Die Notfallbehandlung erstreckt sich auf die Punkte:

Ermen (3E-21)	Renzhong (LG-26)
Guanming (G-37)	Shangyang (Di-1)
Jiexi (M-41)	Taibai (MP-3)

Kunlun (B-60)   Tinghui (G-2)
Quchi (Di-11)   Zusanli (M-36)

Bei Zahnschmerzen im Oberkiefer:
Daying (M-5)   Sibai (M-2)
Jiache (M-6)

Bei Zahnschmerzen im Unterkiefer:
Hegu (Di-4)   Shousanli (Di-10)
Juliao (M-3)
(Beschrieben sind die Punkte in Kapitel 29).

Farbtherapie

Bei Zahnschmerzen wirkt die Farbe Blau dämpfend.
(Erklärt ist die Farbheilbehandlung in Kapitel 28).

Massage

Zahnschmerzen lindern wir durch Massage des Unterkiefers bis zum Ohr und durch die Massage der Schläfe.

Arzneien

Überempfindlichen Zähnen tut Knoblauch gut.
Gegen Zahnverfall Süßholz kauen.
Zur Linderung von Zahnschmerzen bedienen sich die Sufiheiler der Petersilie.
Die Inder empfehlen: als Spülmittel Zimtaufguß oder warmer Pfefferabsud. Andere indische Ratschläge: Gewürznelken kauen; die Schmerzstelle mit Nelkenöl oder mit Knoblauchöl einreiben (mittels Wattebausch).
Ein besonderes chinesisches Rezept gegen Zahnschmerzen: 9 Gramm Koriandersamen in 5 Liter Wasser kochen, bis nur mehr 1 Liter Flüssigkeit übrig ist. Mit der Abkochung die Zähne umspülen. Eine Abkochung von Sesamsamen erfüllt den selben Zweck. Zum Trinken bei Zahnweh: eine Abkochung von getrockneten Tagetesblättern oder eine Abkochung der Gelbwurzel. Gelbwurzel ist außerdem als Pulver hilfreich. Das sind ein paar chinesische Tips.

Sonstiges

Vorbeugend gegen Zahnerkrankungen praktizieren die Chinesen zwei Übungen, die die Zähne stärken und festigen:
1. „Zähneklappen": Wir klappen Oberkiefer und Unterkiefer kräftig gegeneinander, dreißigmal.
2. „Umrühren des Meeres" (beschrieben im Kapitel „Heiserkeit" unter „Sonstiges") wirkt dem Zahnfleischschwund entgegen.

NIERENLEIDEN

Akupressur, Shiatsu und Taiki

Bei Nierenbeschwerden behandeln wir folgende Gesundheitspunkte durch Fingerdruck bzw. Pflastermagnet:

Dachangshu (B-25)   Weizhong (B-54)
Fuliu (N-7)   Yongquan (N-1)
Sanjiaoshu (B-22)   Zusanli (M-36)
Shenshu (B-23)
(Beschrieben sind die Punkte in Kapitel 29).

Yoga

Hathayoga bietet zur Gesunderhaltung der Nieren bzw. gegen Nierenleiden und Nierenträgheit folgende Körperhaltungen, die die Nierenfunktion insgesamt stärken und steigern:
○ „Kobra" (Bhujangasana)
○ „Kamel" (Ushtrasana)
○ „Kerze" (Urdhvasarvangasana)
○ „Rad" (Chakrasana)
○ „Halber Drehsitz" (Ardha Matsyendrasana)
○ „Kopf ans Knie" (Janushirasana)
○ „Heuschrecke" (Shalabhasana)
○ „Rückenstreckhaltung" (Pashchimottanasana)
○ „Kopfstand" (Shirshasana)
○ „Pfau" (Mayurasana)
(Beschrieben sind die Asanas in Kapitel 23).

Farbtherapie

Bei Nierenleiden sind die Farben Orange und Blau vorteilhaft.
(Erklärt ist die Farbheilbehandlung in Kapitel 28).

Bewegung und Atmung

I.
Nieren und Nebennieren stärken wir durch die heilgymnastische Übung 6 („Zehen ergreifen") der „Acht Brokatstücke". (Beschrieben und bebildert in Kapitel 22).
II.
Nierenkräftigend ist gleichfalls die chinesische Bewegungsübung „An den Zehen ziehen", die im Kapitel „Verstopfung" unter „Bewegung (IX)" beschrieben ist.
III.
Funktionsstarke Nieren erzielen wir durch die Pflege der Tiefatmung. (Indische, chinesische und tibetische Beispiele der Tiefatmung in Kapitel 21).

Massage

Die Do-in-Methode schlägt u. a. drei Übungen zur Belebung der Nierenfunktion vor:

I. Massage des Kinns.
II. Massage (Kneifen) der Achillessehnen bis zu den Waden.
III. „Muschelhand": Wir legen die rechte Hand in Muschelform auf das rechte Ohr und klopfen mit den geschlossenen Fingern der linken Hand auf die „Muschelhand". Seitenwechsel.

Arzneien

Gut für die Nieren sind aus chinesischer Sicht: Dillsamen; Fenchelsamen; Walnüsse; Zimt; Lychee-Früchte; grüner Tee (S. 78 ff.), der Nierensteinen vorbeugen soll.
Spargel aktiviert die Nieren — laut Sufimedizin und laut Ayurveda.
Ayurveda-Praktiker empfehlen bei Nierenstörungen ferner: Kokosmilch; Saft der Wassermelonen; Karottensaft; Johannisbeeren; Honigwasser; Vanilleschoten; Borretsch.

Sonstiges

Überängstlichkeit greift die Nieren an. Mut und Vertrauen entziehen also seelisch bedingten Nierenleiden den Nährboden.

STÖRUNGEN VON LEBER UND GALLENBLASE

Akupressur, Shiatsu und Taiki

Bei Leber- und Gallenblasenbeschwerden behandeln wir folgende Gesundheitspunkte durch Fingerdruck bzw. Pflastermagnet:

Ganshu (B-18)   Huangshu (N-16)
Danshu (B-19)   Juque (KG-14)
Yanglingquan (G-34)   Qimen (Le-14)
Zhongwan (KG-12)   Quchi (Di-11)
Burong (M-19)   Riyue (G-24)
Changqiang (LG-1)   Shenshu (B-23)
Daju (M-27)   Taichong (Le-3)
Guanming (G-37)   Tianzhu (B-10)
Hegu (Di-4)   Zusanli (M-36)

(Beschrieben sind die Punkte in Kapitel 29).

Yoga

Hathayoga bietet zur Belebung und Kräftigung der Leber und Gallenblase die Körperhaltungen:

○ „Kobra" (Bhujangasana)
○ „Kamel" (Ushtrasana)
○ „Rad" (Chakrasana)

○ „Halber Drehsitz" (Ardha Matsyendrasana)
○ „Heuschrecke" (Shalabhasana)
○ „Rückenstreckhaltung" (Pashchimottanasana)
○ „Diamant im Liegen" (Suptavajrasana)
○ „Pfau" (Mayurasana)
(Beschrieben sind die Asanas in Kapitel 23).

Farbtherapie

Bei Leber- und Gallenfunktionsstörungen bevorzugt die Farbheilweise Gelb, in besonderen Fällen aber Rot (leberanregend) und Blau.
(Erklärt ist die Farbheilbehandlung in Kapitel 28).

Bewegung und Atmung

I.
Ein stimulierendes Leber- und Galle-Training ist die heilgymnastische Übung 3 („Einen Arm heben") der „Acht Brokatstücke". (Beschrieben und bebildert in Kapitel 22).
II.
Dreimal täglich Taiji (Kapitel 22) hält die Funktion der Leber und der Gallenblase in Schwung. Selbst bei Gelbsucht (Hepatitis) ist Taiji lohnend.
III.
Die Leberfunktion unterstützen wir durch regelmäßige Tiefatmung. (Indische, chinesische und tibetische Beispiele der Tiefatmung in Kapitel 21).

Massage

Leberleiden lindern wir durch die Massage des Ringfingers, behauptet die altjapanische Heilkunde.

Arzneien

Gut für die Leber sind aus chinesischer Sicht: Gelbwurzel (Kurkuma); Erdbeeren; Papaya; Weizen; grüner Tee (S. 78 ff.), er fördert die Entgiftung der Leber.
Die Chinesen und Tibeter empfehlen bei Leberleiden als Heilstoffe: Safran und Rettich.
Die Sufiheiler glauben, daß Auberginen (Melanzani) den Gallenfluß fördern und daß Rhabarber die Leber anregt.
Altindiens Ayurveda fördert die Gallensekretion durch: Olivenöl; Walnußöl; Himbeeren. Bei Leberleiden hält Ayurveda für angebracht: Äpfel; Saft der Wassermelonen; Feigen; Aloe; Muskatnuß.
Bei Gallenblasenentzündungen ist Süßholz hilfreich.

Sonstiges

Erregung und Zorn schlagen sich auf die Leber und die Gallenblase. Die seelischen Heilmittel Leberkranker heißen also Besonnenheit, Nachgiebigkeit und Sanftmut.

Nervensystem

(33) Die „Hundert Übel"

Die „Hundert Übel" nannte vor nahezu 2000 Jahren der chinesische Arzt Hua Tuo ein Krankheitsbild, das unsere moderne Schulmedizin als „vegetative Dystonie" bezeichnet. Heute leidet jeder zweite Patient in der Arztpraxis und in der Klinik unter den „hundert Übeln" bzw. der „vegetativen Dystonie".

Obwohl alle organischen Befunde normal sind, klagen die Patienten über „hundert Übel", wie rasche Ermüdbarkeit, Leistungsschwäche, Schweißausbrüche, Händezittern, Allergiebereitschaft, Wetterfühligkeit, Überempfindlichkeit gegen Hitze und Kälte, Schlafstörungen, Nervosität, geistige Unruhe, Reizbarkeit, ängstliche Unsicherheit, Depression, innere Leere, Vergeßlichkeit, Konzentrationsstörungen, Kopfweh, Migräne, zu hohem oder zu niedrigem Blutdruck, Stechen in der Herzgegend, Schwindel, Herzklopfen, Herzrhythmusstörungen, Atemnot, Verdauungsbeschwerden, Appetitmangel, Trockenheitsgefühl im Hals, Übelkeit, Reizblase usw.

Organschädigungen sind zwar nicht nachweisbar, aber die Beschwerden sind durchaus keine Einbildung. Es handelt sich, wie gesagt, um vegetative Dystonie, das heißt um Störungen im vegetativen Nervensystem.

Das „vegetative" oder „autonome" oder „unwillkürliche" oder „organische" Nervensystem, auch Lebensnervensystem genannt, regelt die wichtigsten Lebensfunktionen, wie Atmung, Kreislauf, Verdauung und Stoffwechsel. Es handelt selbständig, es ist also der willkürlichen Beeinflussung im allgemeinen nicht zugänglich. Dem Einfluß von Willen und Bewußtsein entzogen, steuert das vegetative Nervensystem die Tätigkeit der Blutadern, des Herzens, der Lunge, der Drüsen, der Leber, der Nieren, des Magens, des Darms usw. Zudem steht unsere Gemütslage in Beziehung zum vegetativen Nervensystem.

Heute sind es vor allem Lebensangst, Unsicherheit, seelische Belastungen und Konflikte, die die leibseelische Harmonie des Menschen stören.

Die indianischen Heiler sehen in anhaltender Traurigkeit den Krankmacher schlechthin. Und Ursache der Traurigkeit ist aus indianischer Sicht der Verlust der „Vision". Die „Vision" zu bekommen, das heißt, des Lebenssinnes innezuwerden und seine Lebensaufgabe zu erkennen, um den Weg zu Gott nicht zu verfehlen, ist das Um und Auf der indianischen Medizin.

Längst vor Victor Emil Frankl, dem weltberühmten österreichischen Psychotherapeuten und Begründer der Logotherapie, haben die alten Indianer gewußt, daß die Sinnfindung allein dem geschädigten Menschen hilft, heil und ganz zu werden — und das auszuschalten, was die Chinesen einst „die hundert Übel" nannten und der weiße Mann heute „vegetative Dystonie" nennt.

Was kann gegen die Fehlsteuerungen des vegetativen Nervensystems bzw. gegen die von ihr hervorgerufenen Leiden unternommen werden? Statt Beruhigungsdrogen und Aufputschdrogen und ähnlichem Zeug bietet die alte Heilkunst des Ostens natürliche Rezepte.

Was die alten Chinesen seit Jahrtausenden gewußt haben, haben die modernen Chinesen durch wissenschaftliche Experimente bewiesen: Leiden, die auf Störungen des vegetativen Nervensystems beruhen, können beispielsweise durch Atemübungen geheilt werden. Im atemtherapeutischen Sanatorium in Shanghai, das auf dem Gebiet der Atemtherapie in der Volksrepublik China führend ist, wird die Unausgeglichenheit des vegetativen Nervensystems durch Atemübungen ins Gleichgewicht gebracht, so daß durch Fehlsteuerungen bedingte Leiden völlig verschwinden.

• *Allgemeine Schwäche:* Wie können wir die Lebensgeister wecken, wenn wir abgeschlafft, ausgelaugt, schläfrig, träge, antriebslos, teilnahmslos und ziellos sind, wenn wir uns lustlos fühlen und uns schwarzen Gedanken hingeben und wenn die Widerstandskraft und die Abwehrkraft schwach sind? Die Kraftreserven sind alle verbraucht. Wir leiden an „allgemeiner Schwäche", die nicht nur Gähnen nach sich zieht, sondern einen Leistungsabfall, melancholische Depression und Neurosen. Hochgradige Erschöpfung greift zudem unser Aussehen an: Die Haut wird welk, die Nägel werden brüchig und die Haare fallen aus.
Bei allgemeiner Schwäche gilt es, den Gesamtorganismus anzuregen und das Reservoir der Energie aufzufüllen.
Was tun Sie, wenn Sie sich matt und schlapp fühlen? Sie trinken Kaffee. Besser wäre es, sich durch Akupressur und andere Naturmethoden fit zu machen.

• *Wetterfühligkeit* ist das wohl am weitesten verbreitete Leiden in unserer Zivilisation. In der Bundesrepublik Deutschland sind einer Untersuchung zufolge 20 Millionen Menschen wetterfühlig, in Österreich 2 Millionen.
Schon bei den Babyloniern im 3. Jahrtausend vor Christus und im Buch Hiob des Alten Testaments ist der Einfluß des Wetterwechsels auf das Befinden des Menschen bezeugt. Bei jedem Wetterwechsel fühlen sich heute Abermillionen Menschen zerschlagen oder unruhig, sind lustlos, unkonzentriert, schlafen schlecht, andere bekommen rasende Kopfschmerzen, Krämpfe, Depressionen.
Wetterfühligkeit ist das Ergebnis eines Fehlverhaltens des vegetativen Nervensystems, das, wenn es nicht aus dem Rahmen fällt, das Gleichgewicht in der Arbeit aller inneren Organe gewährleistet. Wenn das vegetative Nervensystem einwandfrei funktioniert, wird das Wohlbefinden des Menschen durch das umschlagende Wetter nicht gestört. Frauen werden übrigens von Wetterreizen mehr geplagt als Männer; auf einen wetterfühligen Mann kommen drei wetterfühlige Frauen.

• *Schlafstörungen:* „Der Schlaf ist die köstlichste Erfindung", meinte Heinrich Heine. Und jeder wird ihm recht geben, der sich morgens frisch und fit aus dem Bett erhebt. Hören wir nicht auf Sprichwörter, die uns weismachen wollen: „Kein größerer Dieb als der Schlaf, er raubt uns das halbe Leben." Der Schlaf ist keine verlorene Zeit. Wer gut schläft, hat mehr vom Leben.
Es gibt Menschen, die mit einem kurzen Schlaf auskommen. Napoleon schlief nur 3 bis 5 Stunden. Doch Kurzschläfer sind meist Tiefschläfer. Im Durchschnitt sollten aber Erwachsene schon 7 Stunden schlafen.
Doch: 75 Millionen Amerikaner leiden an schweren Schlafstörungen. Und jeder zweite Europäer über 30 steht auf schlechtem Fuß mit Traumgott Morpheus.

Wer nach quälendem Wachliegen erst im Morgengrauen in unruhigen Erschöpfungsschlaf zu sinken pflegt, ist versucht, den Schlummerfrieden in der Apotheke kaufen zu wollen. Doch künstliche Betäubung durch einen chemischen Holzhammer ist alles andere als natürlicher Schlaf, und die Medikamente haben zudem schädliche Nebenwirkungen, beispielsweise auf Leber oder Nieren.

Millionen und Abermillionen brauchen allabendlich chemische Einschlafhilfe. Die Bundesdeutschen z. B. „ver(schlaf)pulvern" rund 1 Milliarde Schilling pro Jahr.

Warum tun sich viele so schwer, des Nachts beide Augen zuzudrücken? Was raubt uns den Schlaf?

Wer an Einschlafschwierigkeiten, oberflächlichem Schlaf, vielem Träumen und vorzeitigem Erwachen leidet, sollte zuerst nach den Ursachen seiner Schlafstörungen suchen. In Frage kommen: Erstens Krankheitszustände, zweitens Lebensgewohnheiten, drittens umweltbedingte Störfaktoren und viertens innere und äußere Verspannungen.

1. Wenn organische Krankheiten schlaflose Nächte verursachen, so gilt es natürlich die entsprechenden Krankheiten zu bekämpfen (z. B. zu niedrigen oder zu hohen Blutdruck, Herz-Kreislauf-Beschwerden, fehlerhafte Drüsenfunktion).

2. Wenn Sie aber nicht zu gesunder Schlafruhe finden, weil Sie ein üppiges Nachtmahl zu sich genommen haben, weil Sie übermäßig Kaffee, Tee, Alkohol oder Nikotin „genossen" haben oder weil sie zuviel ferngesehen haben, so korrigieren Sie Ihren Lebensstil.

3. Prüfen Sie ebenso, ob Sie nicht einen ungesunden Schlafplatz haben. Ein zu weiches oder durchhängendes Nachtlager, ein Metallbett, Federkernmatratzen, Schaumstoffmatratzen, Bettzeug aus Kunststoff, Kunststoffteppiche im Schlafzimmer, Störungen durch Strahlungen, durch unter dem Fundament laufende Wasseradern, durch das Bett umgebende elektrische Kabel und Geräte (elektromagnetische Umweltverschmutzung), ungünstige Baumaterialien, Verkehrslärm, Frischluftmangel und „unruhige" Schlafzimmertapeten z. B. sind Feinde eines gesunden und ausreichenden Schlafes, der verlorene Kraft zurückbringt. Umweltbedingte Störfaktoren gilt es also nach Möglichkeit auszuschalten.

4. In der Regel sind es nervöse und seelische Störungen, die schlaflose Nächte heraufbeschwören. Erregungszustände, hervorgerufen durch Streß, Übereilung, seelische Erschütterung, innere Not, Konflikte, Lebensangst, Zukunftssorgen, Leistungsdruck, familiären oder beruflichen Ärger, Ratlosigkeit, Unausgeglichenheit usw., führen zu kribbeliger Erschöpfung — und nicht zu angenehmer natürlicher Müdigkeit.

Menschen mit guten Nerven brauchen keine eingebildeten Schafe zu zählen, um ins erlösende Schlafmeer einzutauchen. Sie müssen den Schlummer nicht mit schlafauslösenden chemischen Mitteln erzwingen.

Wer sich mit chemischen Einschlafmitteln betäubt, muß wissen, daß sein künstlicher Schlaf den natürlichen nicht ersetzt. Schlafpulver sind dem Wohlbefinden des Menschen abträglich.

Wenn Sie zu jenen gehören, die sich nachts im Bett stundenlang herumwälzen, statt sogleich tief einzuschlafen und durchzuschlafen, wenden Sie lieber Akupressur und andere Naturmethoden an, statt zu zweifelhaften Medikamenten zu greifen.

• *Vergeßlichkeit* ist ein Übel, das Schulkindern, Berufstätigen sowie Senioren zu schaffen macht. Jeder braucht heutzutage ein gutes Gedächtnis. Was können wir tun, um unsere Merkfähigkeit zu verbessern?

ALLGEMEINE SCHWÄCHE/ Energiemangel / Nervliche Erschöpfung (Neurasthenie)

Akupressur, Shiatsu und Taiki

Gegen geschwächte Vitalfunktion, also bei Müdigkeit, Schwäche, Energiemangel und nervlicher Erschöpfung, haben die Ostasiaten einen Geheimtip: M-36, sprich Zusanli, zu deutsch: Dreimeilen des Fußes. Der Energiepunkt, „göttlicher Gleichmut" genannt, diente den alten Chinesen dazu, ihre Soldaten für lange Märsche fit zu machen. Und Dr. med. Chao-Lai Meng berichtet, daß die Fußballmannschaft Nordkoreas bei ihrem Weltmeisterschaftssensationssieg über Italien durch die Behandlung des „Wunderpunktes" M-36 „gedopt" gewesen sein soll.

Noch andere Punkte helfen uns, Kraft zu tanken und allgemeine Schwäche zu überwinden. Die bei allgemeiner Schwäche zu behandelnden Gesundheitspunkte sind:

Zusanli (M-36)	Juque (KG-14)
Zhongwan (KG-12)	Lieque (Lu-7)
Baihui (LG—20)	Mingmen (LG-4)
Dazhui (LG-14)	Neiguan (KS-6)
Fengchi (G-20)	Qihai (KG-6)
Ganshu (B-18)	Qimen (Le-14)
Taixi (N-3)	Quchi (Di-11)
Taiyang (PaM-9)	Sanyinjiao (MP-6)
Daju (M-27)	Shanzhong (KG-17)
Feishu (B-13)	Shenshu (B-23)
Fengfu (LG-16)	Shousanli (Di-10)
Geshu (B-17)	Taichong (Le-3)
Guanyuan (KG-4)	Tianzhu (B-10)
Guanyuanshu (B-26)	Zhaohai (N-6)
Hegu (Di-4)	Zhongfu (Lu-1)
Huangshu (N-16)	Zhubin (N-9)
Jianjing (G-21)	

(Beschrieben sind die Punkte in Kapitel 29).

Yoga

Hathayoga bietet zur Überwindung von Schlaffheit, Schwächlichkeit sowie körperlicher, geistiger oder nervlicher Erschöpfung folgende Körperhaltungen, die Energie, Frische und ein Gefühl von Leichtigkeit vermitteln:

○ „Totenlage" (Shavasana): eine Viertelstunde
○ „Kobra" (Bhujangasana)
○ „Diamant" (Vajrasana)
○ „Baum" (Vrikshasana) mit Tiefatmung
○ „Bogen (Dhanurasana)
○ „Kerze" (Urdhvasarvangasana): Balsam, wenn Sie dem Nervenzusammenbruch nahe sind

- „Rad" (Chakrasana)
- „Halber Drehsitz" (Ardha Matsyendrasana)
- „Dreieck" (Trikonasana)
- „Kuhmaul" (Gomukhasana)
- „Vordere Streckhaltung" (Purvottanasana)
- „Ohr ans Knie" (Karnapidasana)
- „Vollkommener Sitz" (Siddhasana): sehr erholsam
- „Rückenstreckhaltung" (Pashchimottanasana)
- „Kopfstand" (Shirshasana): macht munter nach Überarbeitung
- „Diamant im Liegen" (Suptavajrasana): lädt mit Energie auf und erhöht das Wohlbefinden

(Beschrieben sind die Asanas in Kapitel 23).

Farbtherapie

Gegen Trägheit, Teilnahmslosigkeit, Schläfrigkeit, Schlaffheit, Mattigkeit und Arbeitsunlust helfen die vitalisierenden und tonisierenden Farben des Rotspektrums: Rot, Orange und Gelb.
Zur Regeneration bei Erschöpfung verhilft die Farbe Grün.
(Erklärt ist die Farbheilbehandlung in Kapitel 28).

Bewegung und Atmung

I.
Bei allgemeiner Müdigkeit und Nervenschwäche laden wir Körper und Geist mit frischer Vitalenergie auf durch „Taiji", durch den „Sonnengruß" und durch die „Acht Brokatstücke" (namentlich durch die Übungen 1 = „Den Himmel mit den Händen stützen" und 7 = „Faust ballen und mit Tigerblick schauen"). Die genannten lebenskraftsteigernden Übungen sind beschrieben und bebildert in Kapitel 22).

II.
Kraft tanken können wir — auch bei Frühjahrsmüdigkeit — durch folgende Bewegungsübung:
Wir sitzen im Schneidersitz, die Hände liegen gefaltet im Schoß. Während wir langsam einatmen, drehen wir den Oberkörper ganz nach rechts. Nach einer kurzen Atempause, in der wir einmal schlucken, drehen wir uns — ausatmend — langsam ganz nach links. Atempause, einmal schlucken. Wir drehen uns je fünfmal nach rechts und nach links. Zum Schluß strecken wir uns.

III.
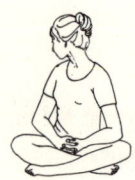
„Erwachen der Insekten" nennen die Chinesen folgende Übung, die dazu dient, Energie zu gewinnen:
Wir sitzen im Schneidersitz und erheben die Hände mit ineinander verschränkten Fingern in Brusthöhe. Dann flattern wir bei zusammengepreßten Händen mit den Ellbogen wie ein Vogel oder Insekt, bevor sie aus ihrem Nest bzw. Schlupfwinkel fliegen.

IV.

Zur Belebung und Stärkung bei allgemeiner Schwäche: Wir sitzen im
Schneidersitz und stoßen abwechselnd einmal mit dem linken und ein-
mal mit dem rechten Arm waagrecht zur Seite, gleichsam gegen einen
unsichtbaren Gegner zur Linken und zur Rechten boxend. Bei jedem
Faustschlag atmen wir aus, und zwar stoßartig. Beim Einziehen der
Arme atmen wir langsam ein. Fünfmal nach jeder Seite.

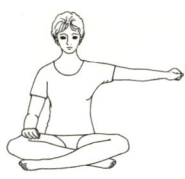

V.

Frische Spannkraft tanken wir durch die Pflege der Tiefatmung. (Indische, chinesische
und tibetische Beispiele der Tiefatmung in Kapitel 21).

Massage

Für chronische Morgenmuffel und Müde haben die Chinesen den Rat: Führen Sie den
Zeigefinger unter die Oberlippe und massieren Sie das Zahnfleisch in der Mitte (unterhalb der Nase). Zeichnung im Kapitel „Kreislaufschwäche" unter „Massage (I)". Die Massage ist ein bewährter Muntermacher in der altchinesischen Heilkunst.

Zudem helfen bei Nervenschwäche zwei Qi-Gong-Übungen, die im Kapitel „Vegetative
Dystonie" unter „Massage (I und II)" beschrieben und bebildert sind.

Arzneien

Das „Wundermittel aller Wundermittel" bei allgemeiner Schwäche ist die Heilwurzel Ginseng (Kapitel 20). Ginseng gilt im Osten als Stärkungsmittel und Energiespender
schlechthin. Ginseng-Extrakt aus kultiviertem Ginseng ist im Handel erhältlich.

Ein Vitalitätsspender der Sonderklasse ist ein Ingwergetränk, das so zubereitet wird: Ein
paar Scheiben frischen Ingwers in Honig bräunen. Mit 4 Tassen Wasser auffüllen, 3 ganze
Gewürznelken hinzugeben und aufkochen lassen. Vom Herd nehmen, etwas Beifuß und
3 schwarze Pfefferkörner zufügen. 3 Minuten ziehen lassen, absieben und heiß trinken.
3 Tassen täglich, eine morgens, eine mittags und eine abends. Das verleiht Spannkraft
und löst Stagnation auf.

Belebensmittel bei Abgeschlagenheit, Schläfrigkeit und Nervenschwäche sind in China
ferner: Brombeeren; rote und schwarze Ribisel (Johannisbeeren); Erdbeeren; Longan;
Sesam; Haselnüsse; Walnüsse; Karotten; Bockshornkleesamen (ein Löffel in Honigwasser); Sojabohnensprossen; Buchweizen; Hafer; Gerste; Hirse; Hühnereier.

Sanft belebend ist grüner Tee (S. 78 f.).

Knoblauch ist nach chinesischer Heilkunde ein anderes „Wundermittel", um das ganze
Körpersystem (von der Durchblutung bis zur Verdauung) in Schwung zu bringen.

Die indischen Heiler des Ayurveda empfehlen als Muntermacher bei Schwächezuständen
und im Alter: Honigwasser; Sanddornsaft; Aloesaft (dreimal täglich 2 Eßlöffel des eingedickten Saftes); Saft frischer Himbeeren (kein Himbeersirup); Kakao; in Milch gekochte
Datteln; Muskatnuß; Walnuß; Leinsamen; Zwiebel; Hafer; Bohnenkraut; Kalmuswurzel.

Die tibetische Medizin rühmt den Honig als Kraftspender.

Die Shaykhs, die Hüter der arabischen, persischen, afghanischen und türkischen Sufi-
Heilkunst, schwören bei allgemeiner Schwäche auf den Honig, von dem der Prophet

Mohammed schon gesagt hat: „Wenn jemand Honig ißt, dann betreten tausend Heilmittel seinen Magen und eine Million Krankheiten verläßt ihn."

In der Heilkunst der Sufis ist der Honig das Nahrungsmittel der Nahrungsmittel, das Getränk der Getränke und das Heilmittel der Heilmittel.

Sonstiges

- Jedweden Exzeß meiden.
- Sich Geschäftigkeit abgewöhnen.
- Salzarm, zuckerarm und fettarm essen.

Drei Tips der japanischen Heilkunde zur Überwindung von Schwächezuständen:
- Reiben Sie mit einem feuchten ausgewrungenen Handtuch nach dem Aufstehen und vor dem Schlafengehen den ganzen Körper, bis sich die Haut rötet.
- Nehmen Sie jeden Morgen und jeden Abend ein Fußbad (ein warmes im Winter und ein kaltes im Sommer) und säubern Sie gründlich den ganzen Fuß und jede Zehe. Das kurbelt kräftig den Energiefluß an.
- Schlafen Sie mit dem Kopf nach Norden und den Beinen nach Süden. Das bringt den körperlichen, seelischen und geistigen Zustand in Übereinstimmung mit der kosmischen Ordnung und den Magnetlinien der Erde und hilft neue Kräfte sammeln.

VEGETATIVE DYSTONIE

Akupressur, Shiatsu und Taiki

Bei Funktionsstörungen und Fehlsteuerungen des Vegetativen Nervensystems behandeln wir folgende Gesundheitspunkte durch Fingerdruck bzw. Pflastermagnet:

Hegu (Di-4)   Yintang (PaM-3)
Sanyinjiao (MP-6)   Yongquan (N-1)
Shenmen (H-7)
(Beschrieben sind die Punkte in Kapitel 29).

Yoga

Hathayoga bietet zur vegetativen Beruhigung die Körperhaltungen:
- „Totenlage" (Shavasana): eine Viertelstunde
- „Diamant" (Vajrasana)
- „Kerze" (Urdhvasarvangasana)
- „Rückenstreckhaltung" (Pashchimottanasana)
- „Kopfstand" (Shirshasana)
(Beschrieben sind die Asanas in Kapitel 23).

Farbtherapie

Stabilisierend bei vegetativer Dystonie wirkt die Farbe Grün.
(Erklärt ist die Farbheilbehandlung in Kapitel 28).

Bewegung und Atmung

I.

Eine Stabilisierung des vegetativen Nervensystems erreichen wir durch die Praxis des „Taiji" sowie der „Acht Brokatstücke" (besonders der Übungen 4 = „Nach hinten schauen" und 7 = „Faust ballen und mit Tigerblick schauen"). Beschrieben und bebildert sind die genannten Übungen in Kapitel 22.

II.

Der altchinesische Arzt Hua Tuo, der vor nahezu 2000 Jahren die Krankheitsbezeichnung „die hundert Übel" geprägt hat, empfiehlt gegen die vegetative Dystonie und ihre Folgen seine Tigerübung:

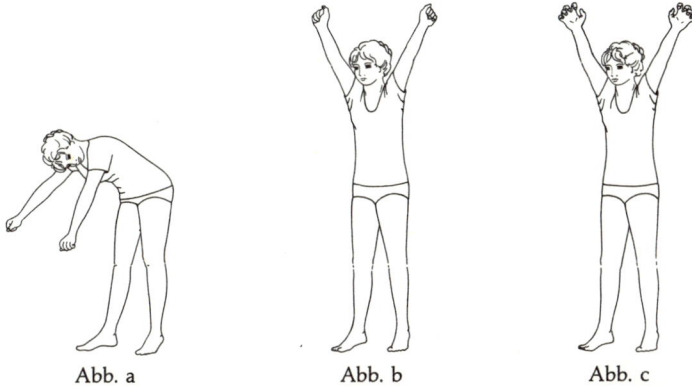

Abb. a   Abb. b   Abb. c

Wir stehen mit leicht gespreizten Beinen, einen Fuß schräg vor dem anderen. Wir neigen den Oberkörper in den Hüftgelenken nach vorne und senken den Kopf, den wir zur Seite drehen. Die Arme strecken wir mit zu Fäusten geschlossenen Händen schräg nach vorne aus. So gleichen wir dem Tiger, der die Vorderpfoten hebt, um zum Sprung anzusetzen (Abb. a).

Jetzt atmen wir tief ein und halten den Atem an. Mit angehaltenem Atem richten wir im Zeitlupentempo den Oberkörper auf, den Kopf nach vorne drehend und die gestreckten Arme mit geschlossenen Fäusten über den Kopf erhebend (Abb. b).

Bei aufgerichtetem Körper „verschlucken" wir den Atem, das heißt, wir machen eine Schluckbewegung und stellen uns vor, daß der Atem langsam tiefer und tiefer sinkt bis zum „Ozean des Atems", den die Chinesen drei Fingerbreit unterhalb des Nabels lokalisieren. Schließlich stoßen wir den Atem durch den Mund aus, während wir die Finger wie Tigerkrallen spreizen (Abb. c).

Wir sollten bei vegetativer Dystonie Hua Tuos Übung des Tigers täglich nach dem Aufstehen siebenmal praktizieren.

III.

Die Pflege der Tiefatmung gleicht das vegetative Nervensystem aus. (Indische, chinesische und tibetische Beispiele der Tiefatmung in Kapitel 21).

Massage

Chinesische Qi-Gong-Übungen, die eine Harmonisierung des vegetativen Nervensystems bewirken und Funktionsstörungen der inneren Organe, Herzjagen, Nervenschwäche, Schwindel, Schlafstörungen, Verdauungsbeschwerden und andere Symptome der vegetativen Dystonie beheben, stellen wir unter den Nummern I und II vor:

I.

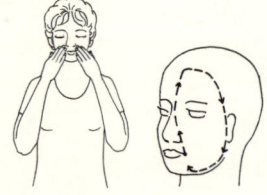

Wir stehen aufrecht mit leicht gespreizten Beinen und erheben die Hände zum Mund. Während wir die Augen geschlossen haben, fahren wir mit den Mittelfingern massierend von den Mundwinkeln zu den Nasenflügelansätzen über das Nasenbein, die Nasenwurzel und die Stirn bis zum Haaransatz. Von dort fahren wir mit den Daumenballen den Haaransatz entlang, über die Schläfen, vor den Ohren bis zu den Kieferwinkeln und zum Kinn. Wir führen die Gesichts- und Schläfenmassage achtmal durch.

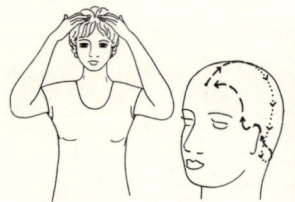

II.

Wir fahren massierend mit den Mittelfingerspitzen über die Mittellinie des Kopfes nach hinten bis zum Nacken und schließlich vom Nacken entlang des Haaransatzes bis zur Stirn. Achtmal.

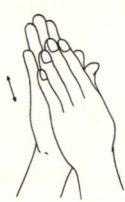

III.

Die einfachste Methode, geistige Unruhe, Aufregung, Ärger, Ungeduld, Mutlosigkeit und ähnliche Folgen der vegetativen Dystonie loszuwerden, haben uns die Chinesen überliefert:
Wer seine wie zum Gebet gefalteten Hände, die beiden Pole des Körpers, aneinander reibt, wird eins mit sich selbst.

IV.

Die altindischen und tibetischen Heiler empfehlen bei vegetativer Dystonie, Depressionszuständen, Unlustgefühlen und dergleichen, den Hinterkopf und den Nacken zu massieren.

Arzneien

Reich an Mitteln gegen die „hundert Übel" — die vegetative Dystonie — ist die chinesische Heilkräuterapotheke:
Die alten Chinesen schwören auf Hopfen, wenn sie an vegetativer Dystonie leiden. Hopfen ist sehr wirksam u. a. bei Nervosität, nervös bedingtem Kopfweh, nervös bedingter Schlaflosigkeit, Nervenentzündung, Rastlosigkeit, Verdauungsschwäche, Appetitmangel usw.

a) Natürliche Schlafhilfe bietet ein *Hopfenkissen*. Wir füllen ein Baumwollsäckchen oder einen Kissenüberzug locker mit Hopfen. Die Füllung ist jeweils nach einem Monat zu erneuern. Der Hopfen neben oder unter dem Kopf ist schlaffördernd. Die Hopfenpflücker hatten einst die lindernde, besänftigende, wohltuende Wirkung des Geruchs der Pflanze auf die Nerven entdeckt. Das führte dazu, daß ein mit Hopfen gefüllter Kopfpolster zum Geheimtip der Naturheiler wurde. Dem englischen König George III. beispielsweise wurde im Jahre 1787 ein Hopfenkissen verschrieben — mit bestem Erfolg.

b) *Hopfentee* gegen die „hundert Übel" bereiten die Chinesen so zu: 3 Gramm Hopfen auf einen halben Liter kochendes Wasser. Den Tee 3 Minuten in bedecktem Gefäß langsam kochen und dann 5 Minuten stehen lassen. Durch ein Sieb gießen. Also: wenn Sie an einem oder an mehreren der 100 Übel leiden: dreimal untertags und einmal vor dem Schlafengehen 1 Tasse Hopfentee.

Eisenkraut ist nach chinesischer Kräuterheilkunde ebenfalls ein Nervenstärker bei Störungen des vegetativen Nervensystems:

In eine mit kochendem Wasser gefüllte Tasse 2 gehäufte Teelöffel der getrockneten Pflanze. Die Tasse wird mit der Untertasse zugedeckt und stehen gelassen, bis der Tee kalt ist. Abseihen und wieder erwärmen. Dreimal täglich eine Tasse.

Gegen die Fehlsteuerungen des vegetativen Nervensystems ist nach den chinesischen Herbalisten noch ein anderes Kraut gewachsen: *Rosmarin:*

In eine Tasse mit kochendem Wasser 1 gehäuften Teelöffel von zerkleinerten Blättern. Dann sieben und den Tee langsam schlürfen. Dreimal täglich 1 Tasse zwischen den Mahlzeiten.

Gegen vegetative Dystonie (und gegen das Nachtwandeln) gehen die Chinesen auch mit dem anregenden, belebenden und nervenstärkenden *Beifuß* vor:

Einen gehäuften Eßlöffel von getrockneten Beifußblättern für einen halben Liter kochendes Wasser. 15 Minuten stehen lassen und dann abseihen. Schluckweise 1 Tasse am Morgen und 1 Tasse am Abend.

Der altindische Ayurveda empfiehlt *Hafer* und die *Kalmuswurzel* als wohltuend und beruhigend bei überreizten Nerven, bei Nervenschwäche, bei nervöser Schlaflosigkeit usw.

Sonstiges

- Kalte Körperwaschung wirkt Wunder bei vegetativer Labilität.
- Sonnenbad (höchstens 1 Stunde, beginnend mit 10 Minuten) stärkt das vegetative Nervensystem.
- Spaziergänge, Ausflüge, Wanderungen.
- Ausgleichende Hobbys pflegen, z. B. Gartenarbeit oder Stricken. Dabei erholen sich die strapazierten Nervenzellen der Großhirnrinde.
- Meditation (Kapitel 24) ist Balsam für Seele und Nerven.

WETTERFÜHLIGKEIT

Akupressur, Shiatsu und Taiki

Bei Wetterfühligkeit wie bei anderen Symptomen der vegetativen Dystonie akupressieren wir täglich morgens und abends den Harmonisierungspunkt Yongquan (N-1). Legen wir den rechten Fuß auf das linke Knie bzw.. den linken Fuß auf das rechte Knie, damit wir den bezeichneten Gesundheitspunkt auf der Sohle eine Minute lang kräftig mit dem Daumen drücken können.
(Beschrieben ist der Punkt in Kapitel 29).

Farbtherapie

Wetterfühligkeit wird gemildert durch die Farbe Grün. (Erklärt ist die Farbheilbehandlung in Kapitel 28).

Bewegung und Atmung

I.
Gegen Wetterfühligkeit wenden wir die im Kapitel „Vegetative Dystonie" unter „Bewegung und Atmung II" geschilderte Tigerübung Hua Tuos an.
II.
Die Pflege der Tiefatmung gleicht das vegetative Nervensystem aus, das bei Fehlverhalten u. a. Wetterfühligkeit hervorruft. (Indische, chinesische und tibetische Beispiele der Tiefatmung in Kapitel 21).

Massage

Chinesische Qi-Gong-Übungen zur Dämpfung der lästigen Wetterfühligkeit, die bei markanten Wettererscheinungen bzw. Wetterumschwüngen Migräne, Schwindel, Rheuma, Gelenksschmerzen, Krämpfe, Herz-Kreislauf-Störungen, seelisches Tief, Schlaflosigkeit etc. auslöst, sind beschrieben und bebildert im Kapitel „Vegetative Dystonie" unter „Massage (I und II)".

Arzneien

Wer auf Witterungsreize pathologisch reagiert, soll sich an die im Kapitel „Vegetative Dystonie" genannten Arzneien halten.

SCHLAFSTÖRUNGEN

Akupressur, Shiatsu und Taiki

Bei Schlafstörungen empfehlen die Fingerdruck- und Magnettherapie die Behandlung folgender Energiepunkte:

Sanyinjiao (MP-6)   Jiuwei (KG-15)
Yongquan (N-1)   Juque (KG-14)
Ganshu (B-18)   Neiguan (KS-6)
Shenmen (H-7)   Qimen (Le-14)
Tianzhu (B-10)   Shanzhong (KG-17)
Baihui (LG-20)   Shenmai (B-62)
Burong (M-19)   Shenshu (B-23)
Dachangshu (B-25)   Taichong (Le-3)
Daju (M-27)   Xingjian (Le-2)
Fengchi (G-20)   Xinshu (B-15)
Geshu (B-17)   Yintang (PaM-3)
Guanyuan (KG-4)   Zhaohai (N-6)
Hegu (Di-4)   Zhongwan (KG-12)
Huangshu (N-16)   Zusanli (M-36)
(Beschrieben sind die Punkte in Kapitel 29).

Yoga

Hathayoga bietet gegen Schlaflosigkeit die Körperhaltungen:
○ „Totenlage" (Shavasana): mindestens eine Viertelstunde
○ „Kerze" (Urdhvasarvangasana)
○ „Heuschrecke" (Shalabhasana)
○ „Rückenstreckhaltung" (Pashchimottanasana)
○ „Kopfstand" (Shirshasana)
○ „Diamant im Liegen" (Suptavajrasana): soll zudem von unruhigen Träumen befreien
(Beschrieben sind die Asanas in Kapitel 23).

Farbtherapie

Die Farbe Blau fördert die natürliche Schlafbereitschaft, ebenso die Farbe Violett.
(Erklärt ist die Farbheilbehandlung in Kapitel 28).

Bewegung und Atmung

I.
Problemlosen Schlaf begünstigen die heilgymnastischen Übungen „Taiji" und „Acht Brokatstücke" (namentlich die Übung 5 = „Köpfeln"). Beschrieben und bebildert sind die
genannten Übungen in Kapitel 22.
II.
Gegen Schlaflosigkeit, die in Verspannungen und Verkrampfungen wurzelt, empfiehlt
die altpersische Heilkunde eine Übung, die im Kapitel „Nacken- und Schulterschmerzen"
unter „Bewegung und Atmung XII" geschildert ist.
III.
Wer die auf Körper und Geist wirkende ruhige Tiefatmung (Kapitel 21) pflegt, wird nervlich und seelisch bedingte Schlafstörungen überwinden.

Massage

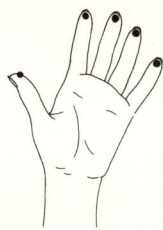

I.
Wir massieren alle Fingerspitzen nacheinander. Das fördert die Gehirn-durchblutung. Die moderne Schlafforschung bestätigt die uralte chinesische Erfahrung: Gute Gehirndurchblutung begünstigt guten Schlaf.

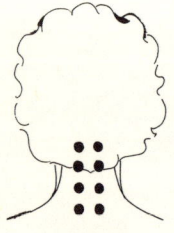

II.
Wir massieren die „Säulen des Himmels", wie die Japaner die beiden Muskelstränge nennen, die im Nacken vom Schädelrand zur Schulter verlaufen. Sehr häufig ist nämlich eine Verspannung der Hals- und Nackenmuskel schuld, wenn Sie Schwierigkeiten beim Einschlafen haben.

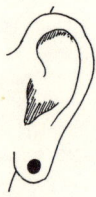

III.
Wenn Sie einigermaßen gut einschlafen, aber nach wenigen Stunden zu früh erwachen und stundenlang wach liegen, also an Durchschlafstörungen leiden, massieren Sie die Ohrläppchen.

IV.
Die Massage der Fußsohlen und der Unterschenkel ist ein schlaffördernder Streßlöser.

V.
Zwei chinesische Qi-Gong-Übungen, die u. a. bei Schlafstörungen zur Harmonisierung der Seele dienen, sind beschrieben und bebildert im Kapitel „Vegetative Dystonie" unter „Massage (I und II)".

VI.
„Trockenes Bad" nehmen: Eine sanfte Selbstmassage des ganzen Körpers in zehn Minuten läßt uns Ruhe finden. Wir „waschen" gleichsam das Gesicht, den linken Arm, den rechten Arm, die Brust, den Bauch, die Hüfte, die Beine, die Füße und abschließend die Fußsohlen.

Arzneien

Hopfenkissen und Hopfentee (beschrieben im Kapitel „Vegetative Dystonie" unter „Arzneien") sind in China bewährte Schlafhilfen.
Erprobt als Schlaftrunk sind neben Hopfentee außerdem: Chrysanthemenblütentee; Melissentee; Baldriantee; Ginsengtee; warme Honigmilch.

Die arabischen Sufiheiler bieten uns gegen Schlafstörungen zwei Rezepte:

1. Einen halben Teelöffel Mohn und einen halben Teelöffel Kopfsalatsamen in einem Viertelliter Wasser kochen. Den abgeseihten Trunk mit Honig süßen. Zweimal täglich eine Portion trinken.
2. Einen halben Teelöffel Zimtstangen in einem Viertelliter Wasser fünf Minuten kochen. Sieben und (mit Honig) süßen. Zweimal täglich.

In Indien gelten Hafer, Kalmuswurzel und Muskatnuß als Beruhigungsmittel bei nervöser Schlaflosigkeit.

Sonstiges

- Viertelstündiger Spaziergang: „Was die beruhigende Wirkung anbelangt", schreibt der mit der traditionellen östlichen wie mit der modernen westlichen Medizin vertraute Dahong Zhuo, Arzt in der Volksrepublik China, „so entsprechen 15 Minuten schnelles Gehen einer Dosis Meprobamate" (gängiges chemisches Beruhigungsmittel).
- Durch leise sanfte Musik lösen wir uns von Angst und Spannung.
- Feierabendgestaltung mit entkrampfenden Hobbys zur harmonischen Umstellung vom Tag zur Nacht.
- Warme Dusche eine Stunde vor dem Schlafengehen oder viertelstündiges warmes Fußbad vor dem Zubettgehen.
- Schlafzimmer in Blau (Tapete, Beleuchtung . . .) fördert traumhaften Schlaf.
- Wir verabschieden uns mit tiefen Atemzügen vom abgelaufenen Tag. Wir schließen die Gehirnschubladen. Wir stoppen die Gedankenmühle, die sich im Kopf dreht und dreht. Sorgen und Kummer nehmen wir nicht mit ins Bett. Durch Meditation (Kapitel 24) können wir lernen, gleichsam auf Knopfdruck „umzuschalten" und „abzuschalten".
- Schlafen Sie mit dem Kopf nach Norden.

NERVOSITÄT / Innere Unruhe / Erregung / Prüfungsangst / Lampenfieber

Akupressur, Shiatsu und Taiki

Nervosität, Unruhe, Erregung, Gereiztheit, Prüfungsangst und Lampenfieber bekommen wir in den Griff, wenn wir zur Harmonisierung der Seele folgende Gesundheitspunkte durch Fingerdruck bzw. Magnetpflaster behandeln:

Ganshu (B-18)	Pishu (B-20)
Renzhong (LG-26)	Qimen (Le-14)
Sanyinjiao (MP-6)	Shanzhong (KG-17)
Baihui (LG-20)	Shenmen (H-7)
Feishu (B-13)	Shenshu (B-23)

Hegu (Di-4)   Taichong (Le-3)
Huangshu (N-16)   Taixi (N-3)
Jianjing (G-21)   Xinshu (B-15)
Jiuwei (KG-15)   Yongquan (N-1)
Juque (KG-14)   Zhongfu (Lu-1)
Laogong (KS-8)   Zusanli (M-36)
Neiguan (KS-6)
(Beschrieben sind die Punkte in Kapitel 29).

Yoga

Hathayoga bietet bei Erregung, Reizbarkeit, Nervosität, innerer Verkrampfung und Beklemmung zum Streßabbau und zur Entfaltung des seelischen Gleichgewichts, der Gelassenheit, der Gemütsruhe und des Selbstvertrauens folgende besänftigende Körperhaltungen:

○ „Totenlage" (Shavasana)
○ „Diamant" (Vajrasana)
○ „Baum" (Vrikshasana) mit Tiefatmung: stark harmonisierend
○ „Brücke" (Bandhasana)
○ „Adler" (Garudasana): gleichgewichtsfördernd, seelisch wie körperlich
○ „Bogen" (Dhanurasana)
○ „Kerze" (Urdhvasarvangasana): dämpft Launenhaftigkeit, weckt Freude
○ „Leichter Sitz" (Sukhasana) mit Tiefatmung
○ „Rad" (Chakrasana)
○ „Vordere Streckhaltung" (Purvottanasana)
○ „Vollkommener Sitz" (Siddhasana)
○ „Rückenstreckhaltung" (Pashchimottanasana)
○ „Kopfstand" (Shirshasana)
○ „Diamant im Liegen" (Suptavajrasana)
(Beschrieben sind die Asanas in Kapitel 23).

Farbtherapie

Bei Reizbarkeit, Aggressivität, Fieberhaftigkeit, Rastlosigkeit, Erregung und Angst fördern die Beruhigungsmittel Blau und Violett sowie Grün die Gelassenheit. Gelb macht mutig und selbstbewußt. Orange nährt und stärkt die Nerven.
(Erklärt ist die Farbheilbehandlung in Kapitel 28).

Bewegung und Atmung

I.
Vertrauen und Selbstvertrauen sowie innere Ruhe schenken „Taiji", der „Sonnengruß" und die „Acht Brokatstücke" (besonders die Übung 5 = „Köpfeln"). Diese bei nervlicher Anspannung und Ruhelosigkeit lockernden und besänftigenden Übungen sind beschrieben und bebildert in Kapitel 22.

II.

Die Pflege der Tiefatmung ersetzt Beruhigungsmedikamente (Tranquilizer) bei Nervosität, Unruhe, Reizbarkeit, Erregung, innerer Verkrampfung, Angst, Durchschlafstörung usw. (Indische, chinesische und tibetische Beispiele der Tiefatmung in Kapitel 21).

Massage

I.

Bei geistiger Unruhe, Aufregung und Ungeduld reiben wir die Hände aneinander. (Beschrieben ist die Übung im Kapitel „Vegetative Dystonie" unter „Massage (III)").
II.

Gefühlsspannung, Zappeligkeit und Nervosität entkrampfen wir durch Massage des Nackens und der Schultern.
III.

Mit den Handflächen kreisend das Hara (Bauchgegend) reiben, wie die Zen-Mönche, wenn sie den Ruhezustand anstreben.

Arzneien

Hopfenkissen und Hopfentee (beschrieben im Kapitel „Vegetative Dystonie" unter „Arzneien") entspannen bei nervösen Leiden, Rastlosigkeit und Streß.
Natürliche Nervenmittel sind außerdem: In China: Rosmarin; grüner Tee (S. 78 ff.); Ginseng (Kapitel 20); Longan-Früchte; Maulbeeren. In Indien: Weintrauben; Safran; Majoranblütentee (pro Tasse 2 Gramm Blüten); Muskatnuß.

DEPRESSIONEN / Verstimmung

Akupressur, Shiatsu und Taiki

Aufputschmittel und Psychopharmaka werden in China keine verordnet. Als natürliches Antidepressivum eignet sich Akupressur. Zur Weckung der Lebensfreude bei Depression und Verstimmung und zur Anregung für Seele und Herz behandeln wir folgende Gesundheitspunkte durch Fingerdruck bzw. Pflastermagnet:

Baihui (LG-20)	Shaohai (H-3)
Jiuwei (KG-15)	Taibai (MP-3)
Neiguan (KS-6)	Tianshu (M-25)
Shaochong (H-9)	

(Beschrieben sind die Punkte in Kapitel 29).

Yoga

Hathayoga bietet zur Hebung der Stimmung die Körperhaltungen:
○ „Kerze (Urdhvasarvangasana)
○ „Leichter Sitz" (Sukhasana) mit Tiefatmung
○ „Diamant im Liegen" (Suptavajrasana)
(Beschrieben sind die Asanas in Kapitel 23).

Farbtherapie

Bei Niedergeschlagenheit und Lustlosigkeit kann die Farbe Rot helfen. Melancholiker greifen zu den Farben Orange und Grün, die das Gemüt aufhellen. Eine Sonne für Schwermütige ist Gelb.
(Erklärt ist die Farbheilbehandlung in Kapitel 28).

Bewegung und Atmung

I.
Die beste Heilübung bei Depression, Überarbeitung, Streß und Erschöpfung ist Taiji. (Beschrieben und bebildert in Kapitel 22).
II.
Durch die Pflege der Tiefatmung erhöhen wir die Sauerstoffzufuhr und erwecken eine positive Lebenseinstellung und ein gesundes Selbstwertgefühl. (Indische, chinesische und tibetische Beispiele der Tiefatmung in Kapitel 21).

Massage

I.
Tibetische und altindische Heiler raten bei Unlustgefühlen, Gedrücktheit, Beklemmung, Mutlosigkeit — also bei Depression — zur Massage des Hinterkopfes und des Nackens.
II.
Wenn wir schlecht gelaunt sind, drücken wir mit den Fingern beider Hände auf die Leber. Zehnmal innerhalb von 3 Minuten.

Arzneien

Gegen Gemütsstörungen sowie bei Angst und Schock ist Safran angezeigt — als Tee oder Abkochung (Tagesdosis 4 Gramm).
Die Stimmungslage aufzuhellen helfen uns ferner: grüner Tee (S. 78 f.); Beifuß; Ginseng (Kapitel 20).
Sufiheiler behaupten:
○ „Die Quitte macht das Herz froh."
○ „Die Zitrone vertreibt Traurigkeit."

Sonstiges

- Ein Sonnenbad heitert das Gemüt auf.
- Ein kurzes Bad frühmorgens verscheucht Teilnahmslosigkeit und Depression.
- C- und E-Vitamine dürfen nicht abgehen.
- Bei schlechter Laune halten wir die Hände und die Füße sowie das Gesicht unter kaltes Wasser.
- Unterdrücken Sie Ihre Gefühle nicht, verstellen Sie sich nicht! Dann können Sie Depressionen aushungern.

VERGESSLICHKEIT

Akupressur, Shiatsu und Taiki

Um unsere Merkfähigkeit zu verbessern, behandeln wir durch Fingerdruck bzw. Pflaster-magnet die Gesundheitspunkte:

Neiguan (KS-6)   Qihai (KG-6)

(Beschrieben sind die Punkte in Kapitel 29).

Yoga

Hathayoga bietet zur Stärkung des Gedächtnisses und zur besseren Durchblutung des Gehirns die Körperhaltungen:

○ „Kerze" (Urdhvasarvangasana)
○ „Rad" (Chakrasana)
○ „Rückenstreckhaltung" (Pashchimottanasana)
○ „Kopfstand" (Shirshasana)

(Beschrieben sind die Asanas in Kapitel 23).

Farbtherapie

Gegen Vergeßlichkeit und Verkalkung der Gehirnarterien werden die Farben Rot und Orange empfohlen.

(Erklärt ist die Farbheilbehandlung in Kapitel 28).

Bewegung und Atmung

I.

Bei Vergeßlichkeit beleben wir die Blutzirkulation im Kopf und regen die Großhirnrinde an durch die Übungen 4 („Nach hinten schauen") und 8 („Faust ballen und mit Tigerblick schauen") der „Acht Brokatstücke" (Kapitel 22).

II.

Gedächtnisstärkend wirkt sich die Pflege der Tiefatmung aus. (Indische, chinesische und tibetische Beispiele der Tiefatmung in Kapitel 21).

Massage

Wir massieren zur Stärkung der Gedächtniskraft die (durch die Punkte der Abb. markierte) Schädelmitte, von den Chinesen „Weisheit der vier Götter" genannt.

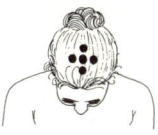

Arzneien

Longanfrüchte verbessern die Durchblutung des Gehirns und die Gedächtnisleistung, meinen die Chinesen. Das klassische Mittel der Chinesen, Koreaner und Japaner gegen Gedächtnisschwäche ist aber Ginseng (Kapitel 20).

Die Sufimedizin glaubt, daß Kuhmilch uns davor bewahren kann, ein Gedächtnis wie ein Sieb zu bekommen.

Indiens Heilkunde wehrt sich gegen Gedächtnisschwäche z. B. durch Kardamom.

Ein anderer ayurvedischer Ratschlag bei Vergeßlichkeit: einen Teelöffel Honig mit einer Prise Kalmuswurzelpulver, morgens und abends.

KONZENTRATIONSSCHWÄCHE

Akupressur, Shiatsu und Taiki

Bei Zerstreutheit stärken wir unsere Konzentrationskraft, indem wir folgende Energiepunkte anregen:

Baihui (LG-20)   Shanzhong (KG-17)
Daju (M-27)   Shenmen (H-7)
Feishu (B-13)   Shenshu (B-23)
Ganshu (B-18)   Taichong (Le-3)
Huangshu (N-16)   Tianzhu (B-10)
Juque (KG-14)   Yongquan (N-1)
Qimen (Le-14)   Zhubin (N-9)
Quchi (Di-11)   Zusanli (M-36)
Sanyinjiao (MP-6)
(Beschrieben sind die Punkte in Kapitel 29).

Yoga

Hathayoga bietet zur Förderung der Konzentration und zur Belebung der Denkkraft die Körperhaltungen:
○ „Diamant" (Vajrasana)
○ „Vollkommener Sitz" (Siddhasana)
○ „Kopfstand" (Shirshasana): besonders hilfreich für Studenten, Wissenschaftler usw.
(Beschrieben sind die Asanas in Kapitel 23).

Farbtherapie

Bei Konzentrationsmangel bewähren sich die Farben Orange, Rot, Gelb und Grün im Wechsel.
(Erklärt ist die Farbheilbehandlung in Kapitel 28).

Bewegung und Atmung

I.

Bei Konzentrationsschwäche beleben wir die Blutzirkulation im Kopf und regen die Großhirnrinde an durch die Übungen 4 („Nach hinten schauen") und 7 („Faust ballen und mit Tigerblick schauen") der „Acht Brokatstücke". (Kapitel 22).

II.
Einen klaren und wachen Geist beschert uns die Pflege der Tiefatmung. (Indische, chinesische und tibetische Beispiele der Tiefatmung in Kapitel 21).

Massage

Wir massieren die „Weisheit der vier Götter" (beschrieben und bebildert in Kapitel „Vergeßlichkeit" unter „Massage"), um Zerstreutheit hintanzuhalten und Aufmerksamkeit,
Sammlung und Geistesgegenwart zu fördern.

Arzneien

Grüner Tee (S. 78 f.) regt die Geisteskraft an und stärkt das Denkvermögen.
Ginseng (Kapitel 20) steigert die Wahrnehmungsfähigkeit, die Konzentrationsfähigkeit,
die Koordinationsfähigkeit und die Reaktionsfähigkeit.
Klares Denken unterstützen und die Wachsamkeit schärfen aus chinesischer Sicht z. B.
die Maulbeere, und aus indischer Sicht Kakao sowie Kardamom.
Bewußtseinsklärend ist laut Ayurveda, wenn wir morgens und abends einen Teelöffel
Honig mit einer Prise Kalmuswurzelpulver einnehmen.

NIKOTINSUCHT

Akupressur, Shiatsu und Taiki

Zur Nikotinentwöhnung eignen sich folgende Energiepunkte, die wir bei Rauchgelüsten
und gegen Entzugserscheinungen im Sinne der Fingerdruck- und Taiki-Therapie
behandeln:

Hegu (Di-4)   Tiantu (KG-22)
Kongui (Lu-6)   Zusanli (M-36)
Neiguan (KS-6)
(Beschrieben sind die Punkte in Kapitel 29).

Arzneien

Starken Rauchern, die sich das Rauchen abgewöhnen wollen, hilft grüner Tee (S. 78 f.)
die Nikotinentzugserscheinungen ertragen. Das ist eine Erkenntnis der modernen Medizinforschung in Japan und China.

KOPFSCHMERZEN / Migräne

Akupressur, Shiatsu und Taiki

Bei Kopfweh und Migräne bietet sich eine Fülle von Gesundheitspunkten an, die durch Fingerdruck bzw. Pflastermagnet zu behandeln sind:

Fengchi (G-20)

Hegu (Di-4)

Tianzhu (B-10)

Jianjing (G-21)

Quchi (Di-11)

Taichong (Le-3)

Zusanli (M-36)

Baihui (LG-20)

Danshu (B-19)

Feishu (B-13)

Fengfu (LG-16)

Taiyang (PaM-9)

Yamen (LG-15)

Yintang (PaM-3)

Yongquan (N-1)

Chize (Lu-5)

Gongsun (MP-4)

Jiexi (M-41)

Jingming (B-1)

Jinmen (B-63)

Kunlun (B-60)

Lieque (Lu-7)

Mingmen (LG-4)

Neiguan (KS-6)

Qishe (M-11)

Sanyinjiao (MP-6)

Shangguan (G-3)

Shangxing (LG-23)

Shousanli (Di-10)

Taibai (MP-3)

Tianrong (Dü-17)

Tiantu (KG-22)

Waiguan (3E-5)

Weishu (B-21)

Xingjian (Le-2)

Yangchi (3E-4)

Yanglingquan (G-34)

Zuanzhu (B-2)

(Beschrieben sind die Punkte in Kapitel 29).

Yoga

Hathayoga bietet gegen Kopfschmerzen folgende Körperhaltungen, die wir nach Möglichkeit einige Minuten beibehalten:

○ „Totenlage (Shavasana) mit Tiefenentspannung

○ „Bogen" (Dhanurasana)

○ „Kerze" (Urdhvasarvangasana)

○ „Rückenstreckhaltung" (Pashchimottanasana)

○ „Kopfstand" (Shirshasana)

(Beschrieben sind die Asanas in Kapitel 23).

Farbtherapie

Gegen Migräne hilft die Farbe Blau.

(Erklärt ist die Farbheilbehandlung in Kapitel 28).

Bewegung und Atmung

I.

Regelmäßiges Taiji-Training löst Migräne-Kopfschmerzen auf. (Beschrieben und bebildert ist Taiji in Kapitel 22).

II.

Die Pflege der Tiefatmung gibt der Migräne keine Chance. (Indische, chinesische und tibetische Beispiele der Tiefatmung in Kapitel 21).

Massage

I.

Bei Kopfschmerz und Migräne hält uns die Do-in-Therapie an, dreimal täglich die Zehen und die Finger zu massieren.

II.

Zusätzlich massieren wir bei Kopfweh den Nacken und den Hals.

III.

Bei Benommenheit und Kopfschmerz hilft außerdem das „Schlagen himmlischer Pauken" (beschrieben und bebildert im Kapitel „Schwerhörigkeit" unter „Massage").

Arzneien

Gegen Kopfschmerzen setzen die Chinesen u. a. ein: Ginseng (Kapitel 20); grünen Tee (S. 78 ff.); Minze (Tee).

Ein Sufirezept: 3 Teelöffel Lavendelblüten, 3 Teelöffel Koriandersamen und 5 schwarze Pfefferkörner pulverisieren. Die halbe Portion mit Wasser am frühen Morgen einnehmen.

Ayurveda empfiehlt bei Kopfweh einen Aufguß der Blüten und Blätter des Majoran.

Bewegungsapparat

(34) Nicht der Kalender bestimmt das Alter

Der Zustand der Wirbelsäule — und nicht das Geburtsjahr — zeigt dem Gesundheitswächter des Ostens an, wie jung oder wie alt jemand ist. Speziell der Zustand der Halswirbelsäule, des „Himmelspfeilers", wie die Chinesen sagen. Der Niedergang beginnt also im Nacken.

Die Wirbelsäule, das Stützorgan Nummer eins des Körpers, besteht bekanntlich aus sieben Halswirbeln, zwölf Brustwirbeln, fünf Lendenwirbeln, dem Kreuzbein und dem Steißbein. Zwischen den Wirbeln liegen Polster: die Bandscheiben. Sie fangen wie elastische Puffer die zwischen den Wirbeln auftretenden Stöße ab. Dank der Gliederung der Wirbelsäule in 24 freibewegliche Wirbel können wir uns bewegen, können wir sitzen und stehen und uns bücken. Bei den sieben Halswirbeln liegt der schwache Punkt in der Regel zwischen dem vierten und fünften Halswirbel.

• *Nacken-* und *Schulterschmerzen:* Im Bereich des Nackens und der Schultern sammeln sich die Gefühlsspannungen, die inneren Verkrampfungen, der Streß und die Konflikte des Menschen. Hochgezogene Schultern sind ein Signal der Blockierungen. Überarbeitung schlägt sich im Nacken nieder. Ein steifer Charakter macht den Nacken steif. Die Halswirbelsäule ist also für den Heilkünstler des Ostens der Spiegel der Seele.

Durch Beruf oder Sport bedingte einseitige Haltungen — z. B. bei Schreibkräften, Büromenschen, Chauffeuren, Kellnern oder Verkäuferinnen — belasten zusätzlich die Halswirbelsäule. Wer vornübergebeugt zu arbeiten hat oder laufend Hände und Finger betätigen muß, mißhandelt seinen Nacken. Das stundenlange regungslose Sitzen vor der Flimmerkiste, in gekrümmter und verkrampfter Haltung, verhärtet zudem die Schultermuskeln. Der „Fernsehhals" ist eine neue Krankheit, gewissermaßen ein Hexenschuß im Bereich der Halswirbelsäule.

Der krankhaft veränderte Zustand der Halswirbelsäule ist zu einem alarmierenden Zivilisationsleiden geworden, in unserer modernen schulärztlichen Sprache HWS-Syndrom genannt, das heißt Halswirbelsäulensyndrom.

Um die Schmerzen zu dämpfen, nehmen die Betroffenen eine steife Schonhaltung ein, die die Haltungsschäden auf die Dauer verschlimmert.

Die Störungen der Halswirbelsäule führen nicht allein zu Nackenschmerzen und steifem Hals, Beschwerden können ebenso an den Schultern und in den Armen auftreten. Kopfschmerz, Bluthochdruck, Blutniederdruck, Sehstörungen, rheumaähnliche Beschwerden, Schlaflosigkeit und viele andere Leiden können ihre Ursache in der Deformation bzw. Veränderung der Halswirbelsäule haben.

Ein Hauptgebot der Heilkunde des Ostens ist also die Befreiung der Genicksäule.

Die von den Heilkundigen angebotenen Übungen haben dreierlei zum Ziel:

○ Wiederherstellung des freien Spiels der Halswirbel;

○ Verbesserung der Blutzirkulation und des Energieflusses im Nacken sowie im Kopf bzw. Gehirn;

○ Lösung der Spannungen und Verknotungen der Muskeln beidseits der Halswirbelsäule.

Lutz Bernau, Fachmann für östliche Heilkunde, berichtet, daß in japanischen Betrieben, in denen regelmäßig solche Übungen durchgeführt werden, die Zahl der Erkrankungen am Halswirbelsäulensyndrom enorm zurückgegangen sind im Gegensatz zu Betrieben, die keine entsprechende Heilgymnastik vorsehen. Was können wir also tun, um Nacken und Schultern zu beleben? Erstens: Kopf hoch! Gehen wir aufrecht — nicht stocksteif — durchs Leben. Zum anderen bietet die asiatische Naturheilkunde zahlreiche Tips, wie wir gut zu unserer Halswirbelsäule sein können.

• *Kreuzschmerzen:* Es ist ein Kreuz mit dem Kreuz. Die Rückenschmerzpatienten mit Haltungsschäden sind Legion. In den USA sind es deren 7 Millionen. „Ich hab's mit den Bandscheiben", klagen sie.
Wer nicht aufrecht geht und steht und nicht gerade sitzt (sondern in weichen Sitzpfühlen versinkt), wer falsch hebt (d. h. den Rücken krümmt, anstatt die Knie zu beugen, wenn er eine schwere Last vom Boden aufhebt), wer mit zu harten Schuhsohlen das Pflaster tritt, wer mit einem Katzenbuckel an der Schreibmaschine oder am Computer sitzt, wer bewegungsfaul ist, wer zu weich liegt, der muß mit einer degenerativen Erkrankung der Wirbelsäule rechnen.
Die Chiropraktik bzw. Osteopathie bzw. Orthopädie in unseren Breiten haben durchaus ihre Meriten, aber eine Bereicherung durch Akupressur, Shiatsu, Yoga, Heilgymnastik, Atemtherapie, Massage usw. aus dem Osten können der „manuellen Medizin" des Westens nur nützen. Wenn beide Richtungen zusammenhelfen, wird sich alles „einrenken".

• *Rheuma* und *Gicht:* Die teuerste Krankheit der Welt ist Rheuma, jene rätselhafte, unheimliche Gelenk- und Muskelerkrankung mit ziehenden Schmerzen. Keine andere Krankheit ist eine so große finanzielle Belastung für die Volkswirtschaft wie der Rheumatismus. „In Österreich überschreitet der volkswirtschaftliche Schaden die 10-Milliarden-Schilling-Grenze", betonte der Wiener Rheumatologe Professor Dr. Eberl. Übrigens ist in Österreich jeder zehnte Krankenstand auf rheumatische Beschwerden zurückzuführen. In der Bundesrepublik Deutschland sprechen die Statistiken von 20 Millionen Kranken des „rheumatischen Formenkreises".
Der Rheumatismus greift seit Neandertalerzeiten das Bewegungssystem an: die Gelenke, die Muskeln, die Sehnen, die Bänder und das Bindegewebe. Befallen werden im allgemeinen zuerst die Hand- und Fußgelenke und dann die Ellbogen-, Knie- und Schultergelenke. Der Muskelrheumatismus beginnt zumeist in den Schultern und im Rücken. Die Beschwerden in den Gelenken und Muskeln treten besonders heftig nach einer Verkühlung oder Durchnässung auf. Selbst unterirdische Wasseradern können Rheuma begünstigen.
Die Gicht, das Zipperlein, eine Stoffwechselstörung, ist eine andere Erkrankung des Bewegungsapparates. Ihr liegt eine Überladung des Blutes mit Harnsäure zugrunde. Die Gicht führt zu schweren Gelenkveränderungen und unter Umständen zu Nierenschädigung.

• *Ischias* und *Hexenschuß:* Ischias (Hüftweh), verursacht durch Bandscheibenschäden oder (und) Stoffwechselkrankheiten, ist ein drittes Leiden, das zum Sammelbegriff Rheuma zählt. Die Schmerzen ziehen vom Gesäß über Ober- und Unterschenkel bis zum Fußknöchel.

Der Hexenschuß, wissenschaftlich Lumbago genannt, eine Zerrung bzw. Verspannung der Rückenmuskulatur, wird durch eine brüske Bewegung ausgelöst, wenn wir eine schwere Last heben, wenn wir uns umdrehen oder uns bücken und aufrichten. Eine andere Ursache ist Zugluft auf die Lendenregion. Der Schmerz kommt in der Regel blitzartig angeschossen. Der Schmerzbereich liegt in der Kreuzgegend (Lendenwirbelsäule). Bei Bewegung verstärkt sich der Muskelschmerz, so daß der Betroffene eine gebückte Schonhaltung einnimmt.

Die traditionelle chinesische Medizin legt Rheumakranken oder zu Rheuma neigenden Menschen nahe, u. a. folgende Speisen bzw. Getränke möglichst zu meiden: fette Speisen, Schweinefleisch, Fabrikzucker, Konditorwaren, stärkehaltige Nachspeisen, Produkte aus Auszugsmehl, wie Nudeln usw., geschälten Reis, Speiseeis, Marmelade, Pudding, saure Früchte, alkoholische Getränke (speziell Bier).

Empfohlen werden hingegen: Pellkartoffeln, Naturreis, Vollkornbrot, Gemüse, alkalische Früchte . . .

Die alte asiatische Gymnastik kennt eine Reihe von Übungen, die die Muskelverspannung in den Schultern, in den Armen, im Rücken, in der Hüfte und in den Beinen lösen und die Gelenke lockern, so daß dem Rheumatismus, der Gicht, der Ischialgie und dem Hexenschuß vorgebeugt wird und die Arthritiskranken Linderung ihrer Leiden erfahren.

NACKEN- UND SCHULTERSCHMERZEN

Akupressur, Shiatsu und Taiki

Gegen das Halswirbelsäulensyndrom — Nacken- und Schulterschmerzen bzw. Nacken- und Schultersteife — werden folgende Gesundheitspunkte behandelt:

Jianjing (G-21)	Fengfu (LG-16)
Fengchi (G-20)	Ganshu (B-18)
Tianliao (3E-15)	Gaohuang (B-38)
Tianzhu (B-10)	Jianzhen (Dü-9)
Dachangshu (B-25)	Quchi (Di-11)
Jianyu (Di-15)	Tianrong (Dü-17)
Qishe (M-11)	Tianzong (Dü-11)
Shenshu (B-23)	Waiguan (3E-5)
Dazhui (LG-14)	Yangchi (3E-4)
Feishu (B-13)	Zhongfu (Lu-1)

(Beschrieben sind die Punkte in Kapitel 29).

Yoga

Hathayoga bietet zur Lockerung und Stärkung des Nackens und der Schultern und zur Erleichterung bei Nacken- und Schulterschmerzen die Körperhaltungen:
○ „Kobra" (Bhujangasana)
○ „Baum" (Vrikshasana) mit Tiefatmung

- „Brücke" (Bandhasana): löst Muskelsteife in der Nacken- und Schulterregion
- „Adler" (Garudasana): dehnt Schultermuskeln
- „Bogen" (Dhanurasana)
- „Kamel" (Ushtrasana): beste Übung gegen Nackensteife
- „Kerze" (Urdhvasarvangasana)
- „Rad" (Chakrasana)
- „Halber Drehsitz" (Ardha Matsyendrasana)
- „Dreieck" (Trikonasana)
- „Kuhmaul" (Gomukhasana): befreit die Schultergelenke
- „Ohr ans Knie" (Karnapidasana)
- „Rückenstreckhaltung" (Pashchimottanasana)

(Beschrieben sind die Asanas in Kapitel 23).

Farbtherapie

Verspannung, Verkrampfung und Schmerz in Nacken und Schultern — darunter leiden vor allem Menschen mit sitzenden Berufen — werden mit den Farben Blau und Violett behandelt und zusätzlich mit der Farbe Orange. Rot soll beim Halswirbelsäulensyndrom gemieden werden.
(Erklärt ist die Farbheilbehandlung in Kapitel 28).

Bewegung und Atmung

Zunächst zehn chinesische Tips gegen Nacken- und Schulterbeschwerden:

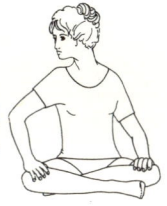

I.
Wir sitzen aufrecht im Schneidersitz, mit den Händen auf den Knien, und drehen gleichzeitig den Kopf nach der einen und die Schultern nach der anderen Seite. Jeweils fünfmal.

II.
Wir sitzen aufrecht im Schneidersitz und strecken beide Arme seitlich aus (Abb. a). Wir schließen die Hände zu lockeren Fäusten. Dann bewegen wir, die Ellbogen abbiegend, im Zeitlupentempo die Fäuste geradlinig auf den Körper zu bis zu den Schultern (Abb. b). Nun spreizen wir die Finger (Abb. c) und strecken erneut die Arme aus, um von vorne zu beginnen. Beim Ausstrecken der Arme atmen wir ein, beim Heranziehen der Arme atmen wir aus.

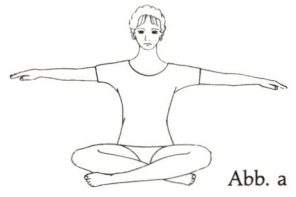
Abb. a

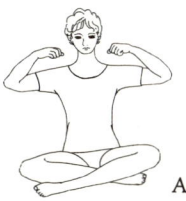
Abb. b

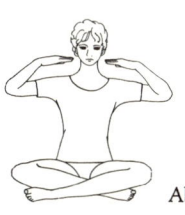
Abb. c

III.

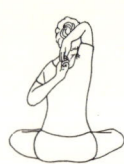

Wir sitzen aufrecht, die Hände greifen mit ineinandergehakten Fingern auf dem Rücken zusammen, wobei ein Ellbogen nach oben und der andere nach unten weist. Wenn es zunächst nicht gelingt, die Hände zusammenzubringen, dürfen wir in die obere Hand ein Taschentuch nehmen, das wir mit der unteren Hand ergreifen. Wir wiederholen die Übung mit Armwechsel. Wir führen sie täglich auf jeder Seite eine halbe Minute aus.

IV.

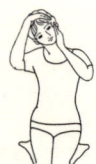

Wir sitzen aufrecht im Fersensitz, den Kopf gerade. Dann plazieren wir die linke Handfläche am linken Unterkiefer und die rechte Handfläche auf der linken Seite der Schädeldecke. Während wir ausatmen, drückt die rechte Hand den Kopf nach rechts unten und die linke Hand den Kopf nach links oben. Beim Einatmen stellen wir den Kopf wieder gerade. Schließlich wechseln wir die Hände und drücken — ausatmend — den Kopf nach links unten bzw. rechts oben. Nach jeder Seite dreimal.

V.

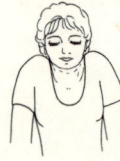

Wir ziehen unsere Schultern ganz hoch und die Schultermuskeln fest zusammen. Dann lassen wir die Schultern fallen und entspannen die Schultermuskeln vollständig. Fünfmal.

VI.

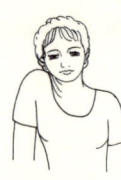

Bei der nächsten Übung heben wir die eine und senken die andere Schulter. In der oberen Schulter spannen wir die Muskeln an und in der unteren Schulter lockern wir die Muskeln zur gleichen Zeit. Beim nächstenmal wechseln wir die Schultern ab. Fünfmal mit gehobener und zusammengezogener linker und fünfmal mit gehobener und zusammengezogener rechter Schulter.

VII.

Wir stehen aufrecht und drehen die locker hängenden Arme abwechselnd so weit wie möglich nach innen und nach außen (Abb. VII). Je zwanzigmal.

VIII.

Wir stehen bequem und halten mit beiden Händen hinter dem Körper einen Stock (oder einen alten Besenstiel). Dann heben wir den Stab mit den nach hinten gestreckten Armen möglichst hoch (Abb. VIII). Zwanzigmal.

IX.

Wir stehen aufrecht. Dann führen wir abwechselnd eine Hand hinter den Körper und berühren mit dem Handrücken den Rücken zwischen den Schulterblättern (Abb. IX). Je zwanzigmal.

X.

Wir stehen aufrecht, verschränken die Hände im Nacken und ziehen die Ellbogen möglichst weit nach hinten (Abb. X). Zwanzigmal.

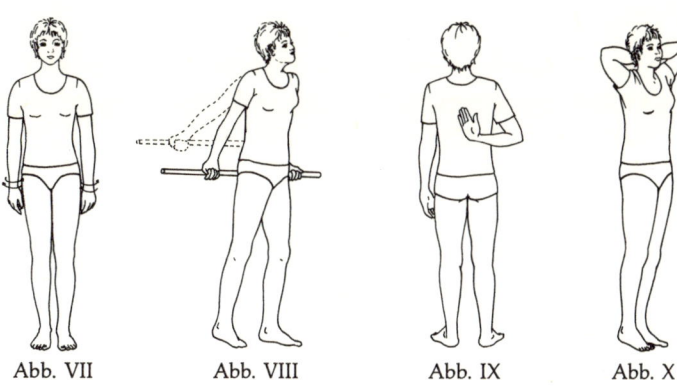

Abb. VII   Abb. VIII   Abb. IX   Abb. X

XI.

Tip Nummer 11 gegen Verspannungen und Schmerzen in
Nacken und Schultern stammt von japanischen Heilkundigen:

Wir beugen uns nach vorne. Dabei heben wir einen Stock
über den Kopf (Abb. a + b). Der Oberkörper bleibt
gebeugt. Wir heben und senken den Stab zehnmal.

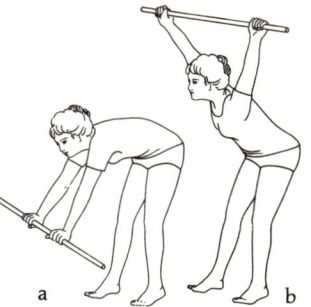

a   b

XII.

Tip Nummer 12 gegen Nacken- und Schulterschmerzen ist eine Empfehlung der Heilkundigen des alten Persien:

Wir hängen uns mit beiden Händen an einen Balken, die Füße bleiben beisammen. Wenn eines Tages unsere Hände und Arme ausreichend gekräftigt sind, können wir dabei ruhig und tief atmen und
den Körper (mit Ausnahme der Arme) ganz entspannen. Das bringt
nicht nur der Halswirbelsäule und den Schultern Erleichterung, sondern dehnt auf natürliche Weise die gesamte Wirbelsäule sowie die
Gliedmaßen und Gelenke. Am Abend durchgeführt, entspannt die
Übung unseren angestrengten Körper und schenkt ihm einen erholsamen Schlaf.

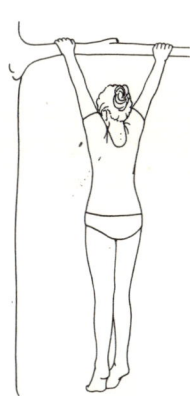

„Eingefrorene" Schultern zu „entfrosten" ist in der östlichen Heilkunde ein Schlüssel zur
Gesundheit. Daher verweisen wir noch auf Bewegungsübungen, die in anderen Kapiteln
behandelt werden, aber bei steifen Schultern Hilfe bieten:

XIII.

Wir praktizieren bei Schulterproblemen die im Kapitel „Rheuma" unter „Bewegung und
Atmung (VI)" genannte Übung.

XIV.

Nacken- und Schulterschmerzen verhindert bzw. lindert eine im Kapitel „Ischias und
Hexenschuß" unter „Bewegung und Atmung (X)" geschilderte japanische Übung mit sechs
Bewegungen.

XV.

Nacken und Schultern trainieren wir gegen Verschleißerscheinungen und Versteifungen durch „Taiji", durch den „Sonnengruß", durch die „Acht Brokatstücke" sowie durch das „Spiel der Fünf Tiere". (Kapitel 22).

Massage

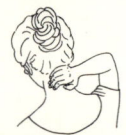

I.
Wir umgreifen mit einer Hand den Nacken und massieren ihn kräftig von oben nach unten. Fünfmal. Dann mit der anderen Hand fünfmal.

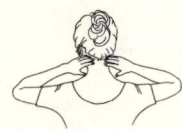

II.
Wir massieren mit den Fingerspitzen den Nacken zu beiden Seiten der Halswirbelsäule, nach außen und nach unten drückend. Je fünfmal bis zum Halsansatz herunter.

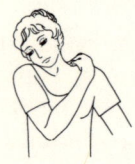

III.
Wir neigen den Kopf nach rechts, während wir mit den Fingern der rechten Hand die linke Schulter kneifen. Wir massieren die Verhärtungen und Versteifungen weg. Dann neigen wir den Kopf nach links, während wir mit den Fingern der linken Hand die rechte Schulter kneifen.

Do-in-Methoden zur Entspannung des Nackens bzw. der Schultern:
IV.
Wir klopfen mit lockerer Faust den unteren Teil des Hinterkopfes ab.
V.
Wir massieren die Zone zwischen den Augenbrauen zur Entkrampfung des Nackens, und die Augenbrauen von innen nach außen zur Entspannung der Schultern.
VI.
Wir massieren die Umgebung der Fußknöchel zur Lockerung des Nackens.

Sonstiges

Wenn Sie an Nackenverspannung leiden, liegt es nahe, daß Sie den Intellekt überbewerten. Also: Vernachlässigen Sie Körper und Gefühl nicht!

BANDSCHEIBENSCHÄDEN / Haltungsschäden / Rücken- und Kreuzschmerzen

Akupressur, Shiatsu und Taiki

Bei *Rückenschmerzen* behandeln die Fingerdruck- und die Magnettherapie folgende Gesundheitspunkte:

Chengshan (B-57)	Jiexi (M-41)
Zusanli (M-36)	Shangliao (B-31)
Ciliao (B-32)	Shenshu (B-23)

Bei *Kreuzschmerzen* und Schmerzen im Lendenbereich:

Dachangshu (B-25)	Renzhong (LG-26)
Chengfu (B-50)	Sanyinjiao (MP-6)
Chengshan (B-57)	Weizhong (B-54)
Yanglingquan (G-34)	Yinmen (B-51)
Guanyuanshu (B-26)	Zusanli (M-36)
Mingmen (LG-4)	

(Beschrieben sind die Punkte in Kapitel 29).

Yoga

Die elastische und geschmeidige Wirbelsäule ist für den Yogi der Inbegriff der Gesundheit und Jugendlichkeit. Daher dienen im Grunde alle Yogapositionen der Erhaltung der Biegsamkeit und federnden Spannkraft des Rückgrates bzw. der Verhinderung und Bekämpfung von Bandscheibenschäden und von Rückenversteifung.

Zur Streckung und Kräftigung der *Wirbelsäule* und zur Förderung einer geraden Haltung dienen in erster Linie die Körperstellungen:

- „Baum" (Vrikshasana) mit Tiefatmung
- „Brücke" (Bandhasana)
- „Adler" (Garudasana): ein Muß für alle Menschen mit sitzenden Berufen gegen die „Einrostung" der Gelenke sowie die Erschlaffung der Muskeln und gegen Haltungsschäden
- „Bogen" (Dhanurasana)
- „Kamel" (Ushtrasana)
- „Rad" (Chakrasana)
- Halber Drehsitz" (Ardha Matsyendrasana)
- „Dreieck" (Trikonasana)
- „Kuhmaul" (Gomukhasana)
- „Kopf ans Knie" (Janushirasana)
- „Ohr ans Knie" (Karnapidasana)
- „Vollkommener Sitz" (Siddhasana): beugt Haltungsschäden vor
- „Rückenstreckhaltung" (Pashchimottanasana): streckt die Wirbelsäule zu maximaler Länge und verjüngt sie
- „Diamant im Liegen" (Suptavajrasana)

Gegen Schmerzen und Krämpfe im *Kreuz* speziell helfen neben „Kamel", „Halber Drehsitz", „Ohr ans Knie", „Vollkommener Sitz" und „Rückenstreckhaltung" noch folgende Körperhaltungen, die die Muskeln sowie das Knochen- und Bändergerüst im Bereich Kreuzbein, Lendenwirbel und Hüfte durchbluten und kräftigen:

○ „Kobra" (Bhujangasana)
○ „Leichter Sitz" (Sukhasana)
○ „Heuschrecke" (Shalabhasana): Wunderwaffe gegen Kreuzweh
○ „Vordere Streckhaltung" (Purvottanasana)

(Beschrieben sind die Asanas in Kapitel 23).

Farbtherapie

Rücken- und Kreuzschmerzen werden gemildert durch die Farben Blau, Violett und Orange. Rot ist zu meiden.
(Erklärt ist die Farbheilbehandlung in Kapitel 28).

Bewegung und Atmung

I.

„Holzhacken": Wir stehen aufrecht mit gegrätschten Beinen, erheben die Arme über den Kopf und verschränken die Finger. Dann schwenken wir, als ob wir Holz hackten, die gestreckten Arme schwungvoll nach unten — zwischen den Beinen hindurch. (Abb. 1).

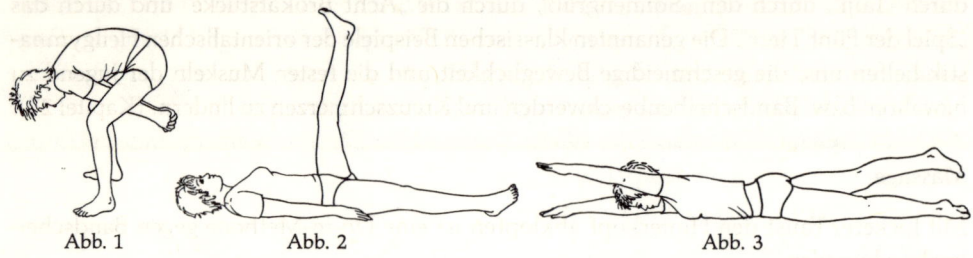

Abb. 1   Abb. 2   Abb. 3

II.

Wir liegen auf dem Rücken und strecken abwechselnd ein Bein senkrecht hoch, sodaß es mit dem liegengebliebenen Bein einen rechten Winkel bildet. (Abb. 2).

III.

Wir liegen in voller Länge auf dem Bauch, d. h. mit über den Kopf gestreckten Armen. Nun heben wir den linken Arm und das rechte Bein vom Fußboden ab, beide bleiben gestreckt. Fünf Sekunden. (Abb. 3). Dann senken wir die erhobenen Gliedmaßen zur Entspannung und heben den rechten Arm und das linke Bein von der Unterlage ab.

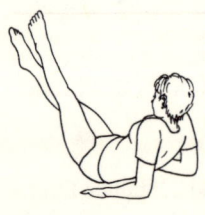

IV.

Wir sitzen mit gestreckten Beinen auf dem Boden, beugen uns zurück, den Oberkörper mit den Unterarmen abstützend. In dieser Lage erheben wir die gestreckt bleibenden Beine, bis sie einen Winkel von 45 Grad bilden. Dann kreuzen wir die Beine scherenartig, einmal das linke und das andere Mal das rechte Bein oben. Je fünfmal.

V.

Zur Stärkung der Wirbelsäule legen wir uns auf den Bauch und strecken die Arme seitlich aus. Dann heben und senken wir die Arme, als ob wir fliegen wollten.

VI.

„Bohnenauflesen" dient ebenfalls zur Stärkung der Wirbelsäule: Wir stehen aufrecht, vor unseren Füßen liegen 30 bis 50 Bohnen. Wir bücken uns bei durchgestreckten Knien und lesen mit jeder Hand eine Bohne auf. Dann erheben wir uns und bücken uns aufs neue, bis alle Bohnen aufgelesen sind.

VII.

Bandscheibenbeschwerden erleichtern und Haltungsfehler korrigieren wir durch eine alt-persische Übung, die im Kapitel „Nacken- und Schulterschmerzen" unter „Bewegung und Atmung (XII)" geschildert ist.

VIII.

Gegen Hüfterkrankungen und Kreuzschmerzen bzw. zur Erhaltung der Biegsamkeit der Wirbelsäule haben die Japaner eine aus sechs Bewegungen bestehende Übung entwickelt, die im Kapitel „Ischias und Hexenschuß" unter „Bewegung und Atmung (X)" geschildert ist.

Das Kapitel „Ischias und Hexenschuß" bietet unter „Bewegung und Atmung" noch andere Tips, die bei Schmerzen im unteren Rückenbereich brauchbar sind.

IX.

Fehlhaltungen sowie gekrümmten Rücken, hängende Schultern usw. korrigieren wir durch „Taiji", durch den „Sonnengruß", durch die „Acht Brokatstücke" und durch das „Spiel der Fünf Tiere". Die genannten klassischen Beispiele der orientalischen Heilgymnastik helfen uns, die geschmeidige Beweglichkeit und die festen Muskeln der Jugend zu bewahren bzw. Bandscheibenbeschwerden und Kreuzschmerzen zu lindern. (Kapitel 22).

Massage

Mit lockerer Faust den Hinterkopf abklopfen ist eine Do-in-Methode gegen Bandscheibenbeschwerden.

Sonstiges

Bei Rückgrat- und Kreuzschmerzen:
○ Rückenschwimmen
○ Auf harter Unterlage schlafen.

RHEUMA UND GICHT

Akupressur, Shiatsu und Taiki

Bei Rheuma hilft die Behandlung folgender Energiepunkte:

Binao (Di-14)	Shenmen (H-7)
Chize (Lu-5)	Shousanli (Di-10)

Dachangshu (B-25)
Daling (KS-7)
Fengchi (G-20)
Jianyu (Di-15)
Jiexi (M-41)
Kunlun (B-60)
Quchi (Di-11)
Sanyinjiao (MP-6)

Taixi (N-3)
Taiyuan (Lu-9)
Weizhong (B-54)
Yangchi (3E-4)
Yangxi (Di-5)
Yongquan (N-1)
Zhongfu (Lu-1)

(Beschrieben sind die Punkte in Kapitel 29).

Yoga

Hathayoga bietet gegen Rheuma und Gicht die Körperhaltungen:
- „Kobra" (Bhujangasana)
- „Diamant" (Vajrasana)
- „Adler" (Garudasana)
- „Kamel" (Ushtrasana)
- „Kerze" (Urdhvasarvangasana)
- „Halber Drehsitz" (Ardha Matsyendrasana)
- „Kuhmaul" (Gomukhasana)
- „Vordere Streckhaltung" (Purvottanasana)
- „Ohr ans Knie" (Karnapidasana)
- „Rückenstreckhaltung" (Pashchimottanasana)
- „Kopfstand" (Shirshasana)
- „Diamant im Liegen" (Suptavajrasana)

(Beschrieben sind die Asanas in Kapitel 23).

Farbtherapie

Bei Rheuma und Gicht sind abwechselnd Rot und Blau wohltuend, ebenso Grün.
(Erklärt ist die Farbheilbehandlung in Kapitel 28).

Bewegung und Atmung

I.
Gegen Rheumatismus: Wir sitzen im Schneidersitz, die gefalteten Hände ruhen im Schoß. Einatmend drehen wir den Körper nach rechts. Während wir ausatmen, drücken wir die Hände fest zusammen. Wieder einatmend lockern wir die Hände und drehen den Körper nach links. Ausatmen und gleichzeitig Hände zusammendrücken usw. Achtmal nach jeder Seite, morgens und abends.

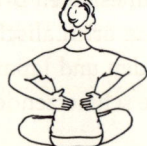

II.
Gegen Rheumatismus: Wir sitzen im Schneidersitz und legen die Hände (Handrücken) in Nierenhöhe auf den Rücken. Während wir ruhig ein- und ausatmen, klopfen wir achtmal hintereinander mit den Handrücken leicht gegen den Rücken. Mehrmals am Tag.

III.

Gegen Rheumatismus: Wir bewegen uns („gleich dem Tiger, der vorsichtig sein Versteck verläßt") auf allen vieren vorwärts und rückwärts, achtmal. Mehrmals am Tag.

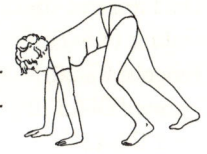

IV.

Fingerübung: Wir drücken die gespreizten Finger mit voller Kraft auf eine feste Unterlage. Zwanzigmal.

V.

Handgelenkübung: Wir falten die beiden Handflächen vor der Brust wie zum Gebet. Dann drückt abwechselnd die linke Handfläche die rechte und die rechte Handfläche die linke nach unten bzw. zurück. Je zwanzigmal.

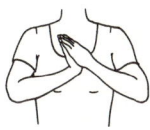

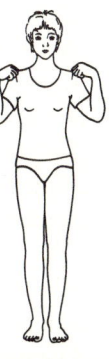

VI.

Ellbogenübung: Wir stehen aufrecht, die Arme hängen seitlich herab. Wir ballen die Hände zu Fäusten und berühren mit den Fäusten die Schultern. Die Übung beenden wir, indem wir die Ellbogen nach unten strecken und die Finger spreizen. Zwanzigmal.

VII.

Schulterübung: Wir legen die Handrücken an die Lenden und ziehen die Ellbogen möglichst weit nach hinten. Zwanzigmal.

VIII.

Knie- und Hüftübung: Wir stehen hinter einem Stuhl und halten uns an der Rückenlehne fest. Nun gehen wir in die Hocke, ohne daß sich die Fersen vom Boden lösen. Zehnmal.

IX.

Linderung von Rheumatismus, Arthritis und Gicht bewirken „Taiji", die „Acht Brokatstücke" (besonders die Übung 4 = „Nach hinten schauen") sowie das „Spiel der Fünf Tiere". (Kapitel 22).

Arzneien

Heilmittel, die die Chinesen gegen die Schwellungen und die Schmerzen des Rheumatismus und der Gelenksentzündungen anwenden, sind u. a.:

○ Die populäre Pflanzensalbe „Tiger Balm", erfunden von den beiden chinesischen Brüdern Aw Boon Par und Aw Boon Haw. Bei uns führen die ausgezeichnete orientalische Rheumasalbe manche Drogerien sowie Spezialgeschäfte (Gesundheitsläden und Japan-China-Geschäfte). Die rote Tiger Balm ist kräftiger, die weiße milder. Die schmerzenden Stellen dreimal täglich einreiben.

○ Kermesbeeren: das über 3 Meter hohe Kermesgewächs liefert die schwarzroten Beeren, mit denen die Chinesen Rheuma und Arthritis in Schach halten. Sie essen vier Beeren vor jeder Mahlzeit oder trinken dreimal täglich in einem Glas Wasser aufgelöste Kermesbeerentinktur (1 Teelöffel).

○ Sellerie, der der Übersäuerung des Körpers vorbeugt, ist in China (und in Japan) ein bewährtes Heilmittel gegen Rheuma, Arthritis, Gicht, Neuralgie, Ischias und Hexenschuß.

Sellerietee auf chinesisch wird so zubereitet: 2 gehäufte Teelöffel Selleriesamen in einem halben Liter Wasser auf kleiner Flamme drei Stunden lang kochen. Abseihen. Dreimal täglich eine Tasse heißen Sellerietee trinken.

Beliebt ist Sellerie als Gemüse oder Salat.

Oder 2 Gläser Selleriesaft pro Tag.

○ Hopfen: Ein heißer Hopfenumschlag leistet in China Hilfe gegen Rheumatismus, Neuralgie, Ischias und Hexenschuß. Ein Leinenbeutel mit einer Handvoll Hopfen, ein paar Minuten in einem Wasserbehälter erhitzt und dann ausgewrungen, wird auf die schmerzende Stelle gelegt und mit einem trockenen Handtuch bedeckt. Den Umschlag immer wieder erhitzen.

○ Die Zimtkassie oder der Chinazimt (Cinnamomum cassia) wird in China seit 3000 Jahren gegen Rheuma und Hexenschuß eingesetzt, als Pulver oder Tee. In Apotheken erhältlich. In größeren Mengen genossen, ist die Zimtkassie allerdings giftig!

○ Senfsamen als Abkochung (Tagesgabe 5 Gramm).

○ Sesam als Abkochung (Tagesgabe 12 Gramm).

Weitere chinesische Mittel gegen rheumatische Muskel-, Glieder- und Gelenksschmerzen sind: Knoblauch; Ingwer; Papaya; Maulbeeren; Thymian; grüner Tee (S. 78 ff.).

Die altindische Heilkunde (Ayurveda) verordnet bei rheumatischen Erkrankungen und Gichtleiden: getrockneten Ingwer; Walnüsse; Knoblauch; Erdbeeren; Stachelbeeren; Alfalfatee; aus der Rizinuswurzel zubereiteter Tee bzw. Rizinusöl, das als exzellentes Antirheumatikum gilt. Ferner: warme Wickel mit Oregano.

Laut Sufimedizin helfen bei Gicht und Gelenksschmerzen Feigen und Safran.

Ein Sufirezept gegen Arthritis: 6 Teelöffel Ingwer, 6 Teelöffel Kümmel und 3 Teelöffel schwarzen Pfeffer zu Pulver zermahlen. Täglich zweimal einen halben Teelöffel davon.

Sonstiges

• Mit Rapsöl und Kampferölzusatz einreiben.

• Heliotherapie: Sonnenbäder nehmen. Zu Beginn nur 10 Minuten, allmählich auf 1 Stunde steigern.

Ayurvedische Ratschläge:
• Haferstroh-Vollbäder.
• Zwiebelbreiumschläge.

ISCHIAS UND HEXENSCHUSS

Akupressur, Shiatsu und Taiki

Bei Ischias und Hexenschuß hilft die Behandlung folgender Energiepunkte:

Weizhong (B-54)	Chize (Lu-5)
Chengfu (B-50)	Fengshi (G-31)
Chengshan (B-57)	Jiexi (M-41)
Kunlun (B-60)	Juliao (G-29)
Shenshu (B-23)	Mingmen (LG-4)
Yanglingquan (G-34)	Renzhong (LG-26)
Yinmen (B-51)	Sanjiaoshu (B-22)
Zusanli (M-36)	Waiguan (3E-5)
Hegu (Di-4)	

(Beschrieben sind die Punkte in Kapitel 29).

Yoga

Hathayoga bietet folgende Körperhaltungen, die Ischias und Hexenschuß hemmen:

○ „Kobra" (Bhujangasana)
○ „Diamant" (Vajrasana)
○ „Kamel" (Ushtrasana)
○ „Kerze" (Urdhvasarvangasana)
○ „Rad" (Chakrasana)
○ „Halber Drehsitz" (Ardha Matsyendrasana)
○ „Dreieck" (Trikonasana)
○ „Kuhmaul" (Gomukhasana)
○ „Kopf ans Knie" (Janushirasana)
○ „Heuschrecke" (Shalabhasana)
○ „Vordere Streckhaltung" (Purvottanasana)
○ „Rückenstreckhaltung" (Pashchimottanasana)
○ „Kopfstand" (Shirshasana)
(Beschrieben sind die Asanas in Kapitel 23).

Farbtherapie

Ischias und Hexenschuß werden gemildert durch die Farben Rot und Orange sowie Grün und Blau.
(Erklärt ist die Farbheilbehandlung in Kapitel 28).

Bewegung und Atmung

Besonders gegen Hexenschuß und Ischias sind die folgenden acht chinesischen Übungen angezeigt, die die Muskeln des Rückens und der Hüfte lockern:

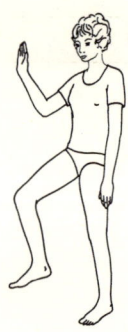

I.

Wir stehen aufrecht. Beim Einatmen heben wir die rechte Hand und den rechten Fuß hoch. In einer kurzen Atempause (wir zählen bis 5) lassen wir den Atem gleichsam durch den Körper fließen. Beim Ausatmen senken wir gleichzeitig den Arm und den Fuß, einen Schritt nach vorne machend. Dann heben wir einatmend die linke Hand und den linken Fuß hoch usw. Achtmal abwechselnd.

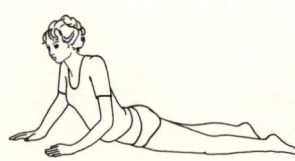

II.

Wir liegen entspannt auf dem Bauch, die Hände sind unter den Schultern plaziert. Wie eine Kobra erheben wir dann Kopf und Oberkörper. Durch das Hohlkreuz entkrampft sich die Rückenmuskulatur. Dreimal.

III.

Wir liegen auf dem Rücken und machen Zehengymnastik. Wir krümmen die Zehen, strecken sie, krümmen sie usw. 16mal rhythmisch Zehen einziehen und strecken.

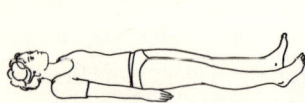

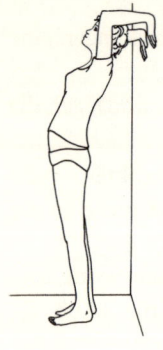

IV.

Wir stehen mit dem Rücken zur Wand, eine gute Fußlänge von der Wand entfernt. Wir erheben die Arme, formen ein Hohlkreuz und drücken mit den Handflächen (Finger nach unten) an die Wand.

V.

Wir liegen auf dem Rücken mit angezogenen Knien. Die Fußsohlen berühren den Boden. Dann strecken wir abwechselnd einmal das linke und einmal das rechte Bein aus, die Ferse gleitet dabei auf dem Boden.

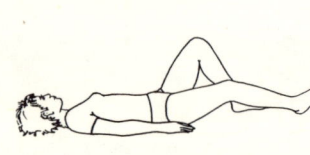

VI.

Wir liegen auf dem Rücken mit angezogenen Knien. Die Füße sind geschlossen und bleiben bei der Übung auf dem Boden, wenn wir abwechselnd die Knie öffnen und schließen, d. h. auseinander spreizen und aneinander pressen.

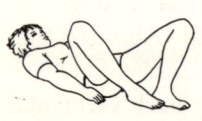

VII.

Wir stehen aufrecht mit gegrätschten Beinen, die Hände in die Hüften gestemmt. Dann beugen wir das linke Bein und verlagern das Körpergewicht auf den linken Fuß. Das rechte Bein bleibt gestreckt. Wir kehren in die Ausgangsstellung zurück und beugen das rechte Bein, das Körpergewicht auf das rechte Bein verlagernd. Diesmal bleibt das linke Bein gestreckt. (Abb.). Jeweils achtmal.

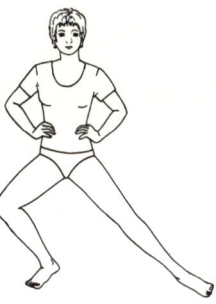

VIII.

Wir sitzen auf einem Stuhl, die Hände liegen auf den Knien. Dann gleiten wir, den Oberkörper aus der Taille nach vorn beugend, mit beiden Händen gleichzeitig über die Unterschenkel bis zu den Füßen. Viermal.

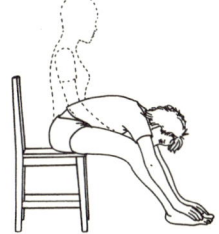

IX.

Ischias und Hexenschuß bekämpfen wir ferner durch Imitation des Tigers, des Hirsches und des Bären. (Siehe „Spiel der Fünf Tiere", Kapitel 22).

X.

Die japanische Heilkunde bietet gegen Hexenschuß, Ischias und Hüfterkrankungen eine Übung mit sechs Bewegungen an:

a) Wir sitzen mit ausgestreckten Beinen auf dem Boden, erheben die Arme und legen die verschränkten Hände an die Basis des Hinterkopfes. (Abb. a).

b) Während wir ausatmen, beugen wir den Oberkörper nach vorne und berühren (wenn möglich) mit den Ellbogen den Boden (Abb. b). Dann kehren wir einatmend in die Haltung a zurück.

c) Nun beugen wir ausatmend den Körper mit einer Rechtsdrehung nach vorne und berühren mit dem rechten Ellbogen den Boden neben dem rechten Knie. (Abb. c). Dann kehren wir einatmend in die Haltung a zurück.

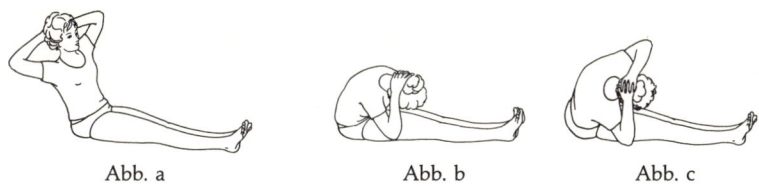

Abb. a   Abb. b   Abb. c

d) Nun beugen wir ausatmend den Körper mit einer Linksdrehung nach vorne und berühren mit dem linken Ellbogen den Boden neben dem linken Knie. (Abb. d). Dann kehren wir einatmend in die Haltung a zurück.

e) Nun beugen wir ausatmend den Körper mit einer Rechtsdrehung nach vorne und berühren mit dem rechten Ellbogen das linke Knie (Abb. e). Dann kehren wir einatmend in die Haltung a zurück.

f) Nun beugen wir ausatmend den Körper mit einer Linksdrehung nach vorne und berühren mit dem linken Ellbogen das rechte Knie (Abb. f). Dann richten wir uns wieder auf.

Jede Bewegung dreimal.

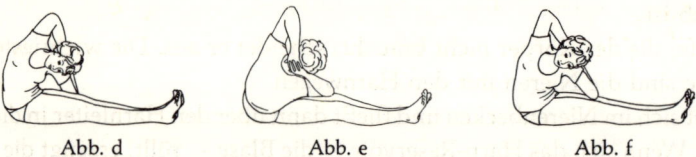

Abb. d   Abb. e   Abb. f

Massage

Bei Ischias massieren und kneifen wir die Achillessehnen bis zu den Waden (Doin-Methode).

Arzneien

Ein chinesisches Rezept gegen Hexenschuß: Sternanis anrösten und pulverisieren. Vor den Mahlzeiten 6 Gramm davon mit Wein einnehmen.

Ischias und Hexenschuß behandeln die Chinesen ferner mit Tiger Balm, Sellerie, Hopfen und Zimtkassie (Näheres darüber im Kapitel „Rheuma und Gicht" unter „Arzneien").

Ayurveda empfiehlt bei Hexenschuß: getrockneten Ingwer; Alfalfatee; aus der Rizinuswurzel zubereiteter Tee.

Sonstiges

• Haferstroh-Vollbad gegen Hexenschuß (ayurvedischer Tip).

Harn- und Geschlechtsorgane

(35) Männerleiden & Frauenleiden

Wer tagtäglich zehn- bis zwanzigmal die Toilette zum Wasserlassen aufsucht, weil er unter ständigem Harndrang leidet, soll natürlich zuerst vom Arzt Blase und Nieren untersuchen lassen. Erst recht, wenn er beim Wasserlassen Kitzeln und Brennen verspürt und der Urin trüb ist.

Wir wissen: Stoffe, die der Körper nicht braucht, scheidet er aus. Die wichtigsten Ausscheidungsorgane sind die Nieren mit den Harnwegen.

Der Urin sammelt sich im Nierenbecken und fließt dann über den Harnleiter in die Blase, die ihn speichert. Wenn sich das Harn-Reservoir — die Blase — füllt, erzeugt die Drucksteigerung den Harndrang. Bei der Blasenentleerung wird der Urin über die Harnröhre ausgestoßen. Die Harnröhre ist bei Frauen nur zirka 3 Zentimeter lang, bei Männern aber 20 Zentimeter. Der kurze Harnröhrenweg macht die Frauen anfälliger für Blasenkatarrh.

• Blasenkatarrh (Zystitis), die *Entzündung* der *Harnblase*, ist die häufigste Harnwegerkrankung, gekennzeichnet durch häufiges und schmerzhaftes Urinieren, und begleitet von Fieber, Kopfweh, Augenrinnen, Appetitlosigkeit, belegter Zunge, Abgeschlagenheit und Rückenschmerzen.

Blasenkatarrh ist keineswegs harmlos: die Infektion bzw. Entzündung kann absteigen zur Harnröhre und aufsteigen zum Harnleiter und zu den Nieren und, wenn sie auf die Nieren übergreift, bedrohlich werden.

Den ärztlich überwachten Heilungsprozeß können wir fördern durch Akupressur, Yoga, Gymnastik, Massage und andere Techniken und Tips sowie Tees aus der östlichen Heilkunde.

• *Prostatabeschwerden*: Jenseits des 50. Lebensjahres ist bei 80 % der Männer eine Vergrößerung der Prostatadrüse anzutreffen, die bei der Hälfte der Betroffenen zu größeren Beschwerden führt.

Die Prostata — die sogenannte Vorsteherdrüse — ist eine kastaniengroße männliche Drüse am Blasenausgang. Sie umgreift ringartig die hintere Harnröhre. Wenn die Drüse im Alter zu wuchern beginnt (warum ist noch ungeklärt), dann drückt sie auf die Harnröhre. Die Einschnürung der Harnröhre erschwert mehr und mehr die Harnentleerung. Im ersten Stadium ist bei häufigem Harndrang der Wasserstrahl schwach und dünn. Im zweiten Stadium bleibt ein Harnrest zurück, die Blase entleert sich trotz starken Pressens nur mehr ungenügend. Und im Endstadium ist die Einengung der Harnröhre so fortgeschritten, daß die Blasenmuskulatur erschlafft und nicht mehr in der Lage ist, den Urin auszuscheiden. Es kommt zur Harnsperre und zum Harnstau und zur Vergiftung des Körpers.

Die gutartige Prostatawucherung kann natürlich krebsartig entarten und ist auf alle Fälle fachärztlich zu behandeln, ebenso eine Entzündung der Prostata (Prostatitis), die mit Schmerzen in den Lenden und im Unterbauch und mit Stechen und Brennen einhergeht. Bei Harnlaßstörungen können mit Zustimmung des Arztes zahlreiche therapeutische Maßnahmen der östlichen Heilkunde angewendet werden, die die Beschwerden lindern und im Anfangsstadium Komplikationen abwenden.

- *Impotenz* (Männerunfähigkeit) und *Frigidität* (Geschlechtskälte der Frau) können nach ärztlichem Urteil „körperlich verankert" oder „seelisch aufgepfropft" sein.

Organische Ursachen der männlichen Potenzschwäche erkennt der Mediziner unter Umständen in Erkrankungen der Leber, der Nieren, der Blutgefäße, des Fettstoffwechsels, der Verdauung, des Rückenmarks, in Hormonstörungen, in Zuckerkrankheit, in Korpulenz, in Alkohol-, Nikotin- und Drogenmißbrauch (viele Beruhigungsmedikamente haben potenzmindernde Nebenwirkungen) und in einem allgemeinen Schwächezustand. Die fachärztliche Untersuchung hat zu klären, was im einzelnen der Erschlaffung zugrunde liegt.

Doch größtenteils ist die Mannesschwäche „psychogen", wie der Arzt sich ausdrückt, also durch seelische Hemmungen ausgelöst, sei es durch Versagensangst, Neurosen, Abneigung, Entfremdung, Partnerkonflikt oder Streß.

Bei weiblicher Frigidität, der krankhaft verminderten sexuellen Reizbarkeit und Erlebnisfähigkeit, ist es nicht anders. In dem einen oder anderen Fall mag die Ursache organisch bedingt sein, durch Unterentwicklung der Eierstöcke bzw. durch Hormonstörungen usw. Doch in der Regel entspringt sie seelischen Hemmungen, die das Ergebnis negativer Erfahrungen oder einer falschen Erziehung sind. Unbewußt haben „geschlechtskalte" Frauen Angst vor ihrer Triebhaftigkeit, wenn z. B. die Erzieher die Sexualität in die Nähe des Tierischen gestellt haben.

- *Menstruationsbeschwerden:* Wenn bei der geschlechtsreifen Frau alle vier Wochen die drei bis fünf Tage dauernde Monatsblutung einsetzt, ist sie mit Unwohlsein verbunden. Die Frauen sprechen von ihren „kritischen Tagen". Eine gewisse Labilität und Müdigkeit sowie ein leichtes Ziehen sind normal.

Bisweilen ist aber die Periode begleitet von heftigen, krampfhaften Unterleibsschmerzen, von starkem Kopf- und Kreuzweh, von Appetitlosigkeit, Übelkeit, Erbrechen, Herzklopfen, schlechter Laune und allgemeiner Nervosität. Manche Frauen sind dann arbeitsunfähig, manche benötigen sogar Bettruhe.

Regelkrämpfe und ihre Begleiterscheinungen sind aber nicht die einzige Zyklusstörung. Es kommt außerdem vor, daß die Blutung ausbleibt oder von der Periodizität abweicht und daß zu starke und zu lange Blutungen stattfinden.

Bei allen Zyklusstörungen ist frauenärztlicher Rat einzuholen, denn es können organische Leiden, versteckte Infektionen, Funktionsstörungen der Drüsen oder der Eierstöcke, Entzündungen der Fortpflanzungsorgane und dergleichen dahinter stecken.

Wenn aber die Menstruationsbeschwerden auf rein nervösem Weg erzeugt werden (Eheschwierigkeiten, Angst vor der Sexualität, Kummer, Wut, Schock, Trauma, Überarbeitung — Doppelbelastung durch Familie und Beruf —, unerfüllter Kinderwunsch . . .), dann sprechen sie im allgemeinen ausgezeichnet auf Akupressur und östliche Methoden an.

Das gilt übrigens für alle Störungen des Urogenitalsystems einschließlich der Wechselbeschwerden.

- *Wechselbeschwerden:* Um das 50. Lebensjahr herum hört die periodische Eireifung allmählich auf, und eines Tages findet die letzte Menstruation (Menopause) statt. Die Übergangsphase wird als „Klimakterium" (Wechseljahre) bezeichnet.

Einerseits gerät in den Wechseljahren der Hormonhaushalt durcheinander, andererseits erleben zahlreiche Frauen die einschneidende Lebensumstellung als seelischen Schock. Sie verkraften es nicht ohne weiteres, daß ihre Empfängnisfähigkeit aufhört, daß ihre Attraktivität für das männliche Geschlecht nachläßt und daß in jenen Jahren gewöhnlich die „flüggen" Kinder das Elternhaus verlassen. Sie fühlen sich ins Abseits gedrängt. Das Entschwinden der „goldenen Jahre" konfrontiert die Frauen jäh mit dem Altwerden. Die organische Umstellung der Hormonproduktion des Körpers führt zu neurovegetativen Störungen, und die Torschlußpanik tut ein übriges, sodaß 45 % der Frauen in den Wechseljahren über spezifische Beschwerden klagen, über Hitzewallungen („fliegende Hitze"), Schweißausbrüche, Kälteschauer, Schwindel, Benommenheit, Zittern, Herzklopfen, Bluthochdruck, Juckreiz, Kribbeln in allen Gliedern, Verdauungsbeschwerden, Gelenksschmerzen, Rückenschmerzen, Neigung zu Übergewicht oder Untergewicht, Vergeßlichkeit, Konzentrationsschwäche, Schlaflosigkeit, Reizbarkeit, Launenhaftigkeit, Arbeitsunlust, Depressionen, Weinkrämpfe . . .

Akupressur kann dazu beitragen, daß die Umstellung mehr oder weniger beschwerdefrei vonstatten geht.

REIZBLASE / Entzündung der Harnblase

Akupressur, Shiatsu und Taiki

Bei Reizblase, Blasenkatarrh und anderen Harnblasenbeschwerden bewährt sich die Behandlung folgender Energiepunkte durch Fingerdruck bzw. Pflastermagnet:

Weizhong (B-54)
Yinlingquan (MP-9)
Baihui (LG-20)
Changqiang (LG-1)
Chengfu (B-50)
Ciliao (B-32)
Guanyuan (KG-4)
Qihai (KG-6)

Rangu (N-2)
Sanyinjiao (MP-6)
Shugu (B-65)
Taichong (Le-3)
Yanglingquan (G-34)
Yongquan (N-1)
Zhongji (KG-3)

(Beschrieben sind die Punkte in Kapitel 29).

Yoga

Hathayoga bietet zur Kräftigung der Blase und gegen Störungen der Harnwege die Körperhaltungen:
○ „Adler" (Garudasana)
○ „Kerze" (Urdhvasarvangasana)
○ „Heuschrecke" (Shalabhasana): die Positur, von der die Blase am meisten profitiert
○ „Kopfstand" (Shirshasana)
○ „Diamant im Liegen" (Suptavajrasana)
(Beschrieben sind die Asanas in Kapitel 23).

Farbtherapie

Bei Blasenerkrankungen hilft die Farbe Orange.
(Erklärt ist die Farbheilbehandlung in Kapitel 28).

Bewegung und Atmung

Bei Beschwerden der Harnblase (z. B. unkontrollierter Harnabgang) und Blasenkatarrh ist folgende chinesische Heilgymnastik angebracht:

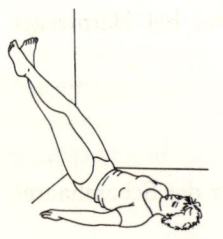

I.
Wir liegen auf dem Rücken, nahe an einer Wand, damit wir die erhobenen, gestreckten und gekreuzten Beine an der Mauer abstützen können. Einatmend erheben wir Gesäß und Kopf und ziehen dabei den Anus zusammen — als ob wir Stuhl und Urin zurückhalten wollten. Ausatmend kehren wir in die Ausgangslage zurück zur Entspannung und Lockerung der Muskulatur.

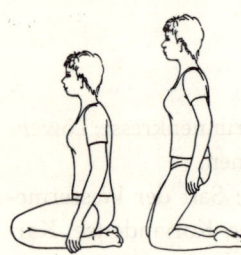

II.
Wir sitzen im Fersensitz. Einatmend kneifen wir Gesäß und Anus zusammen, während wir uns in den Kniestand erheben. (Abb. a + b). Ausatmend lockern wir die Muskeln und sinken in den Fersensitz zurück.

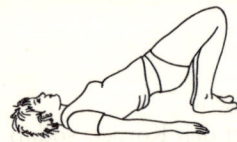

III.
Wir liegen auf dem Rücken und ziehen die Füße an das Gesäß heran, die Fußsohlen bleiben voll auf dem Boden. Einatmend heben wir das Gesäß (Abb.), tief ausatmend senken wir es.

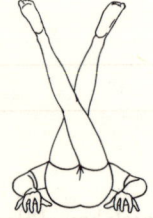

IV.
Wir liegen auf dem Rücken und strecken die Beine steil nach oben. Dann kreuzen wir sie, so daß sie gleichsam eine geöffnete Schere bilden. Wir wechseln ab: einmal liegt das rechte und einmal das linke Bein vorne.

V.
Wir liegen mit ausgestreckten Beinen auf dem Rücken und drehen die Fußspitzen abwechselnd nach außen und nach innen, sodaß die Beine gleichsam nach links bzw. rechts rollen.

VI.

„Radfahren": die auf die Beckenorgane entkrampfend wirkende Übung ist beschrieben und bebildert im Kapitel „Verstopfung" unter „Bewegung und Atmung (VIII)".

Massage

I.

Bei Blasenleiden massieren wir kräftig die erste Gelenkfurche des kleinen Fingers. Beidseitig.

Die Do-in-Methode empfiehlt zur Kräftigung der Harnwege und bei Harnwegerkrankung:

II.

Massage des Kinns.

III.

Massage der Region zwischen Schambein und Prostata (am Ansatz der Schamhaare).

IV.

Wir massieren und kneifen die Achillessehnen bis zu den Waden.

Arzneien

Blasenleiden behandeln die Chinesen mit: Bockshornkleesamen; Brunnenkresse; Löwenzahn als Abkochung; grünen Tee (S. 78 f.); Papaya; Wassermelonen.

Die Inder verordnen bei Harnröhrenkrankheiten: Zuckermelone; Saft der Wassermelone; Johannisbeeren; Wacholderbeeren; Zimttee oder Zimtpulver; Koriandertee; Kardamom; eine Prise Pfeffer; Muskatnuß. Bei Blasenentzündung hilft — laut Ayurveda — Eibischwurzeltee.

Sonstiges

- Heiße Sitzbäder (bis 40 Grad Celsius) bei Harnwegerkrankungen.
- Rein pflanzliche Kost (mindestens einen Monat lang) entsäuert den Körper, sodaß sich Infektionserreger in den Harnwegen nicht mehr wohl fühlen.

POTENZSCHWÄCHE UND FRIGIDITÄT

Akupressur, Shiatsu und Taiki

Bei *Potenzschwäche* helfen folgende Energiepunkte, die durch Fingerdruck bzw. Pflastermagnet behandelt werden:

Ciliao (B-32)	Gaohuang (B-38)
Guanyuan (KG-4)	Qihai (KG-6)
Shangliao (B-31)	Rangu (N-2)
Sanyinjiao (MP-6)	Sanjiaoshu (B-22)
Shenshu (B-23)	Shanzhong (KG-17)

Xialiao (B-34)

Zhongliao (B-33)

Ganshu (B-18)

Huangshu (N-16)

Mingmen (LG-4)

Taixi (N-3)

Yinlian (Le-11)

Daju (M-27)

Danshu (B-19)

Bei *Frigidität* helfen die Energiepunkte:

Sanyinjiao (MP-6)

Shenshu (B-23)

Fuliu (N-7)

Guanyuan (KG-4)

Xinshu (B-15)

Yangchi (3E-4)

Yinbao (Le-9)

Yongquan (N-1)

Zhaohai (N-6)

Zhongji (KG-3)

Zhongwan (KG-12)

Zhubin (N-9)

Zusanli (M-36)

Guanyuanshu (B-26)

Qihai (KG-6)

Renying (M-9)

Yinlian (Le-11)

(Beschrieben sind die Punkte in Kapitel 29).

Yoga

Hathayoga bietet zur Vitalitätssteigerung gegen Potenzschwäche die Körperstellungen:

○ „Kerze" (Urdhvasarvangasana)
○ „Rad" (Chakrasana)
○ „Halber Drehsitz" (Ardha Matsyendrasana)
○ „Heuschrecke" (Shalabhasana)
○ „Rückenstreckhaltung" (Pashchimottanasana)
○ „Kopfstand" (Shirshasana)

(Beschrieben sind die Asanas in Kapitel 23).

Farbtherapie

Gegen Potenzschwäche werden die Farben Rot und Orange eingesetzt.
(Erklärt ist die Farbheilbehandlung in Kapitel 28).

Massage

Zur Kräftigung der Geschlechtsorgane rät die Do-in-Methode zur:
I. Massage des Kinns.
II. Massage am Kreuzbein.
III. Massage unter dem rechten Rippenbogen (über der Leber).
IV. Massage der Region zwischen Schambein und Prostata (am Ansatz der Schamhaare) zur Erhöhung der Potenz.

Arzneien

Als potenzerhöhend gelten in China: Walnüsse; Sesam; Brombeeren; schwarze und rote Ribisel (Johannisbeeren); Lychee-Früchte; Kornel-Kirschen; Knoblauch; Zimt, Breitwegerichsamen.

Die Manneskraft stärken laut indischer Heilkunde: Knoblauch; Zwiebel; Spargel; Sesampulver; Muskatnuß.

Die Sufimedizin rät bei Männerunfähigkeit zu: Ingwer; Karotten; Petersilie; Safran; Eier.

Sonstiges

- Mensch ärgere dich nicht! Groll und Grimm sind nämlich schädlich für Leber und sexuelle Potenz.
- Bei Impotenz wie bei Frigidität müssen Mann und Frau zuallererst das Los- und Geschehenlassen im Leben erlernen.

MENSTRUATIONSBESCHWERDEN

Akupressur, Shiatsu und Taiki

Bei Menstruationsbeschwerden und unregelmäßigem Zyklus helfen folgende Energiepunkte, die durch Fingerdruck bzw. Pflastermagnet behandelt werden:

Guanyuan (KG-4)   Hegu (Di-4)
Sanyinjiao (MP-6)   Qimen (Le-14)
Shenshu (B-23)   Renzhong (LG-26)
Xuehai (MP-10)   Sanjiaoshu (B-22)
Yinlingquan (MP-9)   Shenzhu (LG-12)
Ciliao (B-32)   Taichong (Le-3)
Gongsun (MP-4)   Taixi (N-3)
Pishu (B-20)   Weishu (B-21)
Qihai (KG-6)   Xialiao (B-34)
Rangu (N-2)   Yingxiang (Di-20)
Shangliao (B-31)   Yongquan (N-1)
Tianshu (M-25)   Zhangmen (Le-13)
Zhongji (KG-3)   Zhaohai (N-6)
Zusanli (M-36)   Zhongliao (B-33)
Daju (M-27)   Zhongwan (KG-12)
Danshu (B-19)
Gaohuang (B-38)
Geshu (B-17)
(Beschrieben sind die Punkte in Kapitel 29).

Yoga

Hathayoga bietet gegen schmerzhafte Menstruation und unregelmäßigen Zyklus die Körperhaltungen:
○ „Totenlage" (Shavasana) mit Tiefenentspannung
○ „Kobra" (Bhujangasana)
○ „Kamel" (Ushtrasana)

- „Kerze" (Urdhvasarvangasana)
- „Rad" (Chakrasana)
- „Halber Drehsitz" (Ardha Matsyendrasana)
- „Heuschrecke" (Shalabhasana): auch gegen Störungen der Gebärmutter und der Eierstöcke
- „Vordere Streckhaltung" (Purvottanasana)
- „Kopfstand" (Shirshasana)
- „Diamant im Liegen" (Suptavajrasana)

(Beschrieben sind die Asanas in Kapitel 23).

Farbtherapie

Menstruationsbeschwerden lindert die Farbe Orange. (Farbheilbehandlung in Kapitel 28).

Bewegung und Atmung

Vor Regelbeginn — zur Linderung der Menstruationsbeschwerden, dreimal täglich:
Die Frau stellt sich mit leicht vorgebeugtem Oberkörper hinter einen Stuhl und hält sich an der Rückenlehne fest:
a) Sie stellt sich auf die Zehenspitzen; dreißigmal.
b) Sie macht — die Hände nach wie vor auf der Stuhllehne — 15 Kniebeugen mit vollem Sohlenkontakt.

Massage

Bei allen Menstruationsstörungen wird die Gegend der unteren Lendenwirbelsäule und des Kreuzbeins massiert.

Arzneien

Bei unregelmäßiger oder schmerzhafter Periode verordnen die chinesischen Heiler u. a.: Fenchelsamen als Tee, Abkochung oder Pulver; Kardamom; Gelbwurzel (Kurkuma); Safran als Tee oder Abkochung; Minze (Tee); Rosmarin; Basilikum; Beifuß; Mangofrüchte.
Die Sufiheiler verschreiben z. B. Quitte. Ein Sufirezept vorbeugend gegen Menstruationsbeschwerden: Getrockneten Rhabarber pulverisieren. Zwei Wochen lang nach Ende der Periode zweimal täglich eine Messerspitze des Pulvers mit Wasser einnehmen.
Die ayurvedischen Heiler befürworten zur Zyklusregulierung und bei Regelkrämpfen: Sesampulver; Zimt; Majoran (Aufguß der Blüten und Blätter); Zwiebel; Avocados.
Ein Ayurveda-Rezept gegen Menstruationsschmerzen: zwei Teelöffel des eingedickten Aloesaftes mit einer Prise schwarzen Pfeffers.

Sonstiges

Bei Menstruationsbeschwerden Nahrungsmittel bevorzugen, die reich an Kalzium sind, wie Käse, Brennessel, Spinat, Salat, Spargel, Gurken, Pastinak, Erdbeeren, Nüsse usw.

WECHSELBESCHWERDEN

Akupressur, Shiatsu und Taiki

Wechselbeschwerden werden gelindert durch die Pressur bzw. Magnetbehandlung der Energiepunkte:

Sanyinjiao (MP-6)   Shangliao (B-31)
Shenshu (B-23)   Shugu (B-65)
Ciliao (B-32)   Shuitu (M-10)
Chengfu (B-50)   Tianshu (M-25)
Fuliu (N-7)   Xuehai (MP-10)
Hegu (Di-4)   Yinlingquan (MP-9)
Shangguan (G-3)   Zhaohai (N-6)

(Beschrieben werden die Punkte in Kapitel 29).

Farbtherapie

Beschwerden im Klimakterium bekämpft die Farbe Orange.
(Erklärt ist die Farbheilbehandlung in Kapitel 28).

Massage

Bei Wechselbeschwerden bewährt sich die Massage der Innenseite der Beine (von unten nach oben) und des Kreuzes. Die Massage kann mit der Handwurzel oder mit einer Bürste erfolgen.

PROSTATABESCHWERDEN

Akupressur, Shiatsu und Taiki

Gegen Prostatavergrößerung bzw. -beschwerden hilft die Behandlung folgender Energiepunkte:

Guanyuan (KG-4)   Qihai (KG-6)
Changqiang (LG-1)   Shangliao (B-31)
Ciliao (B-32)   Shenshu (B-23)
Daheng (MP-15)   Shufu (N-27)
Fuliu (N-7)   Shugu (B-65)
Ganshu (B-18)   Taixi (N-3)
Huangshu (N-16)   Zhongji (KG-3)
Jiache (M-6)   Zhongliao (B-33)

(Beschrieben sind die Punkte in Kapitel 29).

Yoga

Hathayoga bietet gegen Prostatavergrößerung und -beschwerden folgende Körperhaltungen, die aber regelmäßig geübt werden müssen:

○ „Kamel" (Ushtrasana)
○ „Kerze" (Urdhvasarvangasana)
○ „Rad" (Chakrasana)
○ „Halber Drehsitz" (Ardha Matsyendrasana)
○ „Kopf ans Knie" (Janushirasana)
○ „Heuschrecke" (Shalabhasana)
○ „Kopfstand" (Shirshasana)
○ „Diamant im Liegen" (Suptavajrasana)

(Beschrieben sind die Asanas in Kapitel 23).

Bewegung und Atmung

„Goldfisch" heißt eine chinesische Heilgymnastik, die bei Prostatabeschwerden im besonderen und zur Energieversorgung des Beckens im allgemeinen angewendet wird: Wir liegen mit ausgestreckten Beinen auf dem Rücken und schaukeln mit der Hüfte von links nach rechts und von rechts nach links — wie ein Fisch. Hundertmal.

Arzneien

Kürbiskerne leisten gute Dienste gegen Prostataschwellung (laut Ayurveda).

Sonstiges

Ein zehnminütiges heißes Bad jeden Abend lindert Prostatabeschwerden.

Sinne

(36) Daß einem nicht Hören und Sehen vergeht

Fernsehen, grelle Reklame, künstliches Licht und tausend andere Erscheinungen des modernen Lebens übermüden unsere Sehnerven. Unsere Augen sind geschwächt durch die visuellen Strapazen des Zivilisationsalltags.

Im Unterschied zur medizinischen Schulmeinung geht die ganzheitliche Augenheilkunde davon aus, daß ebenso unterdrückte Gefühle, zurückgehaltene Tränen, langzeitliche seelische Belastungen, chronische Furcht, Zukunftsangst, Wut, Ungeduld, Hast, Überarbeitung usw. Sehversagen hervorrufen können. Umgekehrt kann daher die Sehkraft verbessert werden, wenn unterdrückte Gefühle angenommen oder ausgedrückt werden, wenn der Blutkreislauf angeregt und das allgemeine Energieniveau erhöht wird. Denn entspanntes Zusammenspiel von Körper, Seele und Geist bewirkt u. a. klares Sehen.

Unsere Augenärzte und Optometristen unterscheiden zwischen Kurzsichtigkeit (Myopie), Weitsichtigkeit (Hyperopie), Altersweitsichtigkeit (Presbyopie), Stabsichtigkeit (Astigmatismus) bei falsch gekrümmter Hornhaut usw.

Schon jeder zweite Mensch in Europa und in den USA leidet an Fehlsichtigkeit. Eine Fehlsichtigkeitsepidemie greift um sich. Für das Jahr 2000 wird bei anhaltendem Trend vorausgesagt, daß in den USA 90 Prozent (!!!) der Menschen unter Störungen der Augen leiden.

Wer sich nicht ohne weiteres mit „Augenkrücken", sprich Korrekturlinsen, abfinden will, sollte nicht versäumen, die Ratschläge der ganzheitlichen Augenheilkunde der alten Ostasiaten zu beherzigen.

Nicht nur für Fehlsichtige, die bereits von Brillen oder Kontaktlinsen abhängig sind, ist das Augenprogramm der Heiler gedacht, sondern ebensogut für Normalsichtige zur Vorbeugung von Fehlsichtigkeit und anderen Augenleiden.

• *Schwerhörigkeit*: Fluglärm, Straßenverkehrslärm, Industrielärm, laute Musik usw. attackieren das Ohr des modernen Menschen. Mit dem Lärmpegel steigen die Gehörschädigungen.

Lärmbelästigung ist freilich nicht allein schuld, wenn unser Hörvermögen nachläßt. Nur der Facharzt kann feststellen, ob die Schwerhörigkeit ihren Ursprung im Gehirn hat oder in geschädigten Rückenmarksnerven oder in Veränderungen des Außen-, Mittel- oder Innenohrs. Oder ob Hysterie, Alkohol, allgemeine Schwäche, Infektionen oder die Wechseljahre die Leitung bzw. Empfindung des Schalls beeinträchtigen. Oder ob einfach ein Ohrenschmalzpfropfen den Gehörgang verstopft.

Hals, Nase und Ohren gehören zusammen, für die altasiatische Erfahrungsheilkunde wie für die moderne naturwissenschaftliche Medizin.

Es ist also sinnvoll, Hals, Nase und Ohren gemeinsam zu schützen: Maßnahmen und Methoden bei Hals- und Nasenbeschwerden sind unter den entsprechenden Stichworten im Abschnitt „Atemwege" erklärt.

Die Erfolge der chinesischen Medizin (speziell der Akupunktur) sind bei Gehörschäden verblüffend.

- *Ohrensausen*: Wer ein Sausen, Brausen, Summen, Brummen, Pfeifen, Zischen, Klingen oder Rauschen ohne entsprechende Schallwellen wahrnimmt, leidet an Tinnitis, wie der medizinische Fachausdruck lautet. Tinnitis ist eine verbreitete Erscheinung. Die Geräusche hört nur der Patient, weil sie im Ohr selbst entstehen.

Das ursächliche Grundleiden kann nur der Arzt feststellen. Ohrensausen kann durch eine Erkrankung des Ohrs ausgelöst werden, ferner durch Zahn- oder Kieferkrankheiten, Kreislaufstörungen, Bluthochdruck, Arterienverkalkung, Schnupfen, Vergiftungen (nicht zuletzt durch übermäßigen Medikamentenkonsum), Schlafmangel, Übermüdung und durch Hysterie.

Wenn der Winter in den Frühling und der Herbst in den Winter übergeht, blasen die Viren zum Angriff auf Hals, Nase und Ohren. Bei geschwächtem Organismus haben sie Erfolg: U. a. können sich die Ohren entzünden, was mit starken reißenden Schmerzen verquickt ist. Selbst bei Verdacht auf Mittelohrentzündung sofort den Arzt aufsuchen. Überhaupt gehören alle Ohren- und Augenkrankheiten natürlich ärztlich untersucht und behandelt. Doch wir können auf vielerlei Weise die Funktion der Ohren und Augen (sowie der anderen Sinnesorgane) durch Energiezufuhr stärken. Das fördert die Heilung.

FEHLSICHTIGKEIT

Akupressur, Shiatsu und Taiki

Bei *ermüdeten Augen* und *verschwommenem Sehen* bewährt sich die Behandlung folgender Punkte:

Jingming (B-1)	Jianjing (G-21)
Fengchi (G-20)	Pishu (B-20)
Guanming (G-37)	Shugu (B-65)
Hegu (Di-4)	Taichong (Le-3)
Xingjian (Le-2)	Tianzhu (B-10)

Bei *Fehlsichtigkeit* (Kurz- und Weitsichtigkeit), *Sehstörungen* sowie *Nachtblindheit* behandeln wir die Gesundheitspunkte:

Guanming (G-37)	Pishu (B-20)
Hegu (Di-4)	

(Beschrieben sind die Punkte in Kapitel 29).

Yoga

Hathayoga bietet Körperhaltungen zur Sehkraftverbesserung:
- „Totenlage" (Shavasana) mit Tiefenentspannung besonders der Augen
- „Bogen" (Dhanurasana)
- „Kerze" (Urdhvasarvangasana)
- „Ohr ans Knie" (Karnapidasana)
- „Rückenstreckhaltung" (Pashchimottanasana)
- „Kopfstand" (Shirshasana)
- „Pfau" (Mayurasana)   (Beschrieben sind die Asanas in Kapitel 23).

Trataka:

Trataka ist eine Spezialübung des Hathayoga zur Sehkraftverbesserung. Sie besteht darin, daß wir konzentriert längere Zeit abwechselnd auf die Nasenspitze und auf den Zwischenraum zwischen den Augenbrauen starren.

Yoga-Augengymnastik:

Zur Heilung und Vorbeugung von Fehlsichtigkeit hat Hathayoga eine sechsteilige Augengymnastik entwickelt. Dabei sitzen wir im Schneidersitz, atmen ruhig und halten den ganzen Körper entspannt, namentlich Gesicht, Nacken und Schultern.

1. Zehnmal bewegen wir die Augen auf und nieder, das heißt, wir blicken — so weit als möglich — nach oben und dann nach unten (Abb. a).

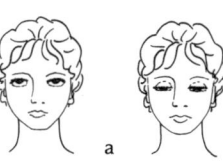

2. Zehnmal bewegen wir die Augen ganz nach links und dann ganz nach rechts (Abb. b).

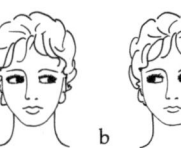

3. Zehnmal bewegen wir die Augen diagonal von oben links nach unten rechts (Abb. c).

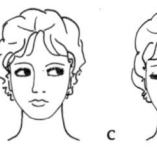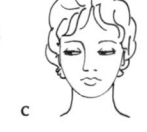

4. Zehnmal bewegen wir die Augen diagonal von oben rechts nach unten links (Abb. d).

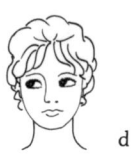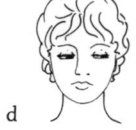

5. Zehnmal rollen wir in gleichmäßiger Bewegung (nicht sprunghaft) die Augen im Kreis nach rechts.

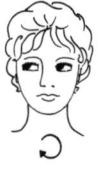

6. Zehnmal rollen wir in gleichmäßiger Bewegung die Augen im Kreis nach links.

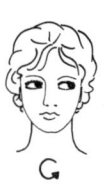

Nach den sechs Übungen legen wir in einer bequemen Lage unsere hohlen Handflächen ohne Druck auf die geschlossenen Augen, um alles Licht abzuschirmen. So erholen sich die Augen am besten, sie werden mit Energie aufgeladen.

Bewegung und Atmung

Zur Gesunderhaltung der Augen trägt die Übung 7 („Faust ballen und mit Tigerblick schauen") der „Acht Brokatstücke" bei. (Kapitel 22).

Massage

Die altjapanischen Heilmasseure schlagen bei verschwommenem Sehen und zur Erfrischung überanstrengter Augen folgendes Programm mit fünf Punkten vor:

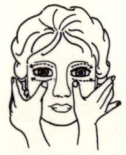

I.

Wir reiben mit den Daumen und den vier Fingern den Knochen entlang der Augenränder, von innen nach außen. Oben und unten.

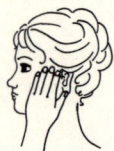

II.

Wir massieren mit den vier Fingern in kreisenden Bewegungen die Schläfen von den Augen zu den Ohren.

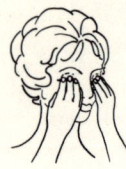

III.

Wir drücken bei geschlossenen Augenlidern mit den weichen Fingerkuppen sacht zehn Sekunden lang die Augäpfel.

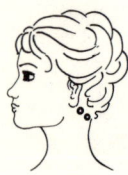

IV.

Wir massieren mit den weichen Daumenkuppen mehrere Male die Zone zwischen Nacken und Ohrläppchen.

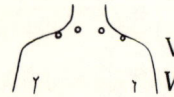

V.

Wir massieren die Zone zwischen Nacken und Schulterrand.

VI.

Die altchinesische Heilkunde bietet eine siebenteilige Augenmassage zur Verbesserung der Sehschärfe und zur Beseitigung diverser Funktionsstörungen der Augen:

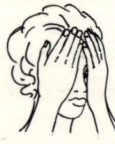

Phase 1:
Wir legen unsere Handflächen auf unsere Augen, zirka eine Minute lang. Das bewirkt eine gute Durchblutung der Augenpartie.

Phase 2:

Mit jeweils drei Fingern (Zeigefinger, Mittelfinger und Ringfinger) drücken wir den äußeren Rand der oberen Augenhöhlen (unterhalb der Augenbrauen). Und danach den äußeren Rand der unteren Augenhöhlen (Knochen unterhalb der Augen). Je fünfmal.

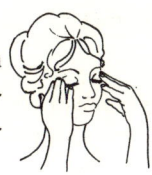

Phase 3:

Mit denselben drei Fingern drücken`wir — vibrierend — oberhalb des Augapfels sanft in die Augenhöhle und lassen plötzlich los. Dasselbe tun wir schließlich unterhalb des Augapfels. Je fünfmal.

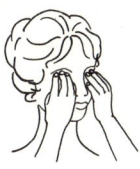

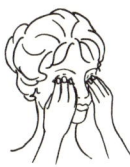

Phase 4:

Mit denselben drei Fingern drücken wir bei geschlossenen Augen leicht auf die Vorderseite des Augapfels und lassen plötzlich los. Zehnmal.

Phase 5:

Wir bedecken wie in Phase 1 unsere Augen mit den Handflächen und lassen die Augäpfel kreisen, zehnmal gegen den Uhrzeigersinn und zehnmal im Uhrzeigersinn.

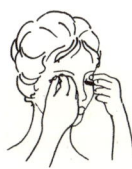

Phase 6:

Wir heben mit Daumen und Zeigefinger die oberen Augenlider an und lassen sie rund fünfzigmal schwingen. Durch die Vibrationsbewegung entsteht ein Wassergeräusch.

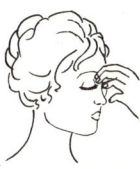

Phase 7:

Mit Zeigefinger und Daumen drücken wir zirka 15 Sekunden auf den Punkt „Klare Helligkeit" in den Augenecken auf der Nasenwurzel.

Arzneien

Den Sehsinn schärfen laut chinesischer Heilkunde: Ginseng (Kapitel 20); Froschlöffel-knollen; Hirtentäschelsamen (als Abkochung) bei langfristiger Einnahme (Tagesdosis 10 Gramm); Pinienkerne; grüner Tee (S. 78 ff.).
Laut indischer Heilkunde: Walnüsse, regelmäßig gegessen.
Die Sufiheiler halten bei Sehschwäche viel von Minze. Und sie preisen zur Stärkung der Augen und des Sehvermögens das Rezept an, die Augen mit Anistee zu baden.

Sonstiges

- Ziehen Sie an Ihren Ohrläppchen. Das verbessert laut Do-in die Sehschärfe.
- Künstliches (elektrisches) Licht beeinträchtigt die Sehfähigkeit. Nützen Sie natürliches Licht.
- Schreibtischarbeiter und andere Berufstätige, die andauernd nahe Gegenstände zu fixieren gezwungen sind, sollen möglichst oft in die Ferne und Weite blicken. Das entspannt die belasteten Augen.
- Die Vitamine A, B und C stärken die Augen.
- Weinen Sie, wenn Ihnen zum Heulen zumute ist. Verdrängte Wut z. B. schwächt die Augen.
- Fehlsichtigkeit kann seelische Hintergründe haben. Sie kann ein Schutzmechanismus sein, sagen Sehpsychologen. Das heißt: Wer weitsichtig ist, will — unbewußt — das Nahe nicht sehen. Und wer kurzsichtig ist, will — unbewußt — das Ferne nicht sehen. Der kurzsichtige introvertierte „Träumer" muß also lernen, sich nach außen zu richten. Er muß z. B. seine Verschlossenheit überwinden. Und der weitsichtige extrovertierte „Macher" muß lernen, sich nach innen zu richten. Er darf z. B. seine Gefühle nicht mehr vergraben, er muß zu ihnen stehen.

BINDEHAUTENTZÜNDUNG

Akupressur, Shiatsu und Taiki

Einer Bindehautentzündung suchen Akupressur und Taiki durch die Behandlung folgender Energiepunkte beizukommen:

Fengchi (G-20)	Ganshu (B-18)
Jingming (B-1)	Houxi (Dü-3)
Taichong (Le-3)	Shangguan (G-3)
Waiguan (3E-5)	Taiyang (PaM-9)
Xingjian (Le-2)	Yintang (PaM-3)
Danshu (B-19)	Zhongfu (Lu-1)
Fengfu (LG-16)	

(Beschrieben sind die Punkte in Kapitel 29).

Farbtherapie

Heilfarbe bei Augenentzündung ist Blau. (Bestrahlung bei geschlossenen Augen).
(Erklärt ist die Farbheilbehandlung in Kapitel 28).

Bewegung und Atmung

Zur Gesunderhaltung der Augen trägt die Übung 7 („Faust ballen und mit Tigerblick schauen") der „Acht Brokatstücke" bei. (Kapitel 22).

Arzneien

Bei Bindehautentzündung ist es heilsam, mit einer Tagetes-Abkochung die Augen zu benetzen, heißt es in China.

Bei überreizten Augen hilft folgendes chinesisches Rezept: Wir überbrühen 10 Gramm Chrysanthemenblüten mit kochendem Wasser. Ein paar Minuten ziehen lassen. Heiße (aber nicht zu heiße!) Blütenköpfe legen wir — wir begeben uns dazu in Liegeposition — auf unsere geschlossenen Augen. Eine Viertelstunde. Wir wechseln die ausgekühlten Blüten gegen neue heiße.

Die Sufiheiler verordnen gegen Bindehautentzündung zur Augenstärkung Minze.

Altindiens Heilkunde rät bei Bindehautentzündung zur Spülung der Augen mit dem Absud aus Koriandersamen. Ein anderer ayurvedischer Tip: Wir bestreichen die äußeren Augenlider mit der Gallerte — den eingedickten Saft — der Aloe. Bei Augenbrennen tropfen die Inder Rosenwasser ins Auge oder reiben ihre Fußsohlen mit Rizinusöl ein.

Sonstiges

• Zur Augenstärkung Vitamine A, B und C.

Der Japaner Michio Kushi, bekannter Lehrer der Makrobiotik und Fachmann für Do-in sowie fernöstliche Medizin, schlägt bei allen Augenproblemen bzw. zur Gesunderhaltung der Augen folgende Behandlung vor (zweimal täglich, und zwar nach dem Aufstehen und vor dem Zubettgehen):

• Wir reiben mit nassen Fingern Seesalz um unsere geschlossenen Augen. Nachdem wir das Salz abgewaschen haben, bewegen wir unsere Augen in kaltem Wasser. Schließlich reiben wir mit den Fingern Speichel um unsere geschlossenen Augen. Nach ein paar Minuten wischen wir den eingetrockneten Speichel mit einem Tuch ab.

SCHWERHÖRIGKEIT

Akupressur, Shiatsu und Taiki

Gegen Schwerhörigkeit regen wir folgende Energiepunkte durch Fingerdruck bzw. Pflastermagnet an:

Jiaosun (3E-20)	Luxi (3E-19)
Tinggong (Dü-19)	Qimai (3E-18)
Yifeng (3E-17)	Qishe (M-11)
Chize (Lu-5)	Shangguan (G-3)
Ermen (3E-21)	Shenshu (B-23)
Huangshu (N-16)	Tianding (Di-17)
Juliao (M-3)	Tianrong (Dü-17)
Kunlun (B-60)	Tinghui (G-2)

(Beschrieben sind die Punkte in Kapitel 29).

Massage

I.

„Schlagen himmlischer Pauken" ist eine in China häufig angewandte Übung. Regelmäßig praktiziert, soll sie die Hörfähigkeit verbessern bzw. der Schwerhörigkeit vorbeugen.

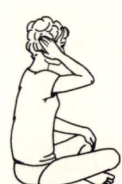

Wir nehmen den Türkensitz ein und drücken die rechte Handfläche auf das rechte Ohr und die linke Handfläche auf das linke Ohr, wobei die ausgestreckten Finger auf dem Hinterkopf zu liegen kommen. Dann pressen wir beidseitig den Zeigefinger auf den Mittelfinger. Schließlich lassen wir die Zeigefinger abrutschen. Der kraftvoll gegen das Hinterhauptbein schnippende und schnalzende Zeigefinger erzeugt die dröhnenden Laute einer Trommel.

Zehnmal gleichzeitig auf beiden Seiten trommeln. Zehnmal nur auf der rechten Seite und zehnmal nur auf der linken Seite.

II.

Gleich anschließend an das „Schlagen himmlischer Pauken" praktizieren wir das „Umrühren des Meeres" (beschrieben im Kapitel „Heiserkeit" unter Sonstiges). „Umrühren des Meeres" ist eine Reinigungsübung, die dazu dient, Fremdstoffe auszuscheiden, die durch die beschriebene Trommelübung „Schlagen himmlischer Pauken" gelockert und gelöst wurden. „Umrühren des Meeres" ist nützlich bei allen Hals-, Nasen- und Ohrenbeschwerden.

III.

Gegen nachlassendes Gehör sollte die folgende siebenteilige chinesische Ohrenübung täglich praktiziert werden.

a) Wir drücken beidseitig mit dem Daumen in die Vertiefung unterhalb des Ohres (Abb. a). Dreimal.

b) Wir massieren mit Zeige-, Mittel- und Ringfinger fest die Partien rund um das Ohr (Abb. b). Dreimal im Kreis.

c) Wir nehmen das Ohr zwischen Daumen und Zeigefinger und massieren es durch (Abb. c). Wir reiben Vertiefungen wie Erhöhungen und die Ohrläppchen.

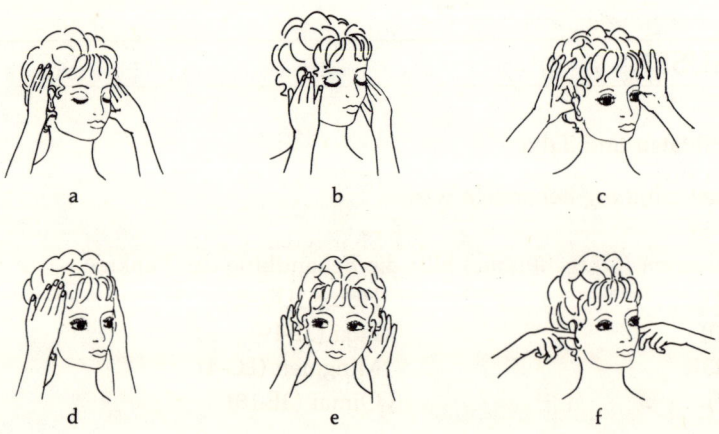

a   b   c

d   e   f

d) Wir reiben mit den Handflächen die Ohren warm (Abb. d).

e) Wir schlagen mit den Handflächen schwungvoll von hinten auf die Ohren (Abb. e). Sechszehnmal.

f) Wir stecken die Mittelfinger fest in die Ohren und lassen sie locker vibrieren (Abb. f). Wenn das Trommelfell gleichsam zum Schwingen gebracht ist, ziehen wir die Finger abrupt heraus. Dreimal.

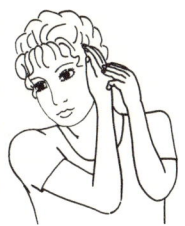

g) Wir legen die rechte Hand auf das linke Ohr und klopfen mit Zeige-, Mittel- und Ringfinger der linken Hand auf den rechten Handrücken, so daß das innere Ohr vibriert (Abb. g). Achtmal zwei Schläge. Dann die Hände wechselnd auf das rechte Ohr klopfen (ebenfalls achtmal zwei Schläge).

Arzneien

Zur Schärfung des Gehörsinnes dienen in China Pinienkerne sowie Froschlöffelknollen.

Sonstiges

• Japans traditionelle Heilkunst schlägt bei Ohrenbeschwerden vor, einen Ingwerumschlag anzuwenden. Die Kompresse wird um das Ohr aufgelegt.

• Der mit orientalischer Medizin vertraute Japaner Michio Kushi rät zur Pflege des Gehörs die regelmäßige Entfernung des Ohrenschmalzes: Wir tauchen Watte in warmen grünen Tee (S 78 f.) und führen die feuchte Watte ins Ohr ein. Nach zwei Stunden entfernen wir die Watte mit dem Schleim und Fett und benutzen eine trockene, um die im Ohr verbliebene Flüssigkeit aufzusaugen.

• Schwerhörigkeit kann laut esoterischer Psychosomatik damit zusammenhängen, daß der Betroffene unfähig ist, zu ge-horchen. Er verschließt die Ohren. Er will niemandem sein Ohr leihen. Das Heilmittel heißt dann: Demut.

OHRENSAUSEN

Akupressur, Shiatsu und Taiki

Bei *Mittelohrentzündung* behandeln wir:
Waiguan (3E-5)
Gegen *Ohrensausen (Ohrgeräusche)* hilft die Behandlung der Punkte:

Ermen (3E-21)	Houxi (Dü-3)
Fengchi (G-20)	Luxi (3E-19)
Shenshu (B-23)	Mingmen (LG-4)
Yifeng (3E-17)	Qimai (3E-18)

Baihui (LG-20)   Taixi (N-3)
Dazhui (LG-14)   Tinggong (Dü-19)
Fengfu (LG-16)   Tinghui (G-2)
Guanyuanshu (B-26)   Waiguan (3E-5)
                         Yongquan (N-1)

(Beschrieben sind die Punkte in Kapitel 29).

Massage

Die traditionelle chinesische Heilkunde bekämpft Ohrensausen mit dem „Schlagen himmlischer Pauken" (beschrieben im Kapitel „Schwerhörigkeit" unter „Massage (I)").

Arzneien

Bei Ohrensausen verordnet der traditionelle chinesische Arzt Sesam als Abkochung (Tagesdosis 12 Gramm).
Bei Ohrenschmerzen: ein paar Tropfen Knoblauchöl oder Nelkenöl ins Ohr träufeln (Ayurvedisches Rezept)!

Vorzeitiges Altern

(37) Jugendstil im Alter

Wir lieben das Leben. Wir hängen am Leben. Doch das Leben flieht. Wie können wir es zurückhalten? Ist das nicht die Frage der Fragen?

Wer täglich sein Aussehen im Spiegel überwacht, möchte eines Tages, wenn die Runen der Zeit nicht einmal mehr mit der Kunst moderner Kosmetik aus dem Gesicht retuschiert werden können, plötzlich wie Faust ausrufen: „Gib meine Jugend mir zurück!" „Verjüngung", das ist das Zauberwort, das müden Blicken frischen Glanz verleiht. „Ewige Jugend", das ist der uralte Traum der Menschheit. „Lebensverlängerung", das ist seit je die Losung aller ärztlichen Wissenschaft.

„Das Leben währet siebzig Jahr", lautet ein Spruch. Stirbt aber der Mensch, selbst wenn er ein ehrwürdiges Greisenalter erreicht, nicht vorzeitig? Es gibt Wissenschaftler, die der Meinung sind, daß dem Menschen ein Alter von 150 Jahren zugemessen sei. Wie Naturforscher beobachteten, haben nämlich die Säugetiere im allgemeinen eine Lebensdauer, die sechsmal so lang ist wie ihre Entwicklungsperiode. Die Menschen haben bis zur Vollreife eine Wachstumszeit von rund 25 Jahren: 6 mal 25 aber ist 150!

Selbst wenn wir auf dem sicheren Boden erwiesener Tatsachen bleiben, kann niemand leugnen, daß der Mensch jedenfalls fähig ist, ein Alter von 150 Jahren zu erreichen. Dafür gibt es einige Beweise aus Fleisch und Blut. Wir besitzen mehrere zuverlässige, überprüfte Meldungen von Menschen, die die Mitte ihres zweiten Lebensjahrhunderts erreicht haben.

Mit anderen Worten: Das Leben verlängern heißt, es nicht zu verkürzen.

Heute hat eine Armee von Wissenschaftlern — Biologen, Physiologen, Biochemiker, Hygieniker, Pharmakologen usw. — dem Altern den Kampf angesagt. Jener Kampf „auf Leben und Tod" ist ein erregendes Abenteuer wie kein zweites. Wie Detektive sind die Forscher mit unglaublicher Hingabe am Werk, um dem dunklen Geheimnis der Langlebigkeit auf die Spur zu kommen. „Geriatrie" heißt der medizinische Name für die wissenschaftliche Schlacht gegen die Greisenkrankheiten.

Doch die chinesischen Weisen, seit Jahrtausenden bemüht, „Unsterblichkeit" zu erlangen, können wie die indischen Yogis und andere Lebensphilosophen des Orients viel dazu beisteuern, wenn es um die Frage geht, wie der Mensch alt wird und dabei jung bleibt.

Um das Alter im Jugendstil zu bewältigen, müssen wir zunächst den Altmacher Nummer eins zurückdrängen: die körperliche und seelische Steifheit. (Halten wir uns dabei u. a. an die im Abschnitt „Bewegungsapparat" angegebenen Mittel und Methoden).

Doch damit sind die Lebenselixiere des Ostens noch nicht erschöpft, die uns „geschenkte Jahre" bescheren.

VORZEITIGES ALTERN

Akupressur, Shiatsu und Taiki

Vorzeitiges Altern können wir bremsen, u. a. durch die Behandlung folgender Energiepunkte:

Binao (Di-14)

Chengfu (B-50)

Chengshan (B-57)

Chize (Lu-5)

Dachangshu (B-25)

Daling (KS-7)

Dazhui (LG-14)

Feishu (B-13)

Fengchi (G-20)

Geshu (B-17)

Guanyuan (KG-4)

Huangshu (N-16)

Jianjing (G-21)

Jianyu (Di-15)

Juliao (G-29)

Liangqiu (M-34)

Sanjiaoshu (B-22)

Shenmen (H-7)

Taiyuan (Lu-9)

Tianshu (M-25)

Tianzhu (B-10)

Weishu (B-21)

Weizhong (B-54)

Yangchi (3E-4)

Yinmen (B-51)

Yongquan (N-1)

Zhongwan (KG-12)

(Beschrieben sind die Punkte in Kapitel 29).

Yoga

Hathayoga bietet jungerhaltende Körperstellungen, die den Altersprozeß verzögern und
die geistige Regsamkeit bewahren:

○ „Kamel" (Ushtrasana)

○ „Kerze" (Urdhvasarvangasana)

○ „Rad" (Chakrasana)

○ „Kopf ans Knie" (Janushirasana)

○ „Kopfstand" (Shirshasana)

(Beschrieben sind die Asanas in Kapitel 23).

Farbtherapie

Ein „Verjüngungsmittel" ist die Farbe Grün.
(Erklärt ist die Farbheilbehandlung in Kapitel 28).

Bewegung und Atmung

I.

Der Senilität und Verkalkung beugen wir vor durch „Taiji", durch den „Sonnengruß",
durch die „Acht Brokatstücke" und durch das „Spiel der Fünf Tiere". Die klassische orientalische Heilgymnastik hält das Rückgrat geschmeidig, belebt die Organfunktionen,
stimmt lebensfroh, hilft Gifte ausscheiden usw., was alles in allem die Jugendfrische
bewahrt. (Die genannten Übungen sind beschrieben und bebildert in Kapitel 22).

II.

Die Pflege der Tiefatmung wirkt der Vergreisung entgegen. (Indische, chinesische und tibetische Beispiele der Tiefatmung in Kapitel 21). „Wer einen langen Atem hat, hat ein langes Leben", lehren Indiens Yogis.

Arzneien

Ginseng (Kapitel 20) heißt das Zauberwort des Ostens, wenn es darum geht, die Lebenserwartung zu verlängern und Altersbeschwerden zu verhindern bzw. zu lindern.
„Verjüngende" Stärkungsmittel in chinesischer Sicht sind außerdem: Pinienkerne; Bananen (zu viele stopfen allerdings); Maulbeeren; Spargel; Knollen des Froschlöffels; Süßholz; grüner Tee (S. 78 f).
Ein „irdischer Unsterblicher" wird nach chinesischer Redensart, wer regelmäßig ein Schnipsel alter Knöterichwurzel ißt.
Die Sufimedizin meint, daß Olivenöl das Altern verzögert.
In Indien gelten Knoblauch und kürbisartige Gemüse als lebensverlängernd.

Sonstiges

- Wer sich in seiner Lebensweise an den Hunzas (Kapitel 19) ein Beispiel nimmt, darf hoffen, in Gesundheit alt zu werden.
- Dick werden heißt altern. Fastenkuren sind Verjüngungskuren.
- Der beste Weg zu einem langen und gesunden Leben ist der Fußweg. Im Ruhestand ist Bewegung das beste.
- „Ein unnützes Leben ist ein früher Tod", wußte bereits Goethe. Füllen wir die Lücke, die der aufgegebene Beruf hinterläßt, durch Pflege von Liebhabereien aus. Der Geist muß wie der Körper tätig bleiben.
- Die Todesangst, in der letztlich jede Angst wurzelt, kann der Mensch nur im religiösen Glauben überwinden.
- Unfehlbare Verjüngungsmittel sind: sonniges Gemüt, Lebensmut, Zufriedenheit, Zuversicht, Humor, Hoffnung und Glaube.
- „Dienst du der Natur, so dient sie dir", spricht der chinesische Weise Konfuzius. Das ist überhaupt der Weisheit letzter Schluß in allen Fragen der Langlebigkeit und Gesundheit.

Register der Beschwerden sowie der Heilmittel und Heilmethoden